U0204084

麻醉解剖实物图谱

Object Atlas of Anesthesia Anatomy

第 2 版

主　编　纪荣明

副主编　刘　芳　　朱　海　　林福清　　王玉海

编　者　（以姓氏笔画为序）

王玉海　中国人民解放军联勤保障部队第九〇四医院
王宁涛　上海交通大学医学院附属第九人民医院
王振猛　中国人民解放军海军军医大学第三附属医院
冯新哲　中国人民解放军海军军医大学第一附属医院
朱　海　上海市普陀区妇婴保健院
刘　芳　中国人民解放军海军军医大学
许　华　上海中医药大学附属岳阳中西医结合医院
纪荣明　中国人民解放军海军军医大学
李　强　中国人民解放军海军军医大学第一附属医院
沃吟晴　中国人民解放军海军军医大学
张煜辉　上海交通大学医学院附属仁济医院
范晓华　中国人民解放军海军军医大学第一附属医院
林福清　同济大学附属第十人民医院

人民卫生出版社

·北　京·

图书在版编目（CIP）数据

麻醉解剖实物图谱 / 纪荣明主编. -- 2 版.
北京 ： 人民卫生出版社，2024. 7. -- ISBN 978-7-117
-36530-7
I. R614-64；R322-64
中国国家版本馆 CIP 数据核字第 2024PG4084 号

人卫智网 www.ipmph.com 医学教育、学术、考试、健康，
购书智慧智能综合服务平台
人卫官网 www.pmph.com 人卫官方资讯发布平台

麻醉解剖实物图谱
Mazui Jiepou Shiwu Tupu
第 2 版

主　编 纪荣明
出版发行 人民卫生出版社（中继线 010-59780011）
地　址 北京市朝阳区潘家园南里 19 号
邮　编 100021
E - mail pmph @ pmph.com
购书热线 010-59787592 010-59787584 010-65264830
印　刷 北京瑞禾彩色印刷有限公司
经　销 新华书店
开　本 889×1194 1/16 印张：17
字　数 555 千字
版　次 2006 年 8 月第 1 版 2024 年 7 月第 2 版
印　次 2024 年 8 月第 1 次印刷
标准书号 ISBN 978-7-117-36530-7
定　价 159.00 元

打击盗版举报电话：010-59787491 E-mail：WQ @ pmph.com
质量问题联系电话：010-59787234 E-mail：zhiliang @ pmph.com
数字融合服务电话：4001118166 E-mail：zengzhi @ pmph.com

第 2 版前言

《麻醉解剖实物图谱》(第 1 版)结合临床常用周围神经阻滞麻醉、气管内插管、心肺脑复苏等操作所涉及的局部诸器官结构，层次分明、结构清晰，为麻醉专业新技术的发展提供了针对性和实用性很强的应用解剖学资料。

随着学科发展，麻醉专业的疼痛学、重症监护学得以迅速发展。特别在对新型冠状病毒感染患者的治疗及重症患者的救治中，人工呼吸(气管插管)所需的应用解剖学知识显得尤为重要。第 1 版图谱的部分内容有待增加、补充和完善。为此，应人民卫生出版社之约，现整理出版《麻醉解剖实物图谱》(第 2 版)。

第 2 版保持第 1 版的体例不变，新增具有实用意义的图片 50 余幅，包括 B 超引导下臂丛阻滞麻醉术的临床照片和多幅实物图片。新增的实物图片涉及三叉神经的形态、诸分支的分布及三叉神经阻滞术，翼腭窝骨性结构及窝内诸结构的走行、毗邻等，咽与喉的形态结构，以及与心肺脑复苏有关的形态结构等。

《麻醉解剖实物图谱》(第 2 版)的编撰人员包括具有多年临床实践经验的麻醉专业以及口腔、神经外科、骨科等专业的医师，具有更好的临床实用性；所采用的名词均符合全国科学技术名词审定委员会公布的《人体解剖学名词》(第 2 版)的规定。

本次再版是在前 1 版的基础之上完成的，由于种种原因，部分第 1 版的编者未能参加再版工作，在此对他们表示深深的谢意。此次再版获得了人民卫生出版社的具体指导和大力支持，在此表示由衷的感谢！由于作者水平有限，错误和不当之处在所难免，恳请相关专业医师及解剖学同仁不吝赐教。

纪荣明

2023 年 6 月于上海

第1版前言

随着临床医学的发展，原来诊断不清的疾病现可以明确诊断，原来被视为手术禁区的部位现已逐渐地被突破。在对病人实施手术治疗时，麻醉术是手术中不可缺少的一环。麻醉的发展越来越受到医患双方的关注。

笔者多年从事麻醉解剖学的教学与麻醉应用解剖的研究工作，深知麻醉科医师所掌握的人体解剖结构的形态、层次、位置和毗邻等知识要高于其他医师。因为麻醉科医师在操作过程中主要依靠操作者对局部结构形态的掌握和手感，属于“盲”操作。目前能结合麻醉学的特点，特别是结合周围神经、椎管等阻滞麻醉，展示人体局部的层次、结构毗邻的麻醉应用解剖学的实物图谱很少。我们将多年积累的与周围神经阻滞术、气管内插管术和心肺脑复苏术有关的临床应用解剖实物图片整理成册，旨在为麻醉科医师在行周围神经阻滞术、椎管穿刺和气管内插管时提供立体感强的和周围毗邻清晰的实物资料，对神经阻滞术操作的提高和预防并发症的发生将会有一定的帮助。

由于编者专业知识的局限，本图谱在编排和内容的取舍上仍会有不足之处，敬请广大读者，特别是麻醉科医师和解剖学教师提出批评指正，编者深表感谢。

本书在编写和标本制作过程中得到了编者所在单位第二军医大学解剖学教研室领导和许多教师的帮助，以及第二军医大学第一附属医院麻醉科陈辉医师给予大力的帮助和指导，作者在此表示感谢。

纪荣明

2005年10月于上海

目　录

第一章　头颈部阻滞麻醉应用解剖

第二章　上肢神经阻滞麻醉解剖

第三章　躯干区阻滞麻醉应用解剖

第四章　下肢神经阻滞麻醉解剖

第五章　气管、支气管内插管麻醉解剖

第六章　与心脑复苏相关的解剖结构

第一章

头颈部阻滞麻醉应用解剖

分布于头、颈部的神经来自脑神经和脊神经两部分。

分布于面部的感觉性神经浅出部位位于眶上孔至颏孔间的垂直线上。眶上神经经眶上孔或眶上切迹；眶下神经经眶下孔；颏神经经颏孔浅出至皮肤。

在头颈交界之处浅出的神经有：①枕大神经穿斜方肌腱和颈部深筋膜，在下项线下侧浅出；②面神经在乳突尖深层约 10mm 处出茎乳孔至腮腺内；③舌咽神经、迷走神经、副神经和舌下神经均经茎突的前内侧向下行走，舌下神经在舌骨大角上方绕颈外动脉外侧行向舌。

分布于颈部的颈丛皮支穿出深筋膜的位置集中在胸锁乳突肌后缘中点。副神经经胸锁乳突肌后缘中点传出，经颈后三角、跨过肩胛提肌表面至斜方肌。

颈丛，特别是颈深丛阻滞麻醉时，其进针深度应达至第 2、3 颈椎的横突，因颈椎的横突短，上下之间的间距较宽，其进针有刺破硬脊膜而将药物注入蛛网膜下隙或刺破椎动脉将药物注入动脉内的危险。

本章的实体标本，从多方位展示分布于头颈部的神经的起源、走行，为头颈部神经阻滞提供形态学基础。

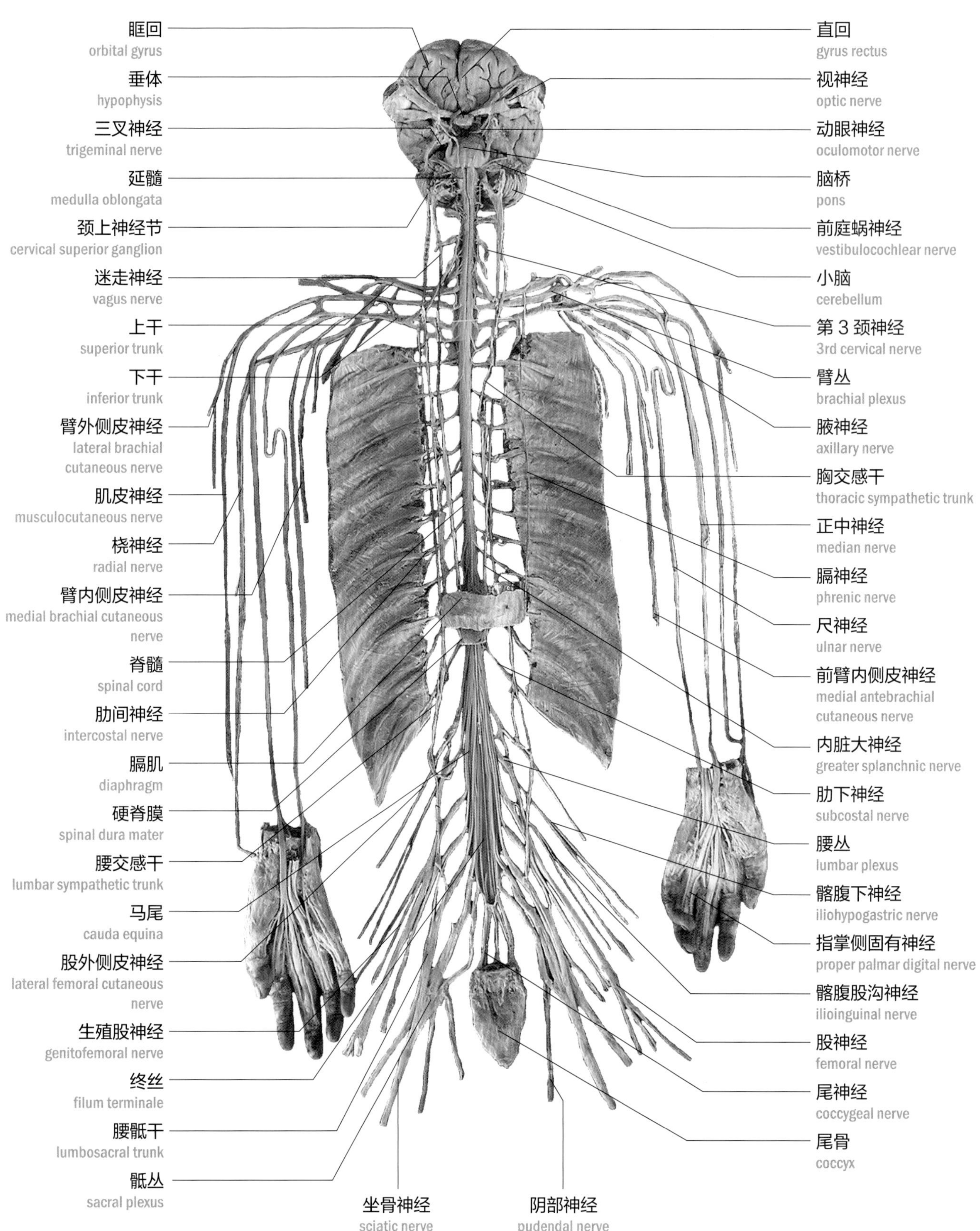
眶回
orbital gyrus
垂体
hypophysis
三叉神经
trigeminal nerve
延髓
medulla oblongata
颈上神经节
cervical superior ganglion
迷走神经
vagus nerve
上干
superior trunk
下干
inferior trunk
臂外侧皮神经
lateral brachial cutaneous nerve
肌皮神经
musculocutaneous nerve
桡神经
radial nerve
臂内侧皮神经
medial brachial cutaneous nerve
脊髓
spinal cord
肋间神经
intercostal nerve
膈肌
diaphragm
硬脊膜
spinal dura mater
腰交感干
lumbar sympathetic trunk
马尾
cauda equina
股外侧皮神经
lateral femoral cutaneous nerve
生殖股神经
genitofemoral nerve
终丝
filum terminale
腰骶干
lumbosacral trunk
骶丛
sacral plexus
坐骨神经
sciatic nerve
阴部神经
pudendal nerve
直回
gyrus rectus
视神经
optic nerve
动眼神经
oculomotor nerve
脑桥
pons
前庭蜗神经
vestibulocochlear nerve
小脑
cerebellum
第 3 颈神经
3rd cervical nerve
臂丛
brachial plexus
腋神经
axillary nerve
胸交感干
thoracic sympathetic trunk
正中神经
median nerve
膈神经
phrenic nerve
尺神经
ulnar nerve
前臂内侧皮神经
medial antebrachial cutaneous nerve
内脏大神经
greater splanchnic nerve
肋下神经
subcostal nerve
腰丛
lumbar plexus
髂腹下神经
iliohypogastric nerve
指掌侧固有神经
proper palmar digital nerve
髂腹股沟神经
ilioinguinal nerve
股神经
femoral nerve
尾神经
coccygeal nerve
尾骨
coccyx

图 1-1 神经系概述

Fig. 1-1 General description of nervous system

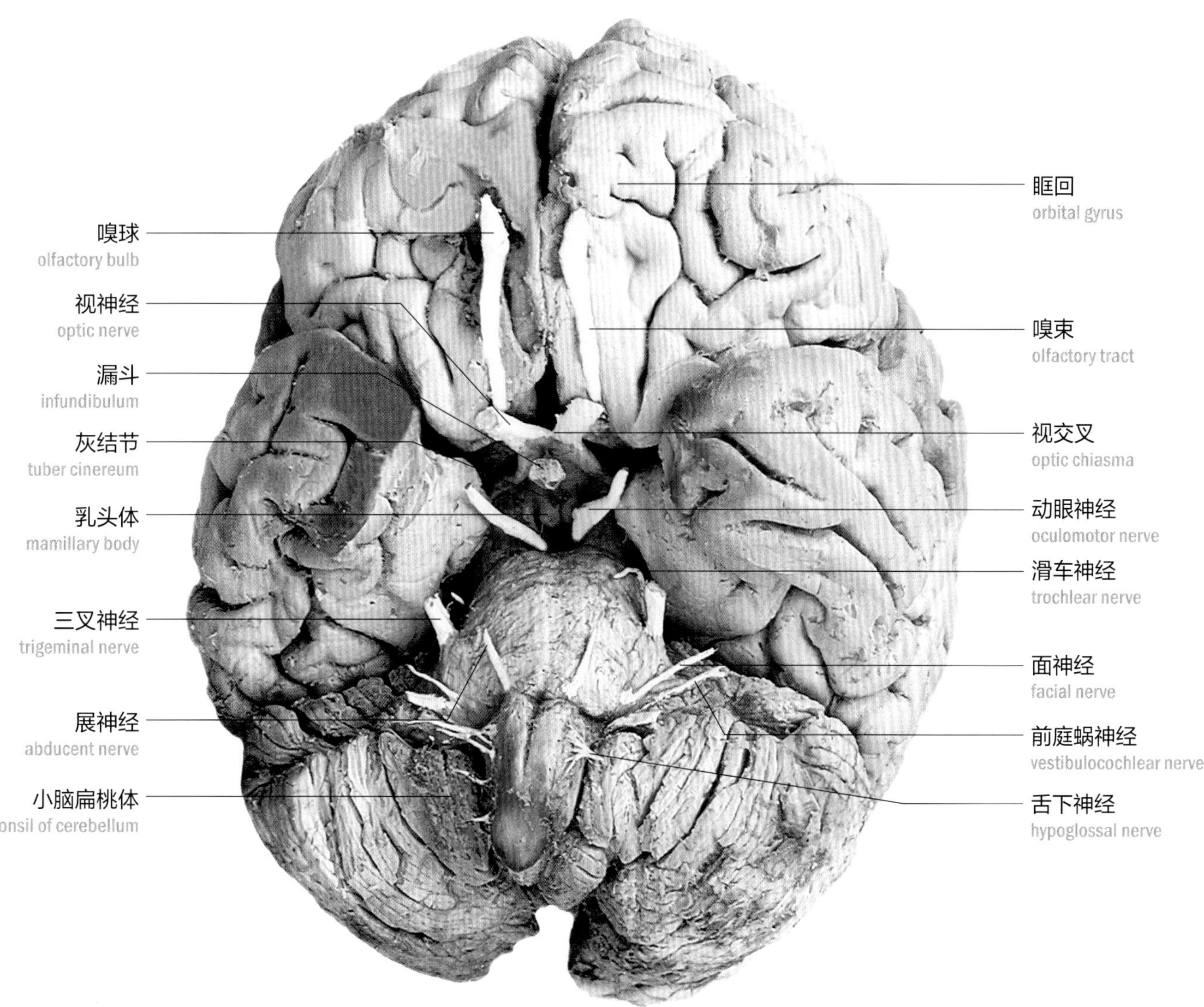
眶回
orbital gyrus
嗅球
olfactory bulb
视神经
optic nerve
嗅束
olfactory tract
漏斗
infundibulum
视交叉
optic chiasma
灰结节
tuber cinereum
动眼神经
oculomotor nerve
乳头体
mamillary body
滑车神经
trochlear nerve
三叉神经
trigeminal nerve
面神经
facial nerve
展神经
abducent nerve
前庭蜗神经
vestibulocochlear nerve
小脑扁桃体
tonsil of cerebellum
舌下神经
hypoglossal nerve

图 1-2　脑神经连脑部位（1）

Fig. 1-2　Site of cranial nerves connecting with brain (1)

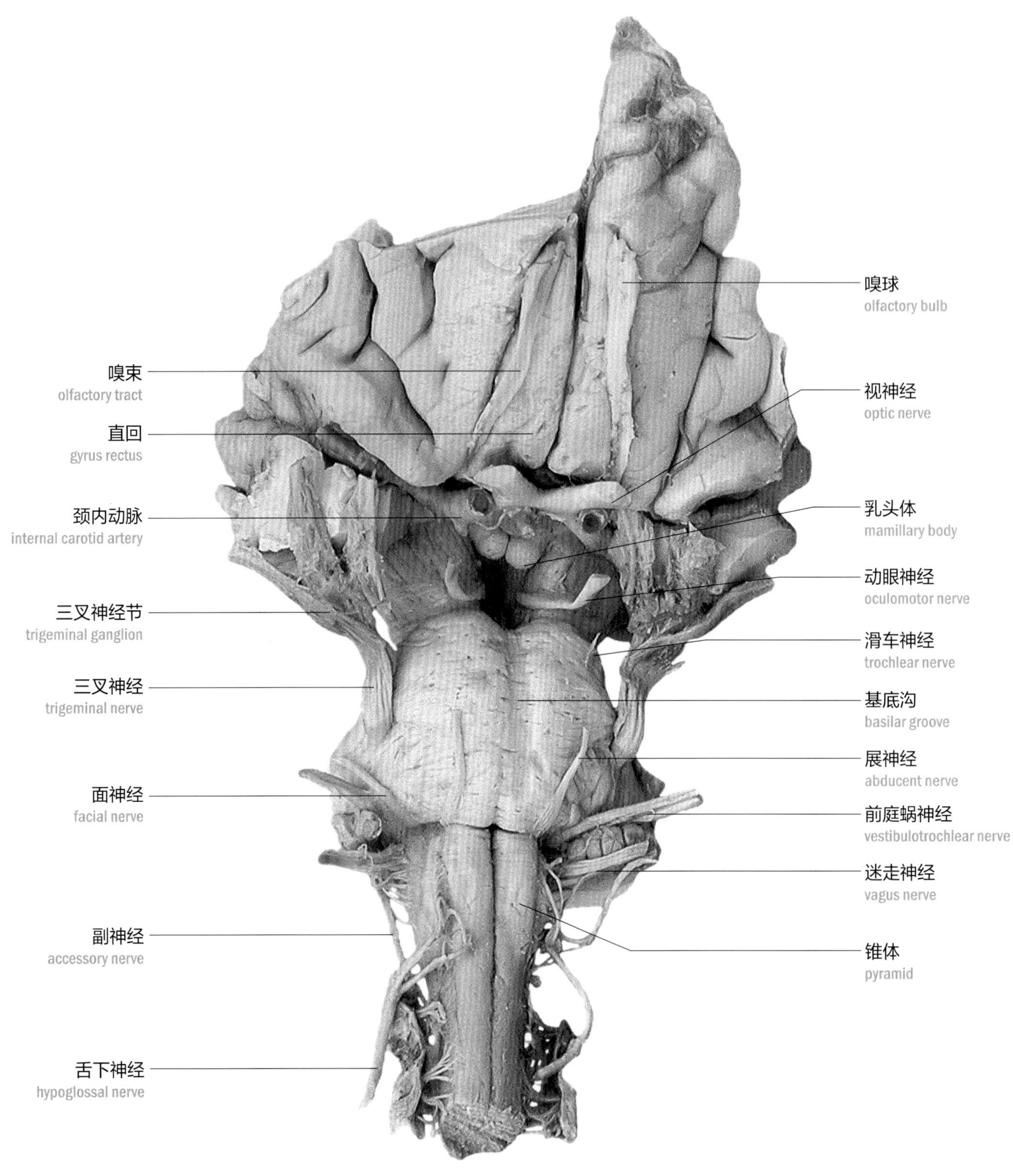
嗅球
olfactory bulb
嗅束
olfactory tract
视神经
optic nerve
直回
gyrus rectus
乳头体
mamillary body
颈内动脉
internal carotid artery
动眼神经
oculomotor nerve
三叉神经节
trigeminal ganglion
滑车神经
trochlear nerve
三叉神经
trigeminal nerve
基底沟
basilar groove
展神经
abducent nerve
面神经
facial nerve
前庭蜗神经
vestibulotrochlear nerve
迷走神经
vagus nerve
副神经
accessory nerve
锥体
pyramid
舌下神经
hypoglossal nerve

图 1-3 脑神经连脑部位（2）

Fig. 1-3 Site of cranial nerves connecting with brain (2)

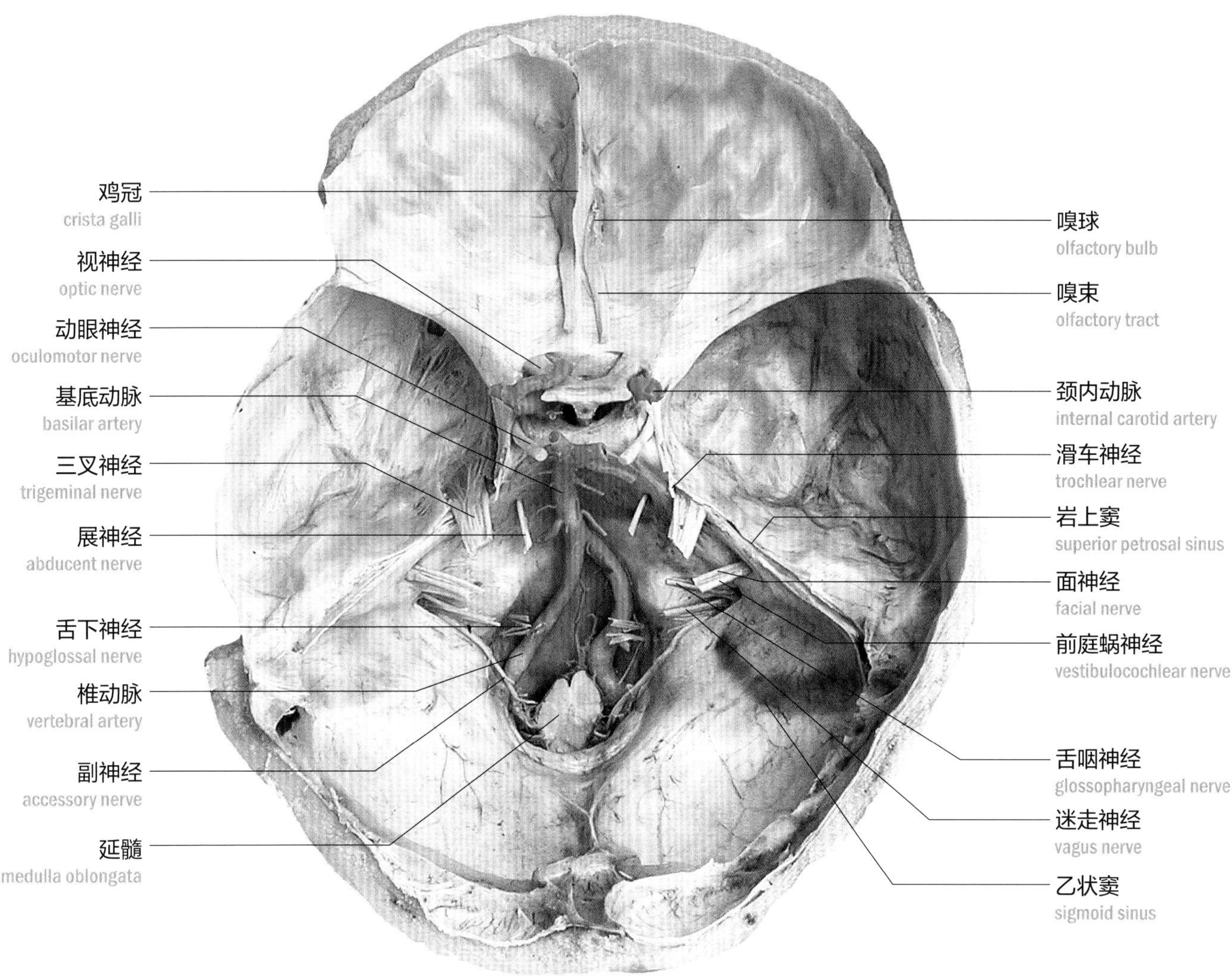
鸡冠
crista galli
视神经
optic nerve
动眼神经
oculomotor nerve
基底动脉
basilar artery
三叉神经
trigeminal nerve
展神经
abducent nerve
舌下神经
hypoglossal nerve
椎动脉
vertebral artery
副神经
accessory nerve
延髓
medulla oblongata
嗅球
olfactory bulb
嗅束
olfactory tract
颈内动脉
internal carotid artery
滑车神经
trochlear nerve
岩上窦
superior petrosal sinus
面神经
facial nerve
前庭蜗神经
vestibulocochlear nerve
舌咽神经
glossopharyngeal nerve
迷走神经
vagus nerve
乙状窦
sigmoid sinus

图 1-4 脑神经出颅部位

Fig. 1-4 Site of cranial nerves departing from cranium

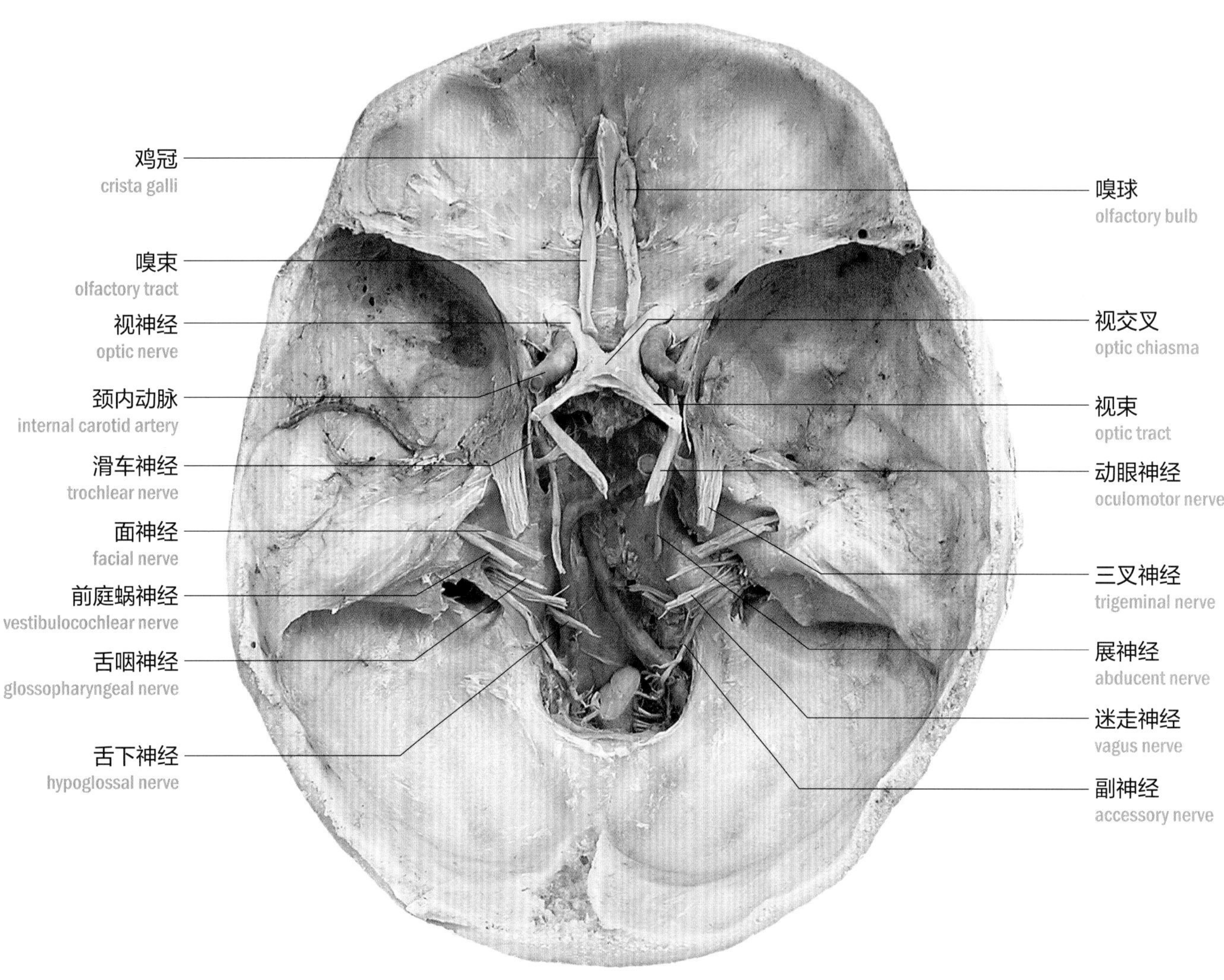
鸡冠
crista galli
嗅束
olfactory tract
视神经
optic nerve
颈内动脉
internal carotid artery
滑车神经
trochlear nerve
面神经
facial nerve
前庭蜗神经
vestibulocochlear nerve
舌咽神经
glossopharyngeal nerve
舌下神经
hypoglossal nerve
嗅球
olfactory bulb
视交叉
optic chiasma
视束
optic tract
动眼神经
oculomotor nerve
三叉神经
trigeminal nerve
展神经
abducent nerve
迷走神经
vagus nerve
副神经
accessory nerve

图 1-5 脑神经出颅部位（剥去硬脑膜）

Fig. 1-5 Site of cranial nerves departing from cranium (dura mater was dessected)

颅底的应用解剖学要点

颅底内面自前向后可分为颅前窝、颅中窝和颅后窝。颅前窝主要容纳嗅球、嗅束和大脑额叶的眶回。颅中窝的中央部为蝶鞍及其周围的海绵窦，垂体窝内的脑垂体、颅中窝外侧主要容纳大脑颞叶。颅后窝内主要容纳脑干和小脑。

颅底是脑神经和营养脑组织血管出入脑的必经之处。

应用解剖：部分脑神经进出颅底可归纳为①眶上裂通过的脑神经：动眼神经、滑车神经、展神经、三叉神经的眼神经；②内耳门处通过的脑神经：面神经、前庭蜗神经；③颈静脉孔通过的脑神经：舌咽神经、迷走神经和副神经。熟知脑神经出入颅底的部位，对颅底病变的诊断，鉴别诊断和拟定正确的治疗方案是很重要的形态依据。

出入颅底的血管有①颈内动脉：经颅底颈动脉管外口→颈动脉管→海绵窦→前床突；②椎动脉：经第 6~ 第 2 颈椎横突孔→寰椎横突孔→椎动脉沟→枕骨大孔→颅后窝→基底动脉；③颈内静脉：起于颅后窝的乙状窦→颈静脉孔→颈内静脉。

应用解剖：出颈静脉孔的结构除有颈内静脉，还有在颈内静脉前内侧壁的舌咽神经、迷走神经和副神经。颈内动脉入颅部位在静脉的前内侧。两者在颅底处相距 2.0cm。经颈静脉孔出颅底的这些结构均位于茎突的前内侧。因此，在颅底手术或穿刺时，以茎突为标志是保护上述血管、神经的解剖学依据。

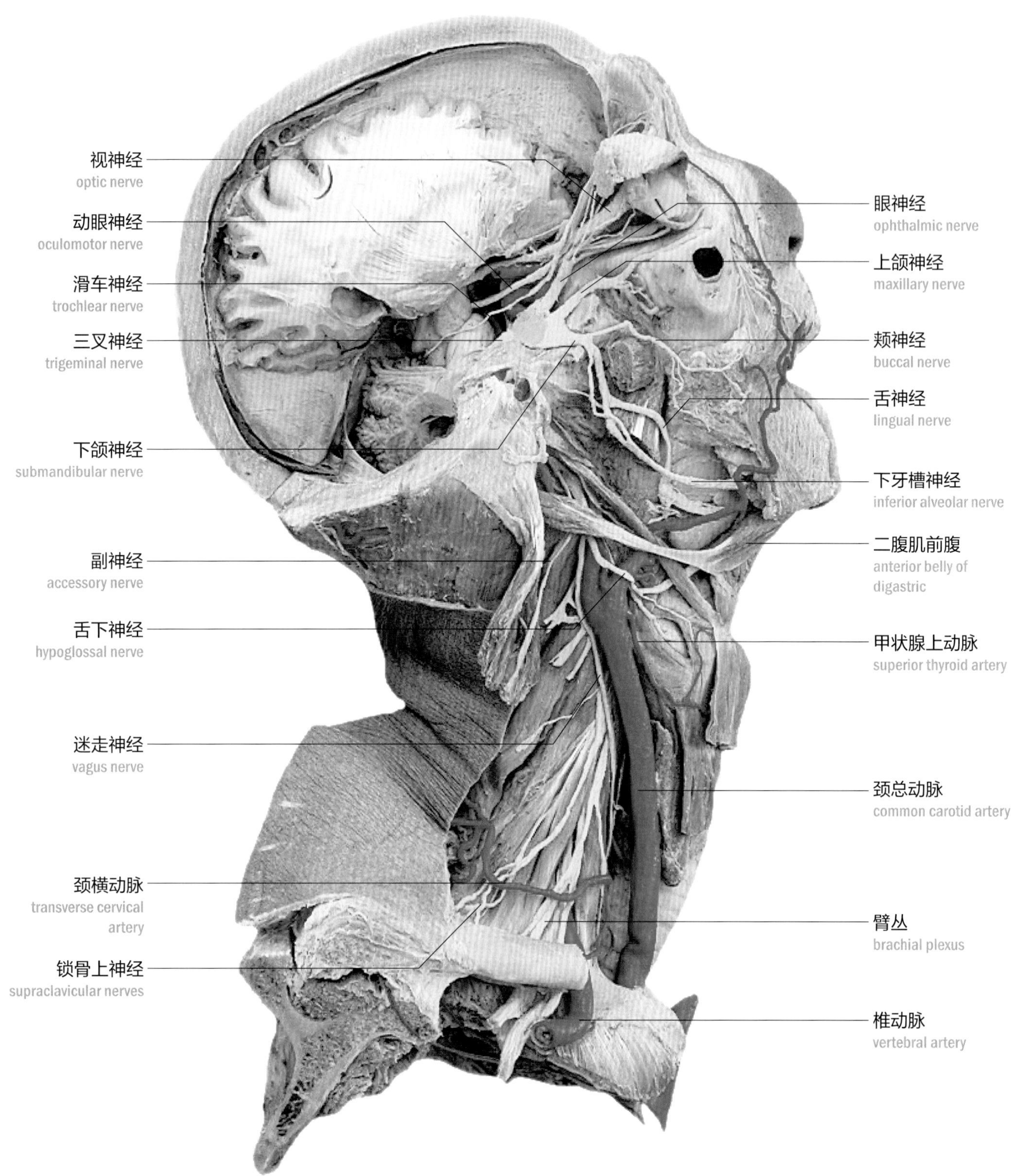
视神经
optic nerve
动眼神经
oculomotor nerve
滑车神经
trochlear nerve
三叉神经
trigeminal nerve
下颌神经
submandibular nerve
副神经
accessory nerve
舌下神经
hypoglossal nerve
迷走神经
vagus nerve
颈横动脉
transverse cervical artery
锁骨上神经
supraclavicular nerves
眼神经
ophthalmic nerve
上颌神经
maxillary nerve
颊神经
buccal nerve
舌神经
lingual nerve
下牙槽神经
inferior alveolar nerve
二腹肌前腹
anterior belly of digastric
甲状腺上动脉
superior thyroid artery
颈总动脉
common carotid artery
臂丛
brachial plexus
椎动脉
vertebral artery

图 1-6　脑神经连脑、出颅部位

Fig. 1-6　Site of cranial nerves connecting and departing from cranium

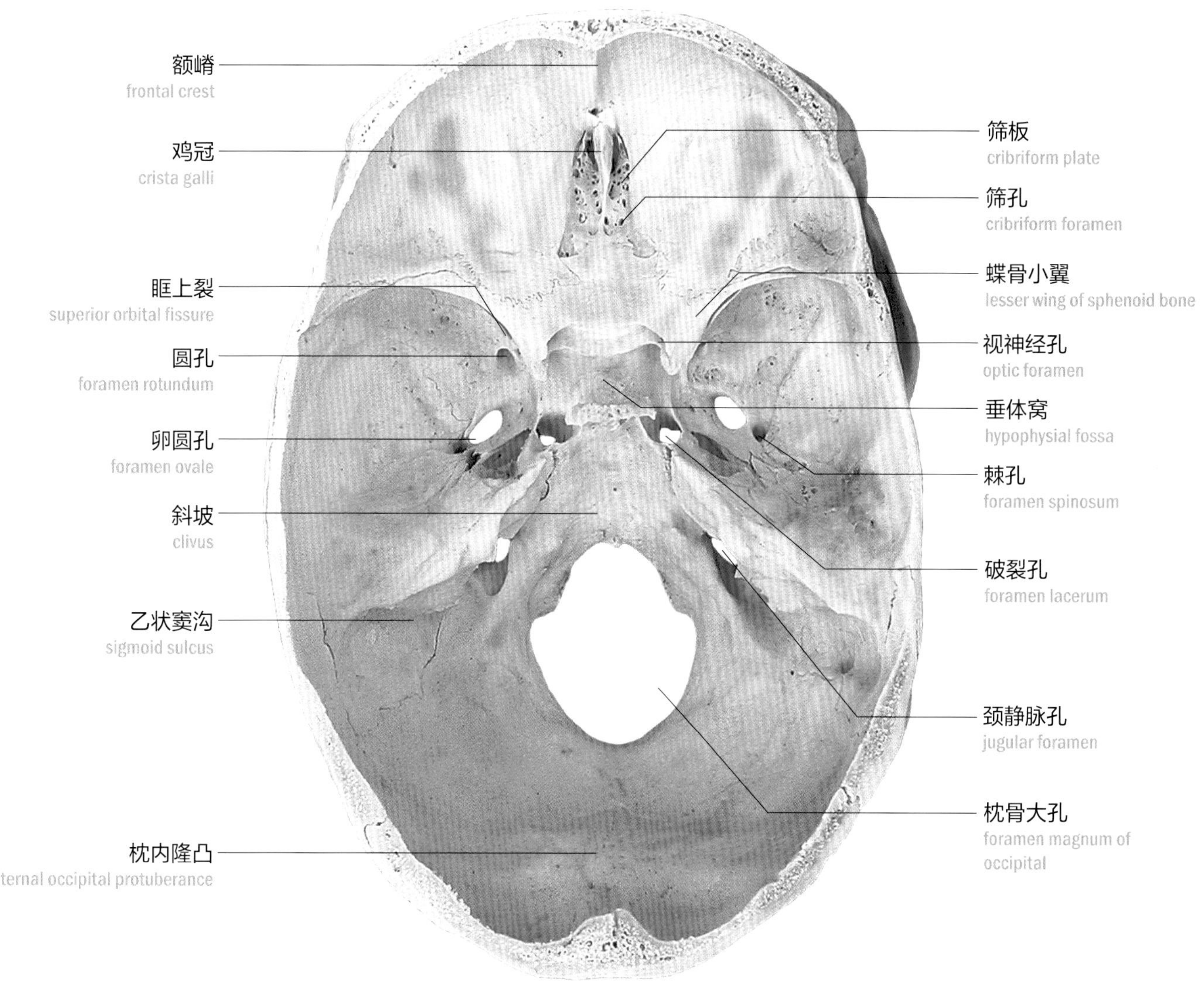
额嵴
frontal crest
鸡冠
crista galli
眶上裂
superior orbital fissure
圆孔
foramen rotundum
卵圆孔
foramen ovale
斜坡
clivus
乙状窦沟
sigmoid sulcus
枕内隆凸
internal occipital protuberance
筛板
cribriform plate
筛孔
cribriform foramen
蝶骨小翼
lesser wing of sphenoid bone
视神经孔
optic foramen
垂体窝
hypophysial fossa
棘孔
foramen spinosum
破裂孔
foramen lacerum
颈静脉孔
jugular foramen
枕骨大孔
foramen magnum of occipital

图 1-7 颅底内面观

Fig. 1-7 Internal surface of the base of skull

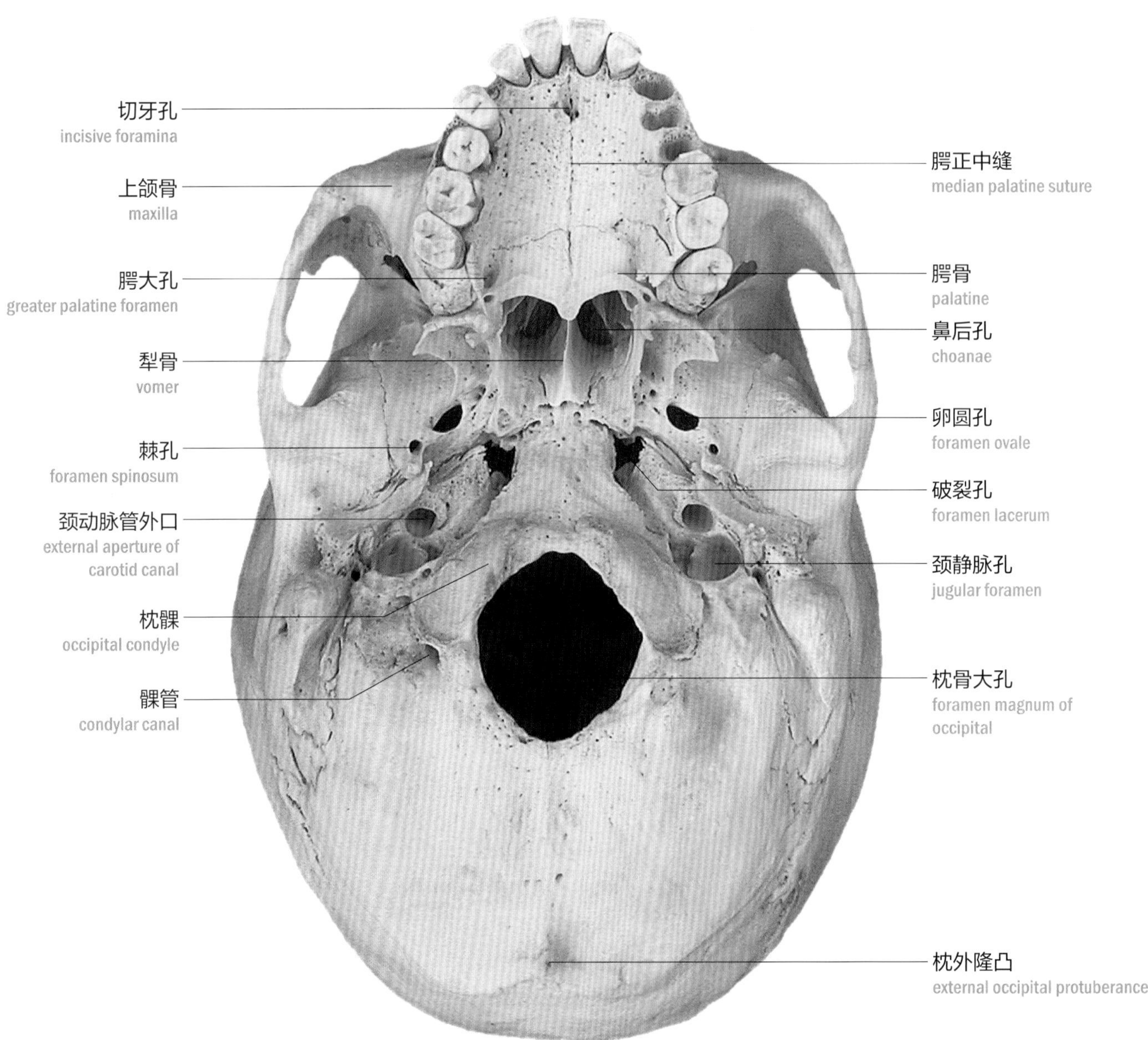
切牙孔
incisive foramina
上颌骨
maxilla
腭大孔
greater palatine foramen
犁骨
vomer
棘孔
foramen spinosum
颈动脉管外口
external aperture of carotid canal
枕髁
occipital condyle
髁管
condylar canal
腭正中缝
median palatine suture
腭骨
palatine
鼻后孔
choanae
卵圆孔
foramen ovale
破裂孔
foramen lacerum
颈静脉孔
jugular foramen
枕骨大孔
foramen magnum of occipital
枕外隆凸
external occipital protuberance

图 1-8　颅底外面观

Fig. 1-8　External surface of the base of skull

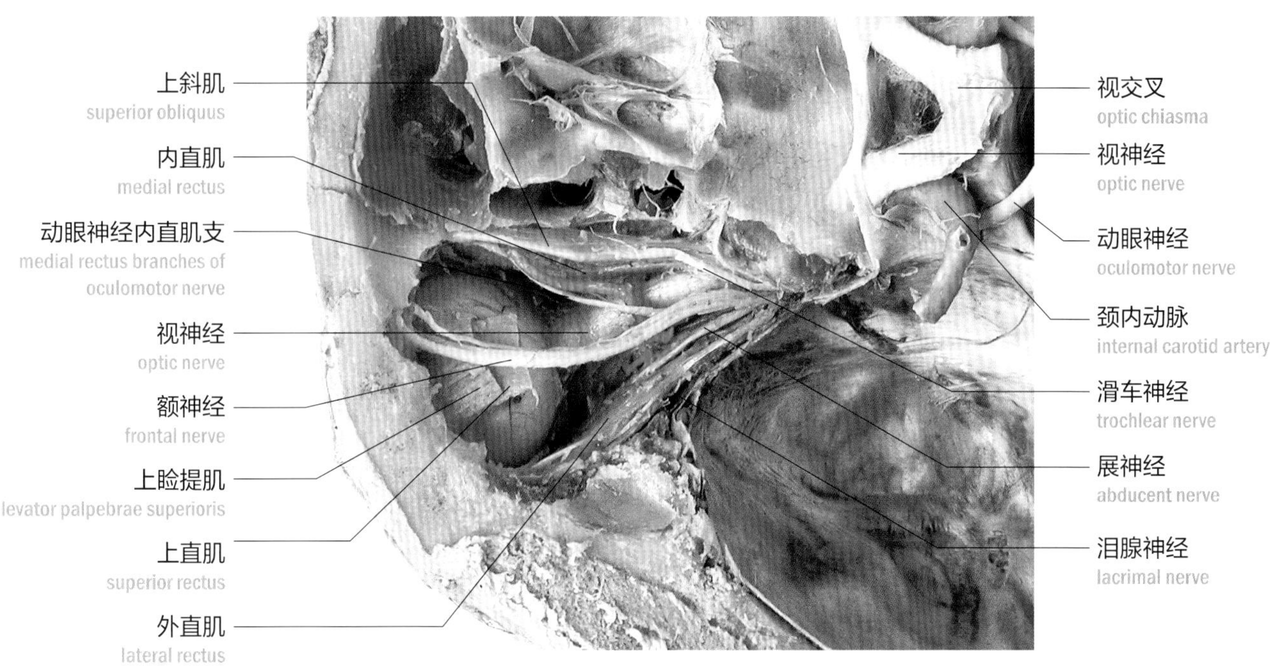
上斜肌
superior obliquus
内直肌
medial rectus
动眼神经内直肌支
medial rectus branches of oculomotor nerve
视神经
optic nerve
额神经
frontal nerve
上睑提肌
levator palpebrae superioris
上直肌
superior rectus
外直肌
lateral rectus
视交叉
optic chiasma
视神经
optic nerve
动眼神经
oculomotor nerve
颈内动脉
internal carotid artery
滑车神经
trochlear nerve
展神经
abducent nerve
泪腺神经
lacrimal nerve

图 1-9 眶内神经上面观

Fig. 1-9 Superior aspect of nerves in orbit

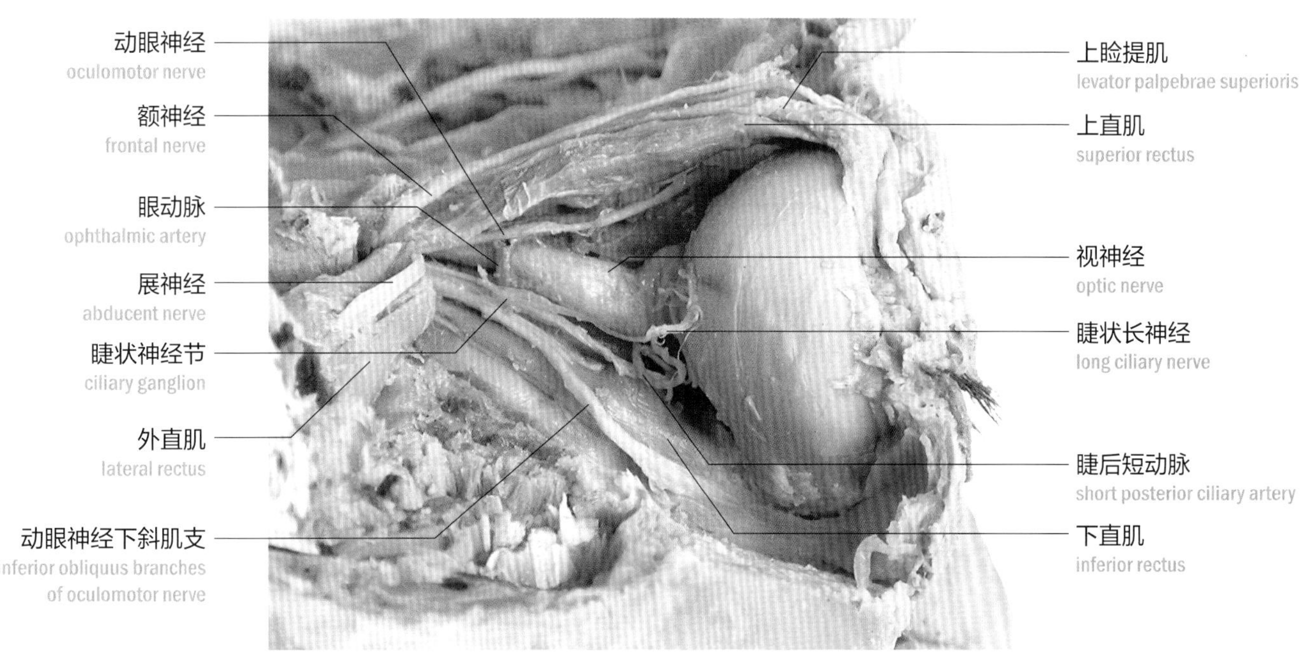
动眼神经
oculomotor nerve
额神经
frontal nerve
眼动脉
ophthalmic artery
展神经
abducent nerve
睫状神经节
ciliary ganglion
外直肌
lateral rectus
动眼神经下斜肌支
inferior obliquus branches of oculomotor nerve
上睑提肌
levator palpebrae superioris
上直肌
superior rectus
视神经
optic nerve
睫状长神经
long ciliary nerve
睫后短动脉
short posterior ciliary artery
下直肌
inferior rectus

图 1-10 眶内神经外侧面观

Fig. 1-10 Lateral aspect of nerves in orbit

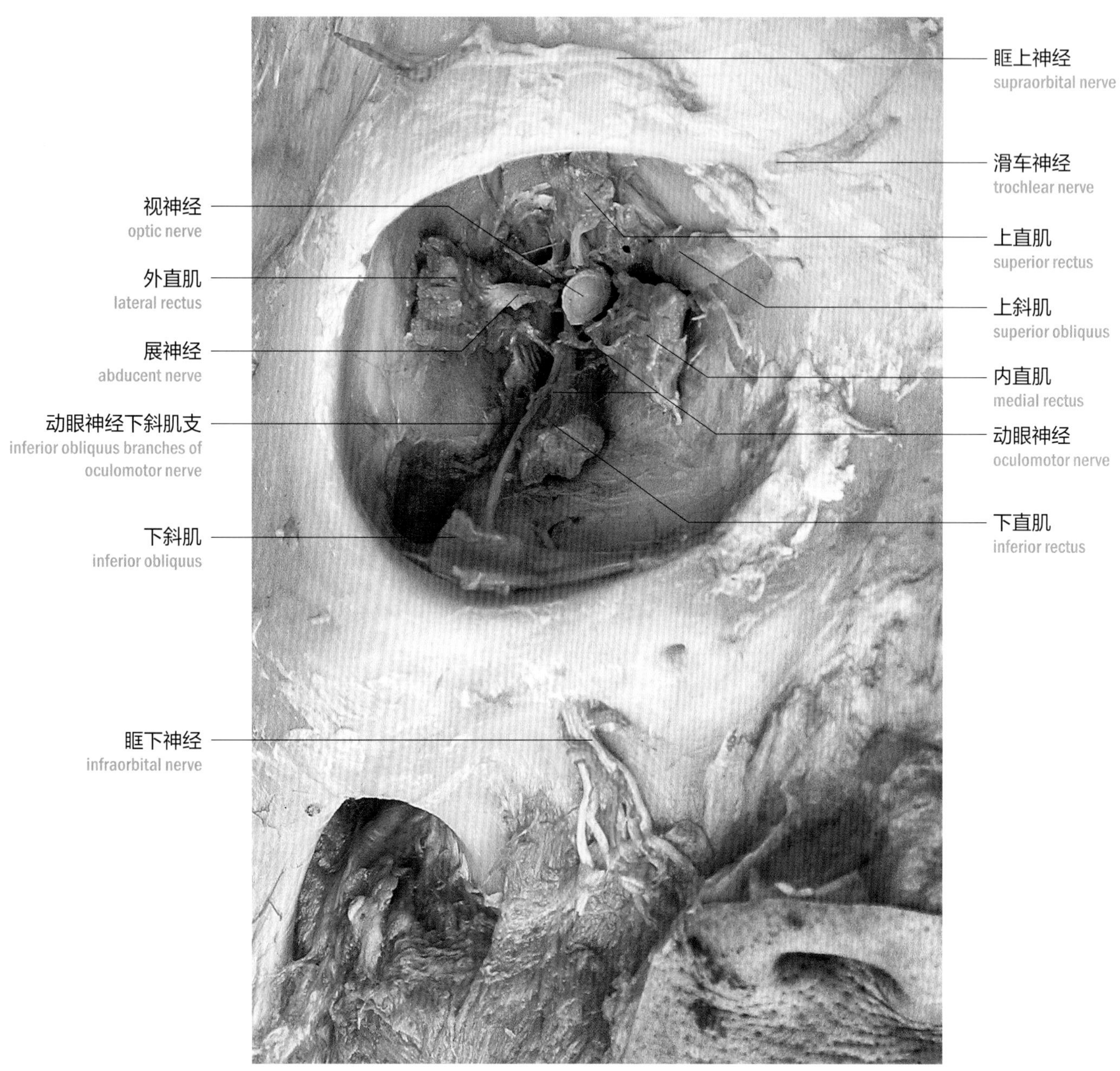
眶上神经
supraorbital nerve
滑车神经
trochlear nerve
视神经
optic nerve
上直肌
superior rectus
外直肌
lateral rectus
上斜肌
superior obliquus
展神经
abducent nerve
内直肌
medial rectus
动眼神经下斜肌支
inferior obliquus branches of oculomotor nerve
动眼神经
oculomotor nerve
下斜肌
inferior obliquus
下直肌
inferior rectus
眶下神经
infraorbital nerve

图 1-11　眶内神经前面观（眼球已摘除）

Fig. 1-11　Anterior aspect of nerves in orbit (eyeball was extirpated)

眼球后神经的应用解剖学要点

眼球占眶腔的前半部，距眶上壁比距眶下壁近、距外侧壁比距内侧壁近。眼球的最前部（前极）几乎与眶上、下缘在同一平面上。从眼球后极至眶尖的距离约有20mm，此部眶腔由眼外肌、血管、神经和球后脂肪所占据。

上、下和内、外直肌均起于视神经孔周围的总腱环上。向前行止于眼球巩膜表面的不同方向上。进入眼球的神经（除视神经）均经眶上裂至眶内。动眼神经、展神经和眼神经的鼻睫状神经在总腱环内进入眶腔，而滑车神经经环的外侧缘进入眶腔。进入眼眶的动脉有颈内动脉发出的眼动脉，上颌动脉发出的眶下动脉和脑膜中动脉发出的眶支。眼动脉在眶内多行于上斜肌和内直肌之间的眶内侧壁。眼动脉的分支有①视网膜中央动脉；②睫状后动脉；③泪腺动脉；④眶上动脉；⑤筛前动脉和筛后动脉；⑥滑车上动脉；⑦鼻背动脉；⑧脑膜前动脉。眶下动脉分布于眶下软组织，与眶内动脉间有吻合。眶支与泪腺支等有吻合。

将局麻药注入眼球后阻滞Ⅲ、Ⅳ、Ⅵ等脑神经，可使眼球固定不动，结膜、角膜等丧失感觉，降低眼外肌的张力等。

应用要点：进入眼球的血管在球后多呈丛状或弯曲的分支状。在行球后神经阻滞术时，穿刺针有刺破或刺穿球后血管的可能，推药前一定要回抽以确定无回血。

进针点和穿刺层次：眶下缘外1/3和中1/3的交界点。穿刺层次：皮肤→浅筋膜→深筋膜→眼轮匝肌→眶下隔→眶脂体→下斜肌→眼球后隙。

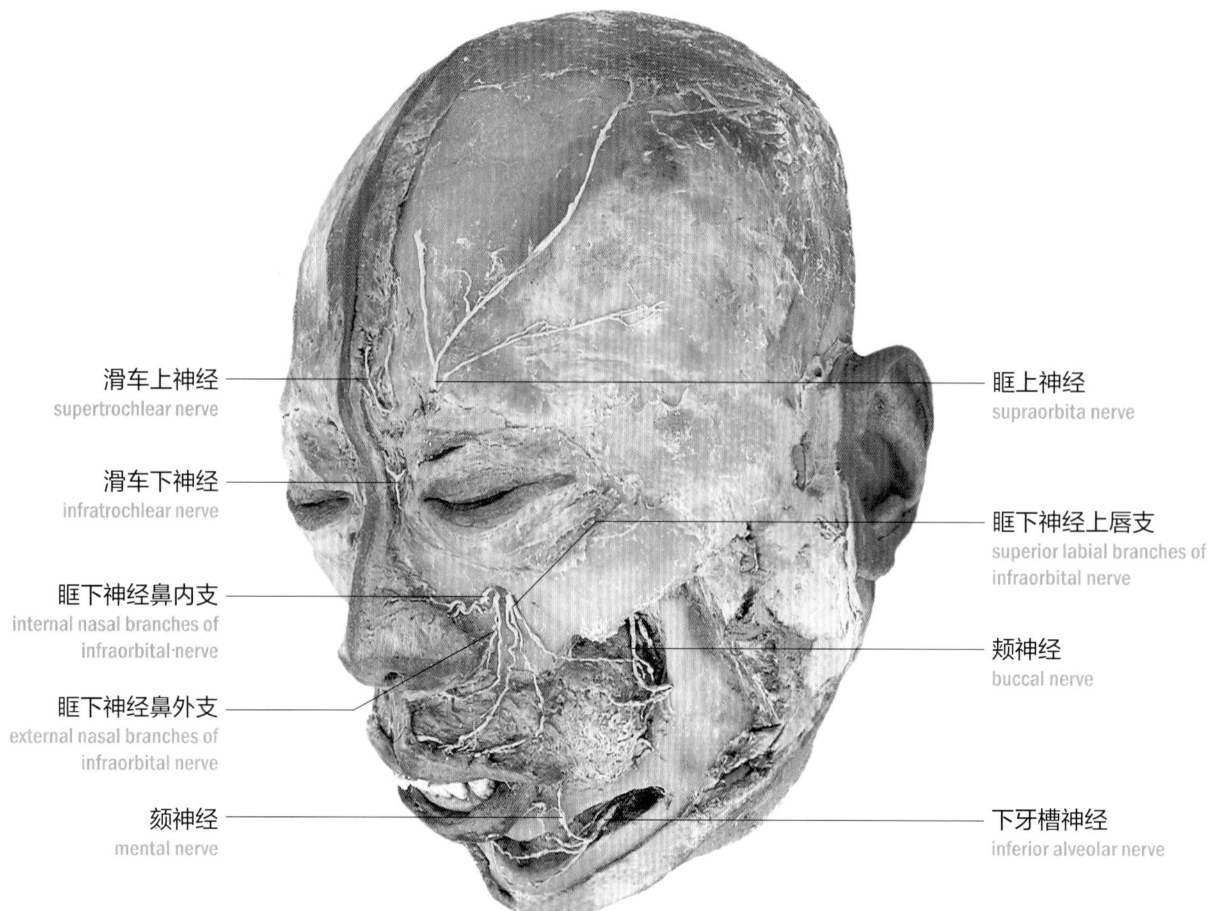
滑车上神经
supertrochlear nerve
滑车下神经
infratrochlear nerve
眶下神经鼻内支
internal nasal branches of infraorbital nerve
眶下神经鼻外支
external nasal branches of infraorbital nerve
颏神经
mental nerve
眶上神经
supraorbita nerve
眶下神经上唇支
superior labial branches of infraorbital nerve
颊神经
buccal nerve
下牙槽神经
inferior alveolar nerve

图 1-12　三叉神经终支

Fig. 1-12　Terminal branches of the trigeminal nerve

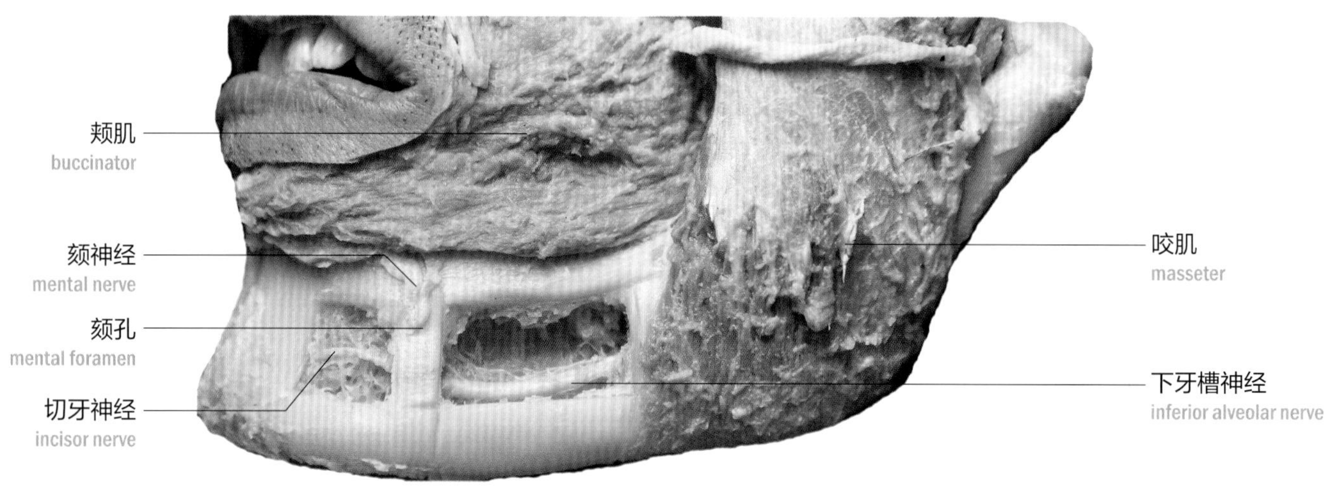
颊肌
buccinator
颏神经
mental nerve
颏孔
mental foramen
切牙神经
incisor nerve
咬肌
masseter
下牙槽神经
inferior alveolar nerve

图 1-13　下牙槽神经、颏神经和切牙神经（左侧）

Fig. 1-13　Inferior alveolar nerve, mental nerve and incisor nerve (left)

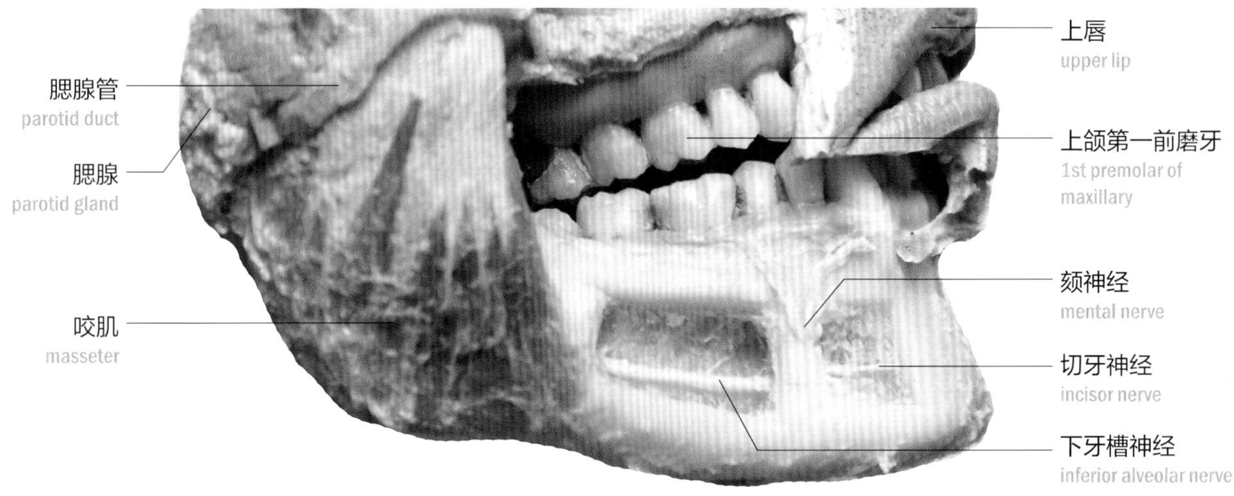
腮腺管
parotid duct
腮腺
parotid gland
咬肌
masseter
上唇
upper lip
上颌第一前磨牙
1st premolar of maxillary
颏神经
mental nerve
切牙神经
incisor nerve
下牙槽神经
inferior alveolar nerve

图 1-14　下牙槽神经、颏神经和切牙神经（右侧）

Fig. 1-14　Inferior alveolar nerve, mental nerve and incisor nerve (right)

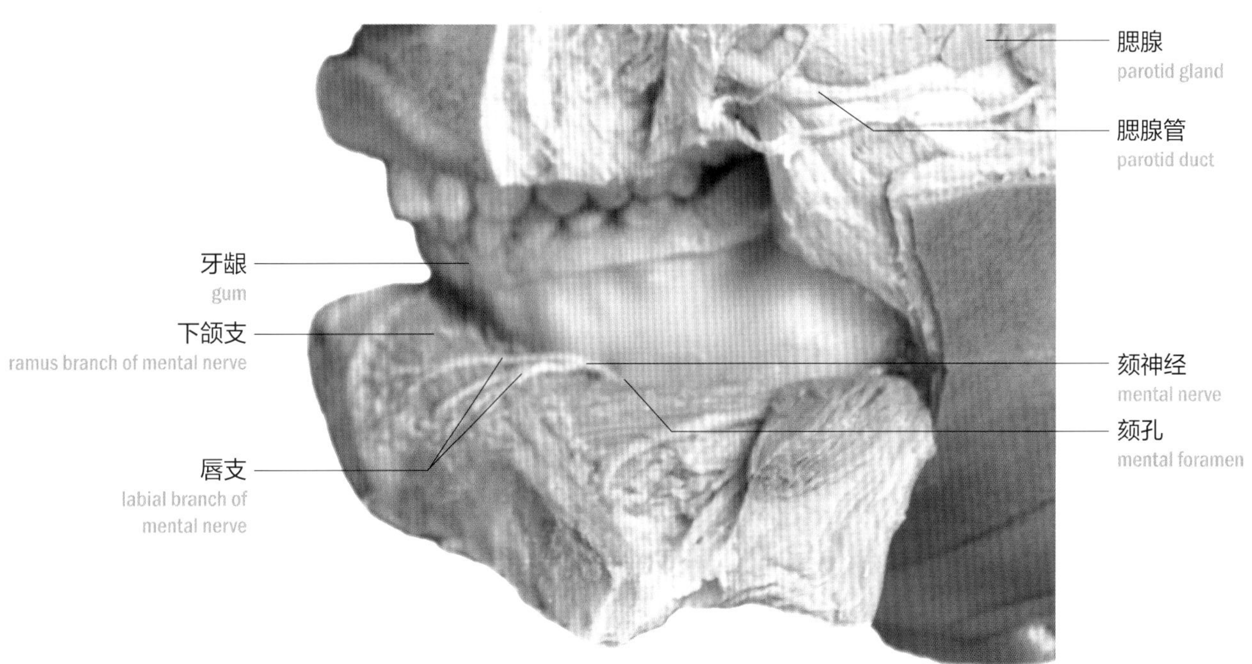
腮腺
parotid gland
腮腺管
parotid duct
牙龈
gum
下颌支
ramus branch of mental nerve
颏神经
mental nerve
颏孔
mental foramen
唇支
labial branch of mental nerve

图 1-15　左侧颏神经分支

Fig. 1-15　The branches of the left mental nerve

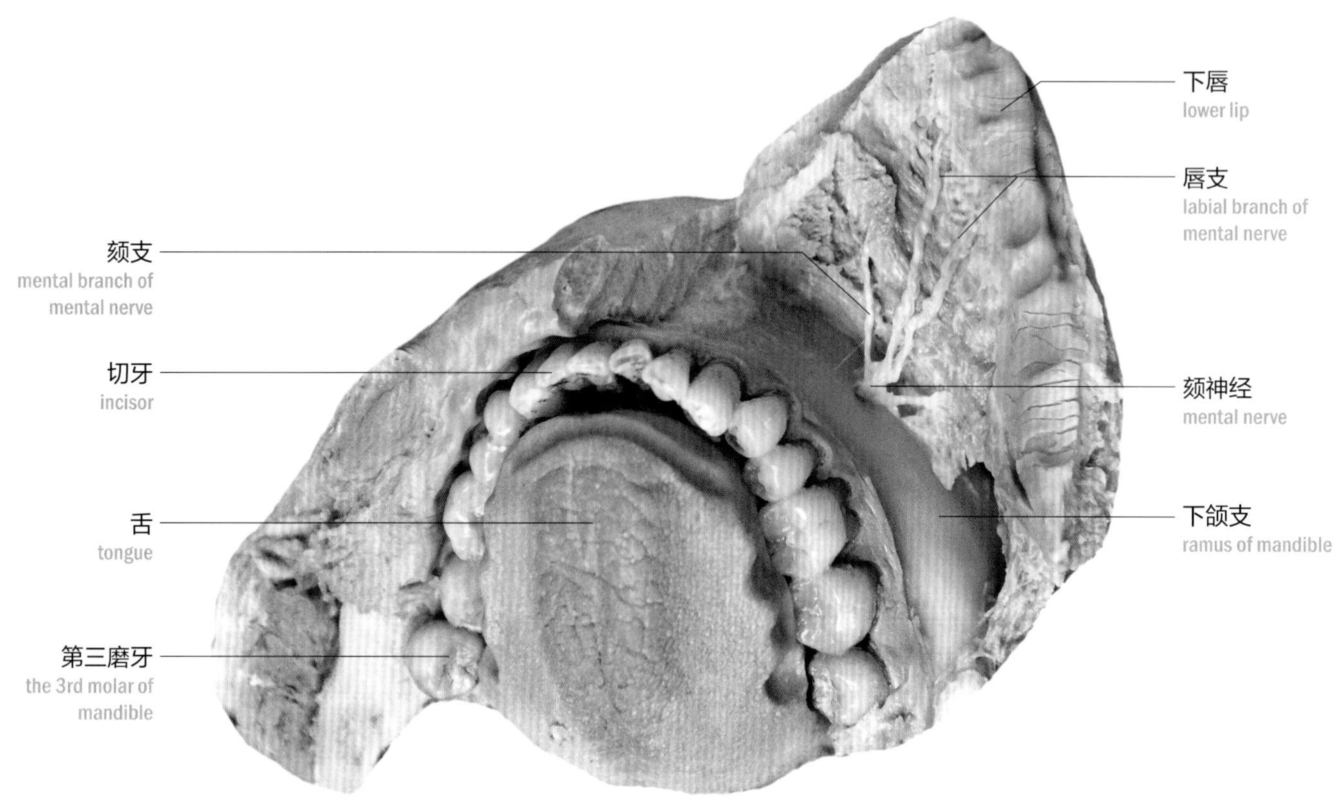
下唇
lower lip
唇支
labial branch of mental nerve
颏支
mental branch of mental nerve
切牙
incisor
颏神经
mental nerve
舌
tongue
下颌支
ramus of mandible
第三磨牙
the 3rd molar of mandible

图 1-16 右侧颏神经分支

Fig. 1-16 The branches of the right mental nerve

颏神经的应用解剖学要点

颏神经为下牙槽神经在下颌管内的终支，颏神经的起点常在下颌第一、二前磨牙根部的下方，经颏孔穿出下颌骨，分布于下唇黏膜、下唇和颏部皮肤。

颏神经阻滞术：进针点常在口角或下颌第二前磨牙下方，下颌体上，下缘中点垂直刺入。穿刺层次：皮肤→皮下组织→颈阔肌→口轮匝肌→颏孔→颏神经。

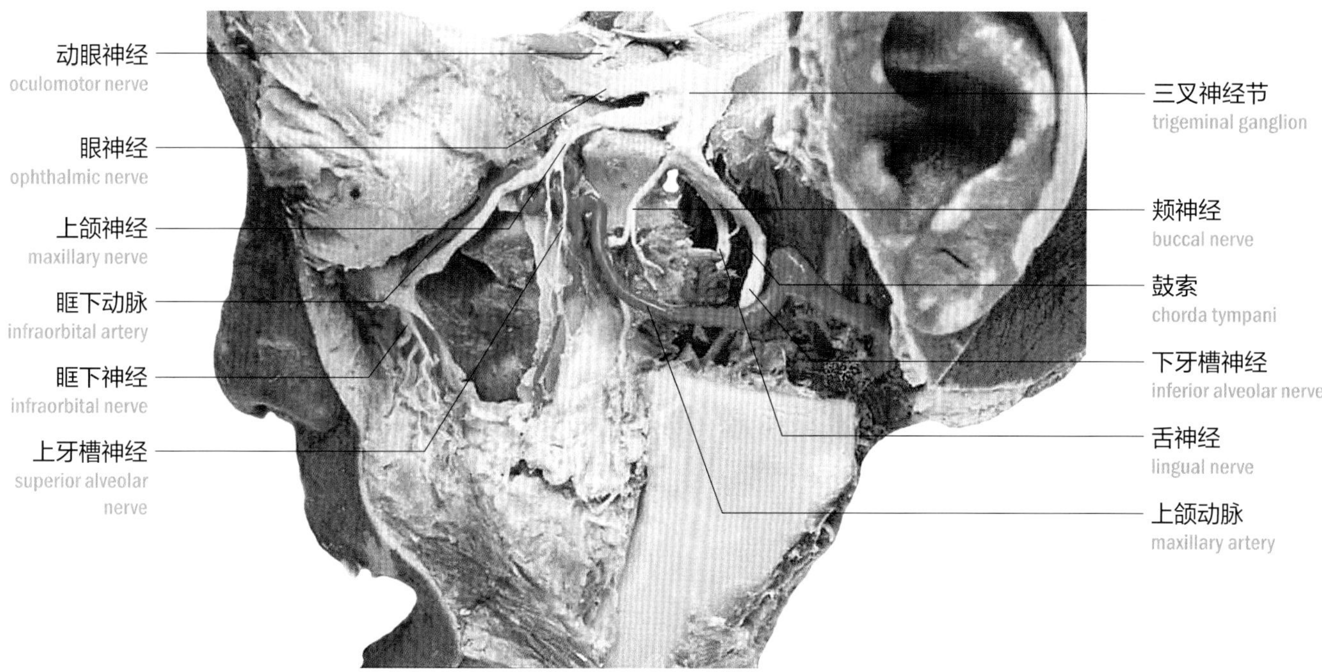
动眼神经
oculomotor nerve
眼神经
ophthalmic nerve
上颌神经
maxillary nerve
眶下动脉
infraorbital artery
眶下神经
infraorbital nerve
上牙槽神经
superior alveolar nerve
三叉神经节
trigeminal ganglion
颊神经
buccal nerve
鼓索
chorda tympani
下牙槽神经
inferior alveolar nerve
舌神经
lingual nerve
上颌动脉
maxillary artery

图 1-17 三叉神经外侧面观（1）

Fig. 1-17 External aspect of the trigeminal nerve (1)

眶下神经的应用解剖学要点

眶下神经为上颌神经出眶下孔后的终支，与眶下动脉伴行，出孔后分为鼻内支、鼻外支，上唇支和下睑支，分布于口裂与眼裂之间的皮肤。

眶下神经阻滞术：进针点 1 在上唇前庭内，第二前磨牙上方。进针点 2 在眼外眦与鼻翼连线的中点。

上唇前庭内进针贴上颌骨向瞳孔方向，朝向后方入眶下孔即可。

此时应将一手置于眶下缘，以免针尖超越眶下缘而进入眶内。眼外眦与鼻翼连线中点的穿刺层次：皮肤→浅筋膜→深筋膜→颧大肌→眶下孔→眶下神经。

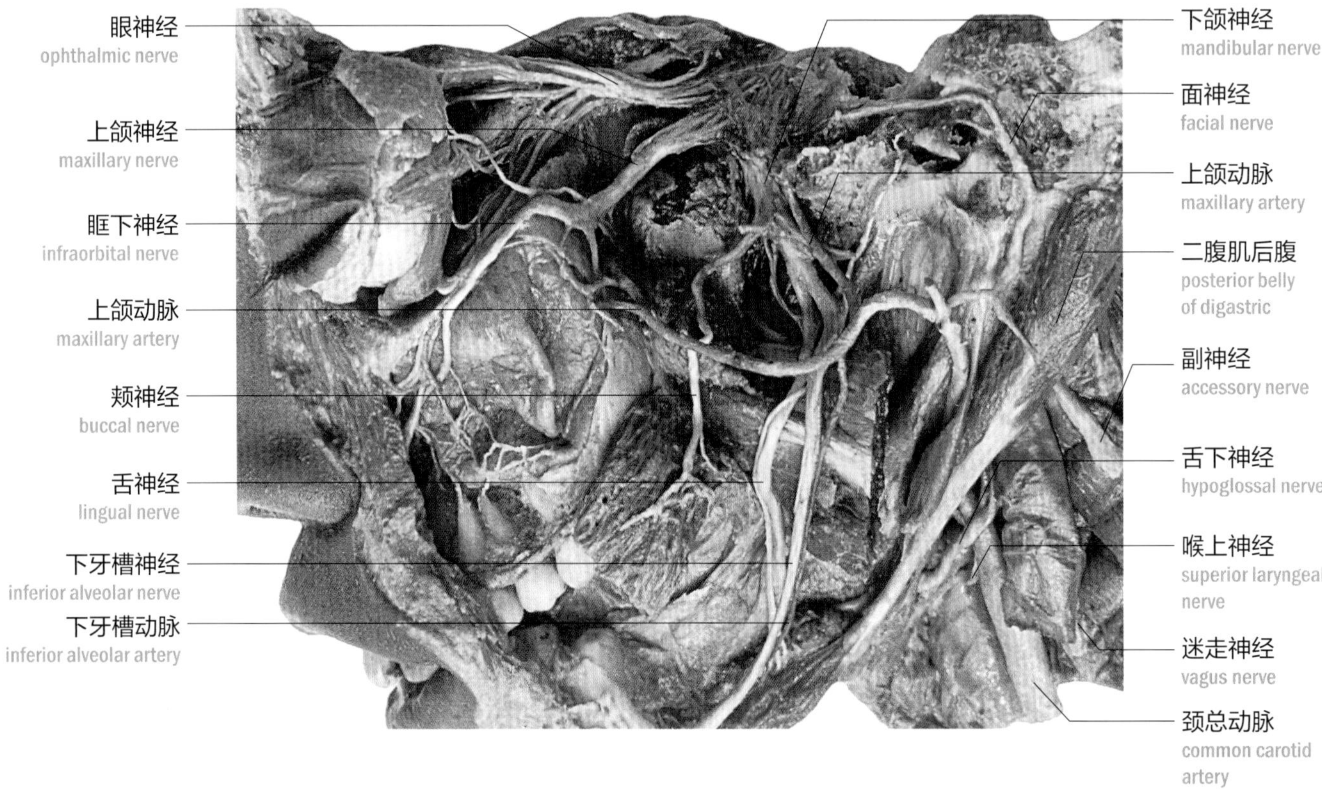

眼神经
ophthalmic nerve
上颌神经
maxillary nerve
眶下神经
infraorbital nerve
上颌动脉
maxillary artery
颊神经
buccal nerve
舌神经
lingual nerve
下牙槽神经
inferior alveolar nerve
下牙槽动脉
inferior alveolar artery
下颌神经
mandibular nerve
面神经
facial nerve
上颌动脉
maxillary artery
二腹肌后腹
posterior belly of digastric
副神经
accessory nerve
舌下神经
hypoglossal nerve
喉上神经
superior laryngeal nerve
迷走神经
vagus nerve
颈总动脉
common carotid artery

图 1-18　三叉神经外侧面观（2）

Fig. 1-18　External aspect of the trigeminal nerve (2)

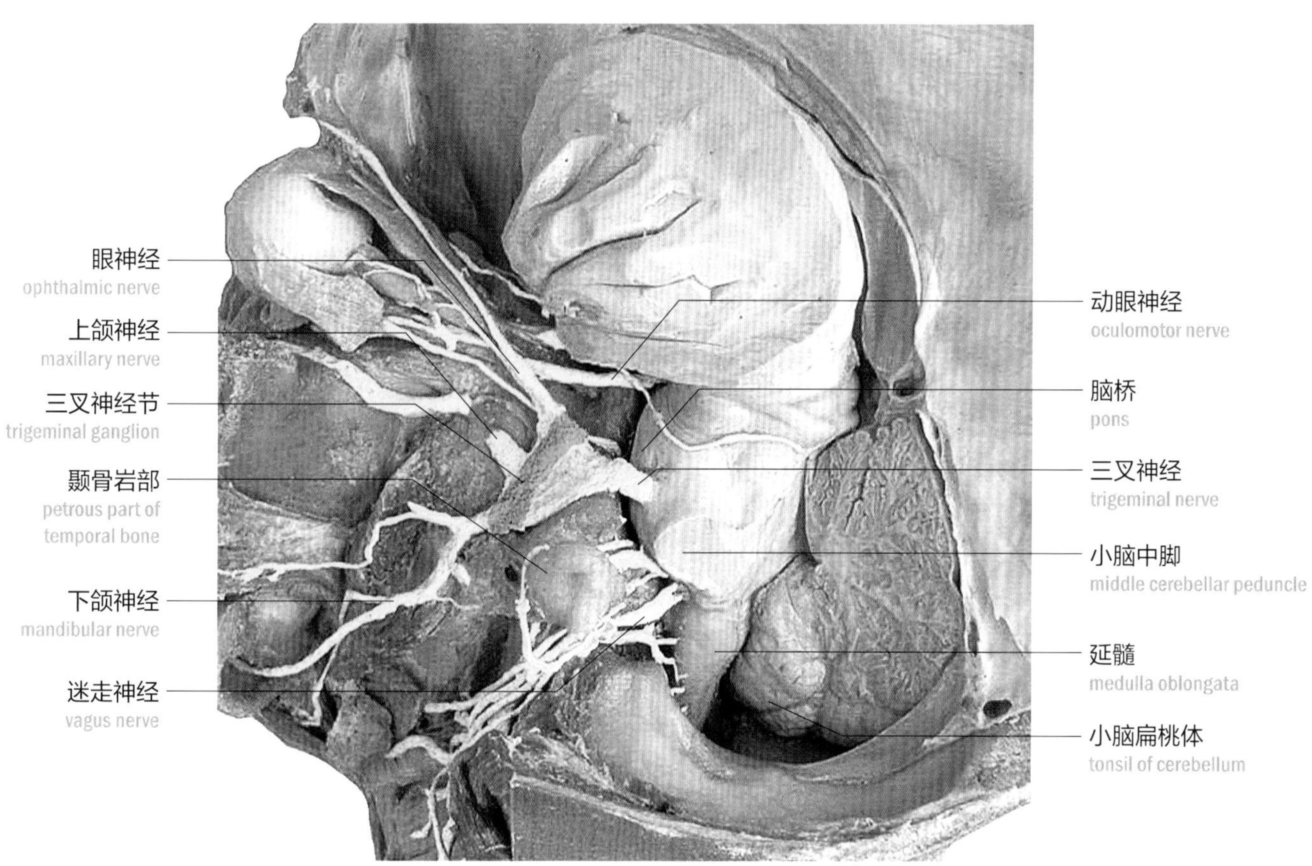
眼神经
ophthalmic nerve
上颌神经
maxillary nerve
三叉神经节
trigeminal ganglion
颞骨岩部
petrous part of temporal bone
下颌神经
mandibular nerve
迷走神经
vagus nerve
动眼神经
oculomotor nerve
脑桥
pons
三叉神经
trigeminal nerve
小脑中脚
middle cerebellar peduncle
延髓
medulla oblongata
小脑扁桃体
tonsil of cerebellum

图 1-19 三叉神经节及其分支

Fig. 1-19 Trigeminal ganglion and its branches

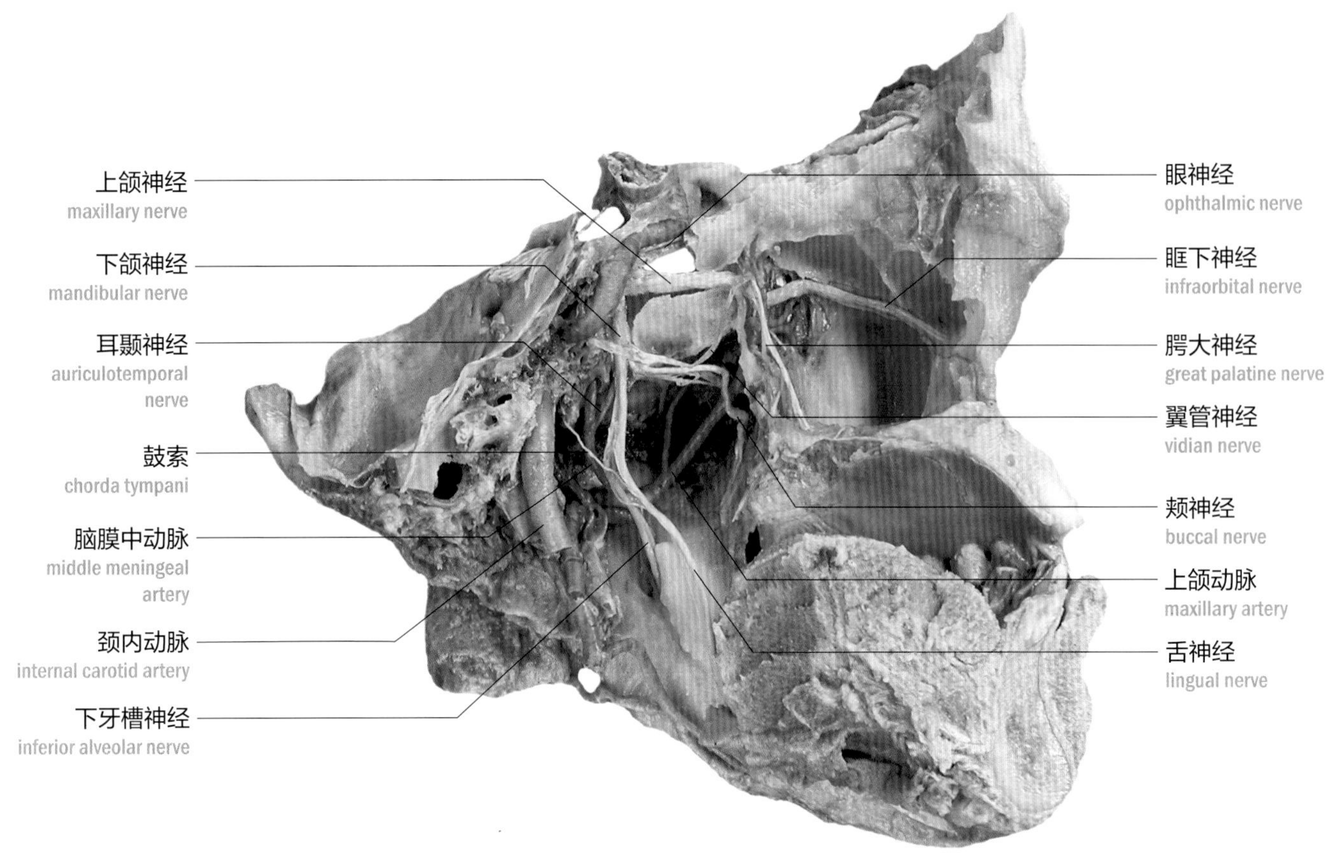
上颌神经
maxillary nerve
下颌神经
mandibular nerve
耳颞神经
auriculotemporal nerve
鼓索
chorda tympani
脑膜中动脉
middle meningeal artery
颈内动脉
internal carotid artery
下牙槽神经
inferior alveolar nerve
眼神经
ophthalmic nerve
眶下神经
infraorbital nerve
腭大神经
great palatine nerve
翼管神经
vidian nerve
颊神经
buccal nerve
上颌动脉
maxillary artery
舌神经
lingual nerve

图1-20　三叉神经内侧面观（1）

Fig. 1-20　Internal aspect of the trigeminal nerve (1)

下牙槽神经的应用解剖学要点

下牙槽神经起于下颌神经后干，在卵圆孔下方几乎垂直下行。下牙槽神经在翼外肌内侧下行至蝶下颌韧带与下颌支之间，经下颌孔入下颌管，与下牙槽动脉伴行。下颌孔位于下颌支前后缘之间的中点，在下颌牙咬合面上方约1cm。

下牙槽阻滞术常在口内下颌第三磨牙后1.5cm处，相当下颌支前缘内侧黏膜处，与下颌磨牙咬合面平行，沿黏膜及下颌支内面之间进针2.5~3.5cm即可注射麻药。

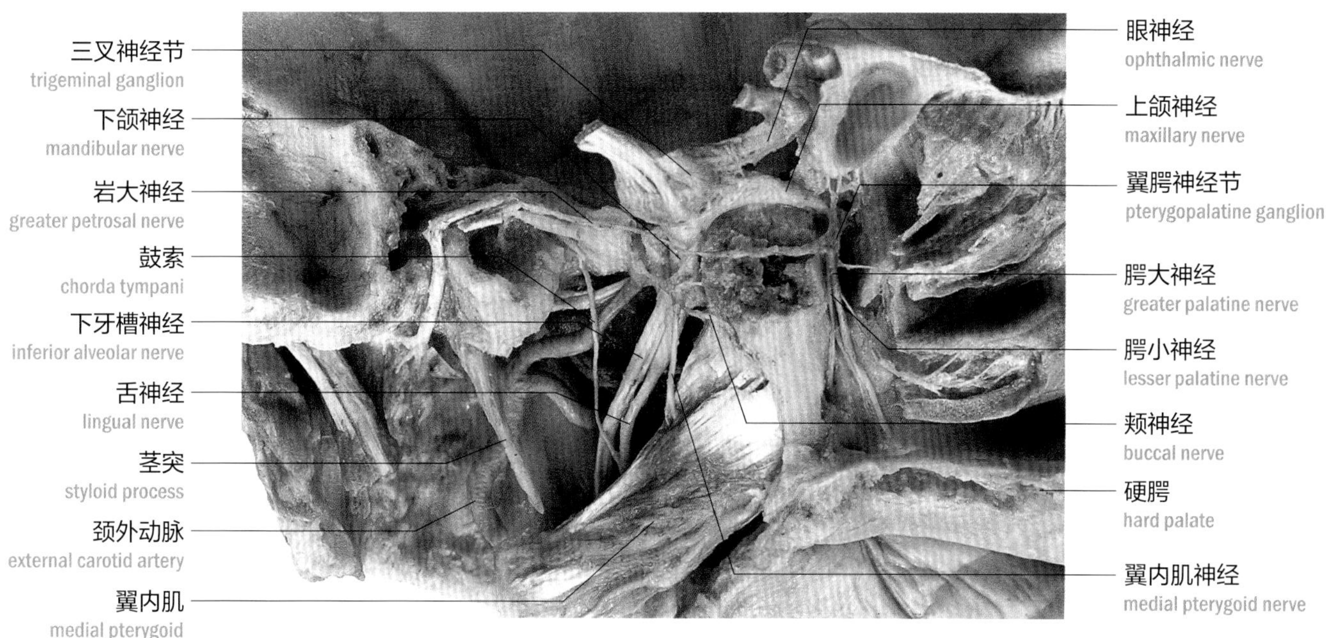

三叉神经节
trigeminal ganglion
下颌神经
mandibular nerve
岩大神经
greater petrosal nerve
鼓索
chorda tympani
下牙槽神经
inferior alveolar nerve
舌神经
lingual nerve
茎突
styloid process
颈外动脉
external carotid artery
翼内肌
medial pterygoid
眼神经
ophthalmic nerve
上颌神经
maxillary nerve
翼腭神经节
pterygopalatine ganglion
腭大神经
greater palatine nerve
腭小神经
lesser palatine nerve
颊神经
buccal nerve
硬腭
hard palate
翼内肌神经
medial pterygoid nerve

图 1-21 三叉神经内侧面观（2）

Fig. 1-21 Internal aspect of the trigeminal nerve (2)

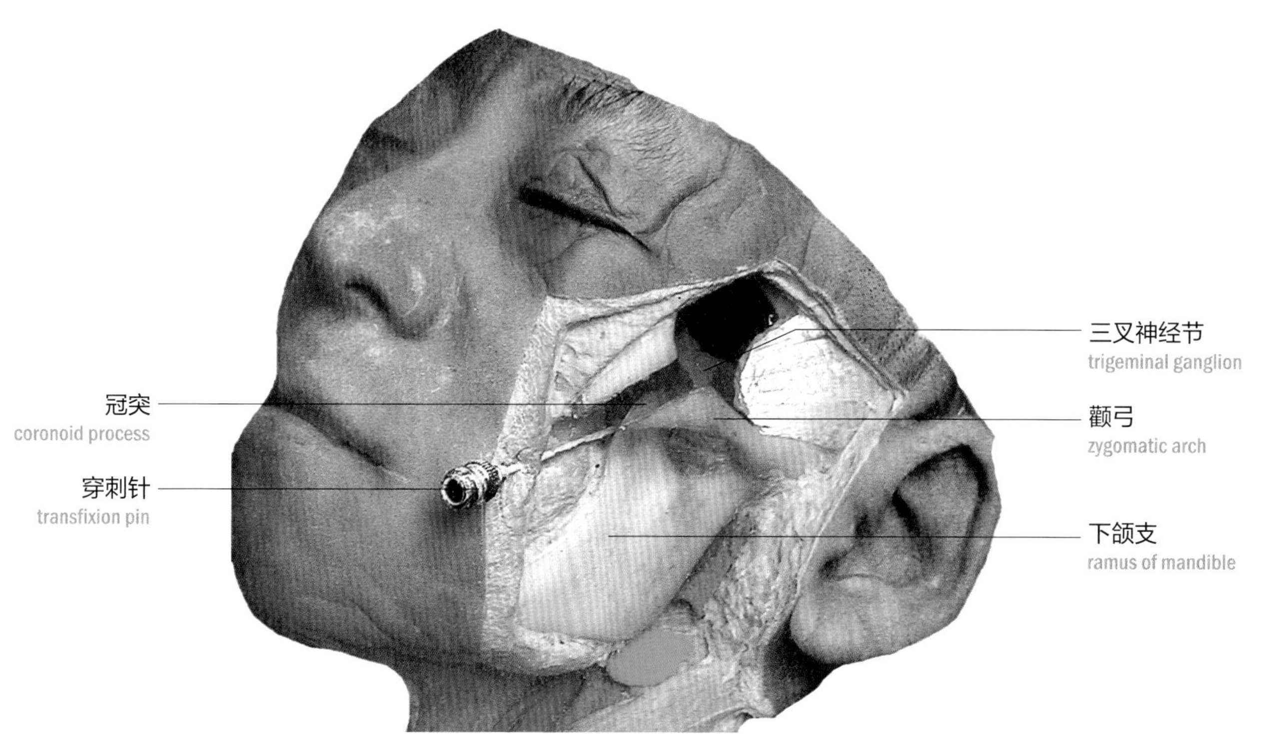

冠突
coronoid process
穿刺针
transfixion pin
三叉神经节
trigeminal ganglion
颧弓
zygomatic arch
下颌支
ramus of mandible

图 1-22 三叉神经阻滞术穿刺进针点（1）

Fig. 1-22 Needling point of the trigeminal nerve block (1)

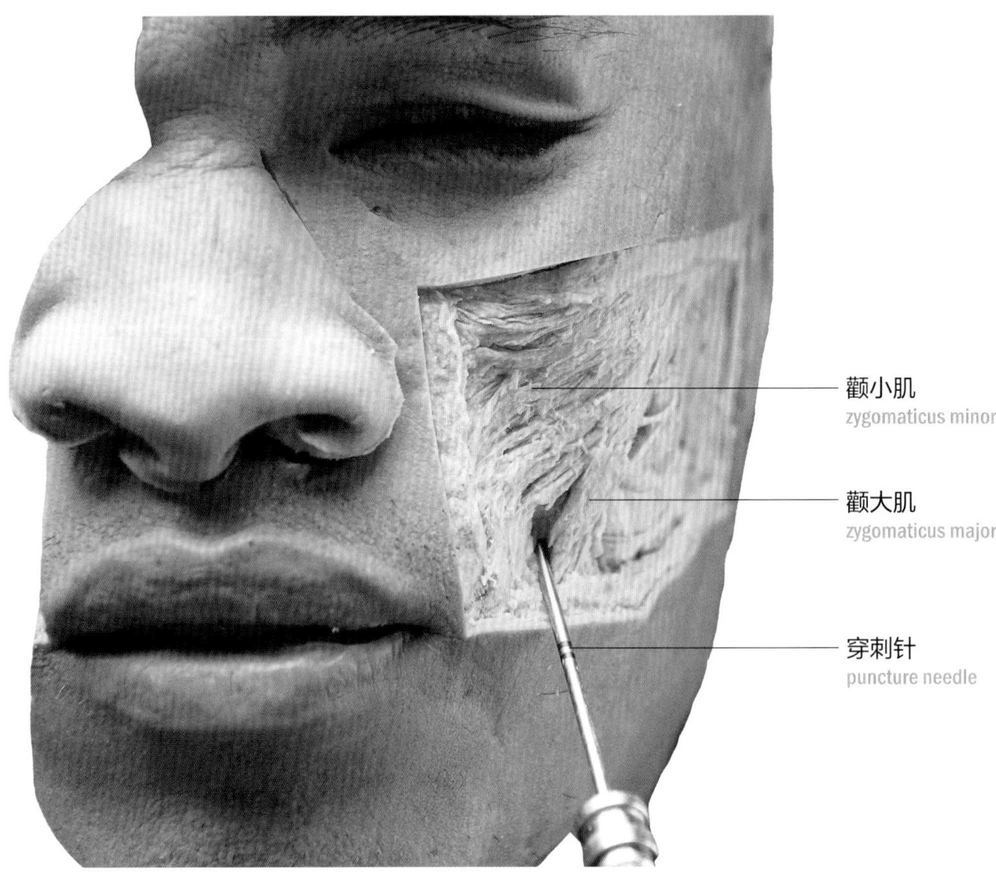
颧小肌
zygomaticus minor
颧大肌
zygomaticus major
穿刺针
puncture needle

图 1-23 三叉神经阻滞术穿刺进针点（2）

Fig. 1-23 Needling point of the trigeminal nerve block (2)

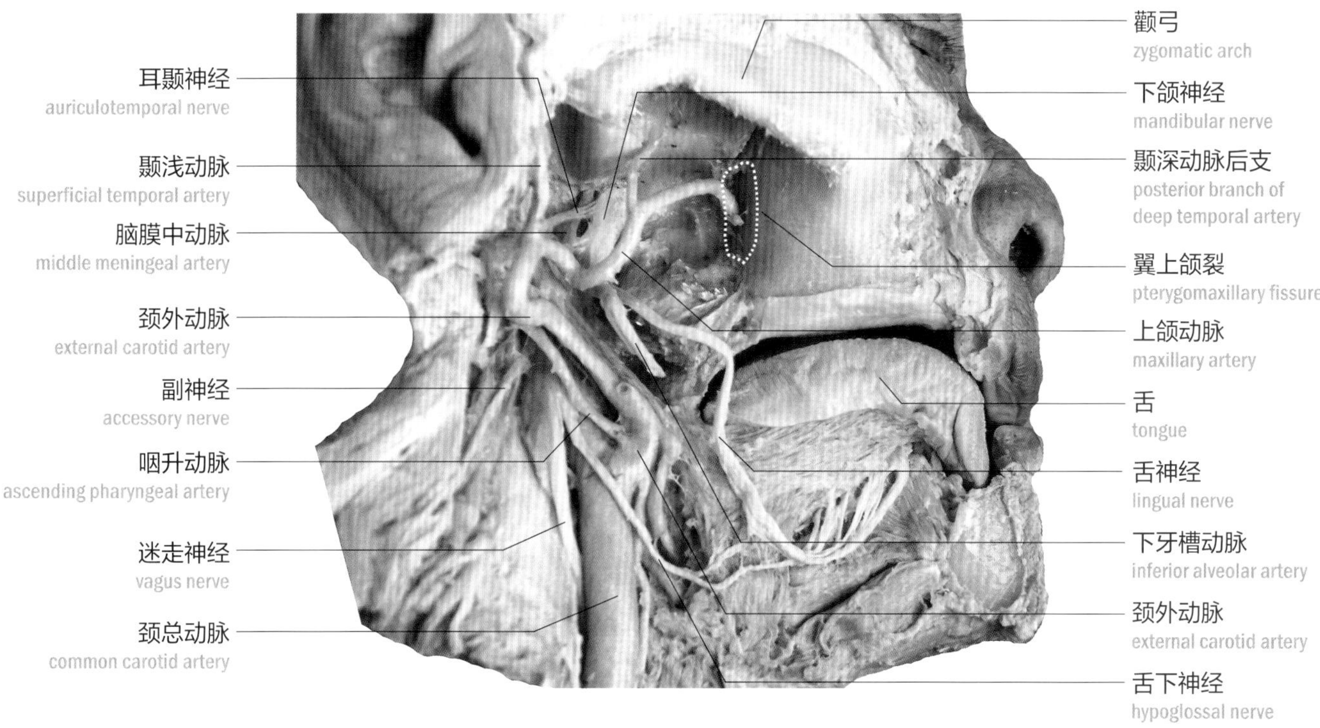
耳颞神经
auriculotemporal nerve
颞浅动脉
superficial temporal artery
脑膜中动脉
middle meningeal artery
颈外动脉
external carotid artery
副神经
accessory nerve
咽升动脉
ascending pharyngeal artery
迷走神经
vagus nerve
颈总动脉
common carotid artery
颧弓
zygomatic arch
下颌神经
mandibular nerve
颞深动脉后支
posterior branch of
deep temporal artery
翼上颌裂
pterygomaxillary fissure
上颌动脉
maxillary artery
舌
tongue
舌神经
lingual nerve
下牙槽动脉
inferior alveolar artery
颈外动脉
external carotid artery
舌下神经
hypoglossal nerve

图 1-24 经皮穿刺三叉神经节球囊压迫（示卵圆孔周围结构）

Fig. 1-24 Percutaneous trigeminal balloon compression

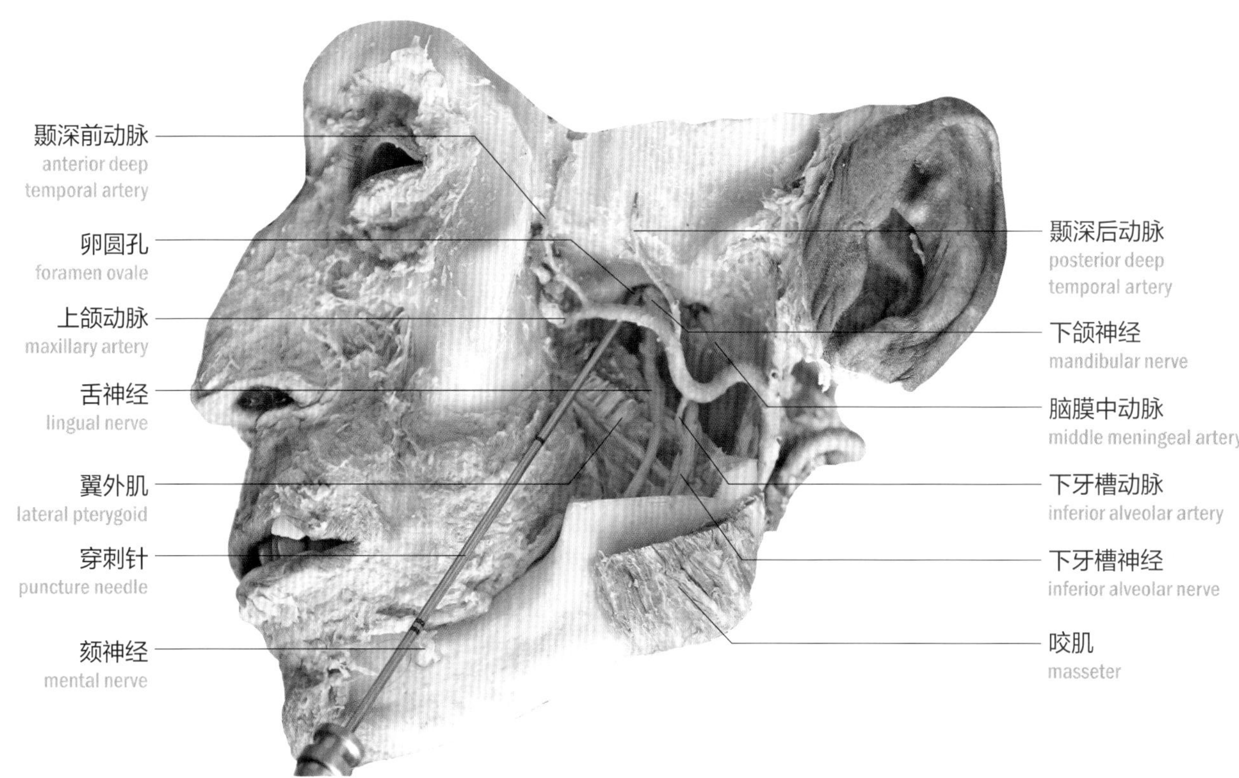
颞深前动脉
anterior deep
temporal artery
卵圆孔
foramen ovale
上颌动脉
maxillary artery
舌神经
lingual nerve
翼外肌
lateral pterygoid
穿刺针
puncture needle
颏神经
mental nerve
颞深后动脉
posterior deep
temporal artery
下颌神经
mandibular nerve
脑膜中动脉
middle meningeal artery
下牙槽动脉
inferior alveolar artery
下牙槽神经
inferior alveolar nerve
咬肌
masseter

图 1-25 穿刺针至卵圆孔处

Fig. 1-25 Puncture needle to the oval foramen

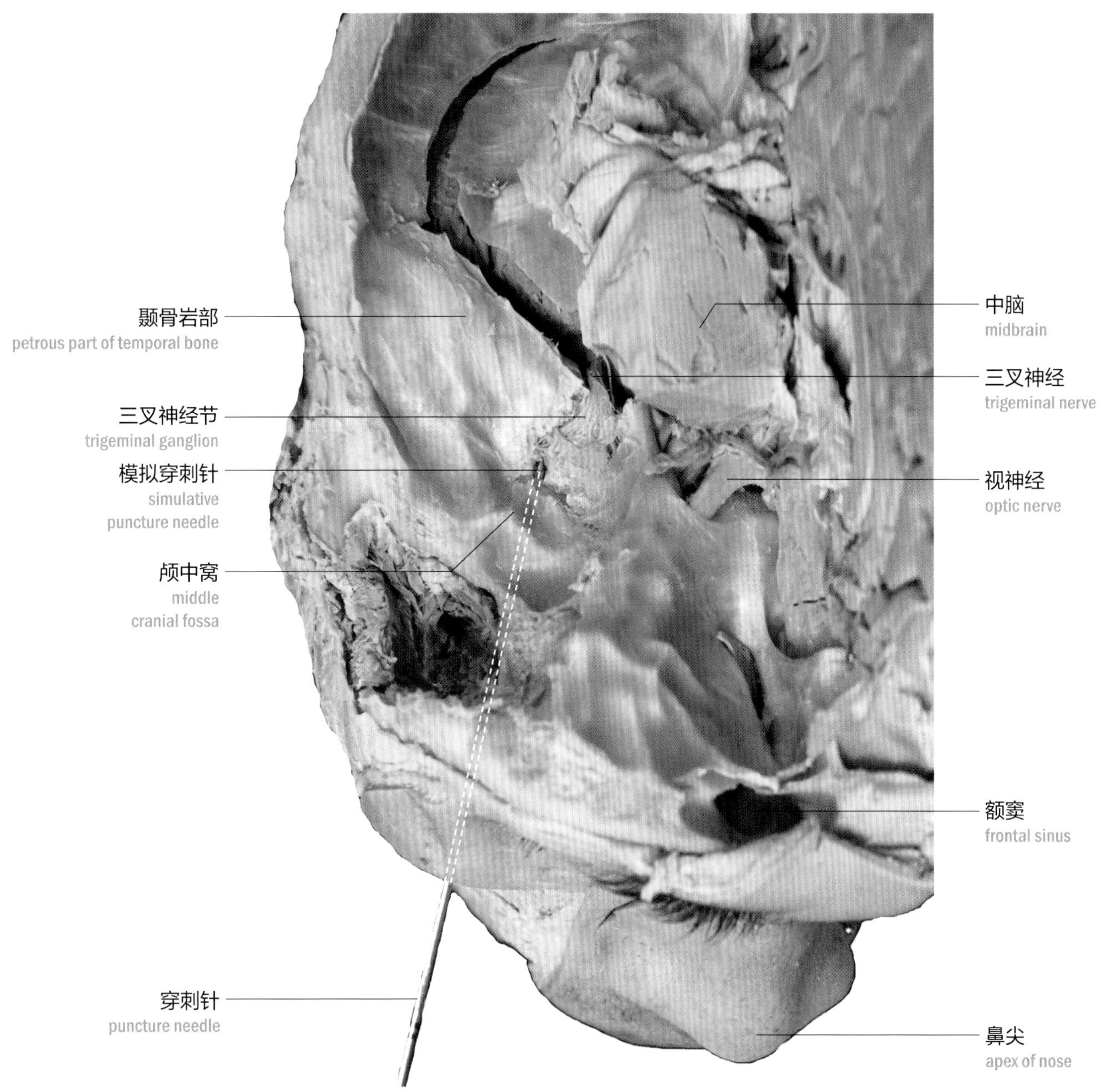
颞骨岩部
petrous part of temporal bone
三叉神经节
trigeminal ganglion
模拟穿刺针
simulative
puncture needle
颅中窝
middle
cranial fossa
穿刺针
puncture needle
中脑
midbrain
三叉神经
trigeminal nerve
视神经
optic nerve
额窦
frontal sinus
鼻尖
apex of nose

图 1-26 经皮穿刺三叉神经节球囊压迫术上面观

Fig. 1-26 Superior aspect of simulative trigeminal balloon compression

三叉神经的应用解剖学要点

三叉神经是混合性脑神经，传递头面部皮肤、黏膜、牙与肌的一般感觉，管理咀嚼肌的运动。三叉神经根由感觉、运动纤维构成，自脑桥腹外侧出脑，伸向前外侧，经小脑幕与岩上窦下方、至颞骨岩部前方、终于三叉神经节，该节位于岩部尖三叉神经压迹处。小脑幕附着缘前端下方硬脑膜凹入，形成三叉神经腔，蛛网膜与蛛网膜下隙也延伸入腔内，包绕三叉神经根与三叉神经节后部。硬脑膜及蛛网膜与神经节的结缔组织相融合。三叉神经节内侧邻颈内动脉和海绵窦后部，节下方靠近岩大神经。三叉神经节为半月形，凸缘向前外。节前缘由上向下分别连有眼神经、上颌神经和下颌神经。

三叉神经阻滞术：进针点常选在：颧骨后 1/3 下方，口角外侧 2.5cm 稍上方正对第二磨牙处进针，沿下颌支内侧面刺向后内侧，至翼突基部，达圆孔前方，在 X 线证实针尖的位置后，再退针，改向后上刺入卵圆孔，达三叉神经节。穿刺层次：皮肤→皮下组织→口轮匝肌→翼内肌→翼外肌→卵圆孔→三叉神经节。

三叉神经节阻滞术是经颅底达颅内的操作，有一定的危险性，行阻滞术时一定要熟悉局部解剖知识，故此术慎用。

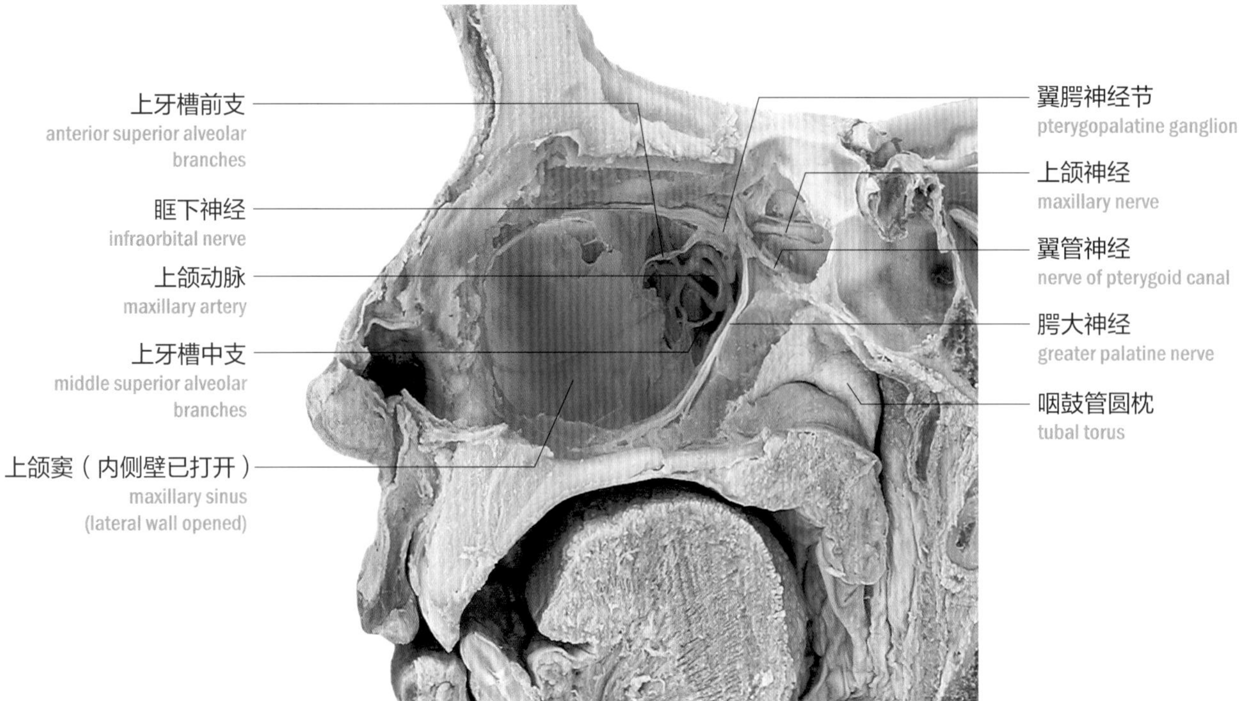
上牙槽前支
anterior superior alveolar branches
眶下神经
infraorbital nerve
上颌动脉
maxillary artery
上牙槽中支
middle superior alveolar branches
上颌窦（内侧壁已打开）
maxillary sinus (lateral wall opened)
翼腭神经节
pterygopalatine ganglion
上颌神经
maxillary nerve
翼管神经
nerve of pterygoid canal
腭大神经
greater palatine nerve
咽鼓管圆枕
tubal torus

图 1-27　翼腭窝内结构（内侧面观）

Fig. 1-27　Structures in the pterygopalatine fossa, inside view

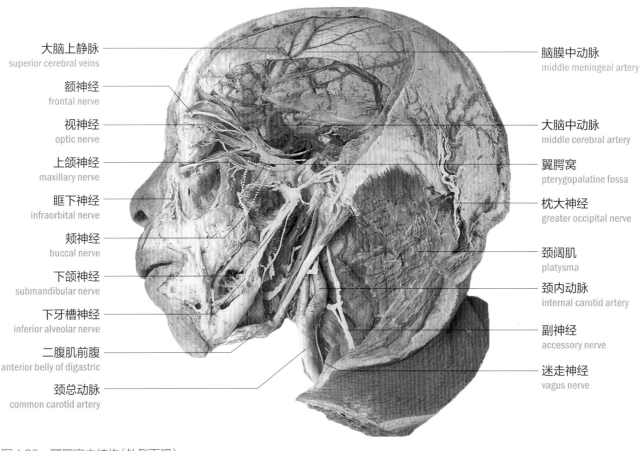

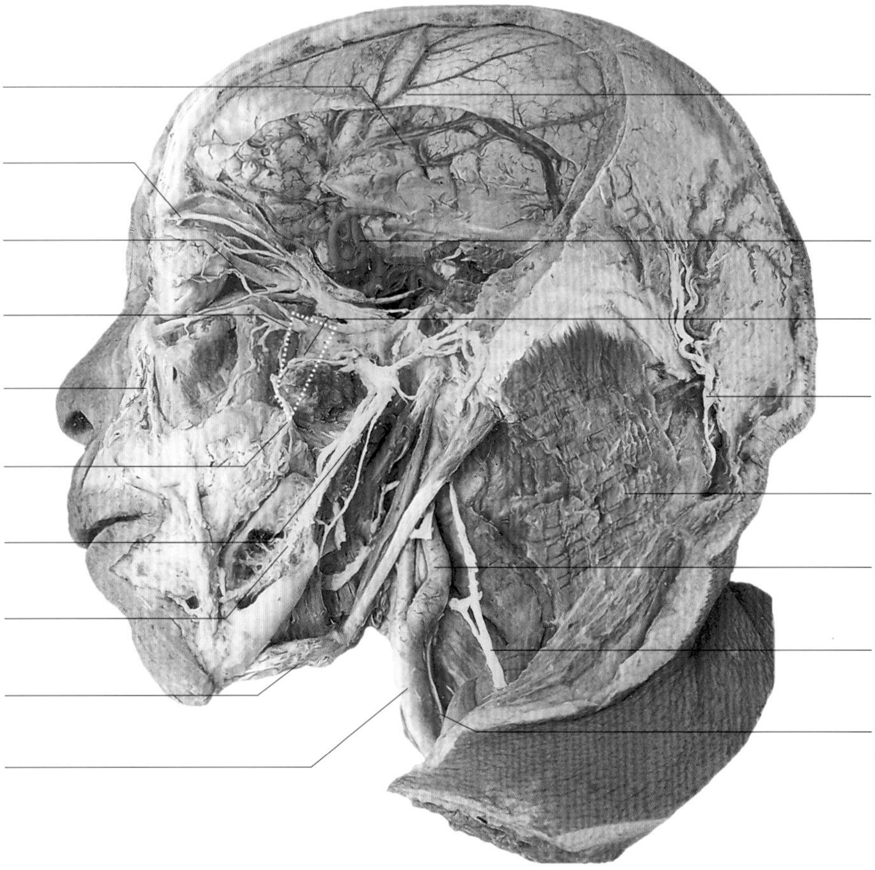

大脑上静脉
superior cerebral veins
额神经
frontal nerve
视神经
optic nerve
上颌神经
maxillary nerve
眶下神经
infraorbital nerve
颊神经
buccal nerve
下颌神经
submandibular nerve
下牙槽神经
inferior alveolar nerve
二腹肌前腹
anterior belly of digastric
颈总动脉
common carotid artery
脑膜中动脉
middle meningeal artery
大脑中动脉
middle cerebral artery
翼腭窝
pterygopalatine fossa
枕大神经
greater occipital nerve
颈阔肌
platysma
颈内动脉
internal carotid artery
副神经
accessory nerve
迷走神经
vagus nerve

图 1-28　翼腭窝内结构（外侧面观）

Fig. 1-28　Structures in the pterygopalatine fossa, outside view

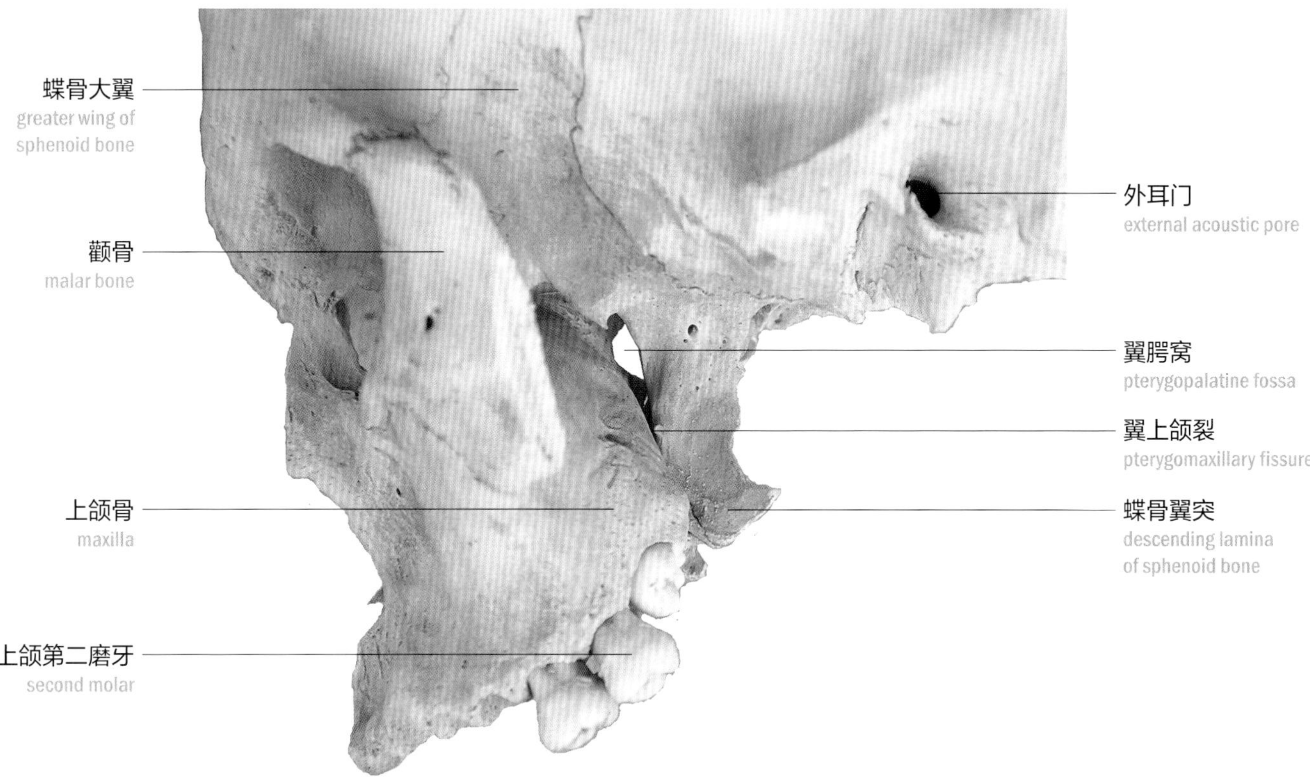
蝶骨大翼
greater wing of sphenoid bone
颧骨
malar bone
上颌骨
maxilla
上颌第二磨牙
second molar
外耳门
external acoustic pore
翼腭窝
pterygopalatine fossa
翼上颌裂
pterygomaxillary fissure
蝶骨翼突
descending lamina of sphenoid bone

图 1-29　左侧翼腭窝外侧面观（颧弓已切除）

Fig. 1-29　The lateral view of the left pterygopalatine fossa (the zygomatic arch was removed)

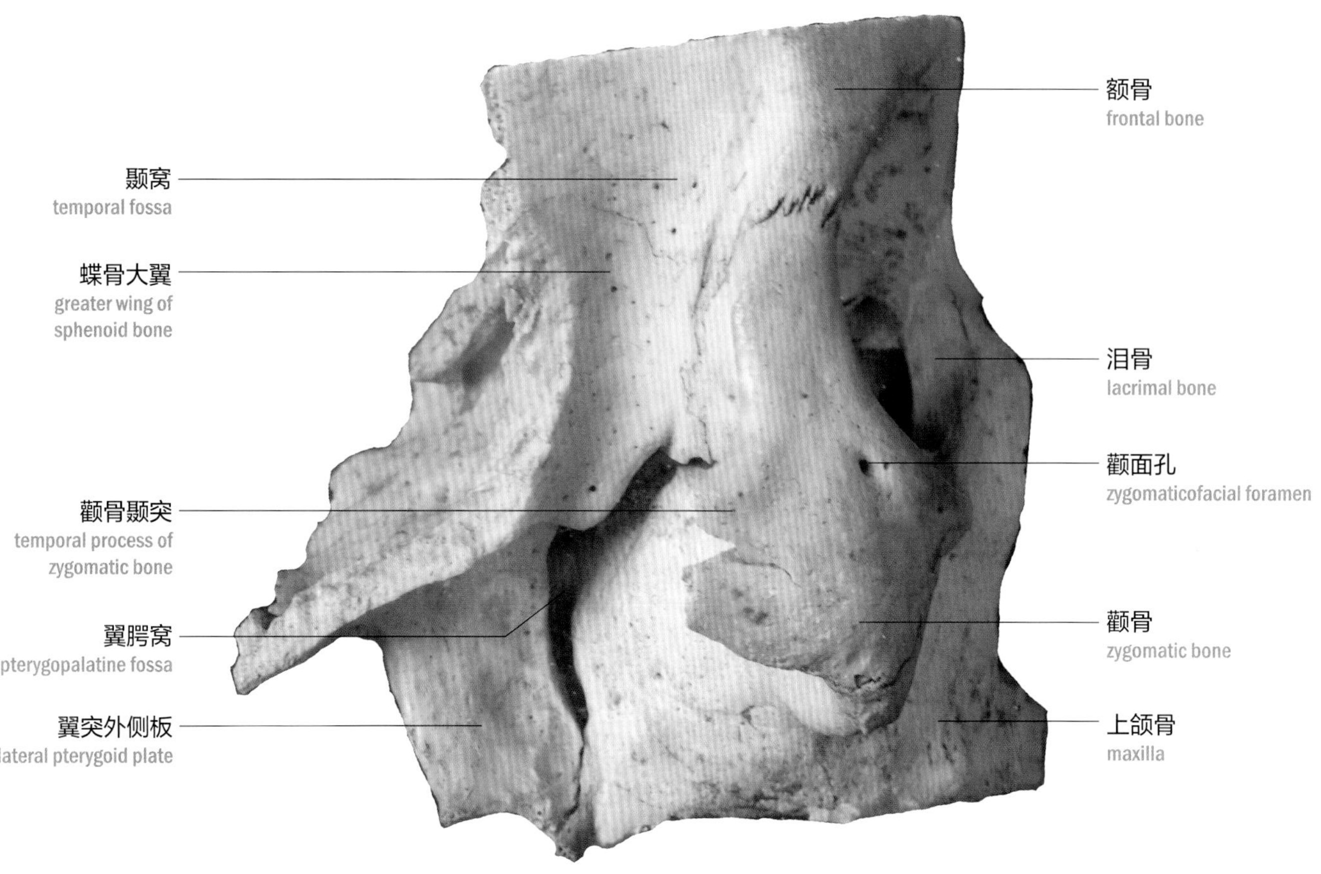
额骨
frontal bone
颞窝
temporal fossa
蝶骨大翼
greater wing of sphenoid bone
泪骨
lacrimal bone
颧面孔
zygomaticofacial foramen
颧骨颞突
temporal process of zygomatic bone
翼腭窝
pterygopalatine fossa
颧骨
zygomatic bone
翼突外侧板
lateral pterygoid plate
上颌骨
maxilla

图1-30　右侧翼腭窝外侧面观（颧弓已切除）

Fig. 1-30　The lateral view of the right pterygopalatine fossa (the zygomatic arch was removed)

上颌神经的应用解剖学要点

上颌神经发自三叉神经节的凸侧，贴硬脑膜下、海绵窦外侧壁下部前行，经圆孔至翼腭窝，向前外侧经眶下裂入眶而称为眶下神经。上颌神经是传递眼裂与口裂之间、皮肤、鼻、腭部黏膜和上颌牙的一般感觉。

上颌神经阻滞术：进针点常选在颧弓中点下缘。穿刺层次：皮肤→浅筋膜→深筋膜→咬肌筋膜→咬肌→翼内肌→翼外肌→翼腭窝→上颌神经。

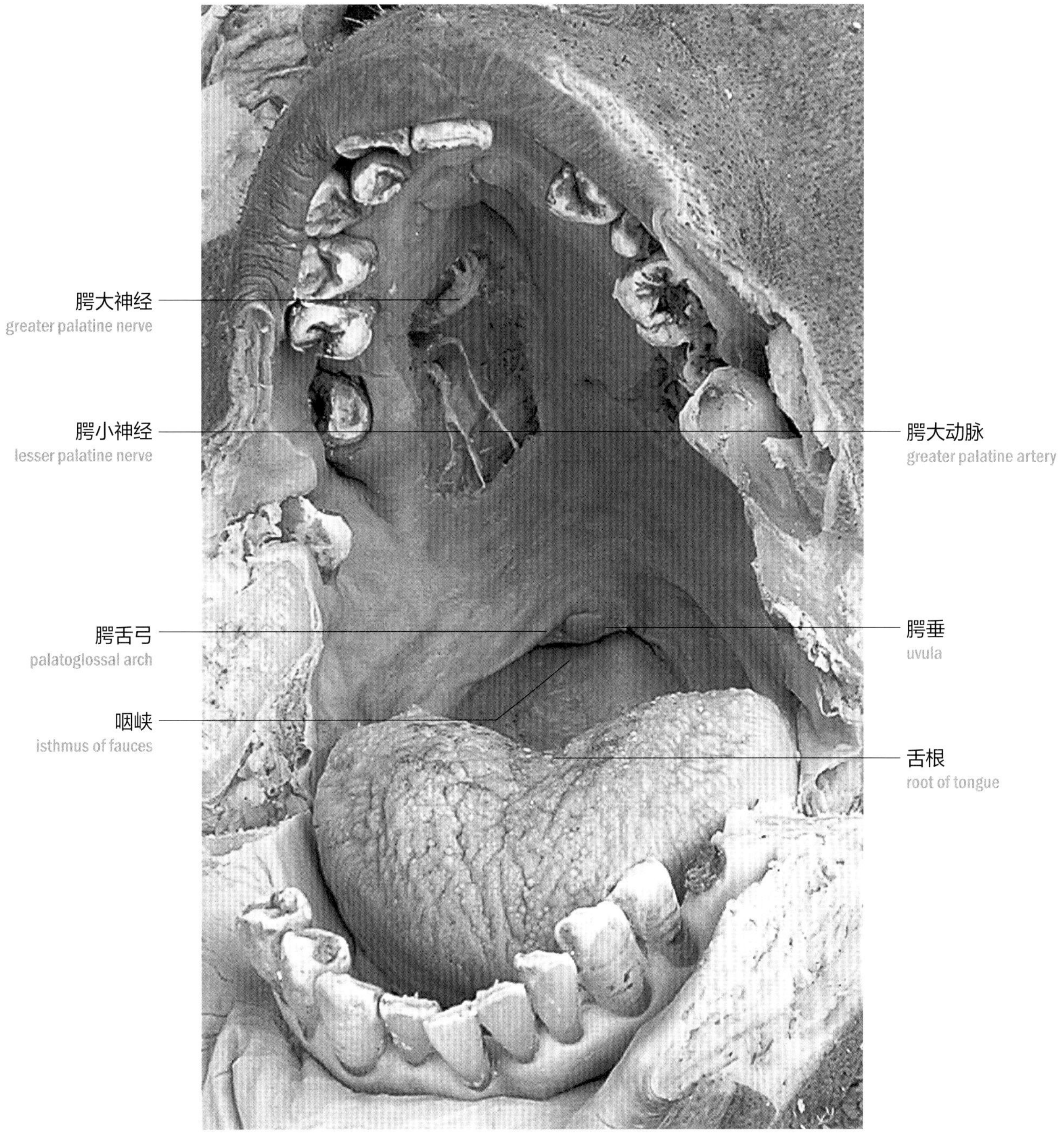
腭大神经
greater palatine nerve
腭小神经
lesser palatine nerve
腭大动脉
greater palatine artery
腭舌弓
palatoglossal arch
腭垂
uvula
咽峡
isthmus of fauces
舌根
root of tongue

图 1-31　腭大神经

Fig. 1-31　Greater palatine nerve

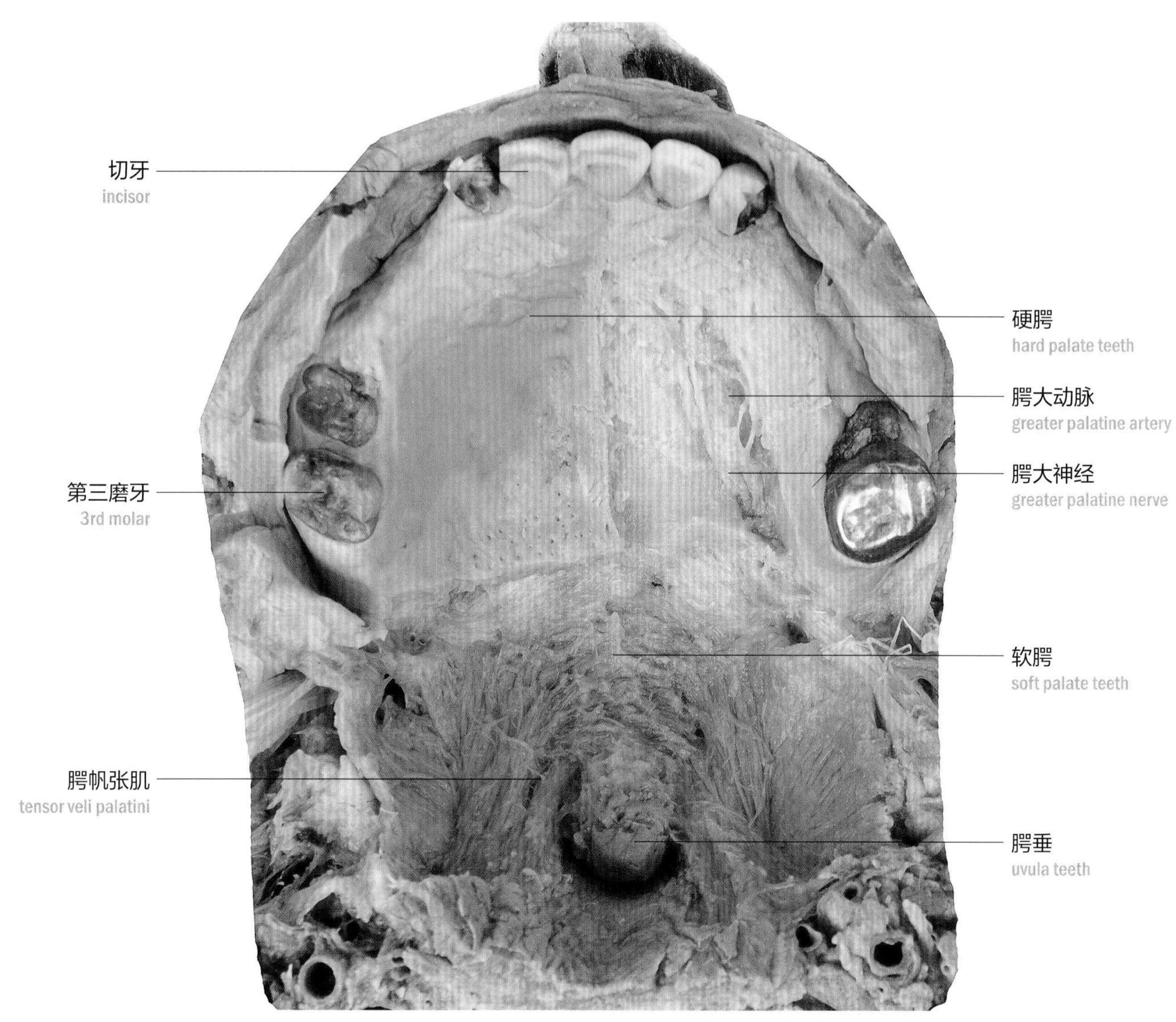

切牙
incisor
硬腭
hard palate teeth
腭大动脉
greater palatine artery
第三磨牙
3rd molar
腭大神经
greater palatine nerve
软腭
soft palate teeth
腭帆张肌
tensor veli palatini
腭垂
uvula teeth

图 1-32 腭帆张肌、腭大神经（下面观）

Fig. 1-32 Tensor veil palatini, greater palatine nerve (inferior view)

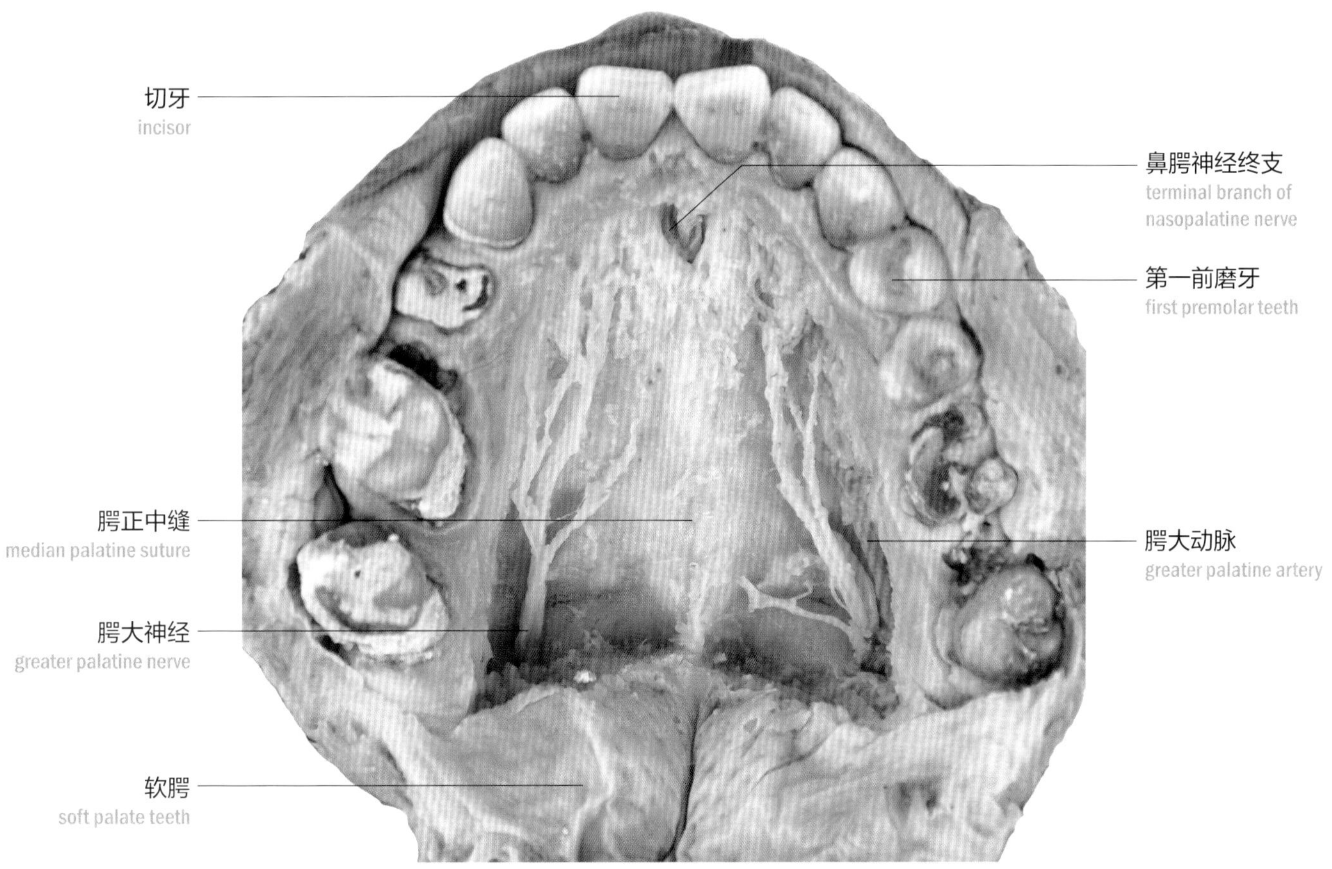
切牙
incisor
鼻腭神经终支
terminal branch of
nasopalatine nerve
第一前磨牙
first premolar teeth
腭正中缝
median palatine suture
腭大动脉
greater palatine artery
腭大神经
greater palatine nerve
软腭
soft palate teeth

图 1-33　腭大神经、鼻腭神经终支

Fig. 1-33　Greater palatine nerve and terminal branch of nasopalatine nerve

腭大神经的应用解剖学要点

腭大神经于翼腭窝内，连于翼腭神经节，向下行于腭大管内，经上颌硬腭的腭大孔穿出。在硬腭下面的沟槽内向前行达切牙，腭大神经分布于硬腭的牙龈、黏膜和腺体中。

腭大神经阻滞术：在位于正中线与上颌第三磨牙后面的腭侧龈缘平面中间进针。

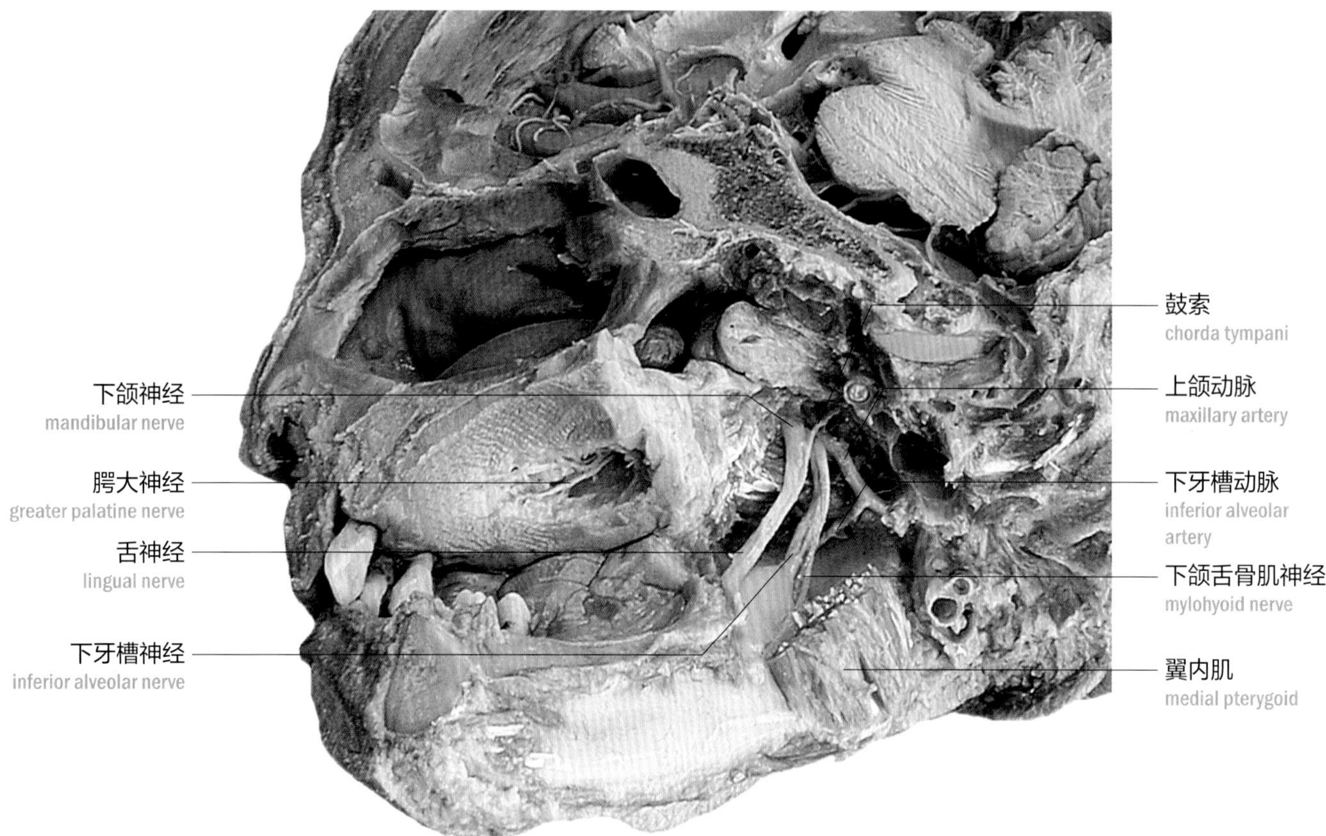
鼓索
chorda tympani
下颌神经
mandibular nerve
上颌动脉
maxillary artery
腭大神经
greater palatine nerve
下牙槽动脉
inferior alveolar
artery
舌神经
lingual nerve
下颌舌骨肌神经
mylohyoid nerve
下牙槽神经
inferior alveolar nerve
翼内肌
medial pterygoid

图 1-34 下牙槽神经、舌神经

Fig. 1-34 Inferior alveolar nerve, lingual nerve

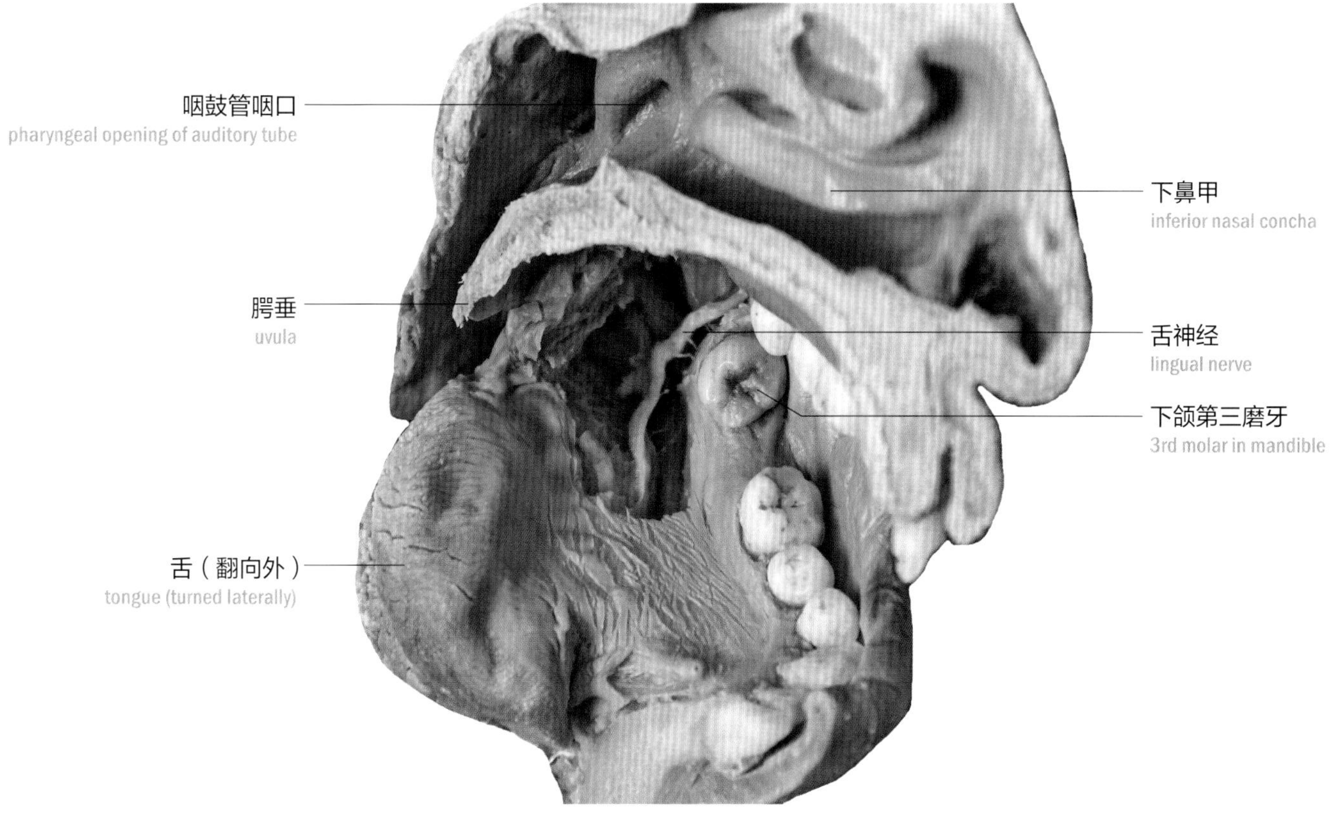
咽鼓管咽口
pharyngeal opening of auditory tube
腭垂
uvula
舌（翻向外）
tongue (turned laterally)
下鼻甲
inferior nasal concha
舌神经
lingual nerve
下颌第三磨牙
3rd molar in mandible

图 1-35　左侧舌神经与第三磨牙的关系

Fig. 1-35　Relation between the left lingual nerve and 3rd molar

舌神经的应用解剖学要点

舌神经起自下颌神经后干，起初行于腭帆张肌与翼外肌之间。此处有面神经的鼓索加入。从翼外肌下缘穿出后向前下行，位于翼内肌表面，逐渐与下颌支内侧相贴近，终于下颌第三磨牙后根的相对侧，此处舌神经仅被牙龈黏膜所覆盖。行下颌神经切除术时，可在此切开黏膜，分离出舌神经，并沿该神经向上、向内分离至后方侧的下牙槽神经后，分离可一直至下颌神经本干。此点处舌神经在下牙槽嵴下方 2~3mm；距下颌骨 0.6mm。在下颌舌骨肌深面上方，舌神经向前下行于黏膜下层跨过舌沟，此处舌神经位于下颌下腺深部上面，继而在下颌下腺导管下方通过，向上、向前和向内进入舌。拔除下颌第三磨牙和切除下颌下腺时有伤及舌神经危险。

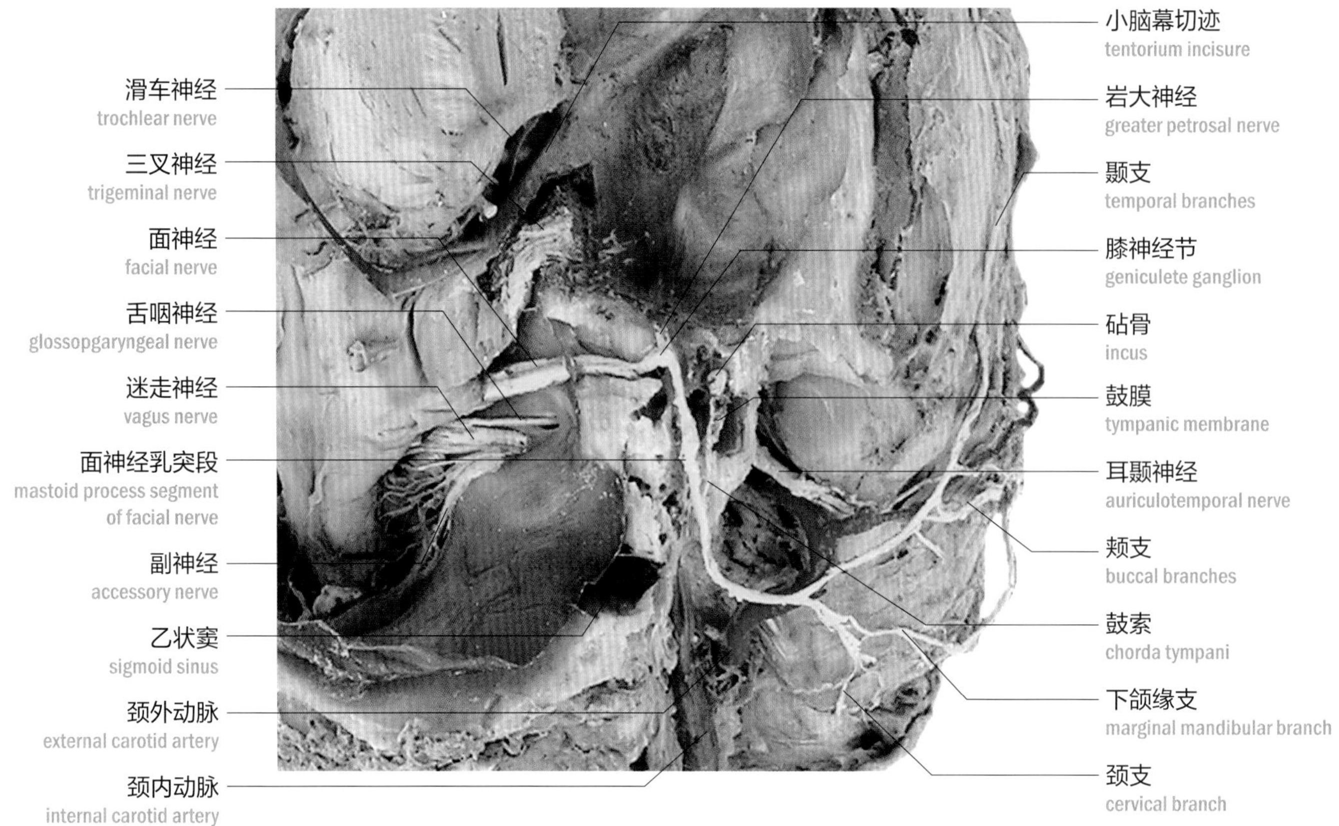
小脑幕切迹
tentorium incisure
滑车神经
trochlear nerve
岩大神经
greater petrosal nerve
三叉神经
trigeminal nerve
颞支
temporal branches
面神经
facial nerve
膝神经节
geniculete ganglion
舌咽神经
glossopgaryngeal nerve
砧骨
incus
迷走神经
vagus nerve
鼓膜
tympanic membrane
面神经乳突段
mastoid process segment
of facial nerve
耳颞神经
auriculotemporal nerve
颊支
buccal branches
副神经
accessory nerve
鼓索
chorda tympani
乙状窦
sigmoid sinus
下颌缘支
marginal mandibular branch
颈外动脉
external carotid artery
颈支
cervical branch
颈内动脉
internal carotid artery

图 1-36 面神经（1）

Fig. 1-36 Facial nerve (1)

面神经的应用解剖学要点

面神经在延髓脑桥沟外侧面连于脑，位于前庭蜗神经的前内侧，向前外侧经内耳门入内耳道，经内耳道底上方的面神经区进入颞骨岩部的面神经管内，在管内先向前外行至膝神经节处后转向后外，转折处称为面神经膝，继而沿鼓室内侧壁上缘向后行，至乳突窦口处面神经转折向下，经鼓室后壁下降从茎乳孔出颅底，出颅底后面神经弯向前进入腮腺，构成腮腺丛。至腮腺前缘自上而下分为颞支、颧支、颊支、下颌缘支和颈支，分布于面部表情肌和颈阔肌。

面神经阻滞术：进针点 1 在颧弓根与下颌头交界处（即颞下颌关节前缘）；进针点 2 在外耳道正下方，乳突前 1~2cm 处至茎乳孔。

颧弓根与下颌小头交界处进针点主要以阻滞面神经的颞支和颧支为主，穿刺层次：皮肤→浅筋膜→深筋膜→面神经颞支、颧支。

乳突前方进针点是阻滞面神经主干，穿刺层次：皮肤→浅筋膜→深筋膜→颈阔肌→腮腺→面神经。

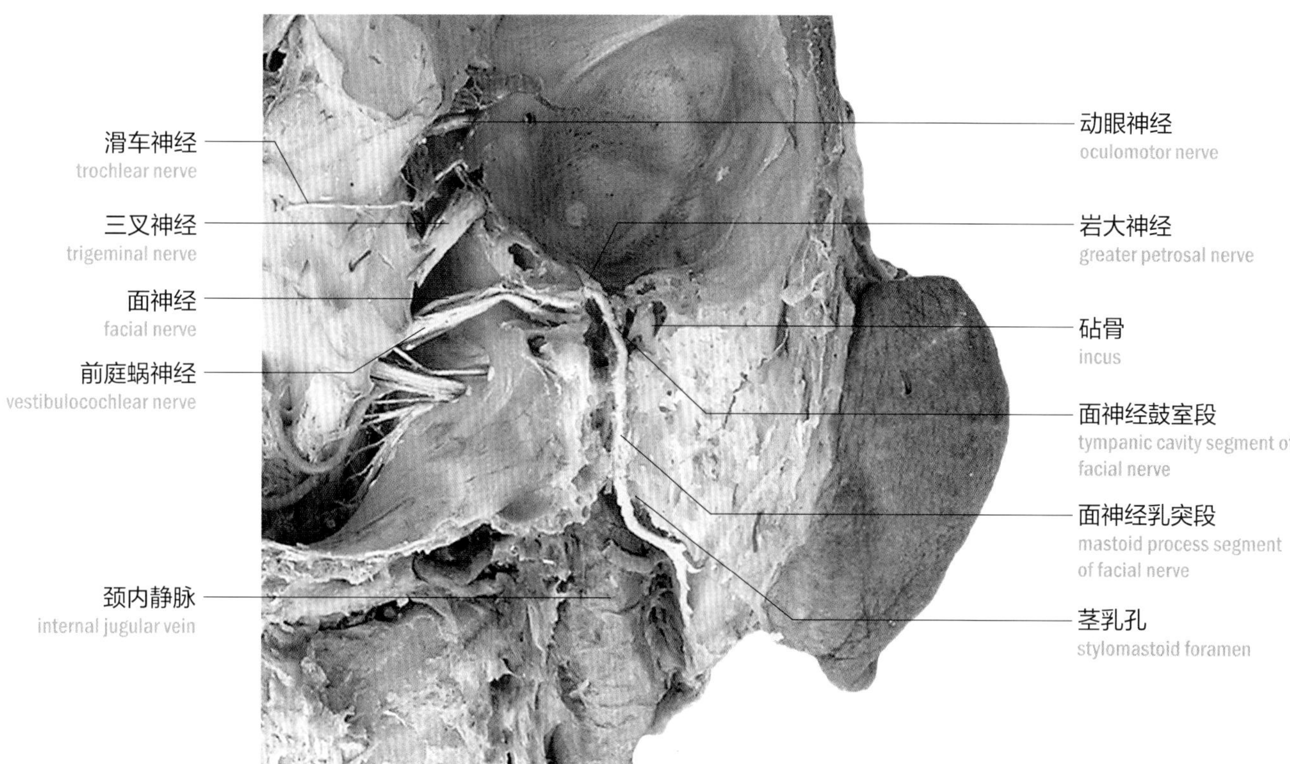
滑车神经
trochlear nerve
三叉神经
trigeminal nerve
面神经
facial nerve
前庭蜗神经
vestibulocochlear nerve
颈内静脉
internal jugular vein
动眼神经
oculomotor nerve
岩大神经
greater petrosal nerve
砧骨
incus
面神经鼓室段
tympanic cavity segment of facial nerve
面神经乳突段
mastoid process segment of facial nerve
茎乳孔
stylomastoid foramen

图 1-37 面神经（2）

Fig. 1-37 Facial nerve (2)

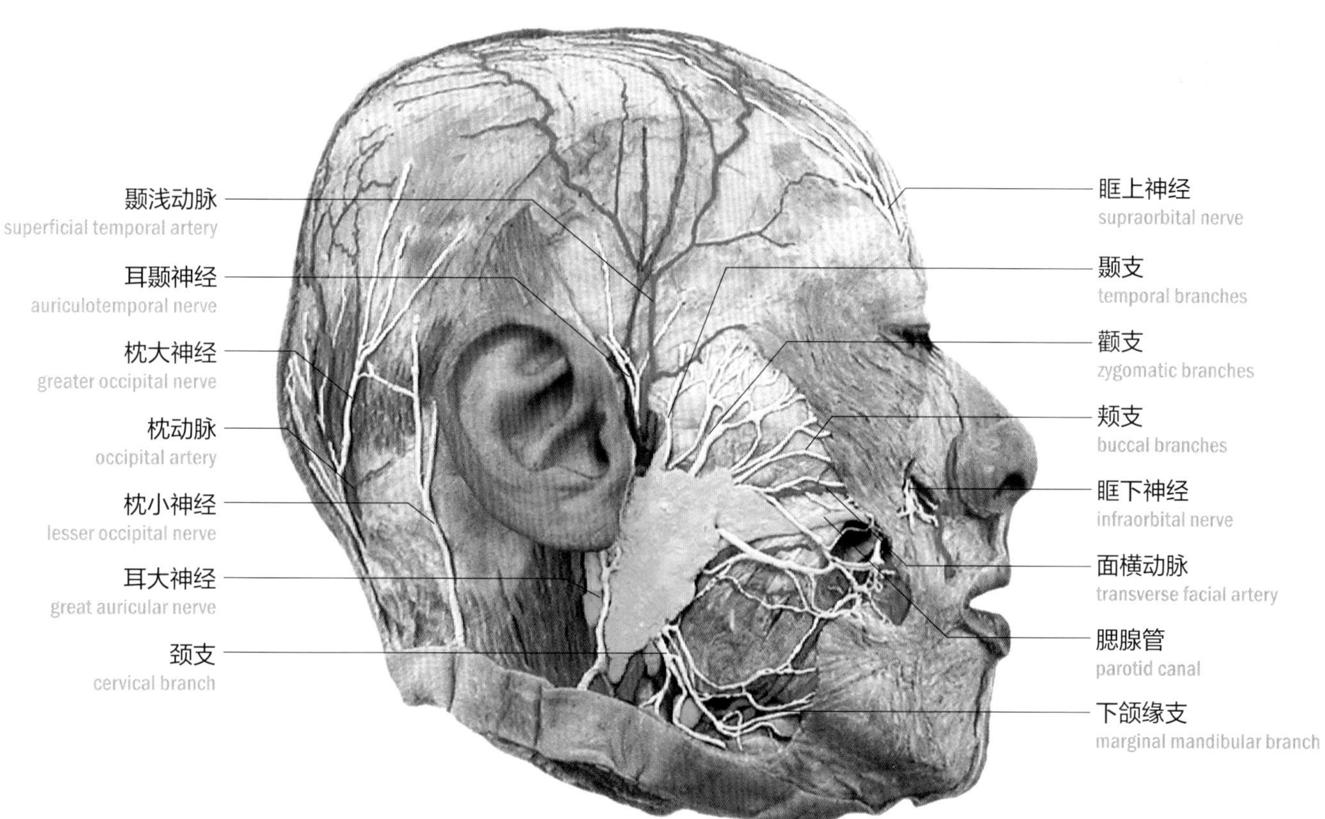
颞浅动脉
superficial temporal artery
耳颞神经
auriculotemporal nerve
枕大神经
greater occipital nerve
枕动脉
occipital artery
枕小神经
lesser occipital nerve
耳大神经
great auricular nerve
颈支
cervical branch
眶上神经
supraorbital nerve
颞支
temporal branches
颧支
zygomatic branches
颊支
buccal branches
眶下神经
infraorbital nerve
面横动脉
transverse facial artery
腮腺管
parotid canal
下颌缘支
marginal mandibular branch

图 1-38 面神经（3）

Fig. 1-38 Facial nerve (3)

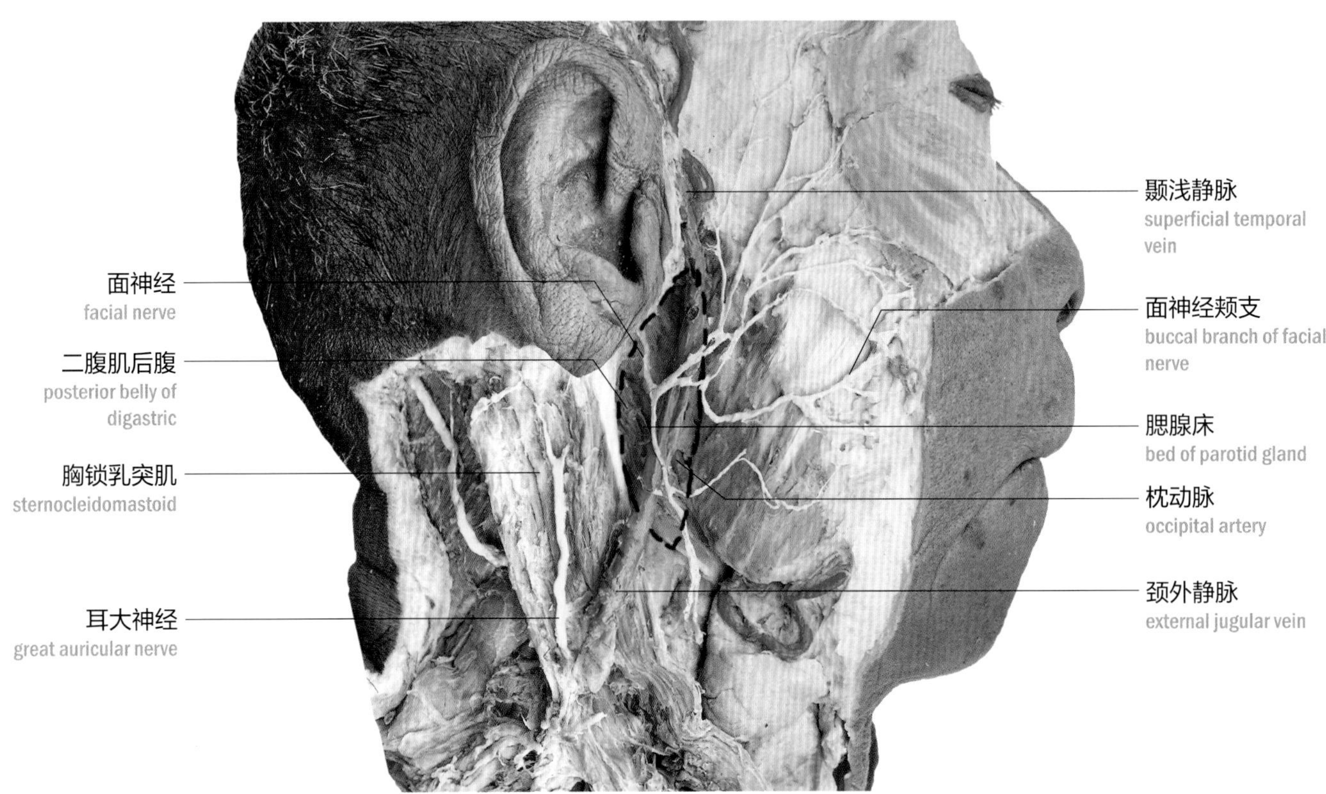
颞浅静脉
superficial temporal vein
面神经
facial nerve
面神经颊支
buccal branch of facial nerve
二腹肌后腹
posterior belly of digastric
腮腺床
bed of parotid gland
胸锁乳突肌
sternocleidomastoid
枕动脉
occipital artery
颈外静脉
external jugular vein
耳大神经
great auricular nerve

图 1-39 面神经及其分支

Fig. 1-39 Facial nerve and its branches

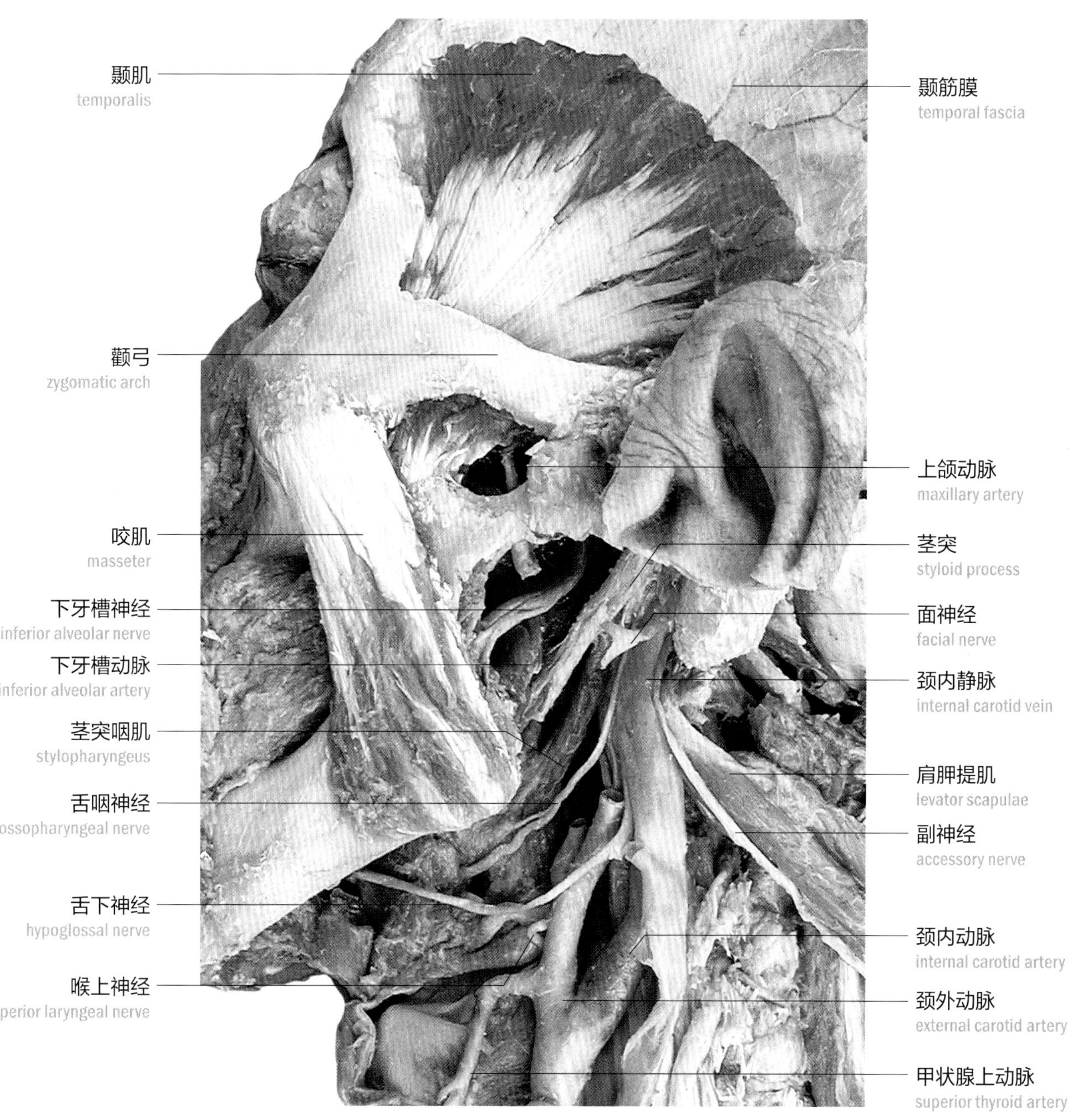
颞肌
temporalis
颧弓
zygomatic arch
咬肌
masseter
下牙槽神经
inferior alveolar nerve
下牙槽动脉
inferior alveolar artery
茎突咽肌
stylopharyngeus
舌咽神经
glossopharyngeal nerve
舌下神经
hypoglossal nerve
喉上神经
superior laryngeal nerve
颞筋膜
temporal fascia
上颌动脉
maxillary artery
茎突
styloid process
面神经
facial nerve
颈内静脉
internal carotid vein
肩胛提肌
levator scapulae
副神经
accessory nerve
颈内动脉
internal carotid artery
颈外动脉
external carotid artery
甲状腺上动脉
superior thyroid artery

图 1-40 舌咽神经、副神经、舌下神经

Fig. 1-40 Glossopharyngeal nerve, accessory nerve, hypoglossal nerve

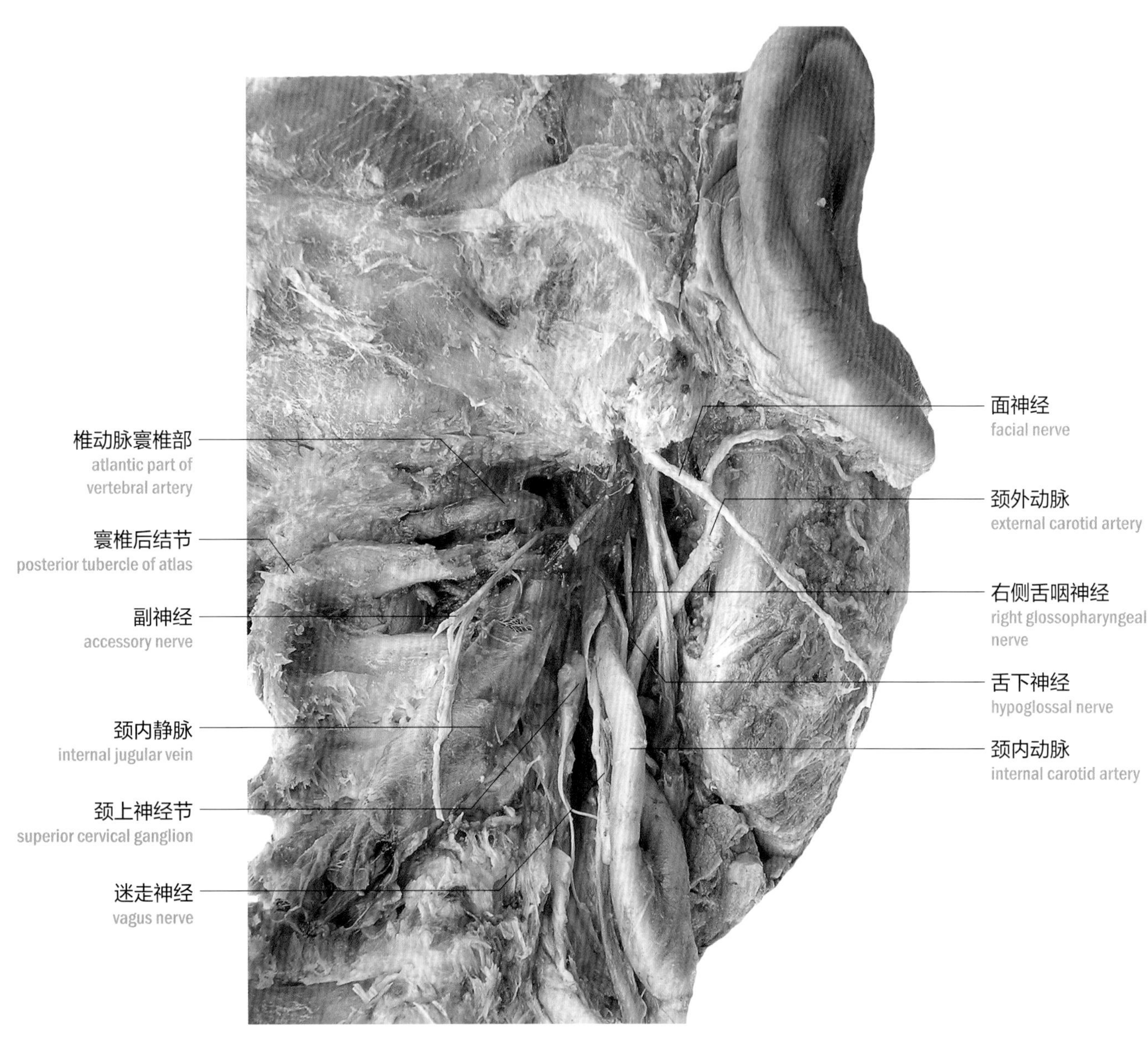

椎动脉寰椎部
atlantic part of vertebral artery
寰椎后结节
posterior tubercle of atlas
副神经
accessory nerve
颈内静脉
internal jugular vein
颈上神经节
superior cervical ganglion
迷走神经
vagus nerve
面神经
facial nerve
颈外动脉
external carotid artery
右侧舌咽神经
right glossopharyngeal nerve
舌下神经
hypoglossal nerve
颈内动脉
internal carotid artery

图1-41 右侧舌咽神经

Fig. 1-41 Right glossopharyngeal nerve

舌咽神经的应用解剖学要点

舌咽神经内含有两种纤维：一种起自于疑核上部（特殊内脏传出纤维），分布于咽部的横纹肌（茎突咽肌）；另一种起自于延髓的下泌涎核纤维（一般内脏传出），节前纤维至耳神经节交换神经元，节后纤维分布于腮腺。

舌咽神经以 3~4 个根丝出现于橄榄后沟上部向外侧集中，至小脑绒球腹侧形成神经干，穿颈静脉孔前部出颅。在孔内，舌咽神经位于迷走神经外侧，舌咽神经出颈静脉孔后，下降于颈内动脉和颈内静脉之间，内侧有迷走神经，继而向前内侧弯曲，经茎突及茎突咽肌的内侧，于舌骨舌肌内侧，向前上方横越咽中缩肌及茎突舌骨韧带，达舌根。①咽支（3~4 支）：分布于咽黏膜。②颈动脉窦支：为颈动脉小球和颈动脉窦的传入纤维；分布于颈动脉小球（化学感受器）和颈动脉窦（压力感受器）。③茎突咽肌支。④扁桃体支：为经舌骨舌肌深侧处发自舌咽神经。⑤舌支：分布于舌后 1/3 的黏膜和味蕾。

应用要点：舌咽神经自颈静脉孔出颅后，在颈段主要行于茎突和茎突咽肌的前内侧，呈弓形弯向前至舌。

进针点：乳突尖端与下颌角之间连线的中点。穿刺层次：皮肤→浅筋膜→颈阔肌→胸锁乳突肌→茎突。

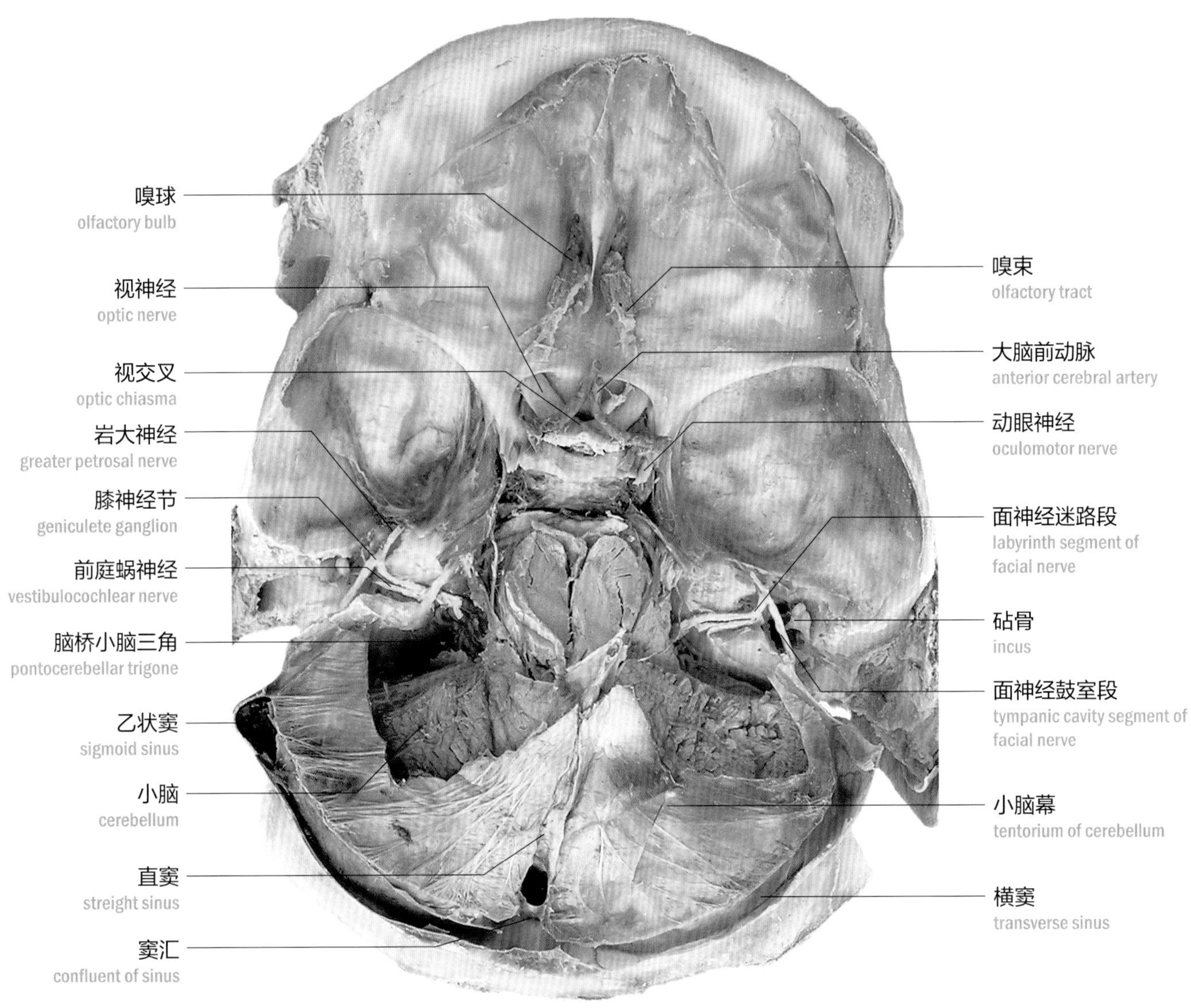
嗅球
olfactory bulb
视神经
optic nerve
视交叉
optic chiasma
岩大神经
greater petrosal nerve
膝神经节
geniculete ganglion
前庭蜗神经
vestibulocochlear nerve
脑桥小脑三角
pontocerebellar trigone
乙状窦
sigmoid sinus
小脑
cerebellum
直窦
streight sinus
窦汇
confluent of sinus
嗅束
olfactory tract
大脑前动脉
anterior cerebral artery
动眼神经
oculomotor nerve
面神经迷路段
labyrinth segment of facial nerve
砧骨
incus
面神经鼓室段
tympanic cavity segment of facial nerve
小脑幕
tentorium of cerebellum
横窦
transverse sinus

图 1-42　岩大神经

Fig. 1-42　Greater petrosal nerve

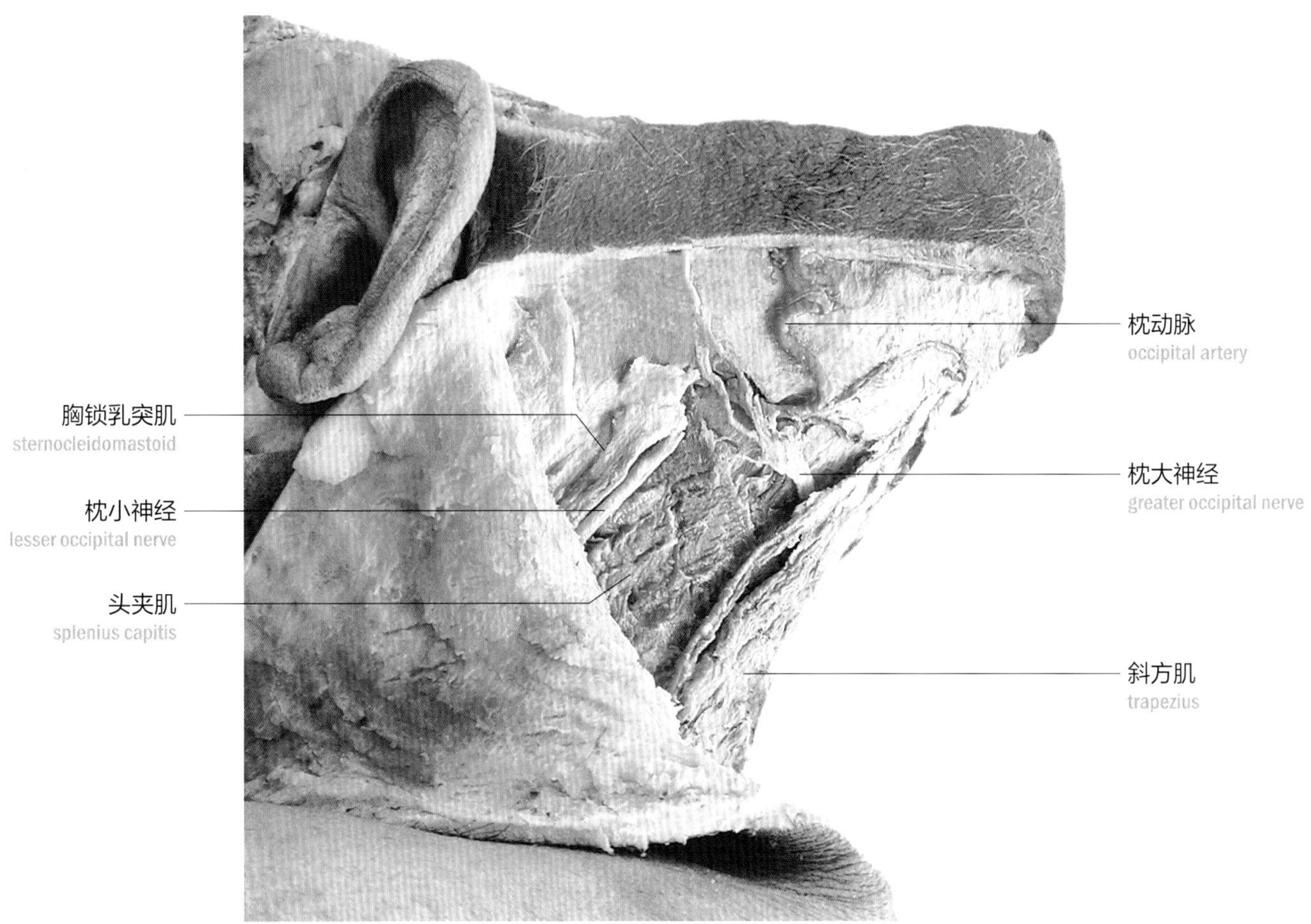
枕动脉
occipital artery
胸锁乳突肌
sternocleidomastoid
枕大神经
greater occipital nerve
枕小神经
lesser occipital nerve
头夹肌
splenius capitis
斜方肌
trapezius

图 1-43 枕大神经

Fig. 1-43 Greater occipital nerve

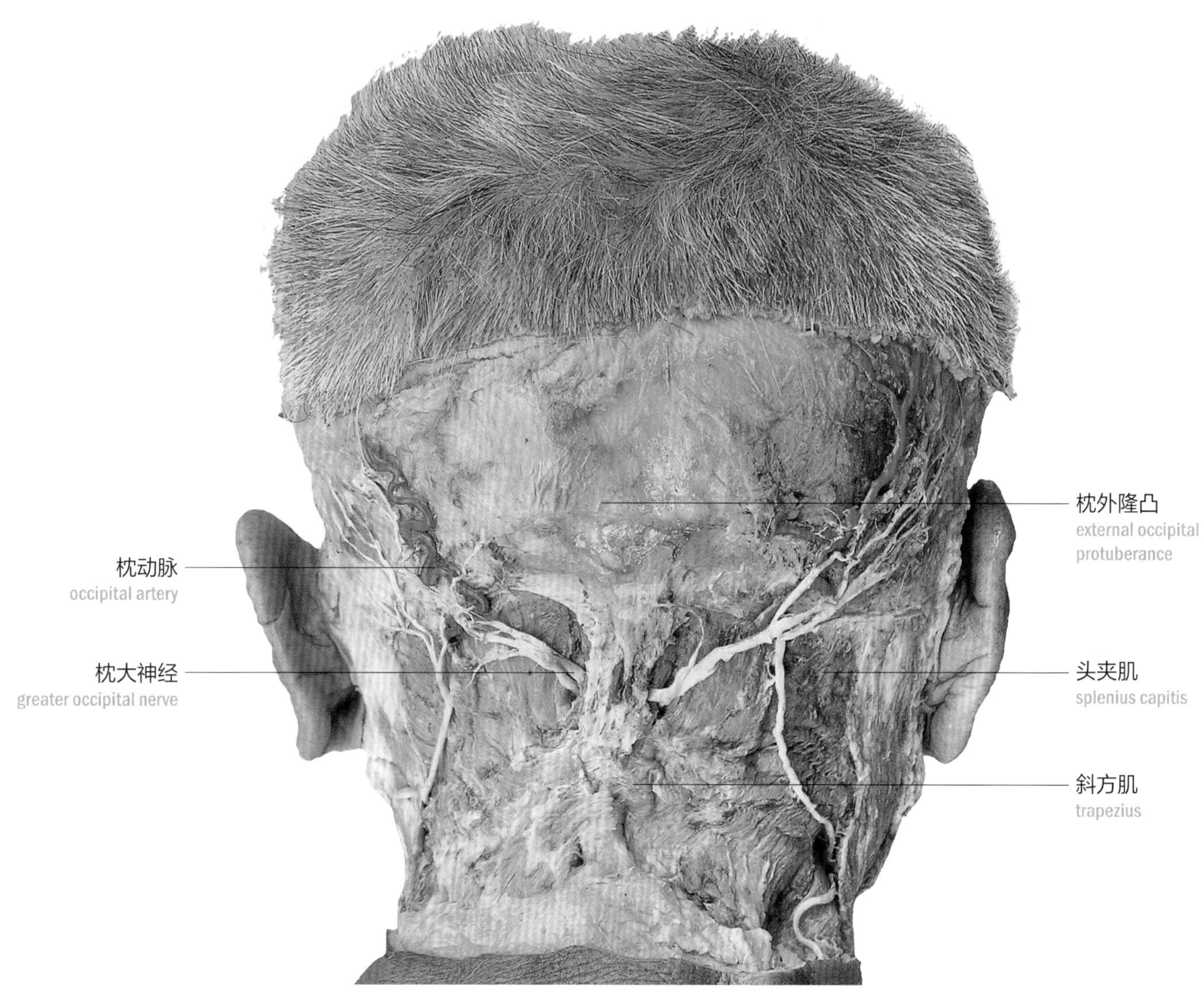
枕外隆凸
external occipital protuberance
枕动脉
occipital artery
枕大神经
greater occipital nerve
头夹肌
splenius capitis
斜方肌
trapezius

图1-44 枕大神经(1)

Fig. 1-44 Greater occipital nerve (1)

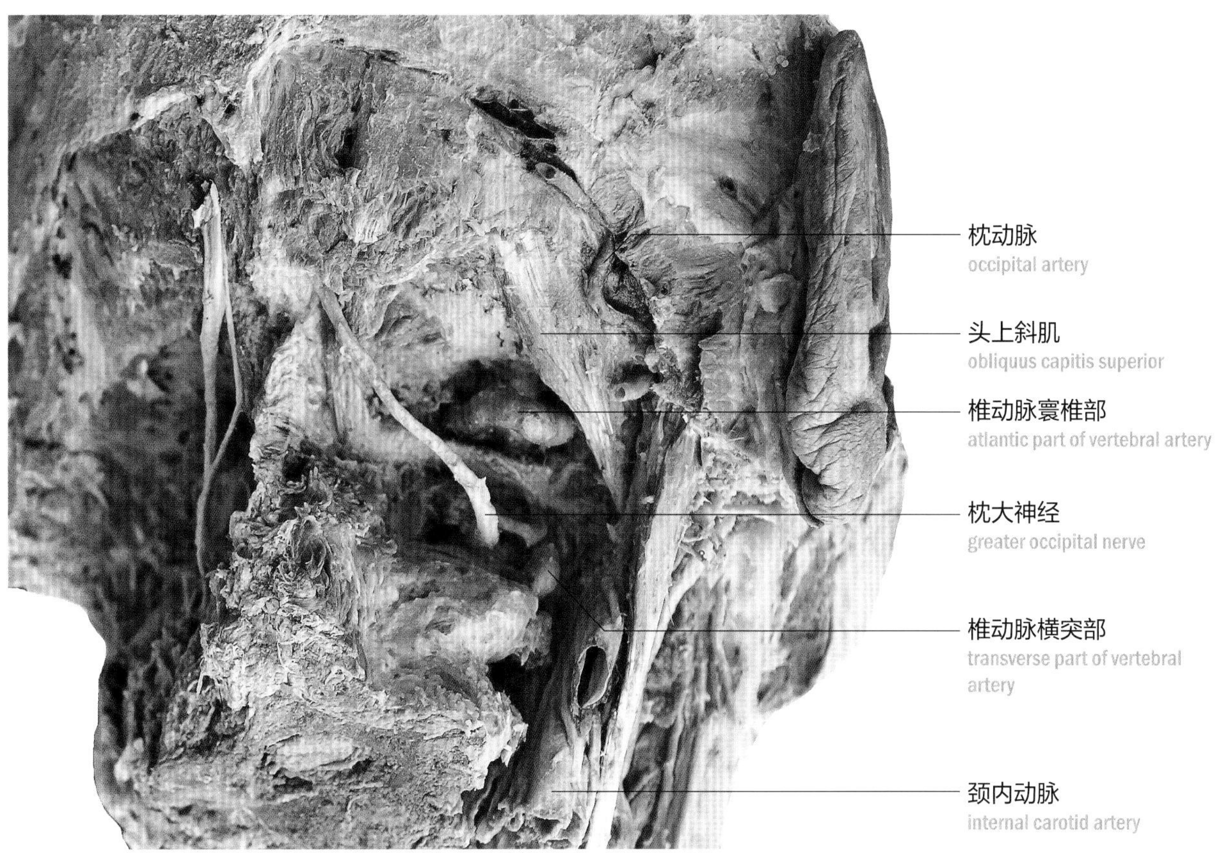
枕动脉
occipital artery
头上斜肌
obliquus capitis superior
椎动脉寰椎部
atlantic part of vertebral artery
枕大神经
greater occipital nerve
椎动脉横突部
transverse part of vertebral artery
颈内动脉
internal carotid artery

图1-45 枕大神经（2）

Fig. 1-45 Greater occipital nerve (2)

枕大神经的应用解剖学要点

枕大神经为第二脊神经的背侧支，在寰椎后弓与枢椎椎弓板之间后行，于头下斜肌下方穿出并行于头下斜肌与头半棘肌之间，穿过头半棘肌和斜方肌枕部的附着处，分布于颅顶部皮肤。

枕部神经阻滞术：进针点选在枕外隆凸外上方 2.5cm 或枕外隆凸与乳突尖连线的中点。进针层次为：皮肤→浅筋膜→深筋膜→斜方肌→枕大神经。患者有放射感即至枕大神经。

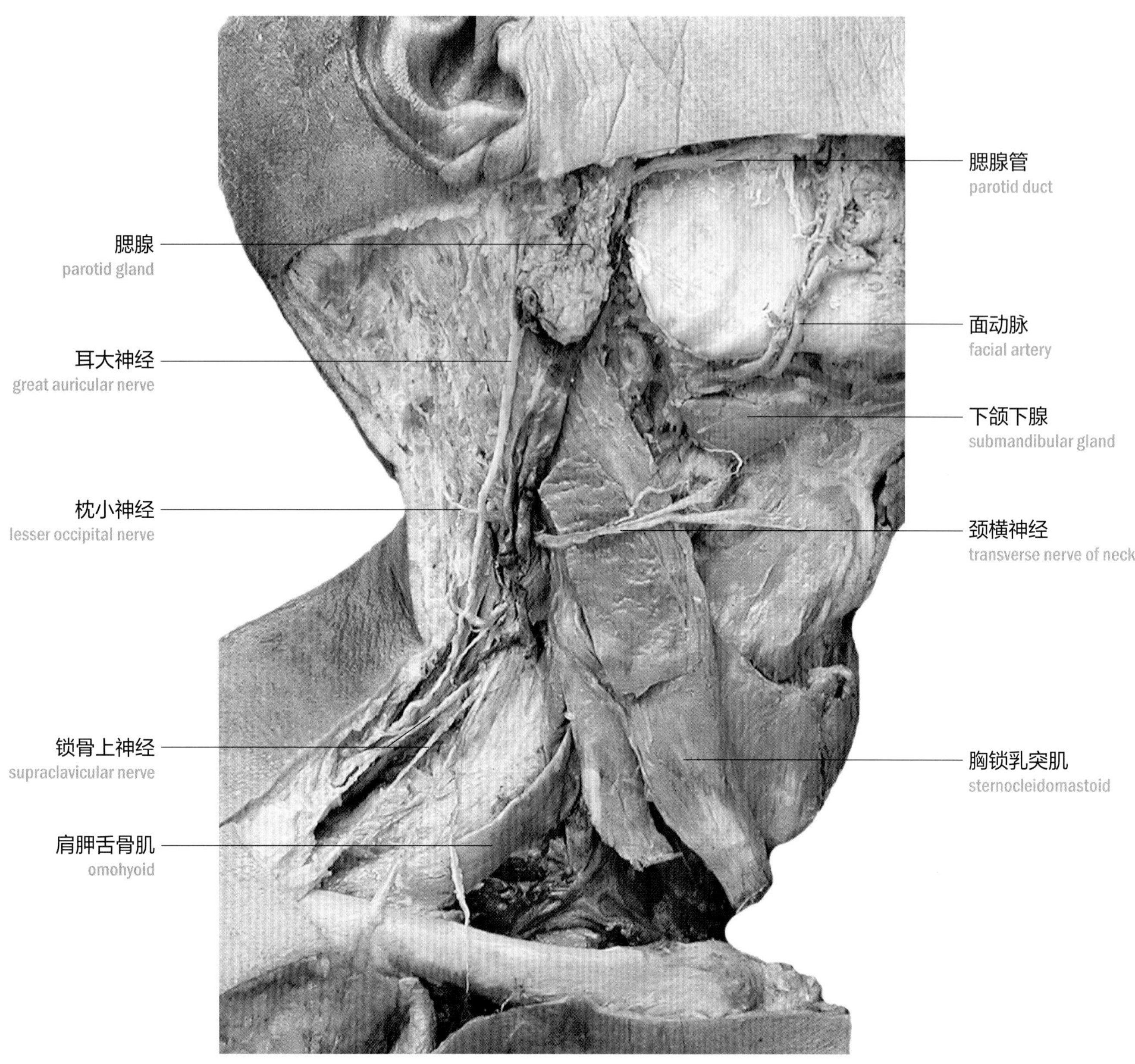
腮腺管
parotid duct
腮腺
parotid gland
面动脉
facial artery
耳大神经
great auricular nerve
下颌下腺
submandibular gland
枕小神经
lesser occipital nerve
颈横神经
transverse nerve of neck
锁骨上神经
supraclavicular nerve
胸锁乳突肌
sternocleidomastoid
肩胛舌骨肌
omohyoid

图 1-46　颈丛（1）

Fig. 1-46　Cervical plexus (1)

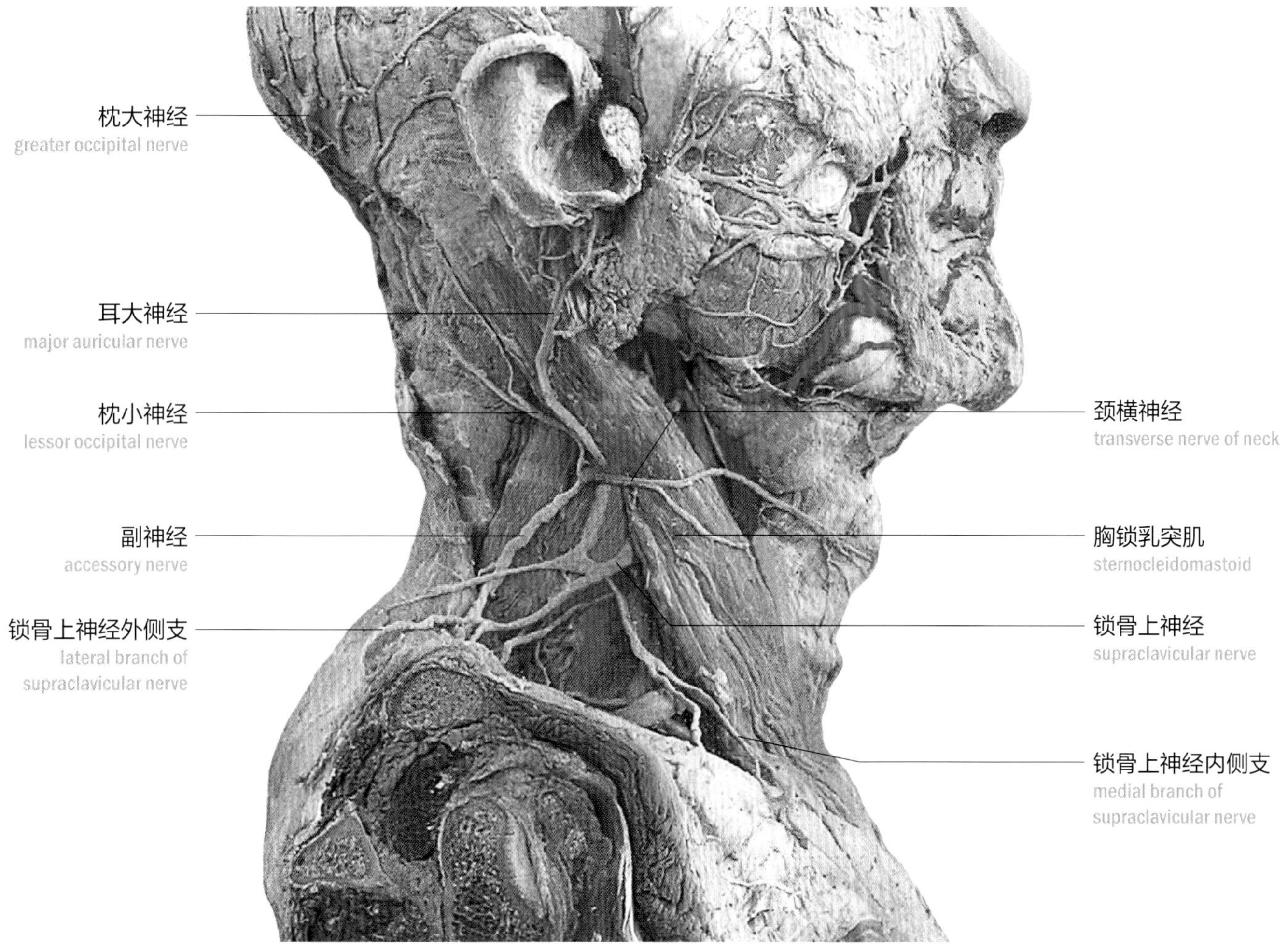
枕大神经
greater occipital nerve
耳大神经
major auricular nerve
枕小神经
lessor occipital nerve
副神经
accessory nerve
锁骨上神经外侧支
lateral branch of
supraclavicular nerve
颈横神经
transverse nerve of neck
胸锁乳突肌
sternocleidomastoid
锁骨上神经
supraclavicular nerve
锁骨上神经内侧支
medial branch of
supraclavicular nerve

图 1-47　颈丛（2）

Fig. 1-47　Cervical plexus (2)

颈浅丛的应用解剖学要点

颈浅丛从胸锁乳突肌后缘中点处浅出，位于颈阔肌深面，呈向上、下和横行放射状分布于颈部皮肤，分支有①枕小神经；②耳大神经；③颈横神经；④锁骨上神经。

颈浅丛阻滞术：进针点常选在患者颈部侧屈稍后伸位的胸锁乳突肌后缘中点。穿刺层次：皮肤→浅筋膜→深筋膜→颈阔肌→颈浅丛。

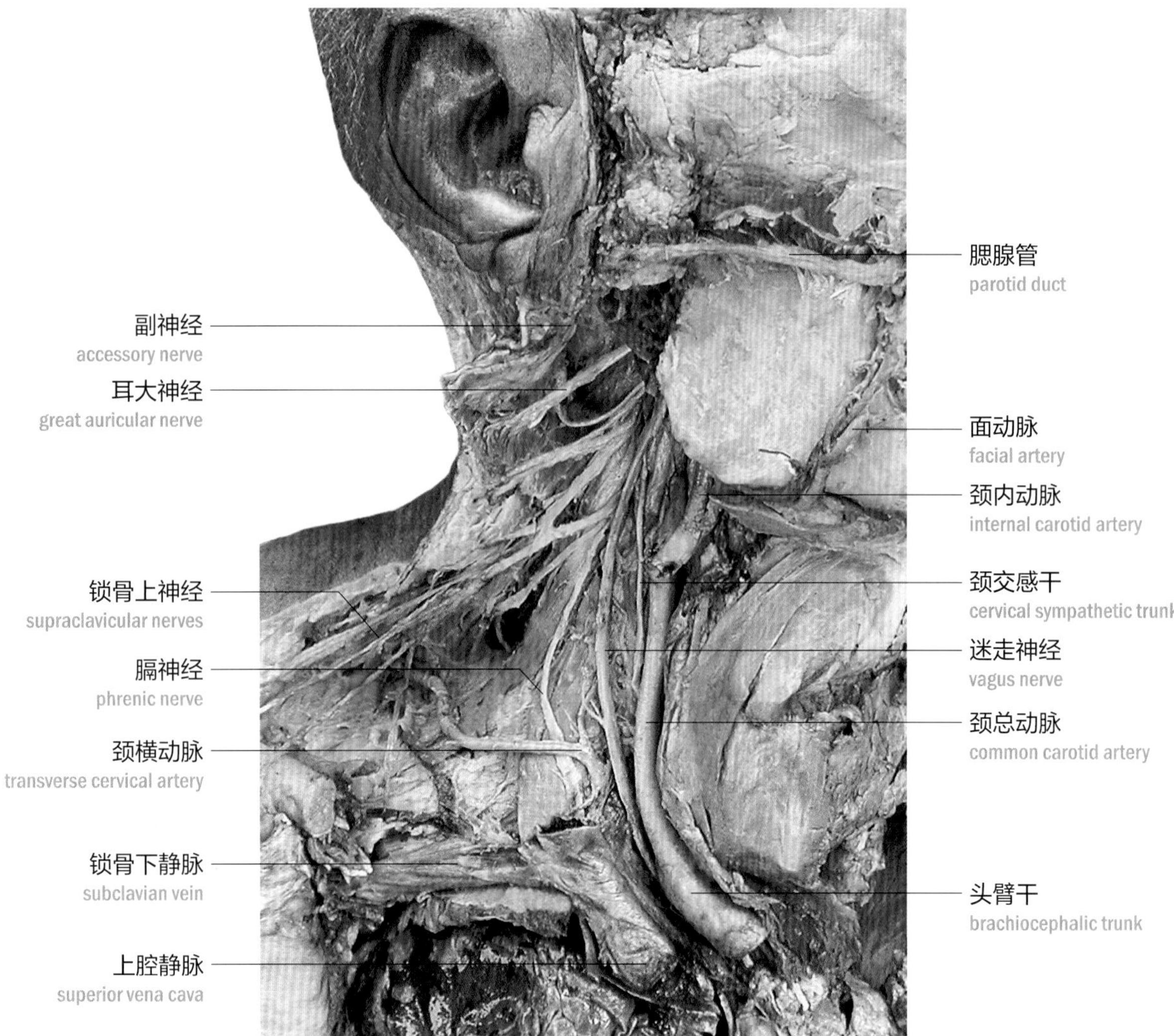
腮腺管
parotid duct
副神经
accessory nerve
耳大神经
great auricular nerve
面动脉
facial artery
颈内动脉
internal carotid artery
锁骨上神经
supraclavicular nerves
颈交感干
cervical sympathetic trunk
膈神经
phrenic nerve
迷走神经
vagus nerve
颈横动脉
transverse cervical artery
颈总动脉
common carotid artery
锁骨下静脉
subclavian vein
头臂干
brachiocephalic trunk
上腔静脉
superior vena cava

图 1-48 颈丛（3）

Fig. 1-48 Cervical plexus (3)

膈神经的应用解剖学要点

膈神经的纤维主要来自颈 4 神经前支，颈 3 神经和颈 5 神经的部分纤维也加入膈神经。上述三根于前斜角肌外侧缘的上部组成一条膈神经，于颈深筋膜深面行向前斜角肌，在其前面下行，于胸锁乳突肌、肩胛舌骨肌下腹、颈内静脉、颈横动脉、肩胛上动脉和胸导管（左侧）后方下降，经锁骨下动脉与锁骨下动脉之间入胸腔。

膈神经阻滞术：进针点常选在胸锁乳突肌锁骨头后缘，向内对应第 6 颈椎横突。

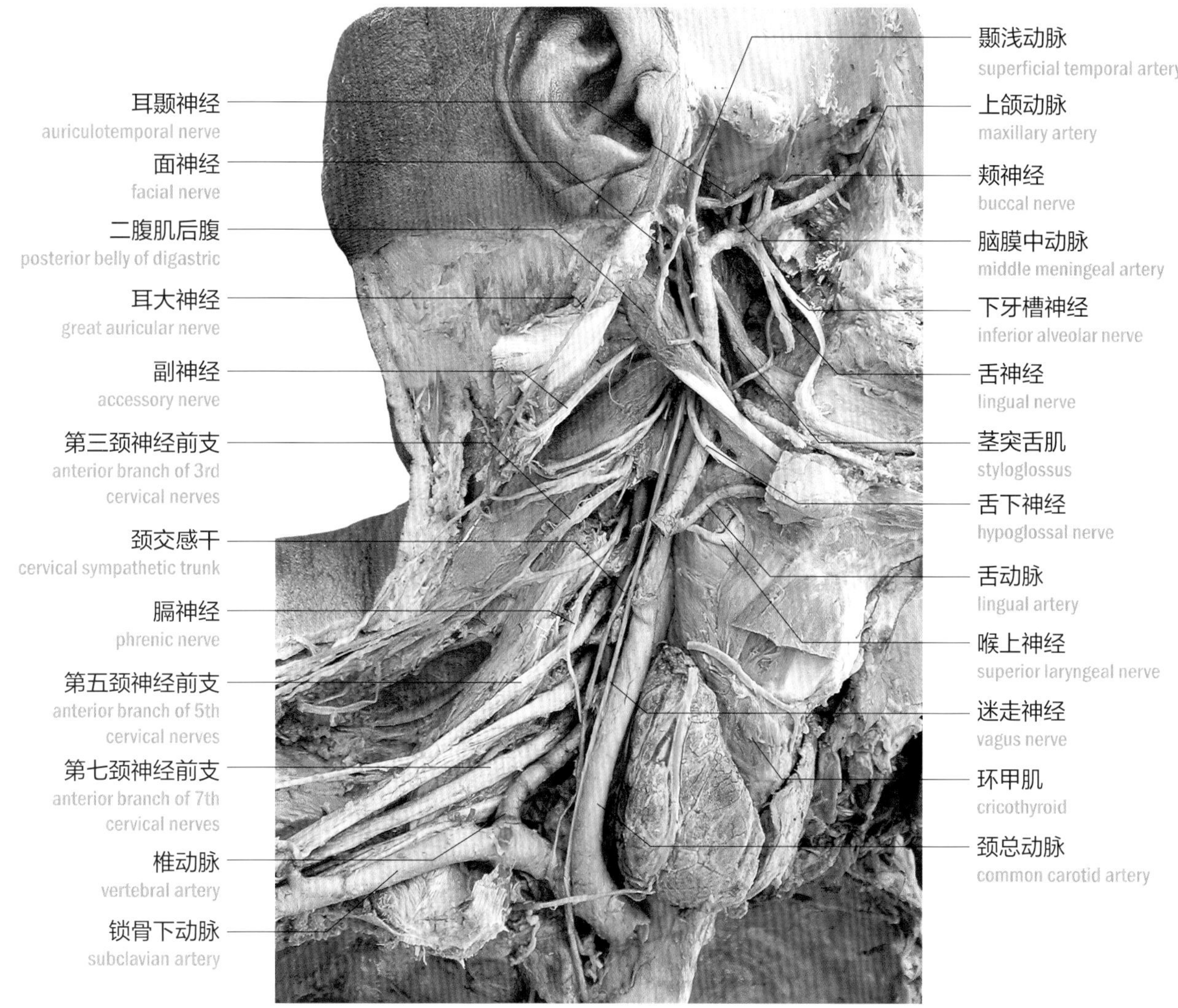
耳颞神经
auriculotemporal nerve
面神经
facial nerve
二腹肌后腹
posterior belly of digastric
耳大神经
great auricular nerve
副神经
accessory nerve
第三颈神经前支
anterior branch of 3rd cervical nerves
颈交感干
cervical sympathetic trunk
膈神经
phrenic nerve
第五颈神经前支
anterior branch of 5th cervical nerves
第七颈神经前支
anterior branch of 7th cervical nerves
椎动脉
vertebral artery
锁骨下动脉
subclavian artery
颞浅动脉
superficial temporal artery
上颌动脉
maxillary artery
颊神经
buccal nerve
脑膜中动脉
middle meningeal artery
下牙槽神经
inferior alveolar nerve
舌神经
lingual nerve
茎突舌肌
styloglossus
舌下神经
hypoglossal nerve
舌动脉
lingual artery
喉上神经
superior laryngeal nerve
迷走神经
vagus nerve
环甲肌
cricothyroid
颈总动脉
common carotid artery

图 1-49 头颈外侧区神经血管（1）

Fig. 1-49 Nerves and vessels in lateral area of head and neck (1)

颈深丛的应用解剖学要点

颈深丛位于颈 1~4 椎体侧面、胸锁乳突肌和颈内静脉深面、中斜角肌和肩胛提肌的前方。椎动脉和椎静脉于椎间孔处纵行于颈神经的前面。

颈深丛阻滞术：进针点常选在乳突尖至颈动脉结节（颈 6 椎体横突前方）的连线，从体表确定第 2、3、4 颈椎横突的位置，即乳突孔下 1.5cm 为颈 2 椎体横突，乳突尖和锁中点连的中点为颈 4 椎体横突，上述两点间为颈 3 椎体横突。上述三点为进针点。

穿刺层次：皮肤→浅筋膜→深筋膜→胸锁乳突肌→相应颈椎的横突→颈丛根。

注意：颈椎横突短，上下两横突间距较大，从颈外侧进针有误入颈段蛛网膜下隙，或刺入椎动脉静脉的风险，也有累及膈神经和喉返神经的可能。故颈深丛不宜双层同时阻滞，在进药前一定要抽见针内无回血或无回液，方可推药。

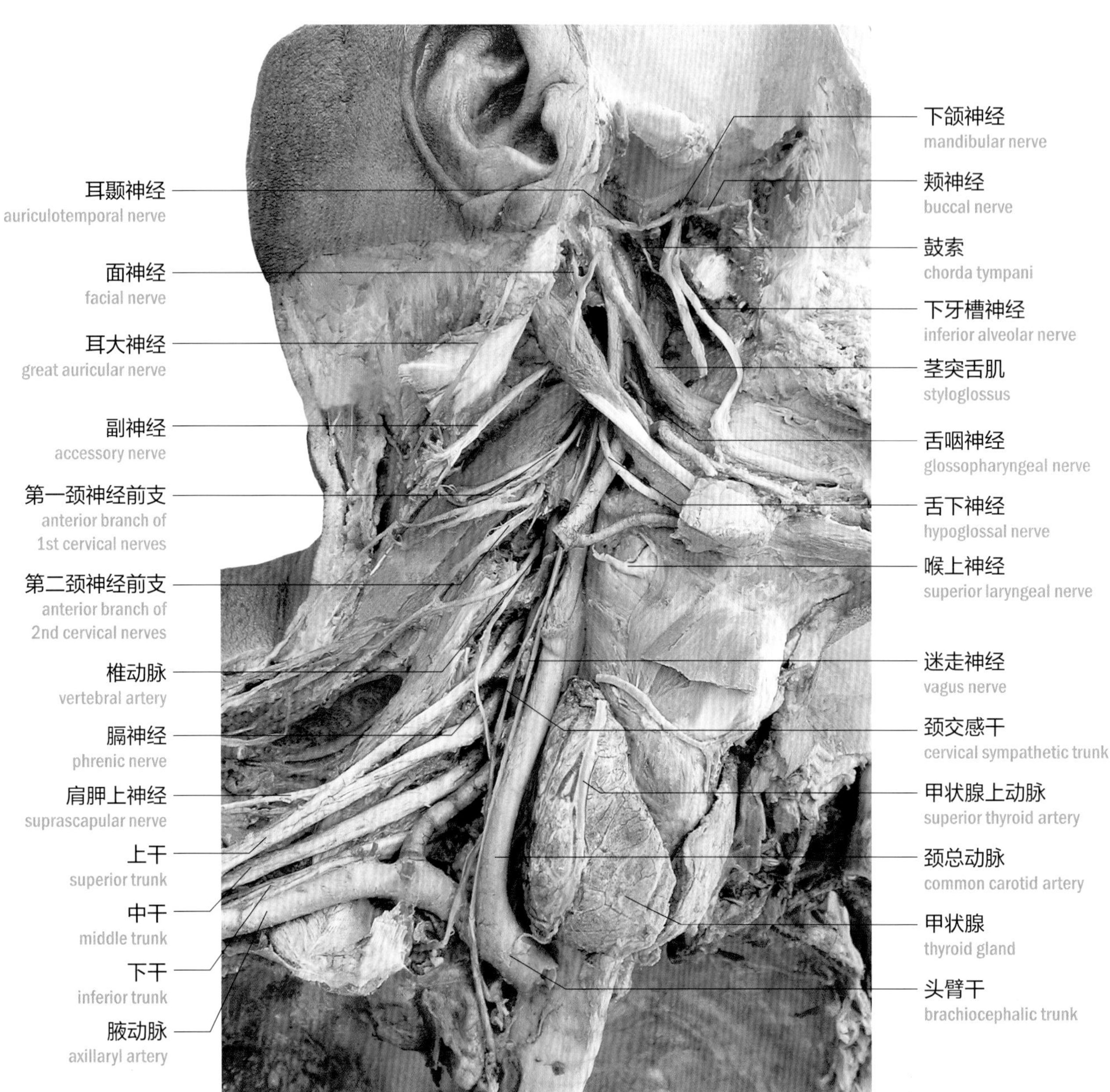
耳颞神经
auriculotemporal nerve
面神经
facial nerve
耳大神经
great auricular nerve
副神经
accessory nerve
第一颈神经前支
anterior branch of 1st cervical nerves
第二颈神经前支
anterior branch of 2nd cervical nerves
椎动脉
vertebral artery
膈神经
phrenic nerve
肩胛上神经
suprascapular nerve
上干
superior trunk
中干
middle trunk
下干
inferior trunk
腋动脉
axillaryl artery
下颌神经
mandibular nerve
颊神经
buccal nerve
鼓索
chorda tympani
下牙槽神经
inferior alveolar nerve
茎突舌肌
styloglossus
舌咽神经
glossopharyngeal nerve
舌下神经
hypoglossal nerve
喉上神经
superior laryngeal nerve
迷走神经
vagus nerve
颈交感干
cervical sympathetic trunk
甲状腺上动脉
superior thyroid artery
颈总动脉
common carotid artery
甲状腺
thyroid gland
头臂干
brachiocephalic trunk

图1-50　头颈外侧区神经血管（2）

Fig. 1-50　Nerves and vessels in lateral area of head and neck (2)

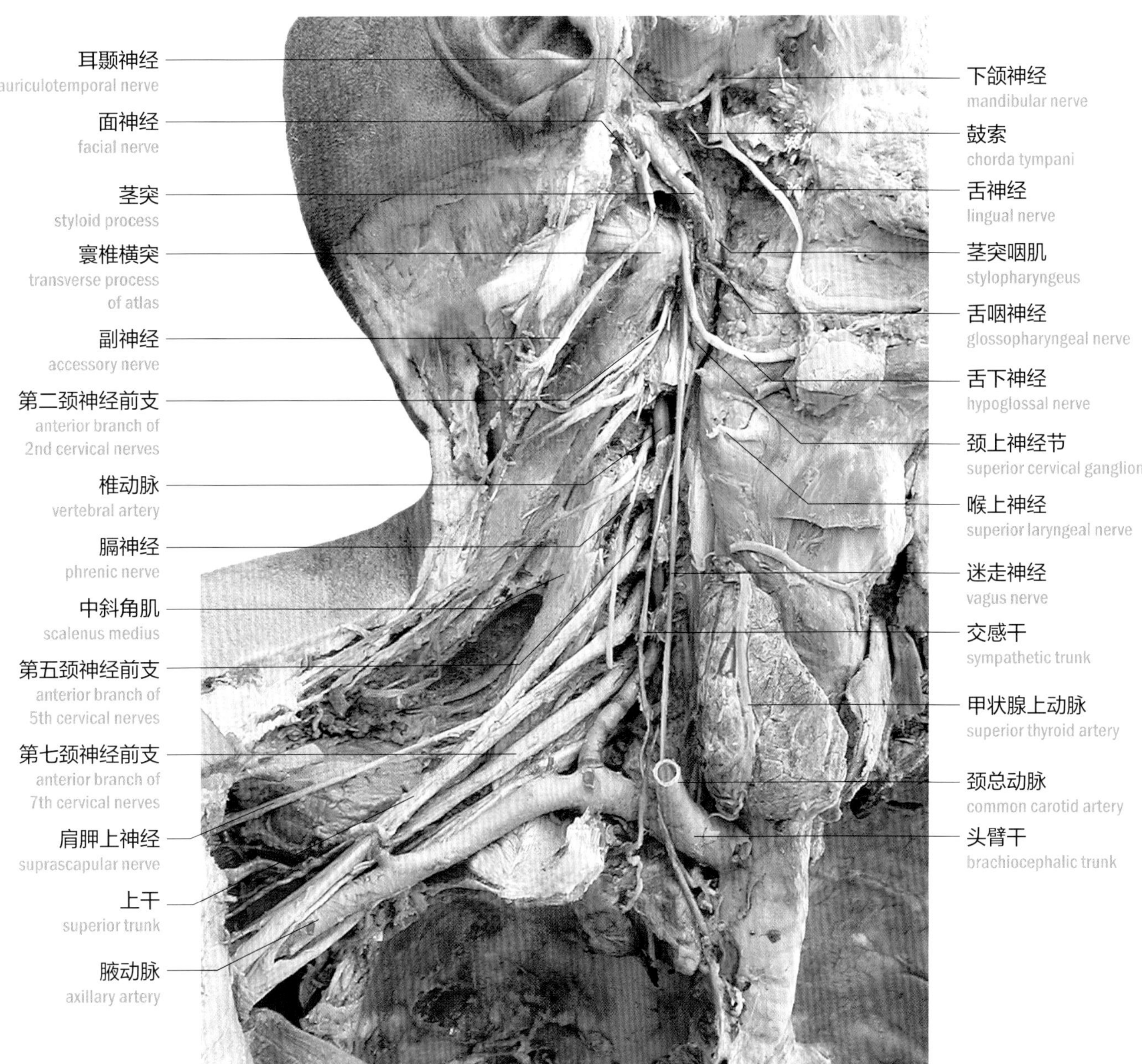
耳颞神经
auriculotemporal nerve
面神经
facial nerve
茎突
styloid process
寰椎横突
transverse process of atlas
副神经
accessory nerve
第二颈神经前支
anterior branch of 2nd cervical nerves
椎动脉
vertebral artery
膈神经
phrenic nerve
中斜角肌
scalenus medius
第五颈神经前支
anterior branch of 5th cervical nerves
第七颈神经前支
anterior branch of 7th cervical nerves
肩胛上神经
suprascapular nerve
上干
superior trunk
腋动脉
axillary artery
下颌神经
mandibular nerve
鼓索
chorda tympani
舌神经
lingual nerve
茎突咽肌
stylopharyngeus
舌咽神经
glossopharyngeal nerve
舌下神经
hypoglossal nerve
颈上神经节
superior cervical ganglion
喉上神经
superior laryngeal nerve
迷走神经
vagus nerve
交感干
sympathetic trunk
甲状腺上动脉
superior thyroid artery
颈总动脉
common carotid artery
头臂干
brachiocephalic trunk

图 1-51 头颈外侧区神经血管（3）

Fig. 1-51 Nerves and vessels in lateral area of head and neck (3)

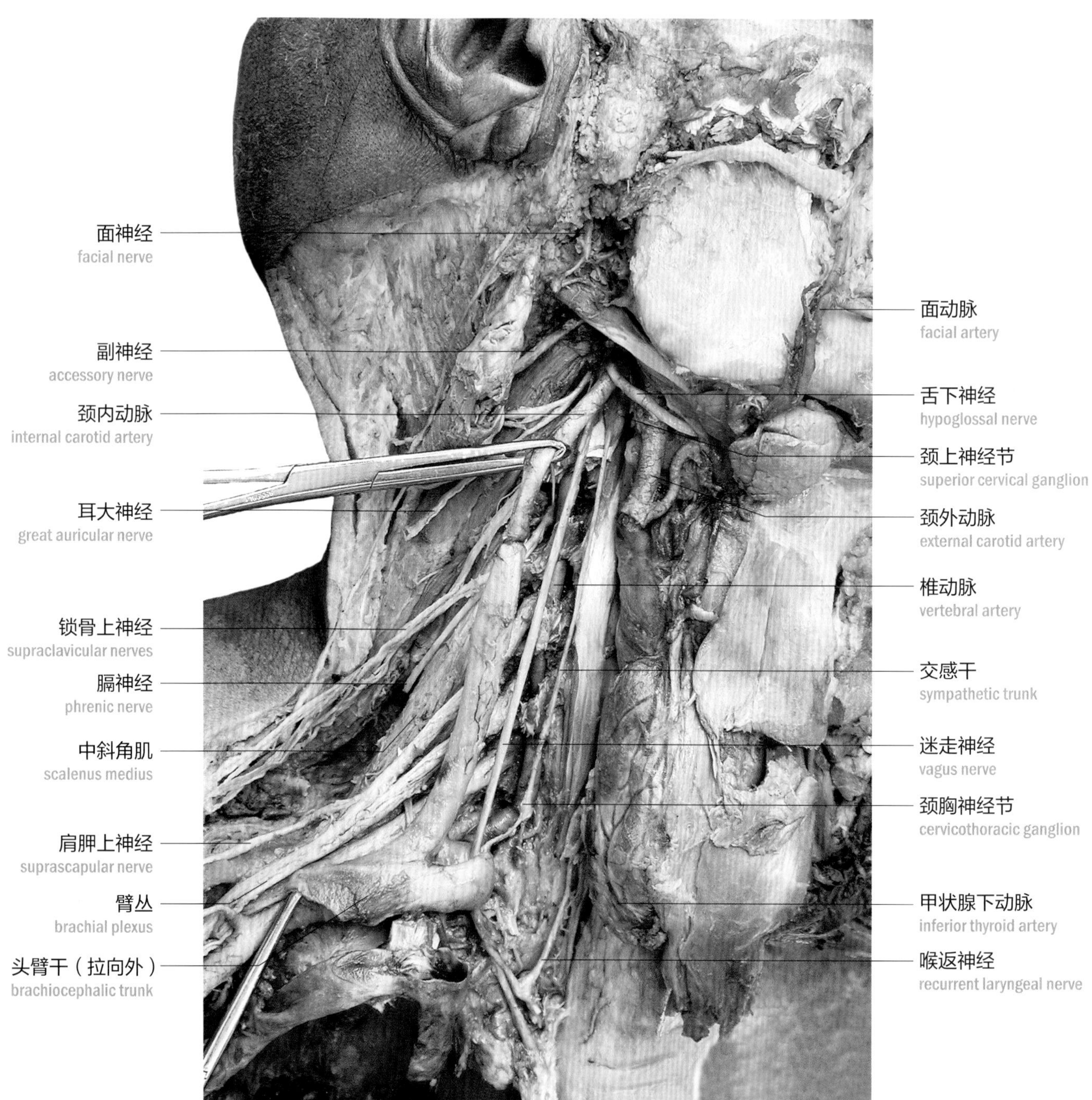
面神经
facial nerve
副神经
accessory nerve
颈内动脉
internal carotid artery
耳大神经
great auricular nerve
锁骨上神经
supraclavicular nerves
膈神经
phrenic nerve
中斜角肌
scalenus medius
肩胛上神经
suprascapular nerve
臂丛
brachial plexus
头臂干（拉向外）
brachiocephalic trunk
面动脉
facial artery
舌下神经
hypoglossal nerve
颈上神经节
superior cervical ganglion
颈外动脉
external carotid artery
椎动脉
vertebral artery
交感干
sympathetic trunk
迷走神经
vagus nerve
颈胸神经节
cervicothoracic ganglion
甲状腺下动脉
inferior thyroid artery
喉返神经
recurrent laryngeal nerve

图1-52　星状（颈胸）神经节

Fig. 1-52　Stellate (cervicothoracic) ganglion

颈上神经节的应用解剖学要点

颈上神经节是颈部三个交感神经节中最大的一个，中国人颈上神经节的出现率为 94%，位于第 1~3 颈椎横突前方。79%者的节上端对第 1 颈椎横突，51%的下端对第 3 颈椎横突。88%的节形态为梭形，10%为圆形和 2%为肾形。节上下长度为 2~5mm，中点宽度为 7.9mm，厚度为 3.2mm。

颈上神经节阻滞术：进针点常在枕外隆凸下方，第 2、3 棘突间隙外侧 2.5cm，乳突尖下方 1.0~1.5cm 处。穿刺层次：皮肤→浅筋膜→深筋膜→斜方肌→颈夹肌→颈半棘肌→第 2 颈椎横突→颈上神经节。

颈上神经节阻滞时有刺破椎动脉、椎静脉，将药物注入颈段蛛网膜下隙或刺伤颈段脊髓的危险。注药之前一定要抽见注射针内无回血或无回液，方可推药。

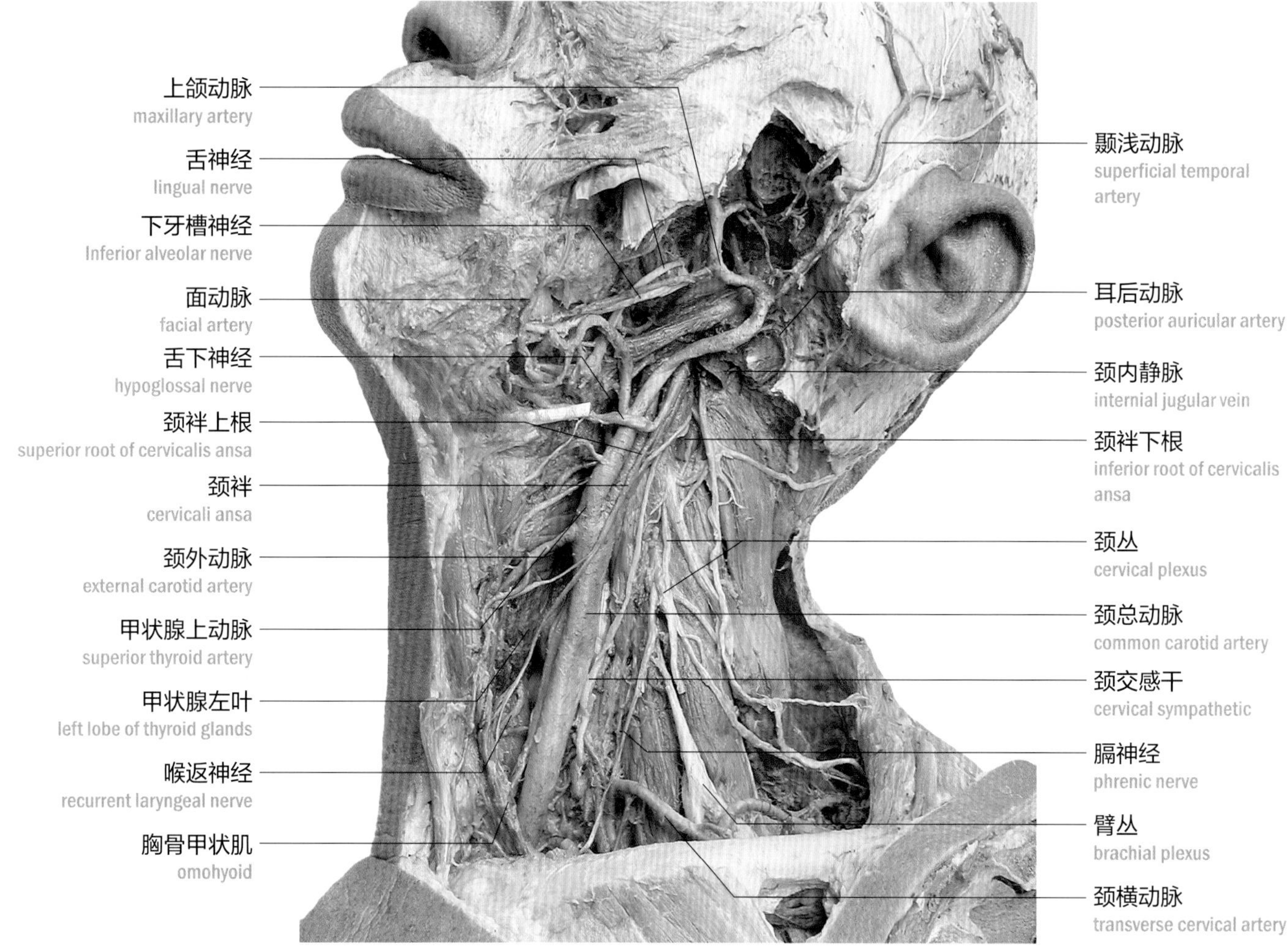
上颌动脉
maxillary artery
舌神经
lingual nerve
下牙槽神经
Inferior alveolar nerve
面动脉
facial artery
舌下神经
hypoglossal nerve
颈袢上根
superior root of cervicalis ansa
颈袢
cervicali ansa
颈外动脉
external carotid artery
甲状腺上动脉
superior thyroid artery
甲状腺左叶
left lobe of thyroid glands
喉返神经
recurrent laryngeal nerve
胸骨甲状肌
omohyoid
颞浅动脉
superficial temporal artery
耳后动脉
posterior auricular artery
颈内静脉
internial jugular vein
颈袢下根
inferior root of cervicalis ansa
颈丛
cervical plexus
颈总动脉
common carotid artery
颈交感干
cervical sympathetic
膈神经
phrenic nerve
臂丛
brachial plexus
颈横动脉
transverse cervical artery

图 1-53　颈袢

Fig. 1-53　Cervicalis ansa

颈袢的应用解剖学要点

颈袢由颈袢上根（舌下神经降支）和颈袢下根组成。上根 80% 位于颈内动脉及颈总动脉表面，20% 行于颈内动、静脉之间，上根长（40.0±8.2）mm、中间宽（1.9±0.5）mm、厚为（0.8±0.1）mm。下根由颈 2、3 脊神经前支纤维组成，由外向内经过颈内静脉浅面（59%）或深面（41%）。下根长（32.0±6.8）mm、中间宽（1.6±0.5）mm、厚为（0.6±0.1）mm。上根约在甲状软骨中部至环状软骨下缘之间向内发支，从深面进入肩胛舌骨肌上腹、胸骨舌骨肌和胸骨甲状肌的上部。下根与上根连成袢后，向下发支，至胸骨舌骨肌和胸骨甲状肌下部。

应用要点

1. 甲状腺手术时需切断舌骨下肌群，应在甲状腺峡部，即第 1、2 气管软骨环高度切断，可防止伤及入肌的神经而引起舌骨下肌群萎缩，致气管突出。

2. 可利用颈袢与膈神经吻接以期建立膈肌功能，恢复自主呼吸运动。

3. 可利用颈袢与喉上神经、喉返神经吻接以期恢复声带的功能。

第二章

上肢神经阻滞麻醉解剖

分布于上肢的神经主要来自颈5~8神经和胸1脊神经前支组成的臂丛。臂丛的5个脊神经根先经椎动脉后外方出椎间孔至斜角肌间隙内，在此颈5、6神经于中斜角肌外侧缘合成上干，颈7神经延续为中干，颈8神经和胸1神经在前斜角肌后侧合成下干。此三干向外下方在锁骨后方经过，各干又分成前、后两股。上干的前股与中干的前股合成外侧束，三干的后股合成后束，下干的前股延续为内侧束。三束分别位于腋动脉壁的外侧、上侧和内侧。

臂丛自斜角肌间隙穿出时，腋动脉位于臂丛的前方，臂丛的内下稍后处为胸膜顶，臂丛在锁骨上方处其表面仅被颈阔肌、锁骨上神经和颈部深筋膜所覆盖，颈外静脉下部、颈横静脉和肩胛上动脉、肩胛舌骨肌下腹、颈横动脉等均在臂丛的前面横过。臂丛进入腋窝后，三束包裹腋动脉，至胸小肌下缘，三束分出终支进入上肢。

上肢主要神经干的解剖要点为：腋神经经四边孔时紧贴肱骨的外科颈；桡神经自后束分出后经肱骨肌管紧贴肱骨上部绕至臂的外侧；尺神经在肱骨内上髁的尺神经沟处紧贴骨面；正中神经经肱二头肌内侧沟穿旋前圆肌后至前臂，在腕部位于掌长肌腱的尺侧处仅位于皮下；肌皮神经自外侧束发出后穿喙肱肌至臂部。

本章节利用实物照片显示臂丛的组成、位置和主要分支的解剖位置，为上肢神经的阻滞麻醉提供形态学依据。

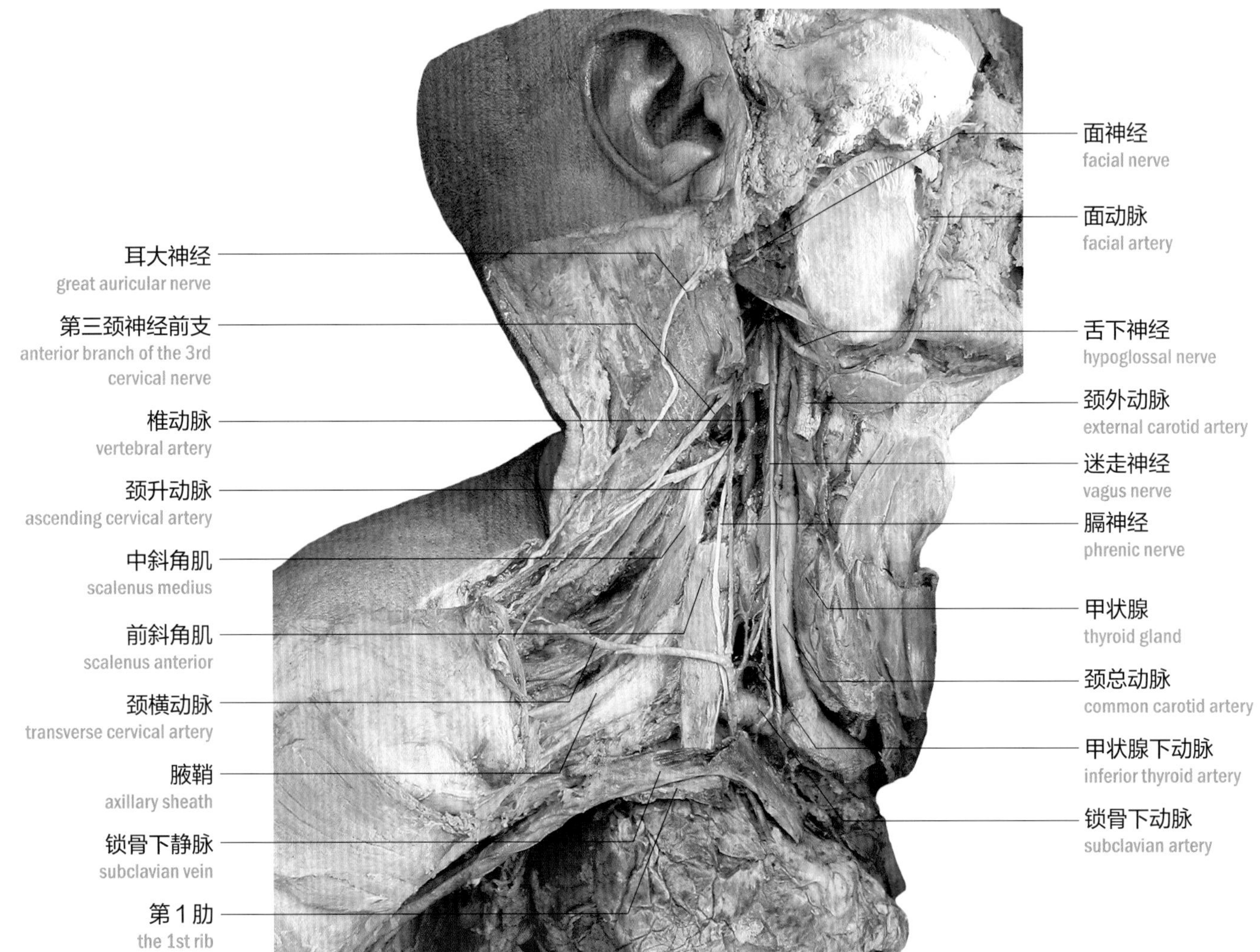

面神经
facial nerve
面动脉
facial artery
舌下神经
hypoglossal nerve
颈外动脉
external carotid artery
迷走神经
vagus nerve
膈神经
phrenic nerve
甲状腺
thyroid gland
颈总动脉
common carotid artery
甲状腺下动脉
inferior thyroid artery
锁骨下动脉
subclavian artery
耳大神经
great auricular nerve
第三颈神经前支
anterior branch of the 3rd cervical nerve
椎动脉
vertebral artery
颈升动脉
ascending cervical artery
中斜角肌
scalenus medius
前斜角肌
scalenus anterior
颈横动脉
transverse cervical artery
腋鞘
axillary sheath
锁骨下静脉
subclavian vein
第 1 肋
the 1st rib

图 2-1　腋鞘（1）

Fig. 2-1　Axillary sheath (1)

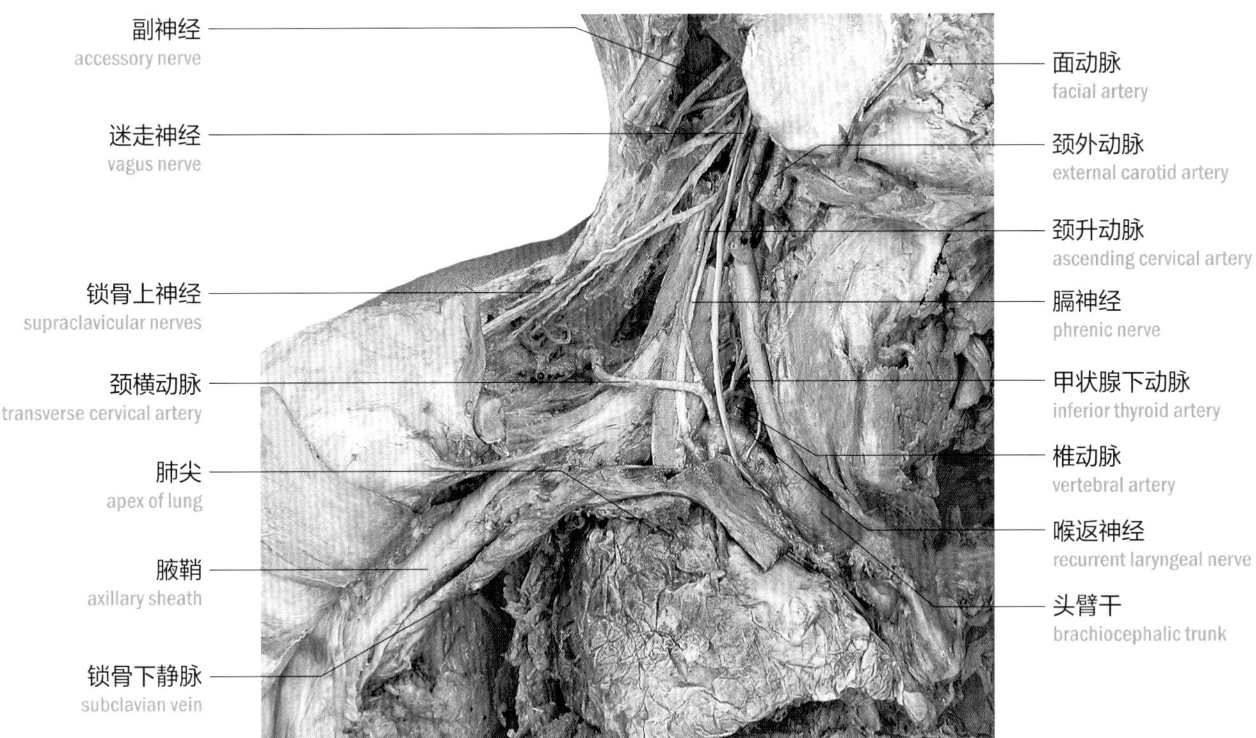
副神经
accessory nerve
迷走神经
vagus nerve
锁骨上神经
supraclavicular nerves
颈横动脉
transverse cervical artery
肺尖
apex of lung
腋鞘
axillary sheath
锁骨下静脉
subclavian vein
面动脉
facial artery
颈外动脉
external carotid artery
颈升动脉
ascending cervical artery
膈神经
phrenic nerve
甲状腺下动脉
inferior thyroid artery
椎动脉
vertebral artery
喉返神经
recurrent laryngeal nerve
头臂干
brachiocephalic trunk

图 2-2　腋鞘（2）

Fig. 2-2　Axillary sheath (2)

腋鞘的应用解剖学要点

臂丛神经干和锁骨下动脉穿出斜角肌间隙时，携带颈深筋膜延伸至腋窝，形成腋鞘。腋鞘上端自甲状软骨下缘或第 6 颈椎横突水平。

臂丛由分散的各神经根逐渐组合，最后形成紧密的束，了解臂丛的组成情况对理解臂丛创伤是很有意义的。明显可见创伤发生于臂丛的根（颈神经前支）时，可能仅损伤臂丛的部分纤维。如损伤臂丛的干、束或周围神经时，则有可能损伤整个臂丛的纤维。

应用要点：腋鞘自颈 6 横突延至腋窝，至腋窝的一段最长，包裹于神经束和血管之间间隙的容量大，通常可达 40mL。

穿刺层次：皮肤→浅筋膜→深筋膜→摸及腋动脉搏动。根据需要阻滞神经而进针，可贴腋动脉搏动点的内侧、外侧或将腋动脉推向一侧将局麻药注入动脉之后。如局麻药不足 40mL 时，常不能使肌皮神经和腋神经受到阻滞。

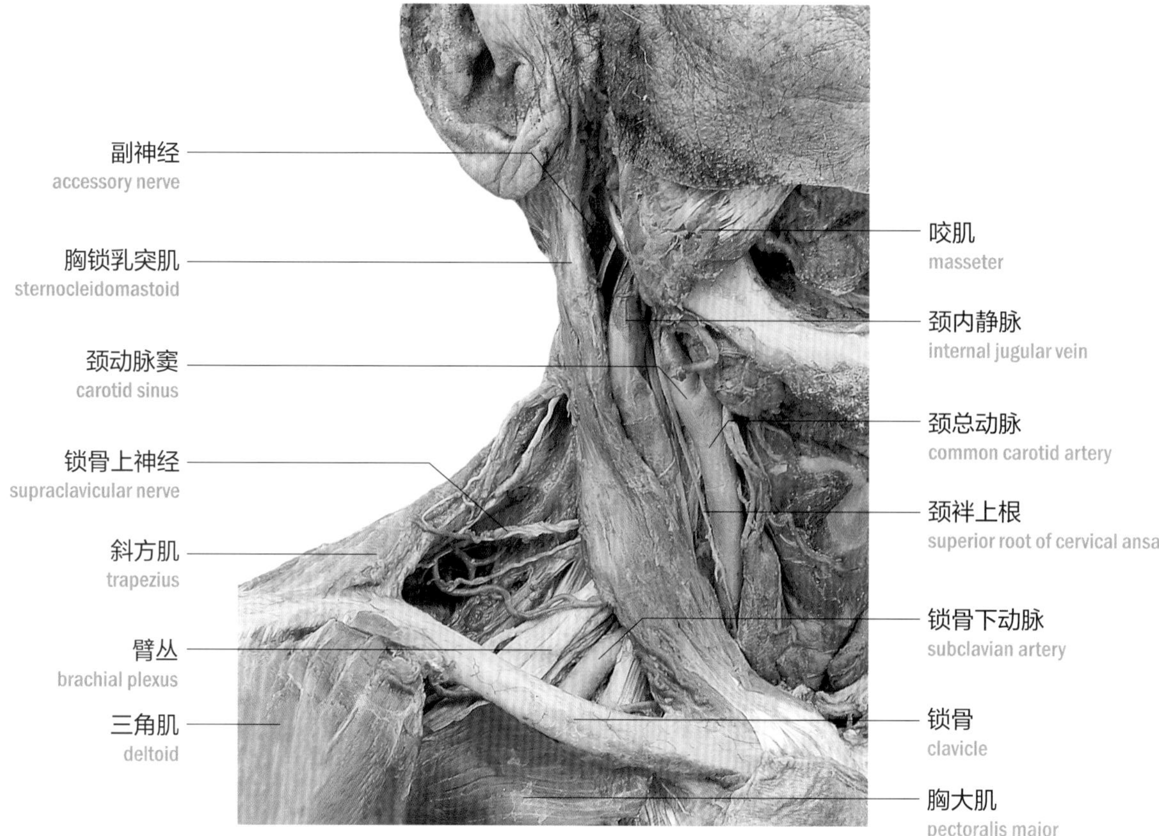
副神经
accessory nerve
胸锁乳突肌
sternocleidomastoid
颈动脉窦
carotid sinus
锁骨上神经
supraclavicular nerve
斜方肌
trapezius
臂丛
brachial plexus
三角肌
deltoid
咬肌
masseter
颈内静脉
internal jugular vein
颈总动脉
common carotid artery
颈袢上根
superior root of cervical ansa
锁骨下动脉
subclavian artery
锁骨
clavicle
胸大肌
pectoralis major

图 2-3　臂丛锁骨上部（1）

Fig. 2-3　Supraclavicular part of brachial plexus (1)

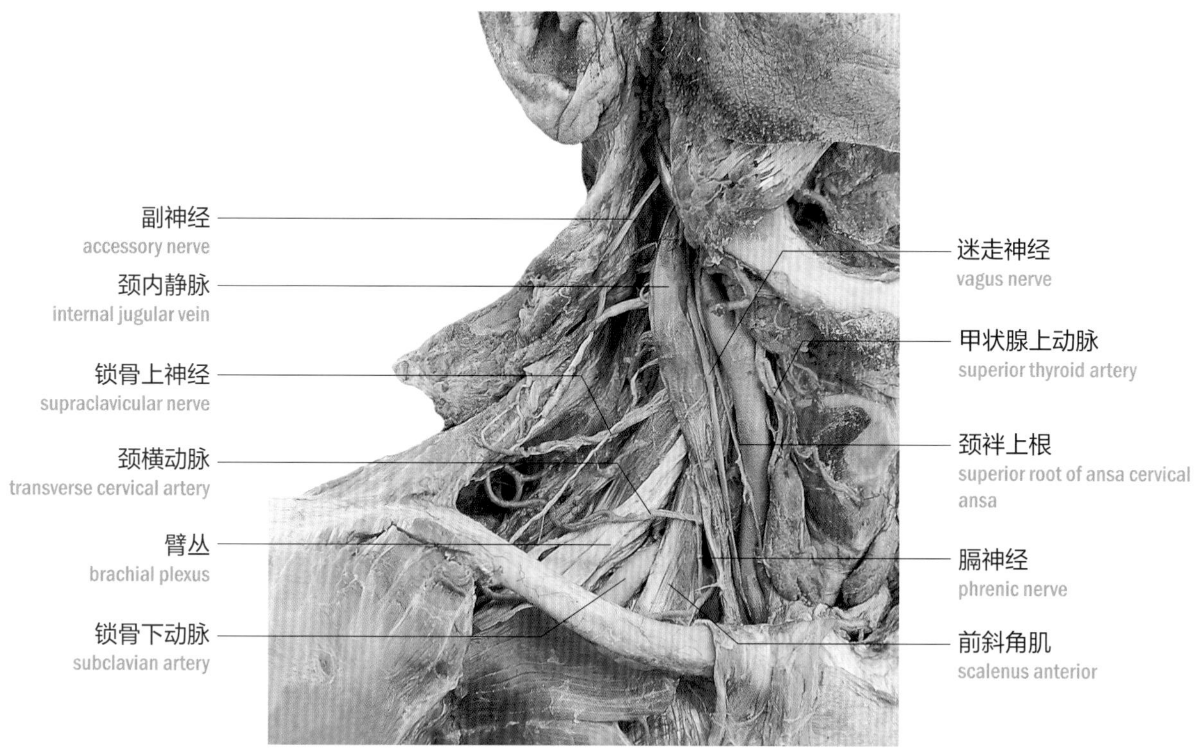
副神经
accessory nerve
颈内静脉
internal jugular vein
锁骨上神经
supraclavicular nerve
颈横动脉
transverse cervical artery
臂丛
brachial plexus
锁骨下动脉
subclavian artery
迷走神经
vagus nerve
甲状腺上动脉
superior thyroid artery
颈袢上根
superior root of ansa cervical ansa
膈神经
phrenic nerve
前斜角肌
scalenus anterior

图 2-4　臂丛锁骨上部（2）

Fig. 2-4　Supraclavicular part of brachial plexus (2)

臂丛锁骨上部的应用解剖学要点

臂丛锁骨上部主要是臂丛的根和干。

1. 颈 5、6、7、8 神经和胸 1 神经前支分别从相应的椎间孔走出行向外侧，颈 5、6、7 脊神经前支通过椎动脉的后方外行，臂丛各根在锁骨下动脉第二段的上方通过斜角肌间隙，在此处颈 5、6 神经合成上干，颈 7 神经延续为中干，颈 8 神经和胸 1 神经的大部分纤维合成为下干。

2. 臂丛的上、中、下干行于颈侧区下部，它们与锁骨下动脉一同跨越第 1 肋的上面，上、中干在此处位于锁骨下动脉的上方，而下干则位于动脉的后方。臂丛的三干经过斜角肌间隙，和锁骨下血管共同被椎前筋膜所包绕。

臂丛锁骨上阻滞术

1. 进针点常选在斜角肌肌间沟（在胸锁乳突肌锁骨头后缘平环状软骨摸到前斜角肌肌腹后，稍向外即为斜角肌肌间沟）。穿刺层次：皮肤→浅筋膜→深筋膜→颈阔肌→斜角肌肌间沟→臂丛锁骨上部。

该点易误穿刺入颈段硬膜外隙，蛛网膜下隙，椎动脉。麻药也有侵及颈交感干，颈胸神经节和膈神经的可能。

2. 锁骨中点上方 1.0cm 处。

穿刺层次：皮肤→浅筋膜→深筋膜→颈阔肌→臂丛。

该点穿刺有刺破胸膜顶肺尖而引起气胸的可能。也可引起颈胸神经节和膈神经被阻滞。

前臂尺侧的神经分布主要来源于颈 8 神经和胸 1 神经组成的臂丛下干，行该点阻滞时，可能会因为防止穿刺过度靠内而刺破胸膜顶，导致进针深度不够或药物不及下干，使得前臂尺侧阻滞麻醉效果不佳。

臂丛锁骨下部（腋路）阻滞术

臂丛锁骨下部（腋路）阻滞术分为喙突下阻滞术和腋血管旁阻滞术。

喙突下阻滞术的穿刺层次：皮肤→浅筋膜→深筋膜→胸大肌→胸小肌→腋鞘→臂丛。

腋血管旁阻滞术的穿刺层次：皮肤→浅筋膜→深筋膜→腋鞘→臂丛。

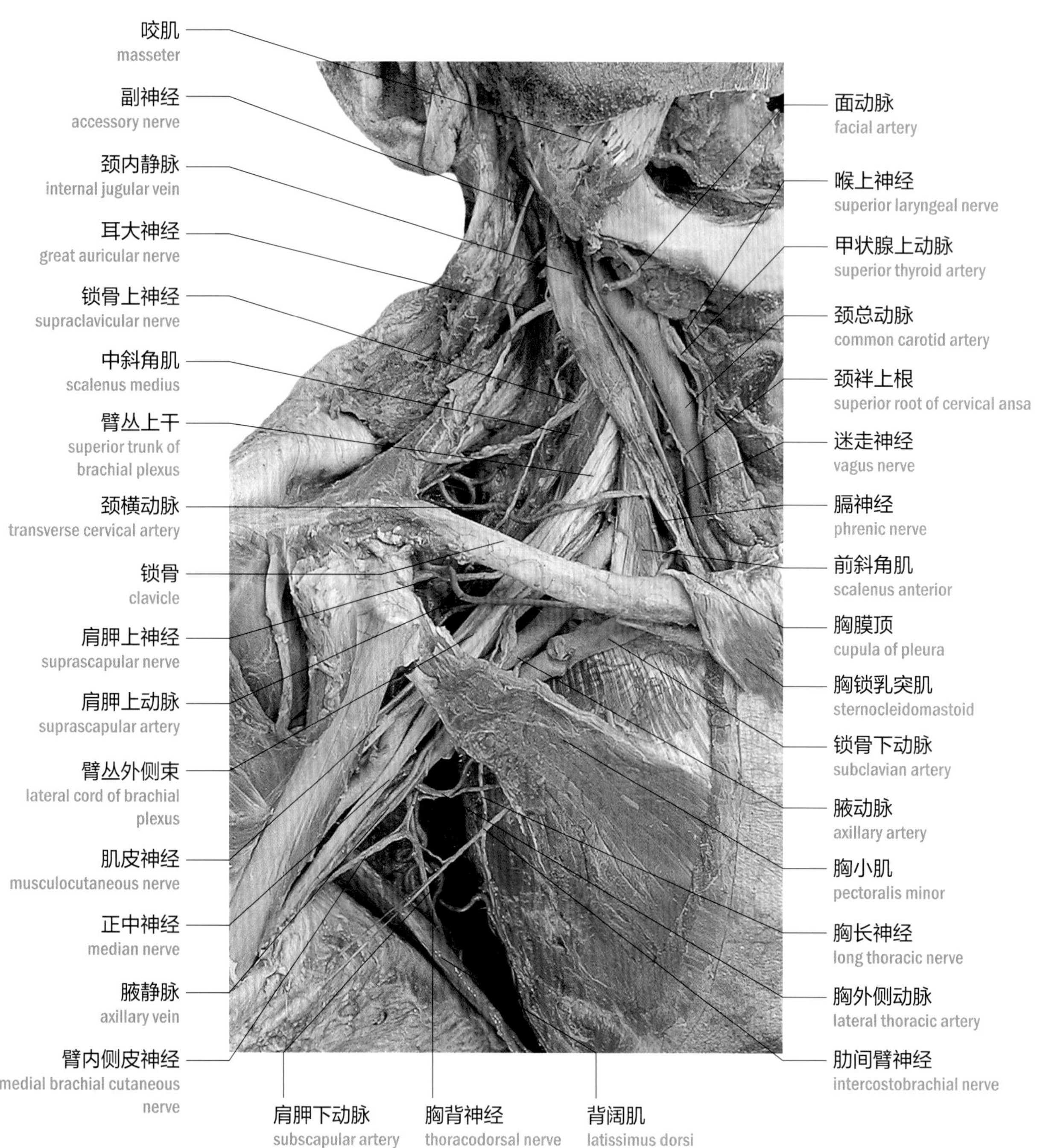
咬肌
masseter
副神经
accessory nerve
颈内静脉
internal jugular vein
耳大神经
great auricular nerve
锁骨上神经
supraclavicular nerve
中斜角肌
scalenus medius
臂丛上干
superior trunk of brachial plexus
颈横动脉
transverse cervical artery
锁骨
clavicle
肩胛上神经
suprascapular nerve
肩胛上动脉
suprascapular artery
臂丛外侧束
lateral cord of brachial plexus
肌皮神经
musculocutaneous nerve
正中神经
median nerve
腋静脉
axillary vein
臂内侧皮神经
medial brachial cutaneous nerve
肩胛下动脉
subscapular artery
胸背神经
thoracodorsal nerve
背阔肌
latissimus dorsi
面动脉
facial artery
喉上神经
superior laryngeal nerve
甲状腺上动脉
superior thyroid artery
颈总动脉
common carotid artery
颈袢上根
superior root of cervical ansa
迷走神经
vagus nerve
膈神经
phrenic nerve
前斜角肌
scalenus anterior
胸膜顶
cupula of pleura
胸锁乳突肌
sternocleidomastoid
锁骨下动脉
subclavian artery
腋动脉
axillary artery
胸小肌
pectoralis minor
胸长神经
long thoracic nerve
胸外侧动脉
lateral thoracic artery
肋间臂神经
intercostobrachial nerve

图 2-5　臂丛（1）

Fig. 2-5　Brachial plexus (1)

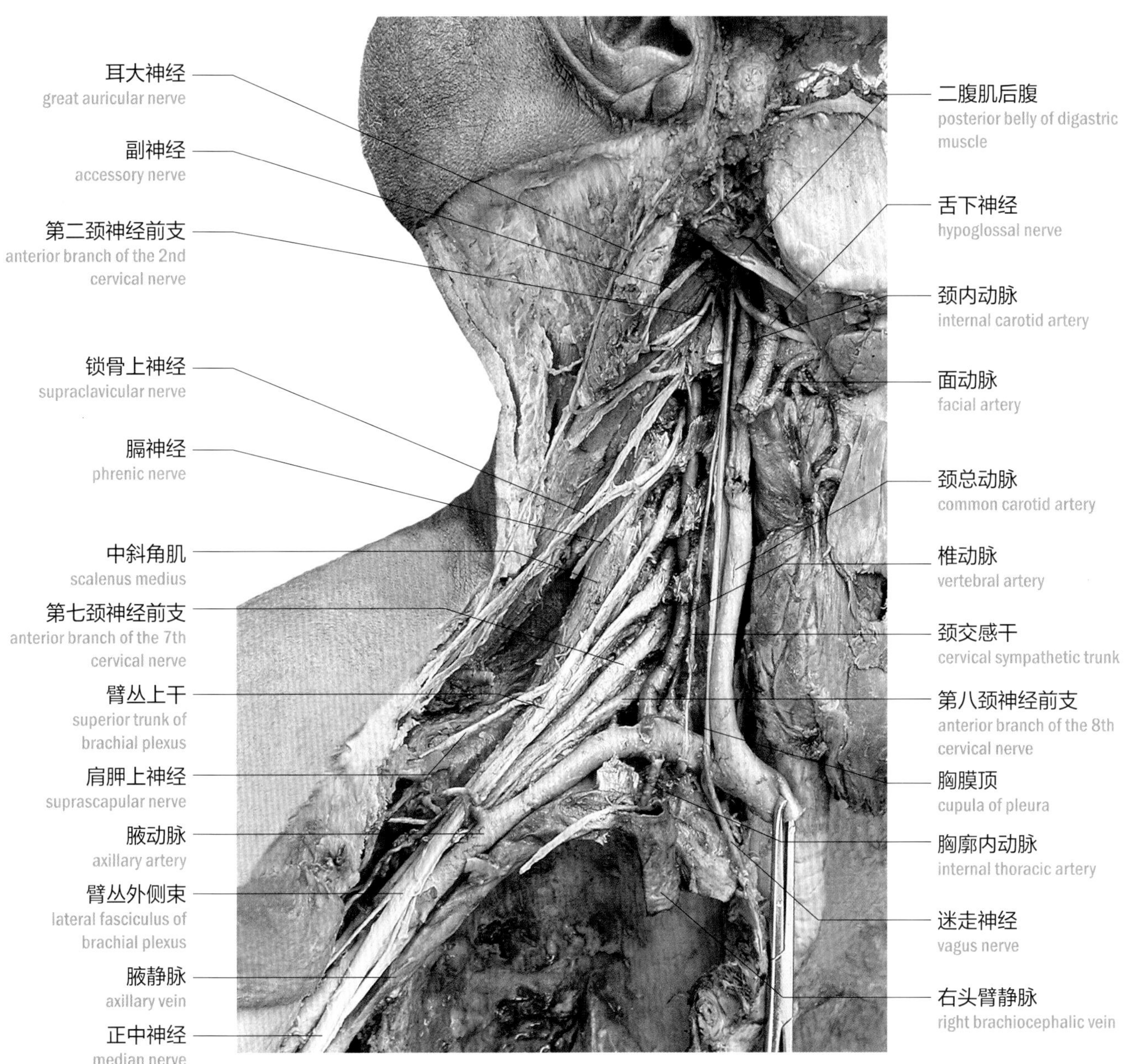
耳大神经
great auricular nerve
副神经
accessory nerve
第二颈神经前支
anterior branch of the 2nd cervical nerve
锁骨上神经
supraclavicular nerve
膈神经
phrenic nerve
中斜角肌
scalenus medius
第七颈神经前支
anterior branch of the 7th cervical nerve
臂丛上干
superior trunk of brachial plexus
肩胛上神经
suprascapular nerve
腋动脉
axillary artery
臂丛外侧束
lateral fasciculus of brachial plexus
腋静脉
axillary vein
正中神经
median nerve
二腹肌后腹
posterior belly of digastric muscle
舌下神经
hypoglossal nerve
颈内动脉
internal carotid artery
面动脉
facial artery
颈总动脉
common carotid artery
椎动脉
vertebral artery
颈交感干
cervical sympathetic trunk
第八颈神经前支
anterior branch of the 8th cervical nerve
胸膜顶
cupula of pleura
胸廓内动脉
internal thoracic artery
迷走神经
vagus nerve
右头臂静脉
right brachiocephalic vein

图 2-6 臂丛（2）

Fig. 2-6 Brachial plexus (2)

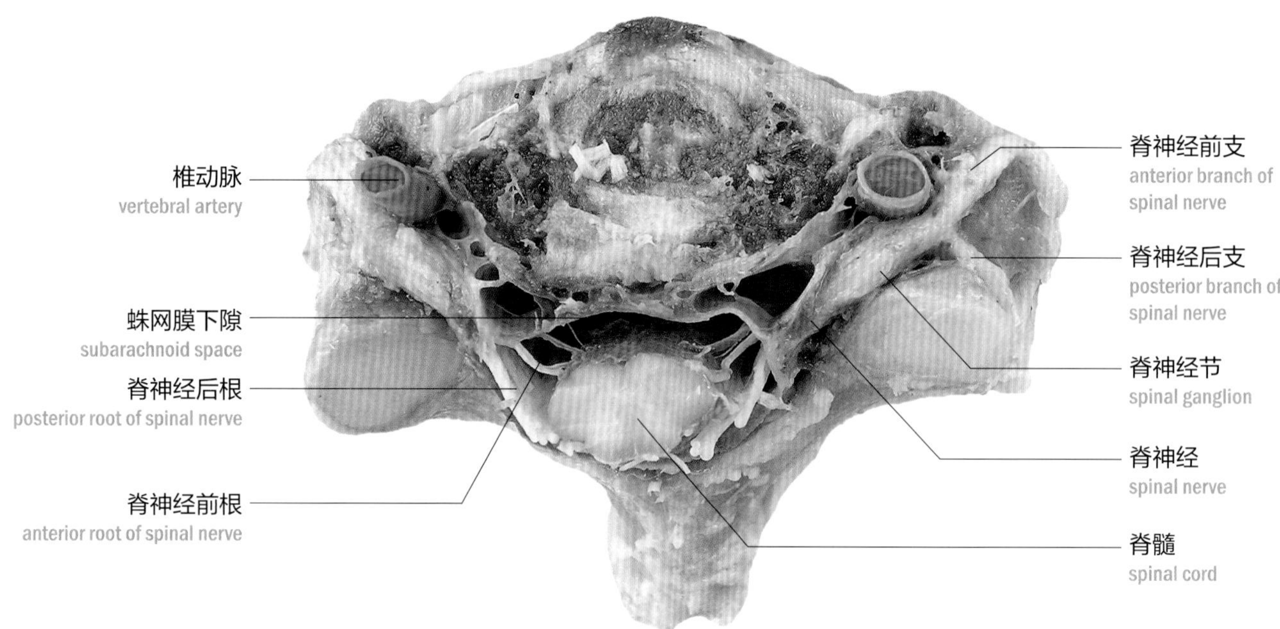
椎动脉
vertebral artery
蛛网膜下隙
subarachnoid space
脊神经后根
posterior root of spinal nerve
脊神经前根
anterior root of spinal nerve
脊神经前支
anterior branch of spinal nerve
脊神经后支
posterior branch of spinal nerve
脊神经节
spinal ganglion
脊神经
spinal nerve
脊髓
spinal cord

图 2-7 颈段脊髓、脊神经前后根和脊神经节上面观

Fig. 2-7 Superior aspect of the cervical segment of spinal cord, anterior and posterior roots of spinal nerve and spinal ganglia

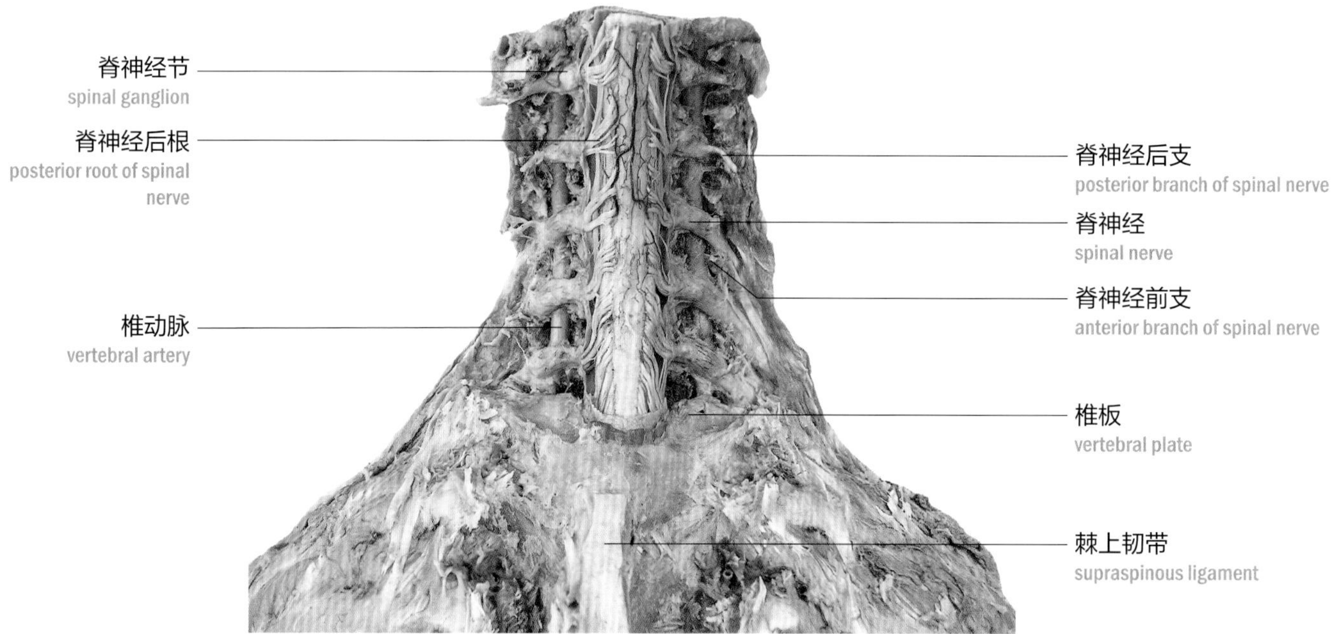
脊神经节
spinal ganglion
脊神经后根
posterior root of spinal nerve
椎动脉
vertebral artery
脊神经后支
posterior branch of spinal nerve
脊神经
spinal nerve
脊神经前支
anterior branch of spinal nerve
椎板
vertebral plate
棘上韧带
supraspinous ligament

图 2-8 颈段脊神经后根

Fig. 2-8 Posterior root of cervical spinal nerves

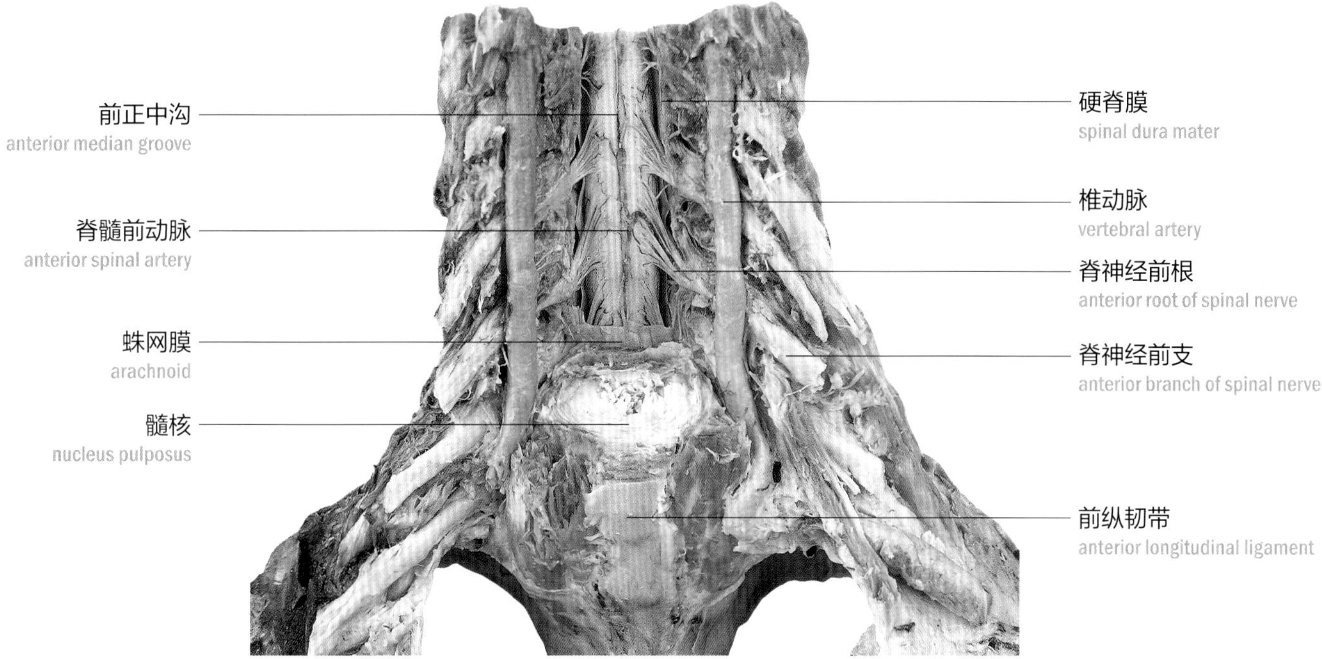
前正中沟
anterior median groove
脊髓前动脉
anterior spinal artery
蛛网膜
arachnoid
髓核
nucleus pulposus
硬脊膜
spinal dura mater
椎动脉
vertebral artery
脊神经前根
anterior root of spinal nerve
脊神经前支
anterior branch of spinal nerve
前纵韧带
anterior longitudinal ligament

图 2-9　颈段脊神经前根（椎体已切除）

Fig. 2-9　Anterior root of cervical spinal nerves (vertebral body was removed)

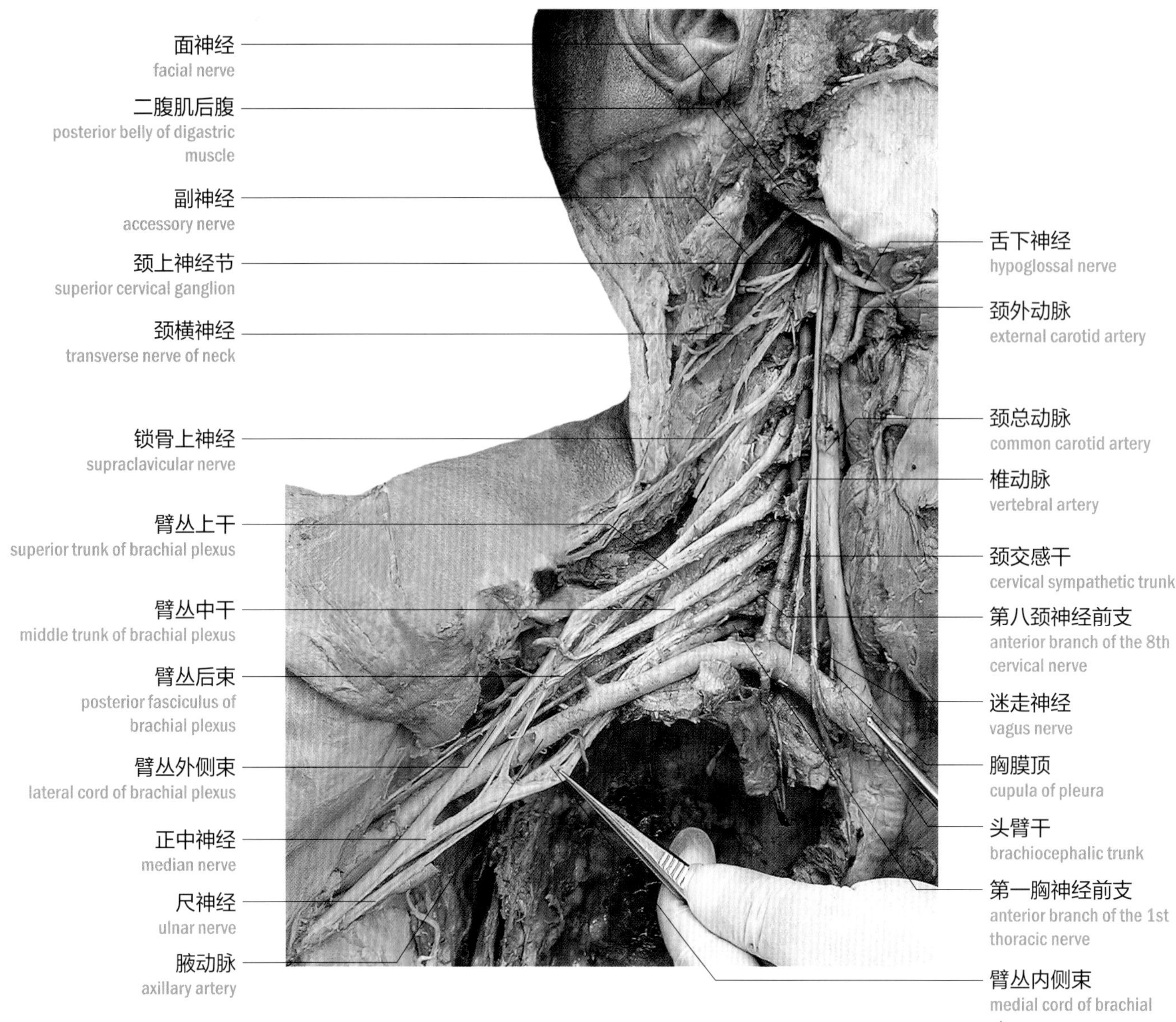

面神经
facial nerve
二腹肌后腹
posterior belly of digastric muscle
副神经
accessory nerve
颈上神经节
superior cervical ganglion
颈横神经
transverse nerve of neck
锁骨上神经
supraclavicular nerve
臂丛上干
superior trunk of brachial plexus
臂丛中干
middle trunk of brachial plexus
臂丛后束
posterior fasciculus of brachial plexus
臂丛外侧束
lateral cord of brachial plexus
正中神经
median nerve
尺神经
ulnar nerve
腋动脉
axillary artery
舌下神经
hypoglossal nerve
颈外动脉
external carotid artery
颈总动脉
common carotid artery
椎动脉
vertebral artery
颈交感干
cervical sympathetic trunk
第八颈神经前支
anterior branch of the 8th cervical nerve
迷走神经
vagus nerve
胸膜顶
cupula of pleura
头臂干
brachiocephalic trunk
第一胸神经前支
anterior branch of the 1st thoracic nerve
臂丛内侧束
medial cord of brachial plexus

图 2-10　臂丛（3）

Fig. 2-10　Brachial plexus (3)

臂丛锁骨下部的应用解剖学要点

臂丛上、中、下干经锁骨下方达第 1 肋外侧缘后，各干即分为前、后二股。上干和中下的前股构成外侧束，下干的前股单独形成内侧束，三干的后股共同形成后侧束。外、后、内三束分别贴附于腋动脉的外、后、内侧处和位于腋窝内。臂丛的三束和腋动脉被深筋膜形成的腋鞘所包裹。腋鞘向上和锁骨下血管周围相通。成人臂丛距喙突最近的距离为 2.25cm。儿童为 1.19cm。臂丛在喙突内下方通过胸小肌深层。臂丛自腋窝向臂部的行走方向，同三角肌胸大肌间沟的方向基本一致。

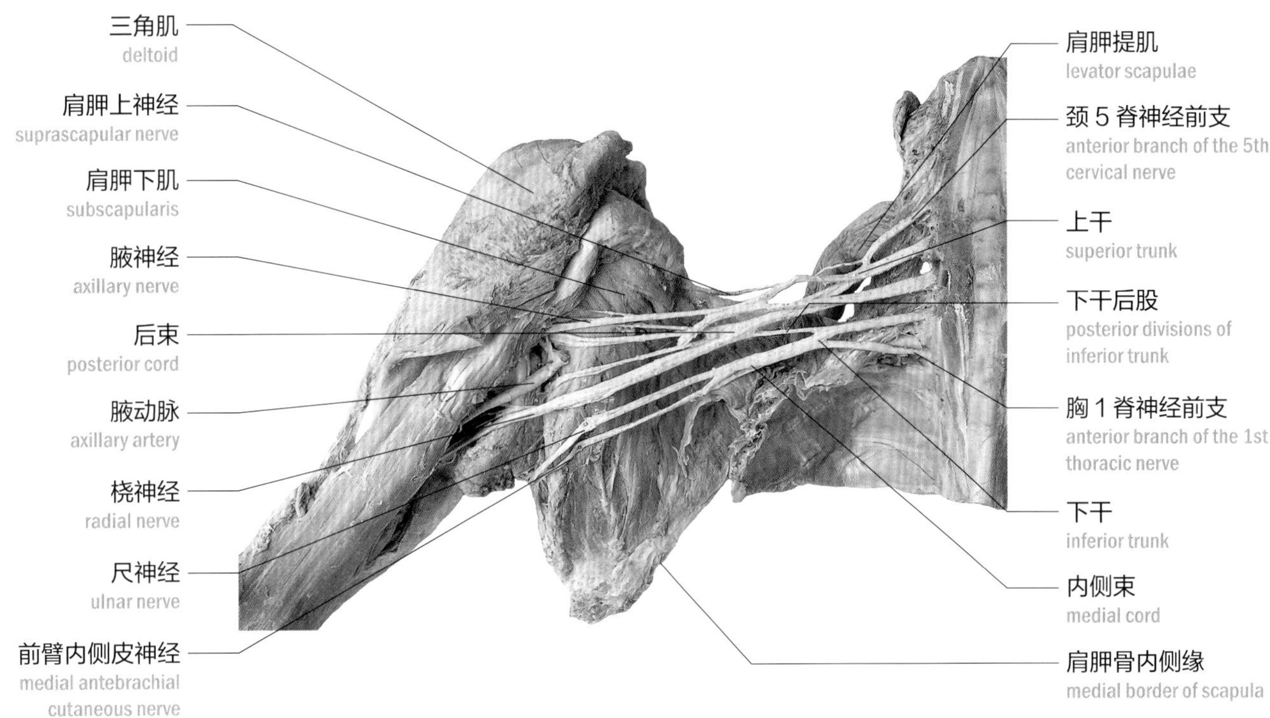
三角肌
deltoid
肩胛上神经
suprascapular nerve
肩胛下肌
subscapularis
腋神经
axillary nerve
后束
posterior cord
腋动脉
axillary artery
桡神经
radial nerve
尺神经
ulnar nerve
前臂内侧皮神经
medial antebrachial cutaneous nerve
肩胛提肌
levator scapulae
颈 5 脊神经前支
anterior branch of the 5th cervical nerve
上干
superior trunk
下干后股
posterior divisions of inferior trunk
胸 1 脊神经前支
anterior branch of the 1st thoracic nerve
下干
inferior trunk
内侧束
medial cord
肩胛骨内侧缘
medial border of scapula

图 2-11　臂丛后束、内侧束

Fig. 2-11　Posterior, medial cords of brachial plexus

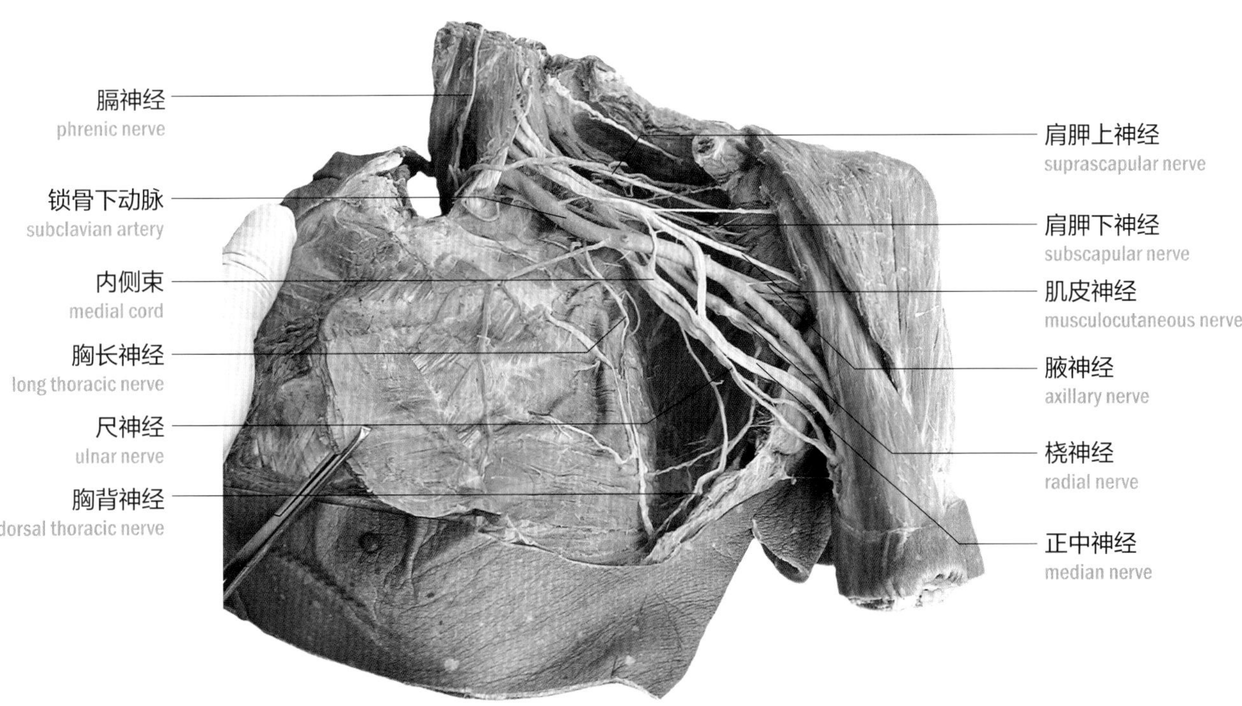
膈神经
phrenic nerve
锁骨下动脉
subclavian artery
内侧束
medial cord
胸长神经
long thoracic nerve
尺神经
ulnar nerve
胸背神经
dorsal thoracic nerve
肩胛上神经
suprascapular nerve
肩胛下神经
subscapular nerve
肌皮神经
musculocutaneous nerve
腋神经
axillary nerve
桡神经
radial nerve
正中神经
median nerve

图 2-12　臂丛与尺神经

Fig. 2-12　Brachial plexus and ulnar nerve

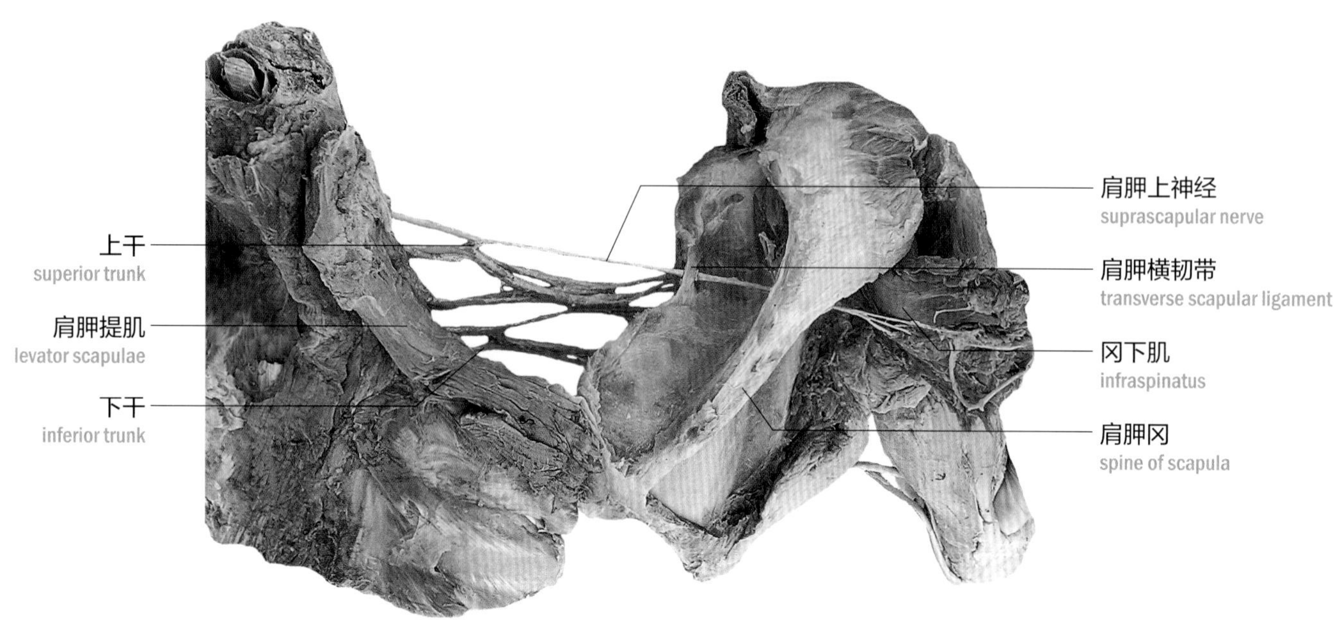
上干
superior trunk
肩胛提肌
levator scapulae
下干
inferior trunk
肩胛上神经
suprascapular nerve
肩胛横韧带
transverse scapular ligament
冈下肌
infraspinatus
肩胛冈
spine of scapula

图 2-13 肩胛上神经

Fig. 2-13 Suprascapular nerve

肩胛上神经的应用解剖学要点

肩胛上神经发自臂丛上干，斜向外下方行于斜方肌和肩胛舌骨肌深面，于肩胛上横韧带下方经过肩胛骨上切迹进入冈上窝，行于冈上肌深面，与肩胛上动脉伴行绕过肩胛冈外侧缘至冈下窝。

肩胛上神经阻滞术：进针点应沿肩胛冈上缘作一水平线，此线中点与肩胛下角的垂直线相交叉，在垂直与肩峰连线中点的上方1.5cm处。穿刺层次：皮肤→浅筋膜→深筋膜→斜方肌→冈上肌→肩胛上神经。

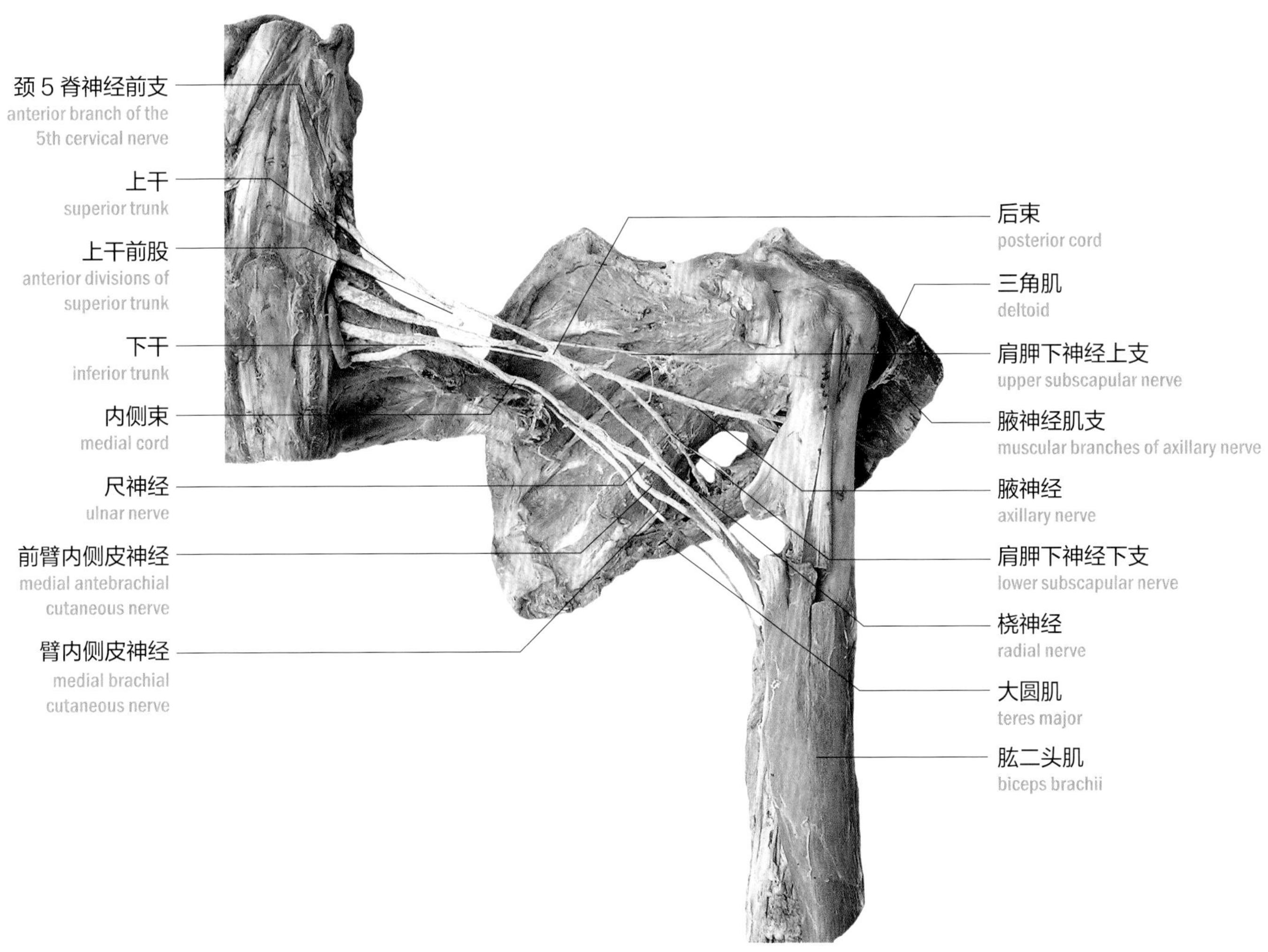
颈 5 脊神经前支
anterior branch of the 5th cervical nerve
上干
superior trunk
上干前股
anterior divisions of superior trunk
下干
inferior trunk
内侧束
medial cord
尺神经
ulnar nerve
前臂内侧皮神经
medial antebrachial cutaneous nerve
臂内侧皮神经
medial brachial cutaneous nerve
后束
posterior cord
三角肌
deltoid
肩胛下神经上支
upper subscapular nerve
腋神经肌支
muscular branches of axillary nerve
腋神经
axillary nerve
肩胛下神经下支
lower subscapular nerve
桡神经
radial nerve
大圆肌
teres major
肱二头肌
biceps brachii

图 2-14　腋神经

Fig. 2-14　Axillary nerve

腋神经的应用解剖学要点

腋神经发自臂丛后束，纤维来自颈 5、6 神经的前支，起始处位于桡神经外侧、腋动脉后方、肩胛下肌前面。在肩胛下肌下缘处，腋神经弯向后方，在肩关节囊下方与旋肱后血管伴行，向后穿四边孔。腋神经绕肱骨外科颈行向外侧。

应用解剖：肱骨外科颈骨折或肩关节脱位均可导致腋神经损伤，手术中纵行切三角肌纤维也可损伤腋神经。在肩关节手术应注意腋神经走行和分布特点，其切口可选在前部骨性附着部分，横行切开、向下翻可有效防止伤及腋神经。

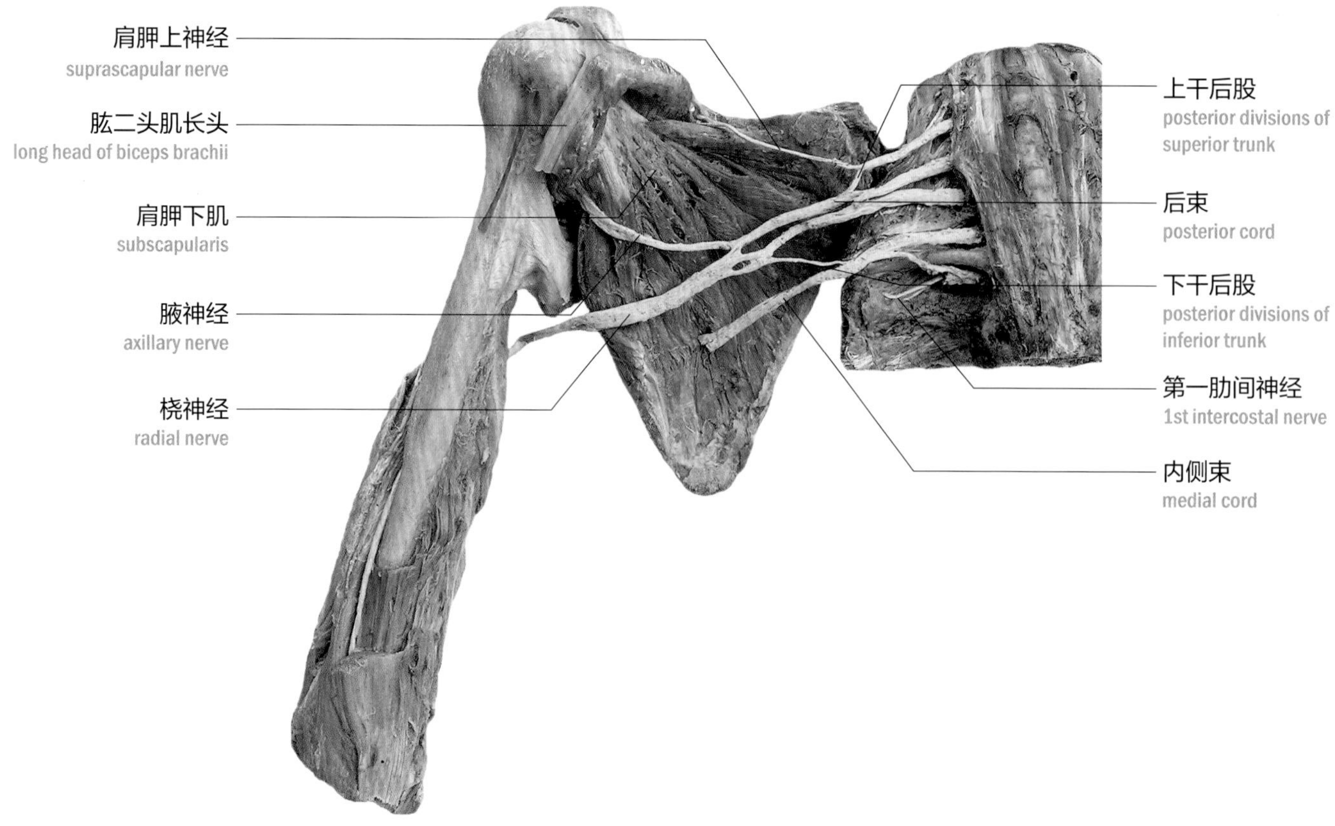
肩胛上神经
suprascapular nerve
肱二头肌长头
long head of biceps brachii
肩胛下肌
subscapularis
腋神经
axillary nerve
桡神经
radial nerve
上干后股
posterior divisions of superior trunk
后束
posterior cord
下干后股
posterior divisions of inferior trunk
第一肋间神经
1st intercostal nerve
内侧束
medial cord

图 2-15　桡神经

Fig. 2-15　Radial nerve

桡神经的应用解剖学要点

起于臂丛的后束，内含来自颈 5~8 神经的神经纤维，位于腋动脉的第三段和肱动脉上段的后方，在肩胛下肌、背阔肌和大圆肌腱的前方下行，初伴肱深动脉，后伴桡侧副动脉向背侧斜行于肱三头肌的长头和内侧之间。此后斜行绕过肱骨后面，初在肱三头肌内、外侧头之间，然后行于肱三头肌外侧头深面的桡神经沟内，逐渐向外下行于肱骨外侧缘处，穿过外侧肌间隔进入臂前区，继续下行于肱肌和肱桡肌之间。向下行于肱肌和桡侧腕长伸肌之间，在肱骨外上髁前方分为浅、深两支。

桡神经阻滞术：进针点常选在肱骨外上髁上方 8~9cm，进针时前臂应置于旋前位。穿刺层次：皮肤→浅筋膜→深筋膜→外侧肌间隔→桡神经。

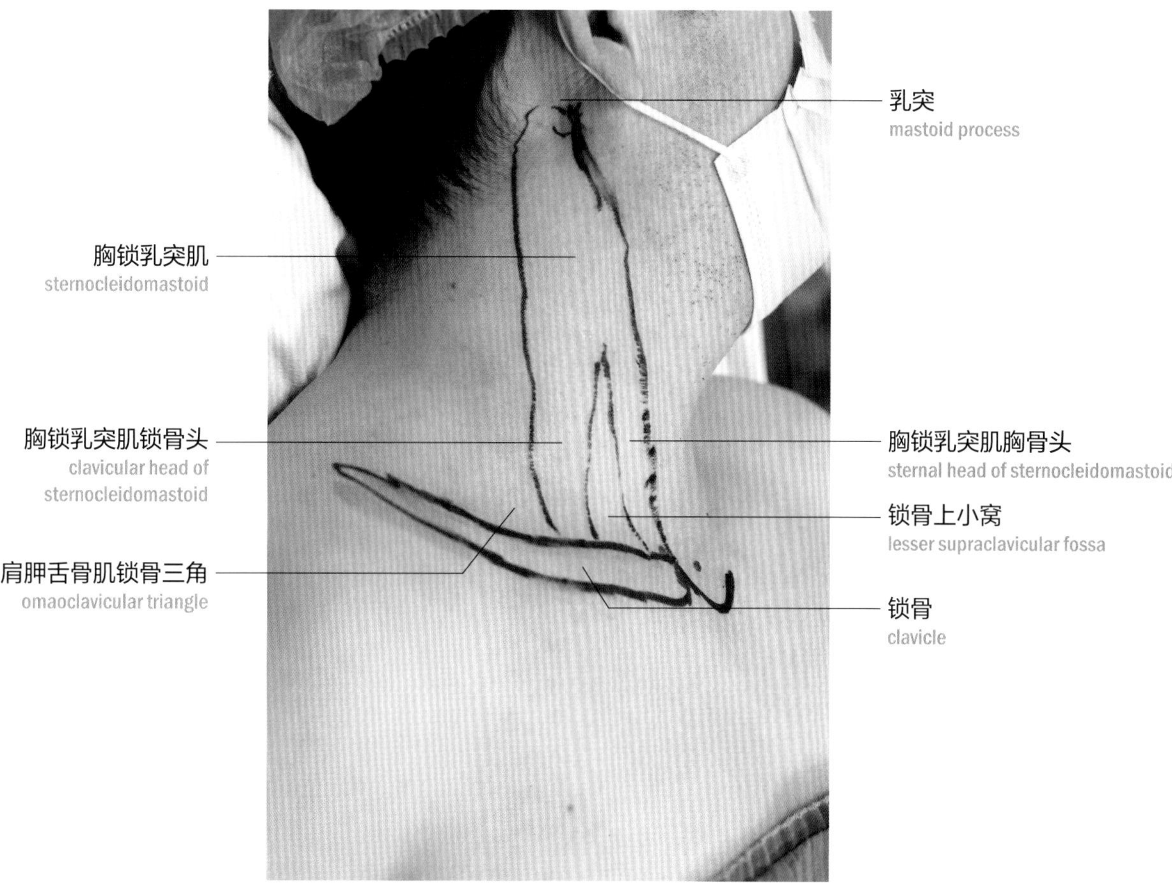
乳突
mastoid process
胸锁乳突肌
sternocleidomastoid
胸锁乳突肌锁骨头
clavicular head of
sternocleidomastoid
胸锁乳突肌胸骨头
sternal head of sternocleidomastoid
锁骨上小窝
lesser supraclavicular fossa
肩胛舌骨肌锁骨三角
omaoclavicular triangle
锁骨
clavicle

图 2-16　B 超引导下臂丛阻滞（1）

Fig. 2-16　Brachial plexus block guided by B-ultrasound (1)

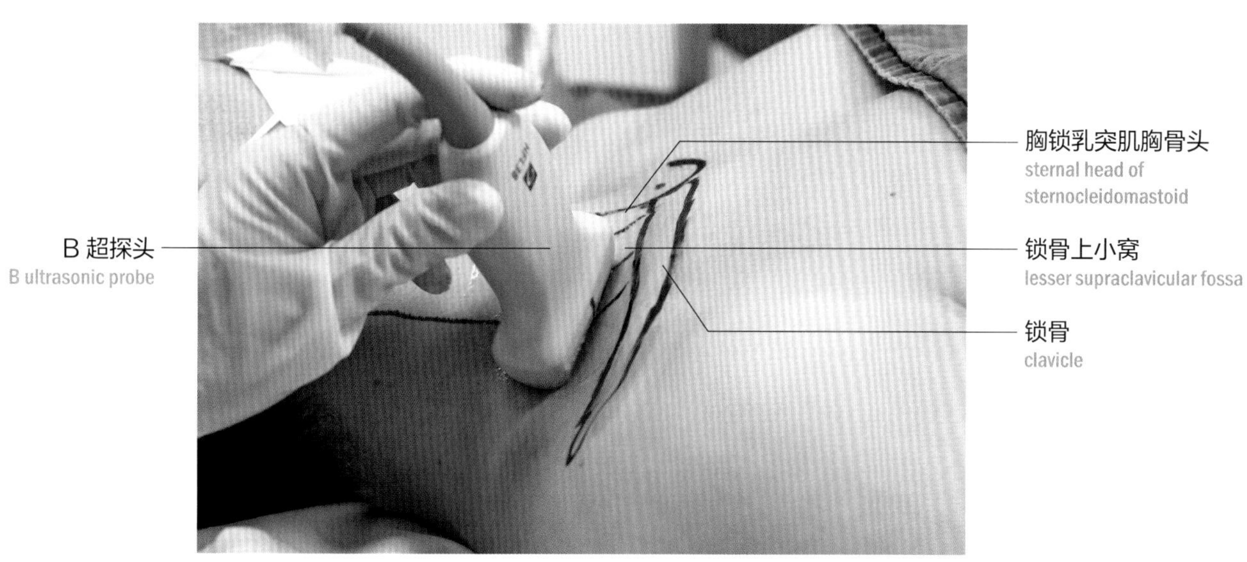
胸锁乳突肌胸骨头
sternal head of
sternocleidomastoid
B 超探头
B ultrasonic probe
锁骨上小窝
lesser supraclavicular fossa
锁骨
clavicle

图 2-17　B 超引导下臂丛阻滞（2）

Fig. 2-17　Brachial plexus block guided by B-ultrasound (2)

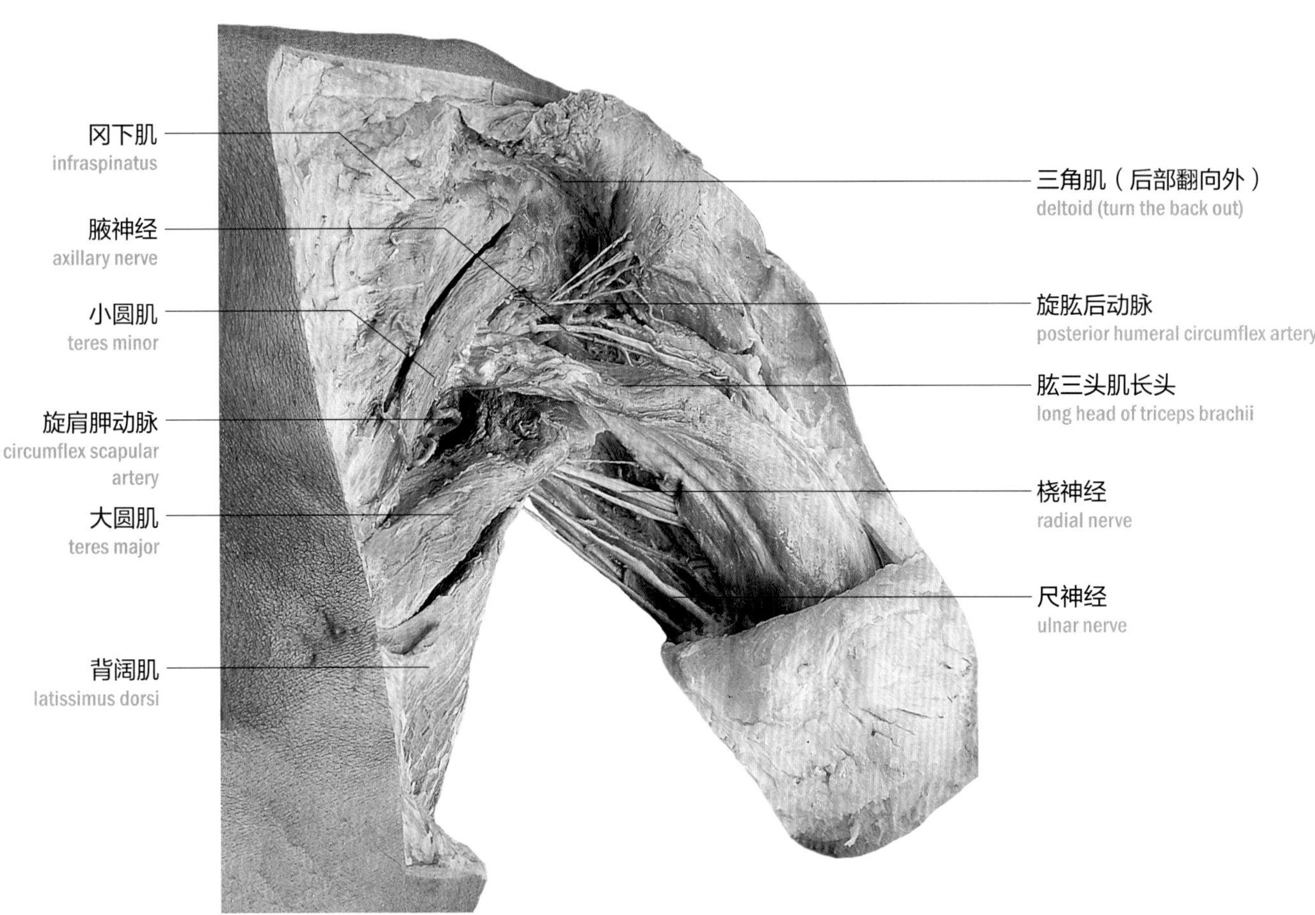
冈下肌
infraspinatus
腋神经
axillary nerve
小圆肌
teres minor
旋肩胛动脉
circumflex scapular artery
大圆肌
teres major
背阔肌
latissimus dorsi
三角肌（后部翻向外）
deltoid (turn the back out)
旋肱后动脉
posterior humeral circumflex artery
肱三头肌长头
long head of triceps brachii
桡神经
radial nerve
尺神经
ulnar nerve

图 2-18　肩胛区神经血管

Fig. 2-18　Nerves and blood vessels of scapular region

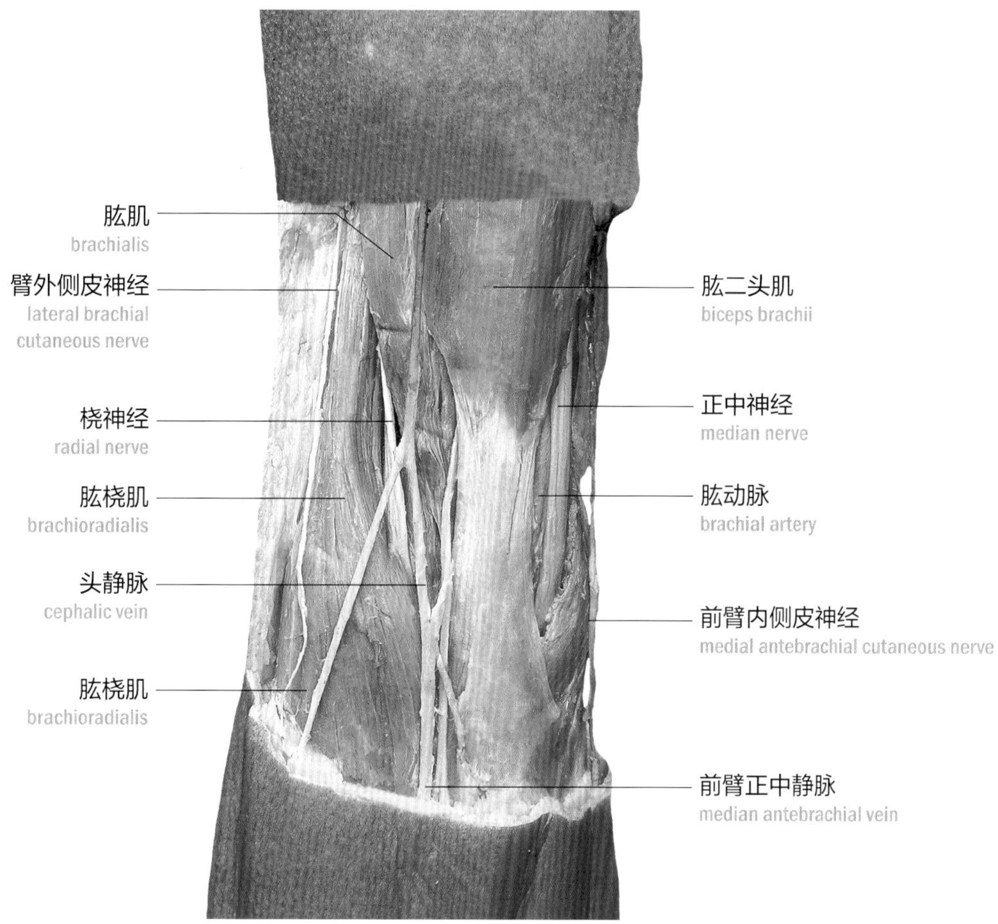
肱肌
brachialis
臂外侧皮神经
lateral brachial
cutaneous nerve
桡神经
radial nerve
肱桡肌
brachioradialis
头静脉
cephalic vein
肱桡肌
brachioradialis
肱二头肌
biceps brachii
正中神经
median nerve
肱动脉
brachial artery
前臂内侧皮神经
medial antebrachial cutaneous nerve
前臂正中静脉
median antebrachial vein

图 2-19 肘窝区神经血管

Fig. 2-19 Nerves and blood vessels of cubital fossa

肘窝区的应用解剖学要点

肘窝是位于臂前区的底向上，尖向下的三角形浅窝。上界为肱骨内、外上髁间连线，内侧界为旋前圆肌，外侧界为肱桡肌。窝内有肘正中静脉和皮神经（浅层）。肱二头肌与肱桡肌之间有桡神经。肱二头肌内侧沟内为正中神经，该神经位于肱动脉内侧。肱骨内上髁后方为尺神经。

肘部正中神经阻滞术：进针点选在肱二头肌内侧沟下端，肱动脉搏动点的外侧。穿刺层次：皮肤→浅筋膜→深筋膜→肱二头肌腱膜→内侧肌间隔→正中神经。

肘部桡神经阻滞：进针点选在肱骨外侧髁平面，肱桡肌和肱二头肌腱之间。穿刺层次：皮肤→浅筋膜→深筋膜→桡神经。

肘部尺神经阻滞术：进针点选在肘关节屈曲至 90° 时，肱骨内上髁与耻骨鹰嘴之间。穿刺层次：皮肤→浅筋膜→深筋膜→尺神经。

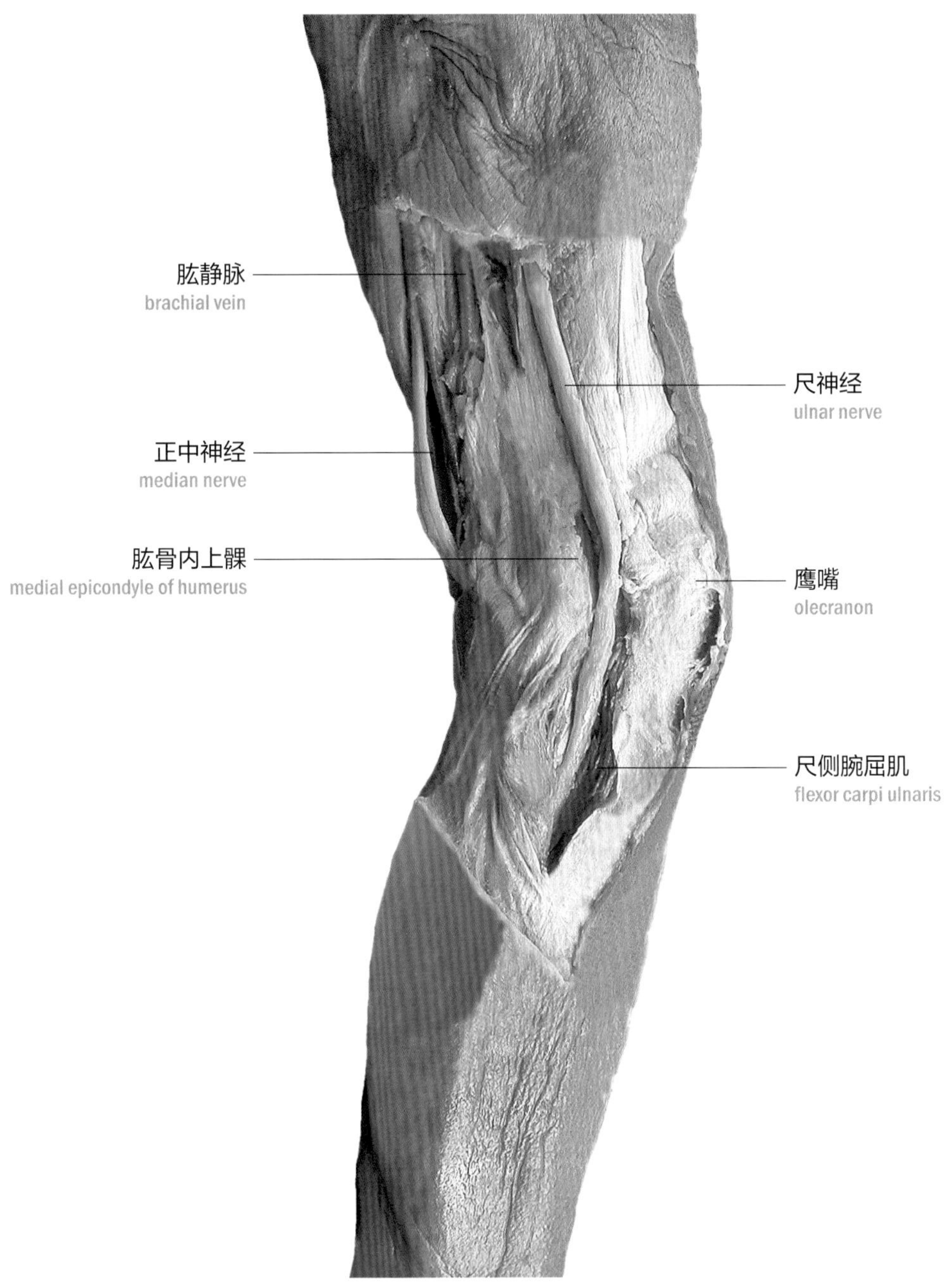
肱静脉
brachial vein
尺神经
ulnar nerve
正中神经
median nerve
肱骨内上髁
medial epicondyle of humerus
鹰嘴
olecranon
尺侧腕屈肌
flexor carpi ulnaris

图 2-20 尺神经（侧面观）

Fig. 2-20 Ulnar nerve (lateral view)

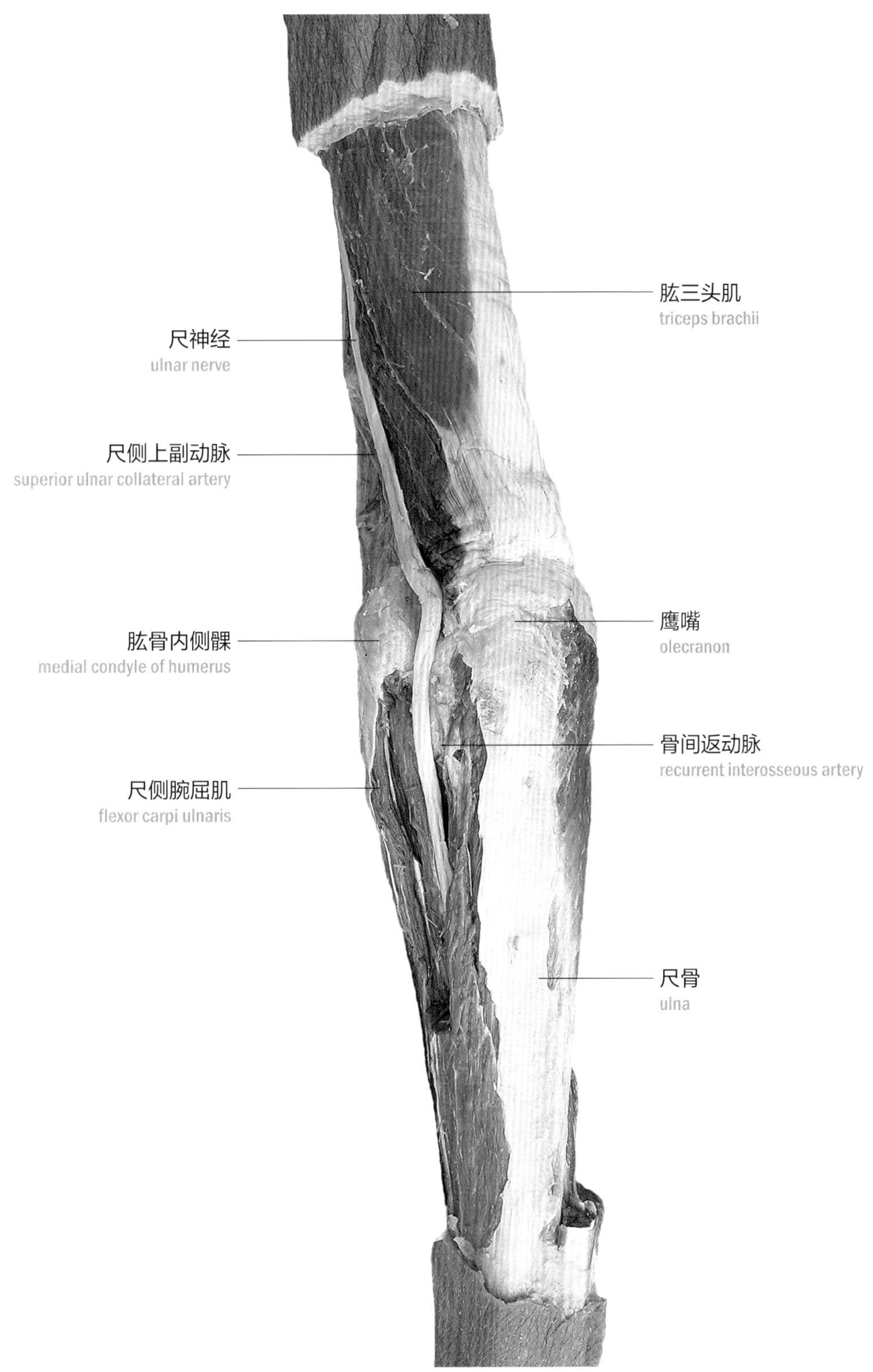
肱三头肌
triceps brachii
尺神经
ulnar nerve
尺侧上副动脉
superior ulnar collateral artery
鹰嘴
olecranon
肱骨内侧髁
medial condyle of humerus
骨间返动脉
recurrent interosseous artery
尺侧腕屈肌
flexor carpi ulnaris
尺骨
ulna

图 2-21　尺神经（肘后面观）

Fig. 2-21　Ulnar nerve (posterior view from elbow)

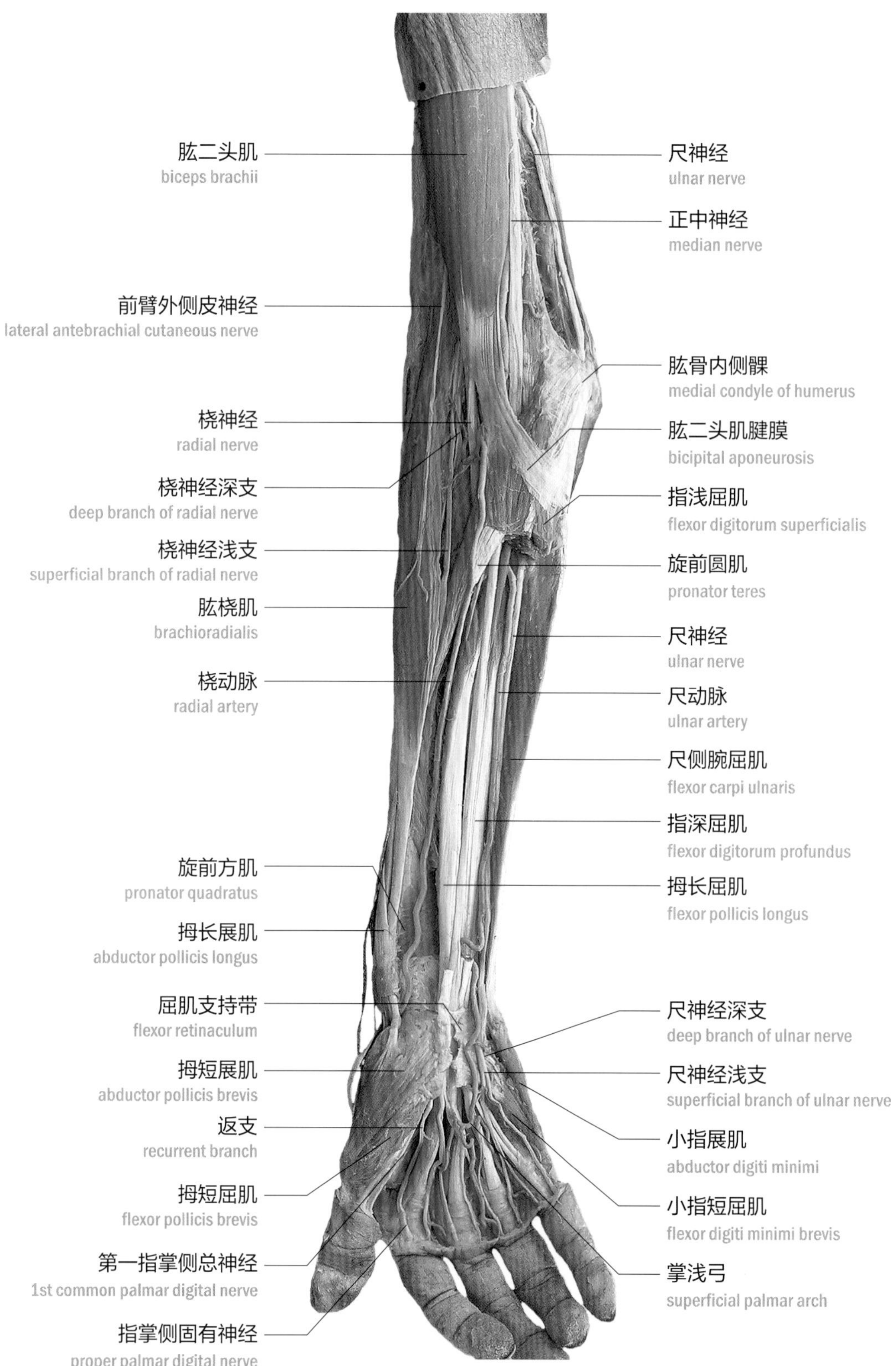
肱二头肌
biceps brachii
尺神经
ulnar nerve
正中神经
median nerve
前臂外侧皮神经
lateral antebrachial cutaneous nerve
肱骨内侧髁
medial condyle of humerus
桡神经
radial nerve
肱二头肌腱膜
bicipital aponeurosis
桡神经深支
deep branch of radial nerve
指浅屈肌
flexor digitorum superficialis
桡神经浅支
superficial branch of radial nerve
旋前圆肌
pronator teres
肱桡肌
brachioradialis
尺神经
ulnar nerve
桡动脉
radial artery
尺动脉
ulnar artery
尺侧腕屈肌
flexor carpi ulnaris
指深屈肌
flexor digitorum profundus
旋前方肌
pronator quadratus
拇长屈肌
flexor pollicis longus
拇长展肌
abductor pollicis longus
屈肌支持带
flexor retinaculum
尺神经深支
deep branch of ulnar nerve
拇短展肌
abductor pollicis brevis
尺神经浅支
superficial branch of ulnar nerve
返支
recurrent branch
小指展肌
abductor digiti minimi
拇短屈肌
flexor pollicis brevis
小指短屈肌
flexor digiti minimi brevis
第一指掌侧总神经
1st common palmar digital nerve
掌浅弓
superficial palmar arch
指掌侧固有神经
proper palmar digital nerve

图 2-22　前臂前面神经、血管

Fig. 2-22　Nerves and blood vessels of forearm

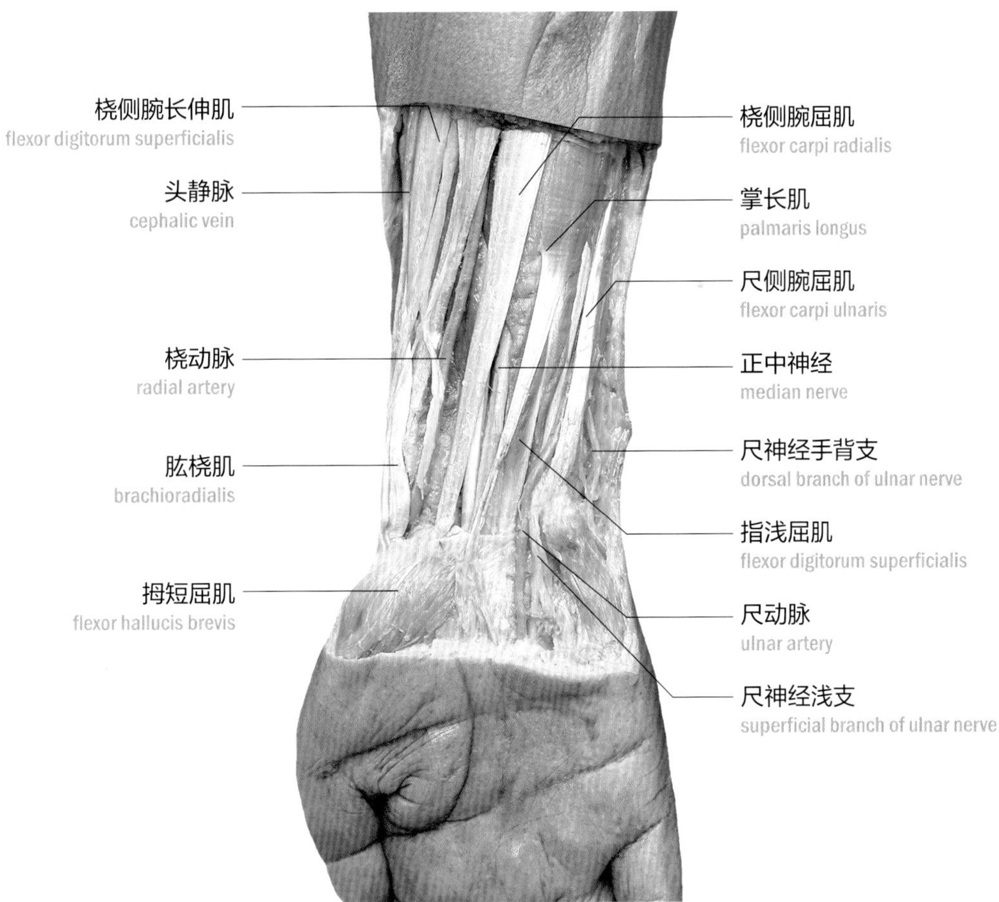
桡侧腕长伸肌
flexor digitorum superficialis
头静脉
cephalic vein
桡动脉
radial artery
肱桡肌
brachioradialis
拇短屈肌
flexor hallucis brevis
桡侧腕屈肌
flexor carpi radialis
掌长肌
palmaris longus
尺侧腕屈肌
flexor carpi ulnaris
正中神经
median nerve
尺神经手背支
dorsal branch of ulnar nerve
指浅屈肌
flexor digitorum superficialis
尺动脉
ulnar artery
尺神经浅支
superficial branch of ulnar nerve

图 2-23 腕部神经血管

Fig. 2-23 Nerves and blood vessels of wrist

腕管区的应用解剖学要点

前臂深筋膜延续至腕前区的部分称为腕掌侧韧带，深层横架于腕骨沟上并增厚形成屈肌支持带。屈肌支持带与腕骨沟共同构成腕管。腕管内有屈指浅肌腱、屈指深肌腱、拇长屈肌腱和正中神经通过。尺神经贴于尺侧腕屈肌桡侧，下行于屈肌支持带内侧的表面。

正中神经腕部阻滞术的进针点选在屈肌支持带上方、掌长肌腱桡侧。穿刺层次：皮肤→浅筋膜→深筋膜→正中神经。

尺神经腕部阻滞术的进针点选在尺侧腕屈肌腱尺侧、尺骨茎突平面。穿刺层次：皮肤→浅筋膜→深筋膜→尺神经。

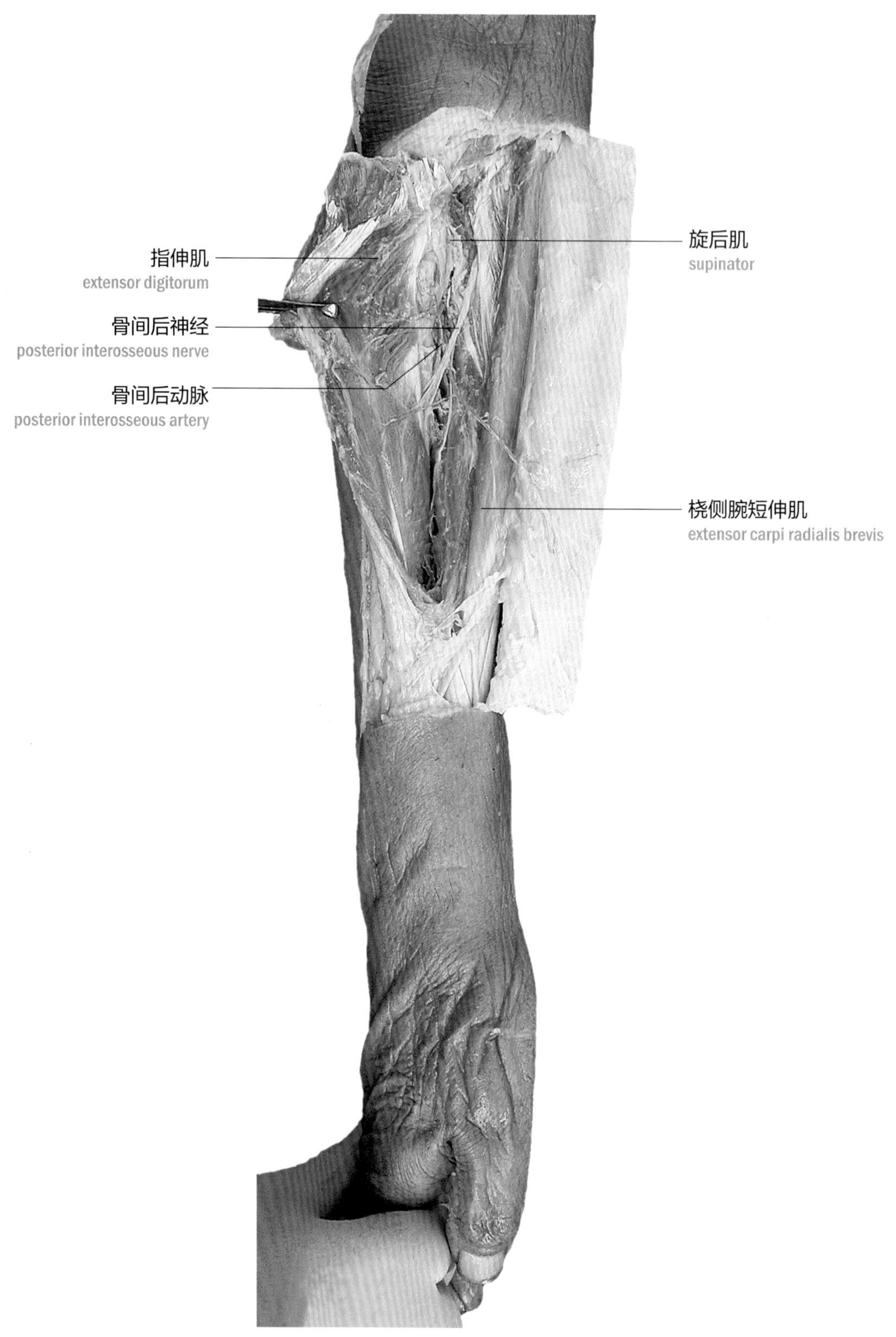
指伸肌
extensor digitorum
骨间后神经
posterior interosseous nerve
骨间后动脉
posterior interosseous artery
旋后肌
supinator
桡侧腕短伸肌
extensor carpi radialis brevis

图 2-24　骨间后神经（1）

Fig. 2-24　Posterior interosseous nerve (1)

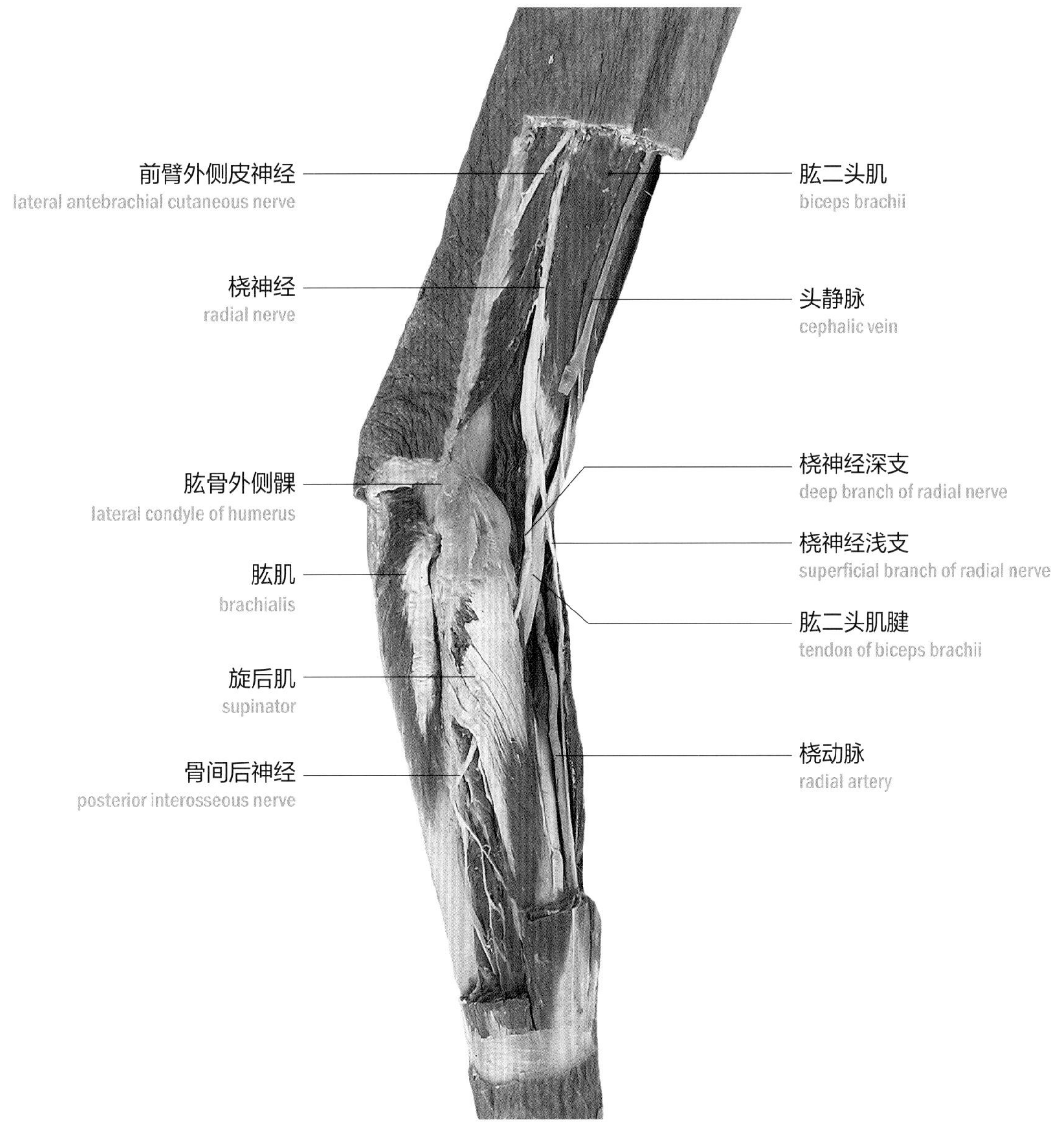
前臂外侧皮神经
lateral antebrachial cutaneous nerve
桡神经
radial nerve
肱骨外侧髁
lateral condyle of humerus
肱肌
brachialis
旋后肌
supinator
骨间后神经
posterior interosseous nerve
肱二头肌
biceps brachii
头静脉
cephalic vein
桡神经深支
deep branch of radial nerve
桡神经浅支
superficial branch of radial nerve
肱二头肌腱
tendon of biceps brachii
桡动脉
radial artery

图 2-25 骨间后神经（2）

Fig. 2-25 Posterior interosseous nerve (2)

骨间后神经的应用解剖学要点

桡神经在穿过臂外侧肌间隔后，约在肱骨外上髁前方的稍下方分为浅、深二支，深支在穿旋后肌浅、深两部之前发出肌支至旋后肌和桡侧腕短伸肌后，主干穿经旋后肌腱弓深层，在旋后肌内绕桡骨上端外侧面，行向外下后方，至前臂后区深层，再经旋后肌穿出后改名为骨间后神经。该神经支配前臂后群诸肌。

应用解剖：旋后肌腱弓（Frohse 腱弓）增生，痉挛或旋后肌管内肿物均可引起骨间后神经损伤，发生骨间后神经嵌压综合征。

治疗方法为切开旋后肌腱弓，解除对神经的压迫。

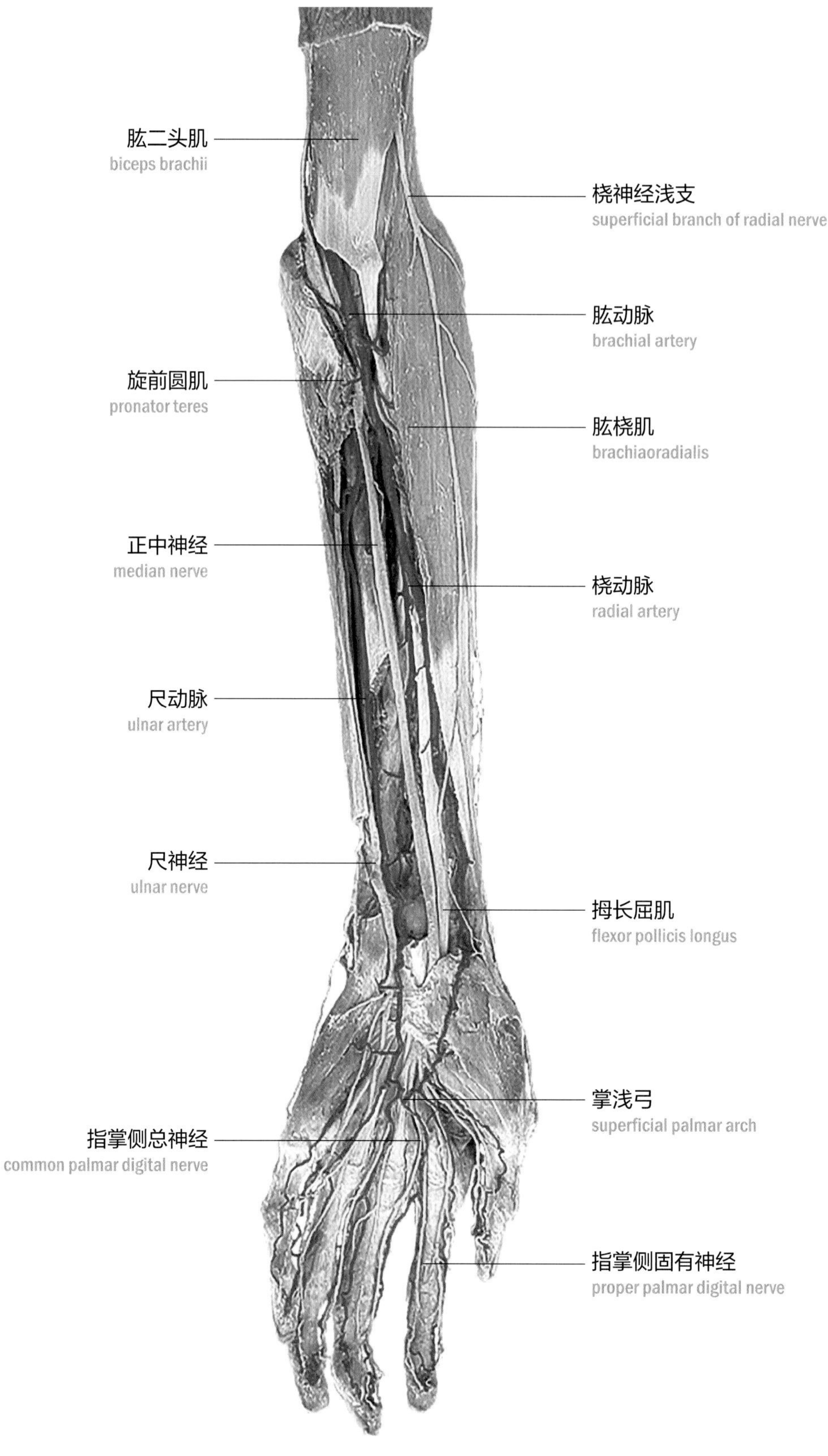
肱二头肌
biceps brachii
桡神经浅支
superficial branch of radial nerve
肱动脉
brachial artery
旋前圆肌
pronator teres
肱桡肌
brachiaoradialis
正中神经
median nerve
桡动脉
radial artery
尺动脉
ulnar artery
尺神经
ulnar nerve
拇长屈肌
flexor pollicis longus
掌浅弓
superficial palmar arch
指掌侧总神经
common palmar digital nerve
指掌侧固有神经
proper palmar digital nerve

图 2-26　手的神经血管

Fig. 2-26　Nerves and blood vessels of hand

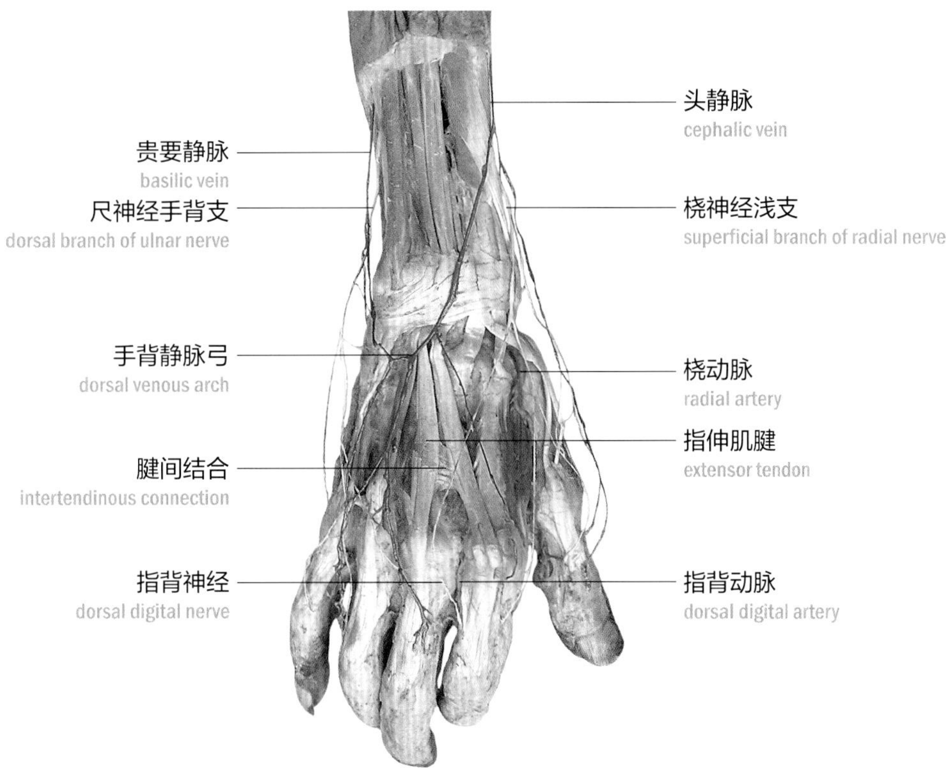
头静脉
cephalic vein
贵要静脉
basilic vein
尺神经手背支
dorsal branch of ulnar nerve
桡神经浅支
superficial branch of radial nerve
手背静脉弓
dorsal venous arch
桡动脉
radial artery
指伸肌腱
extensor tendon
腱间结合
intertendinous connection
指背神经
dorsal digital nerve
指背动脉
dorsal digital artery

图 2-27　手的神经血管背侧面观

Fig. 2-27　Dorsal aspect of nerves and blood vessels of hand

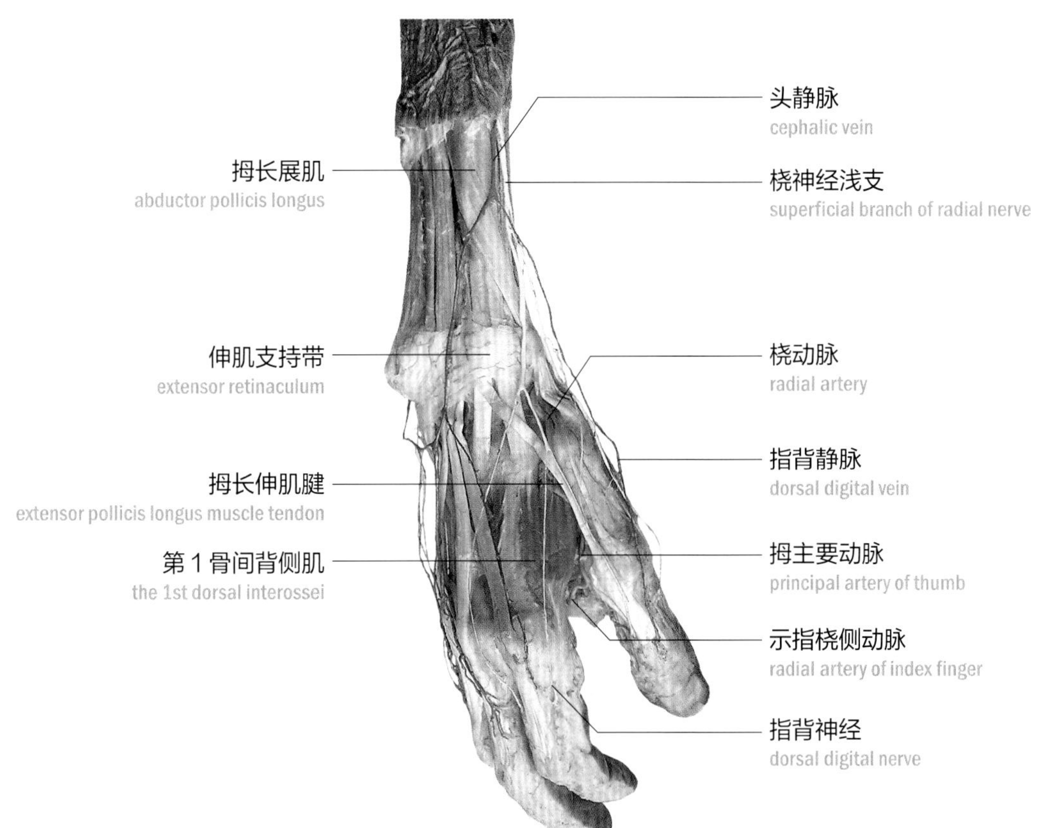
头静脉
cephalic vein
拇长展肌
abductor pollicis longus
桡神经浅支
superficial branch of radial nerve
伸肌支持带
extensor retinaculum
桡动脉
radial artery
指背静脉
dorsal digital vein
拇长伸肌腱
extensor pollicis longus muscle tendon
第 1 骨间背侧肌
the 1st dorsal interossei
拇主要动脉
principal artery of thumb
示指桡侧动脉
radial artery of index finger
指背神经
dorsal digital nerve

图 2-28　手的神经血管桡侧面观

Fig. 2-28　Radial aspect of nerves and blood vessels of hand

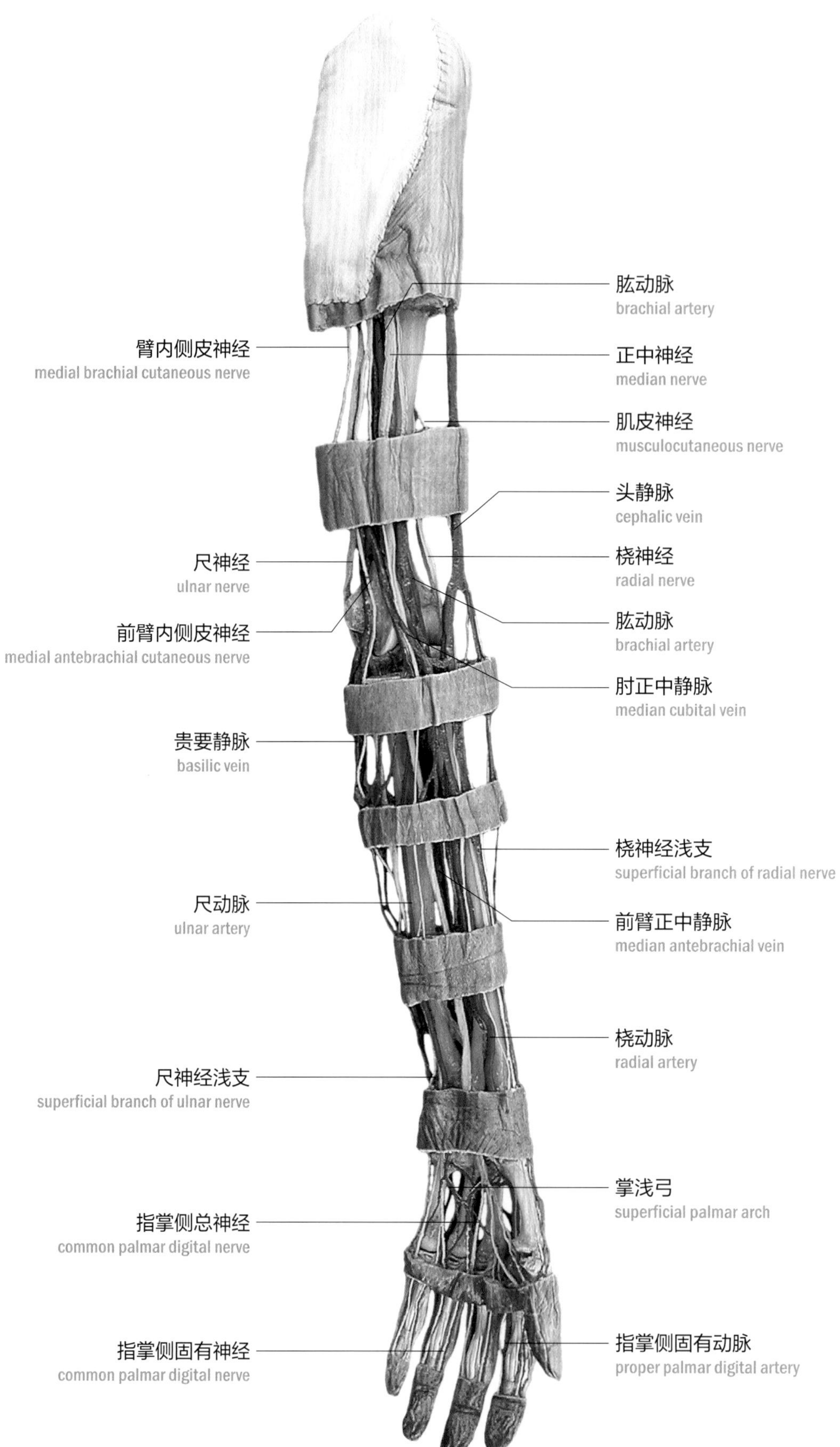

肱动脉
brachial artery
臂内侧皮神经
medial brachial cutaneous nerve
正中神经
median nerve
肌皮神经
musculocutaneous nerve
头静脉
cephalic vein
尺神经
ulnar nerve
桡神经
radial nerve
前臂内侧皮神经
medial antebrachial cutaneous nerve
肱动脉
brachial artery
肘正中静脉
median cubital vein
贵要静脉
basilic vein
桡神经浅支
superficial branch of radial nerve
尺动脉
ulnar artery
前臂正中静脉
median antebrachial vein
桡动脉
radial artery
尺神经浅支
superficial branch of ulnar nerve
掌浅弓
superficial palmar arch
指掌侧总神经
common palmar digital nerve
指掌侧固有神经
common palmar digital nerve
指掌侧固有动脉
proper palmar digital artery

图 2-29　上肢神经血管立体前面观

Fig. 2-29　Three-dimensional anterior aspect of upper limb nerves and blood vessels

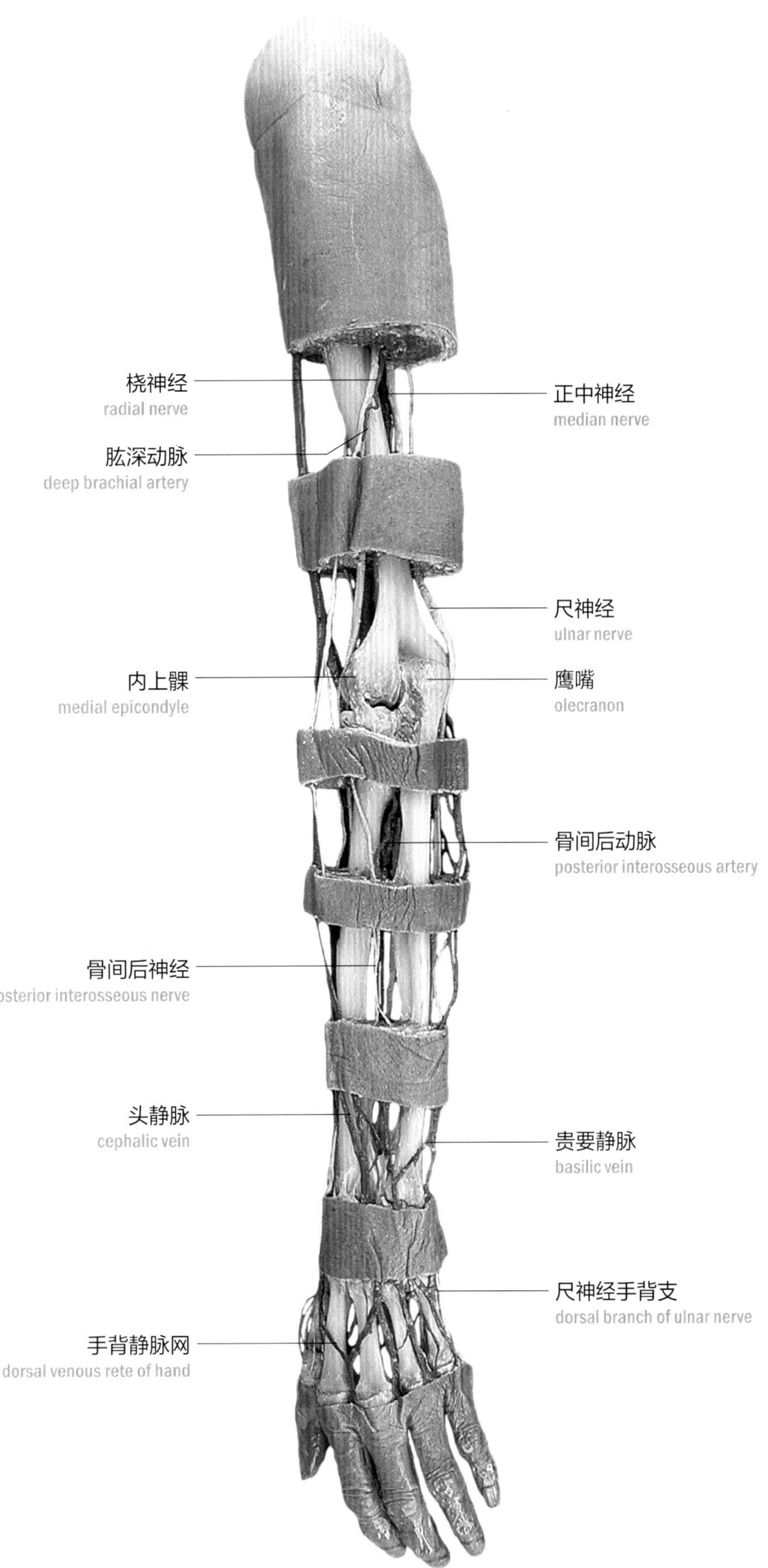
桡神经
radial nerve
肱深动脉
deep brachial artery
正中神经
median nerve
尺神经
ulnar nerve
内上髁
medial epicondyle
鹰嘴
olecranon
骨间后动脉
posterior interosseous artery
骨间后神经
posterior interosseous nerve
头静脉
cephalic vein
贵要静脉
basilic vein
尺神经手背支
dorsal branch of ulnar nerve
手背静脉网
dorsal venous rete of hand

图 2-30　上肢神经血管立体后面观

Fig. 2-30　Three-dimensional posterior aspect of upper limb nerves and blood vessels

第三章

躯干区阻滞麻醉应用解剖

躯干区的阻滞麻醉多是在背部或称脊柱区进行，因此掌握背部或脊柱区的解剖层次结构和神经的走行等对提高神经阻滞技术和效果十分重要。本章节重点复习脊柱区的解剖层次和结构。

一、皮肤

脊柱区的皮肤厚而致密，特别是腰部，移动性较小。

二、浅筋膜

脊柱区浅筋膜的多少因人而异，体型较胖者浅筋膜较厚，体型较瘦者则反之。

三、深筋膜

脊柱区的深筋膜厚而致密，特别是腰区。深筋膜除向内连结棘上韧带和包裹脊柱区外，还是背阔肌、腹外斜肌等的起点。

四、脊柱区的肌肉及其层次

1. 斜方肌（上部）；背阔肌（下部）。

2. 小菱形肌、大菱形肌、头夹肌、颈夹肌（上部）；上后锯肌、下后锯肌（下部）。

3. 竖脊肌

（1）棘肌（内侧）。

（2）最长肌（中间）。

（3）髂肋肌（外侧）。

（4）半棘肌。

4. 头后小直肌、头后大直肌、头下斜肌和头上斜肌。

五、经皮至硬膜外隙的层次

皮肤→皮下组织→深筋膜→棘上韧带→棘间韧带→黄韧带→硬膜外隙。

六、椎管的组成及其内容物

（一）组成

1. 前壁　后纵韧带、椎体后部及纤维环后部。

2. 后壁　椎弓及黄韧带。

3. 侧壁　椎弓根和椎间孔。

（二）内容物

1. 硬膜外隙　颈1~4椎体的硬脊膜与椎管周围紧密相邻，因而上颈段的硬膜外隙几乎无隙，在腰1椎体以下因无脊髓，所以硬膜外隙的间隙较大。

（1）脂肪：胸段及腰骶段较丰富。

（2）静脉丛：颈下段、胸下段、腰骶段较丰富，腰骶段的硬膜外隙内的静脉丛与椎体静脉、腰静脉之间都有吻合。

（3）脊神经根、脊神经节：①脊神经位于椎管两侧，介于硬脊膜至椎间孔之间。②脊神经节位于椎间孔后壁的稍内侧、黄韧带的前方。

2. 硬脊膜　自颈段至骶段逐渐由厚变薄。上颈段最厚，腰骶段最薄。硬脊膜在枕骨大孔处与骨膜相融合，故颅内的硬膜外隙与椎管内的硬膜外隙不相通。

3. 硬膜下隙　介于硬膜与蛛网膜之间的潜在的间隙。

4. 蛛网膜　包裹于脑和脊髓的表面，但不深入脑和脊髓的沟裂内。

5. 蛛网膜下隙　介于软膜（软脑膜、软脊膜）和蛛网膜之间，其间充满脑脊液。该间隙在某些部位扩大为池（脚间隙、小脑延髓池和终池等）。

6. 软膜　紧贴脑和脊髓的表面并深入脑和脊髓的沟裂内，其表面有营养脑和脊髓的血管。软脊膜在脊髓的两侧增厚并向外侧突出形成齿状韧带。

7. 脊髓　颈膨大、腰膨大、脊髓圆锥、马尾、终丝。

本章节以连续层次多方位展示脊柱组成和椎管的层次结构，为椎管内给药提供形态学资料。

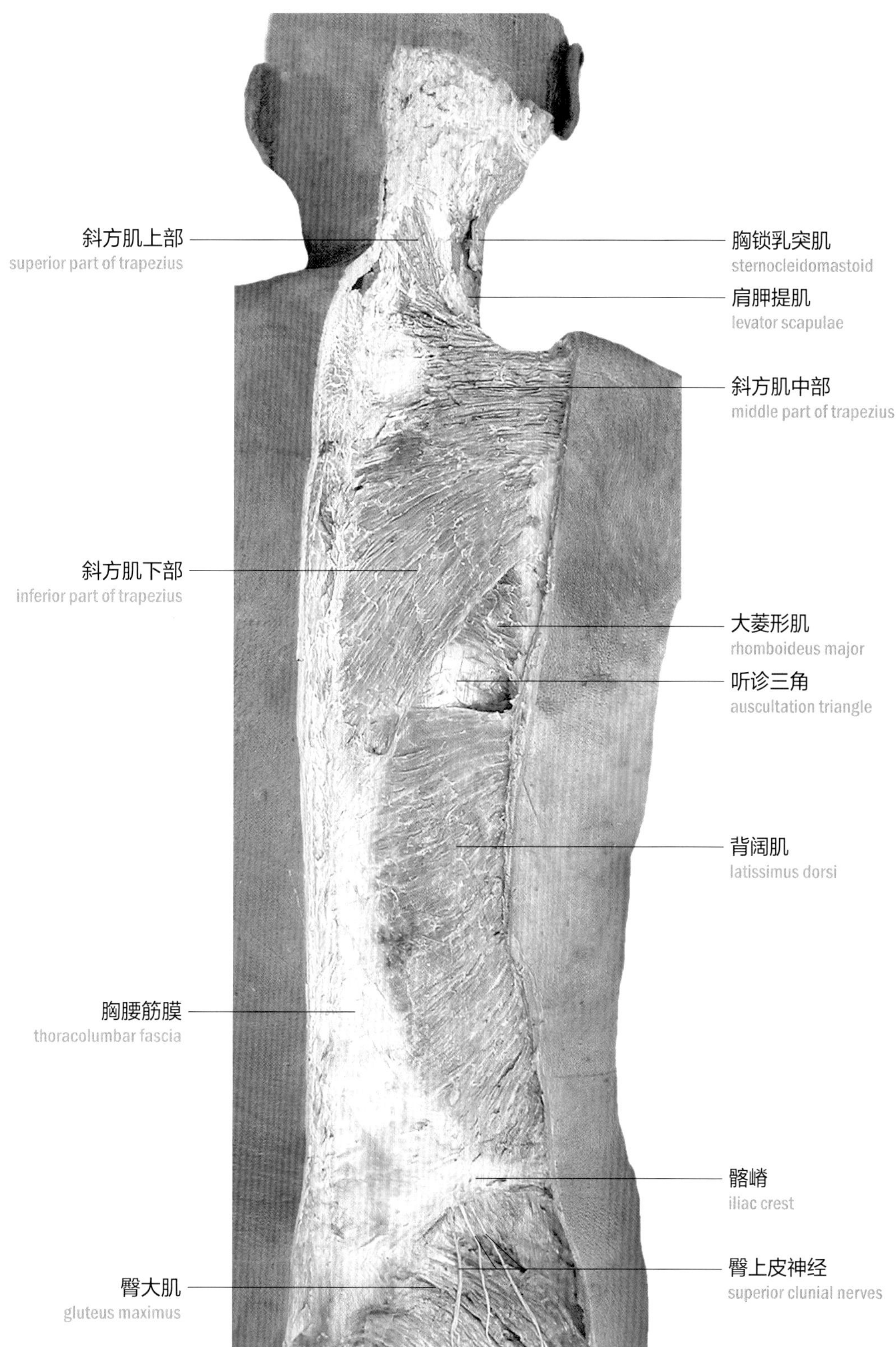
斜方肌上部
superior part of trapezius
胸锁乳突肌
sternocleidomastoid
肩胛提肌
levator scapulae
斜方肌中部
middle part of trapezius
斜方肌下部
inferior part of trapezius
大菱形肌
rhomboideus major
听诊三角
auscultation triangle
背阔肌
latissimus dorsi
胸腰筋膜
thoracolumbar fascia
髂嵴
iliac crest
臀上皮神经
superior clunial nerves
臀大肌
gluteus maximus

图 3-1 背部浅层结构

Fig. 3-1 Superficial structure of the back

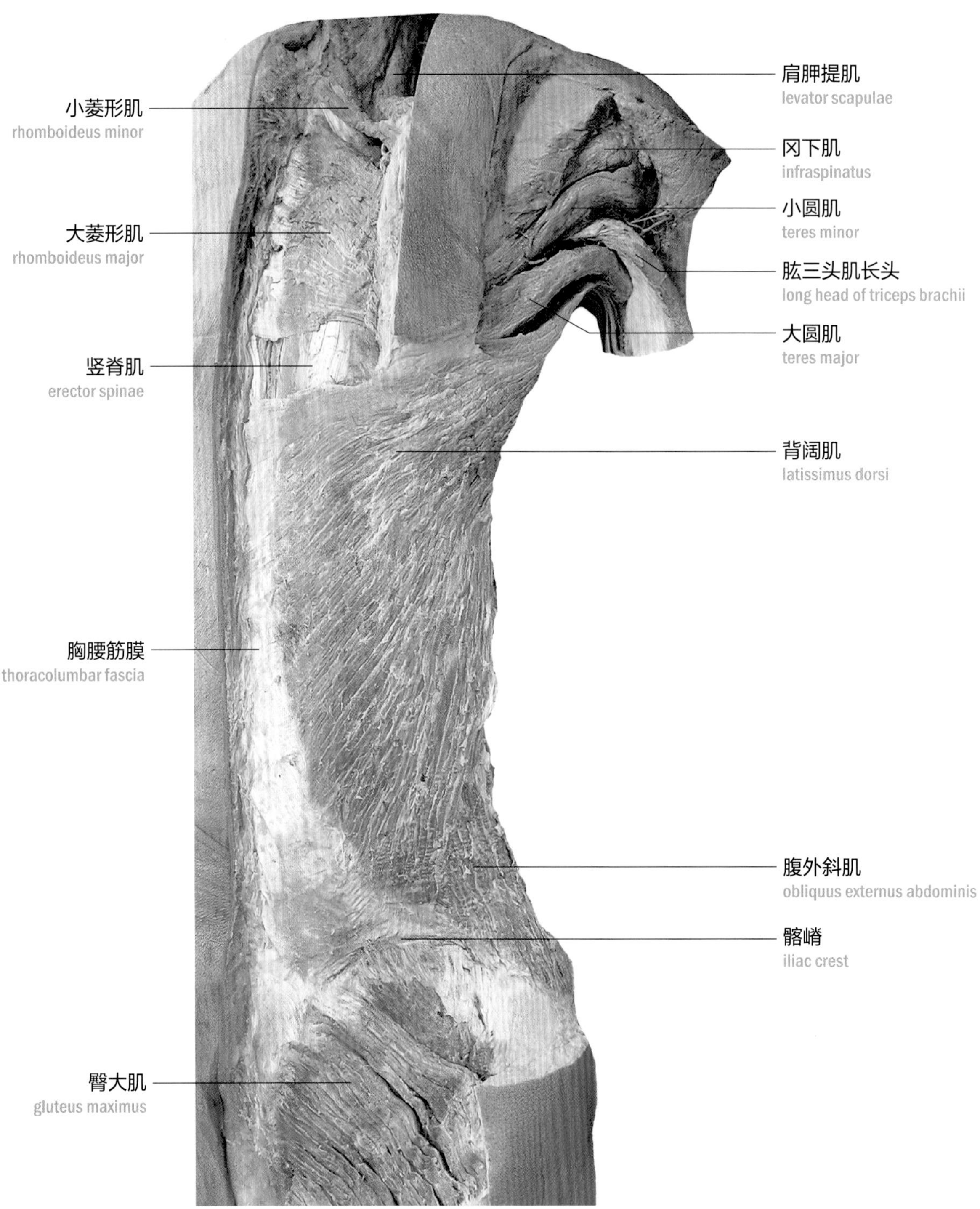
小菱形肌
rhomboideus minor
大菱形肌
rhomboideus major
竖脊肌
erector spinae
胸腰筋膜
thoracolumbar fascia
臀大肌
gluteus maximus
肩胛提肌
levator scapulae
冈下肌
infraspinatus
小圆肌
teres minor
肱三头肌长头
long head of triceps brachii
大圆肌
teres major
背阔肌
latissimus dorsi
腹外斜肌
obliquus externus abdominis
髂嵴
iliac crest

图 3-2　菱形肌

Fig. 3-2　Rhomboid

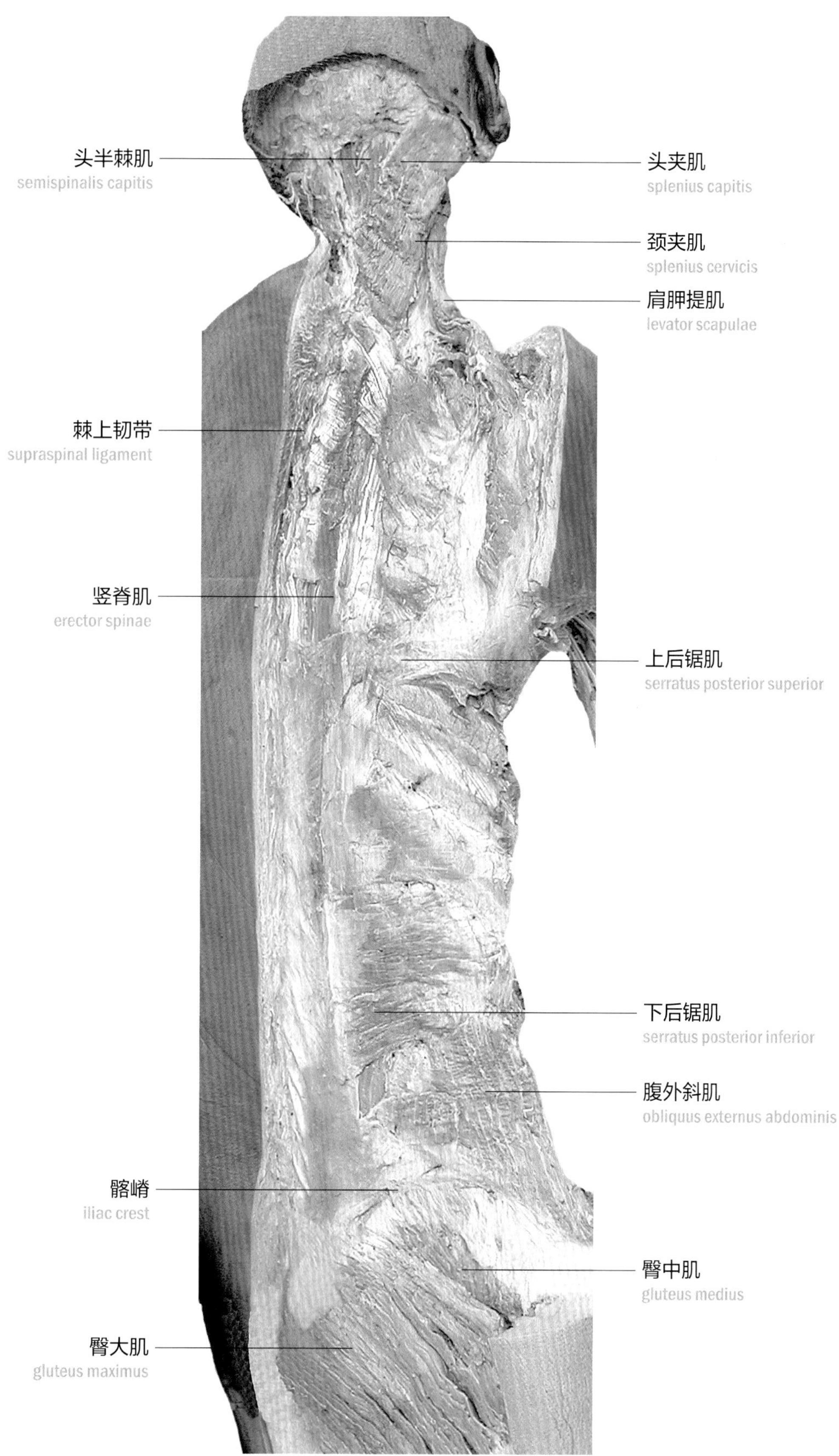
头半棘肌
semispinalis capitis
头夹肌
splenius capitis
颈夹肌
splenius cervicis
肩胛提肌
levator scapulae
棘上韧带
supraspinal ligament
竖脊肌
erector spinae
上后锯肌
serratus posterior superior
下后锯肌
serratus posterior inferior
腹外斜肌
obliquus externus abdominis
髂嵴
iliac crest
臀中肌
gluteus medius
臀大肌
gluteus maximus

图 3-3 头夹肌、上、下后锯肌

Fig. 3-3 Splenius capitis, serratus posterior superior and inferior

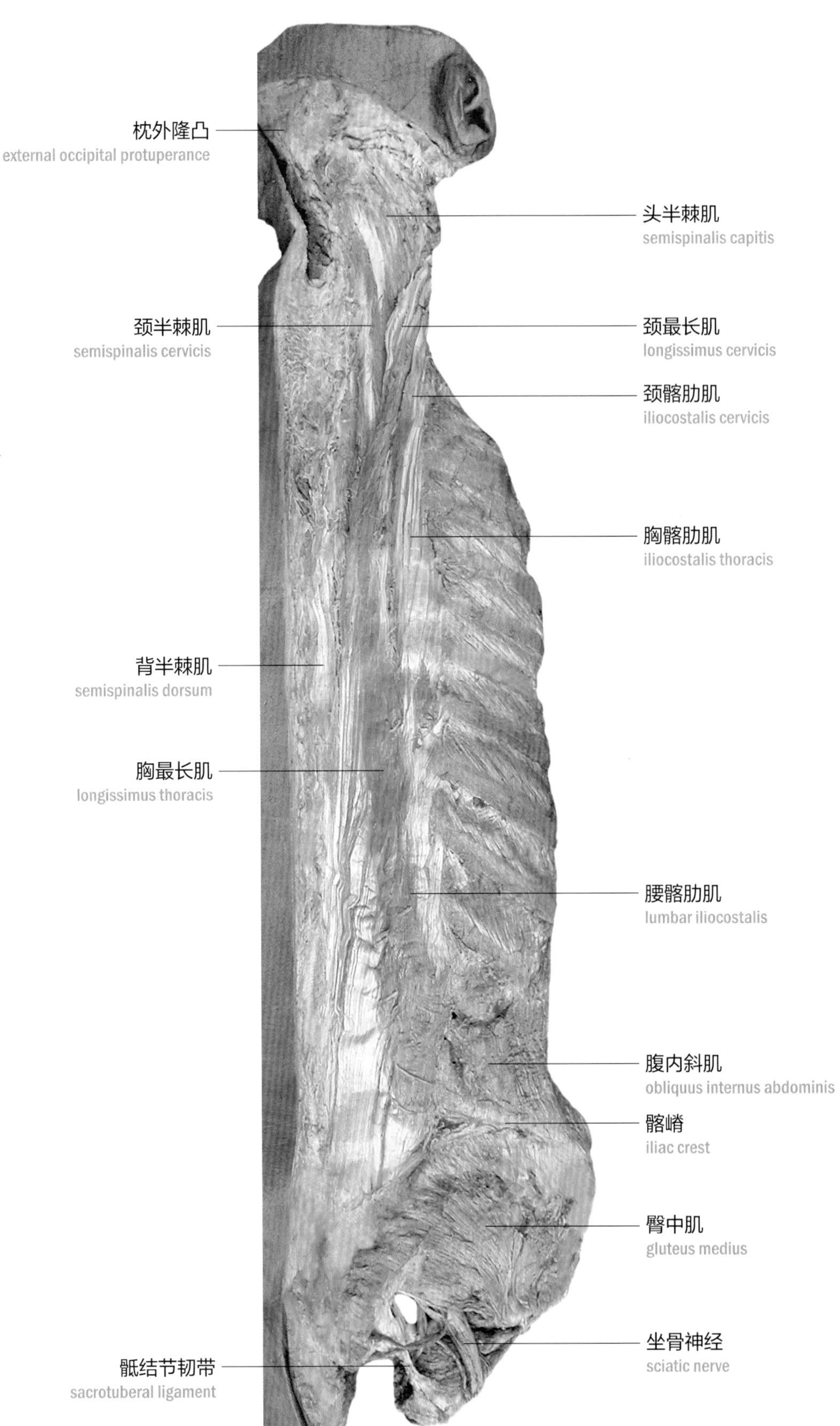
枕外隆凸
external occipital protuperance
头半棘肌
semispinalis capitis
颈半棘肌
semispinalis cervicis
颈最长肌
longissimus cervicis
颈髂肋肌
iliocostalis cervicis
胸髂肋肌
iliocostalis thoracis
背半棘肌
semispinalis dorsum
胸最长肌
longissimus thoracis
腰髂肋肌
lumbar iliocostalis
腹内斜肌
obliquus internus abdominis
髂嵴
iliac crest
臀中肌
gluteus medius
坐骨神经
sciatic nerve
骶结节韧带
sacrotuberal ligament

图 3-4 竖脊肌

Fig. 3-4 Erector spinae

脊柱区软组织的应用解剖学要点

脊柱区软组织包括项部、背部（胸背部、腰背部）和骶尾部的皮肤以及浅筋膜、深筋膜、背肌和神经血管等。

脊柱区皮肤较厚，移动性小，有较为丰富的毛囊和皮脂腺。浅筋膜致密而厚，含有较多脂肪，有大量的结缔组织、纤维束与深筋膜相连。深筋膜包括两个部分：①项区的深筋膜分为浅、深二层，包裹斜方肌。浅层在斜方肌表面，深层在斜方肌深层，称项筋膜。②胸背和腰区的筋膜也分为浅、深二层，浅层较薄弱。肌层由浅至深，可分为四层：第 1 层有斜方肌和背阔肌；第 2 层自上而下有夹肌、肩胛提肌、菱形肌，上后锯肌、下后锯肌；第 3 层为竖脊肌，在项区有头夹肌、颈夹肌、头半棘肌、颈半棘肌；第 4 层自上而下为枕下肌，头后大、小直肌，头上、下斜肌，横突间肌和横突棘肌。

背部第 1 层肌的纤维均为斜行，第 2 层肌的纤维有纵行和横行两种，第 3 层肌的纤维均为纵行，第 4 层为短的纵行纤维。

背部浅筋膜和深筋膜分隔背肌的层次，分布于背区的神经血管均由深层斜穿背部筋膜和肌层。腰背部筋膜和肌肉牵拉或扭伤，会引起肌的水肿、纤维增粗或形成肌间筋膜的结缔组织增生，常压迫由深至浅行于肌层之间斜行的脊神经后支，是腰腿痛的常见解剖学原因。

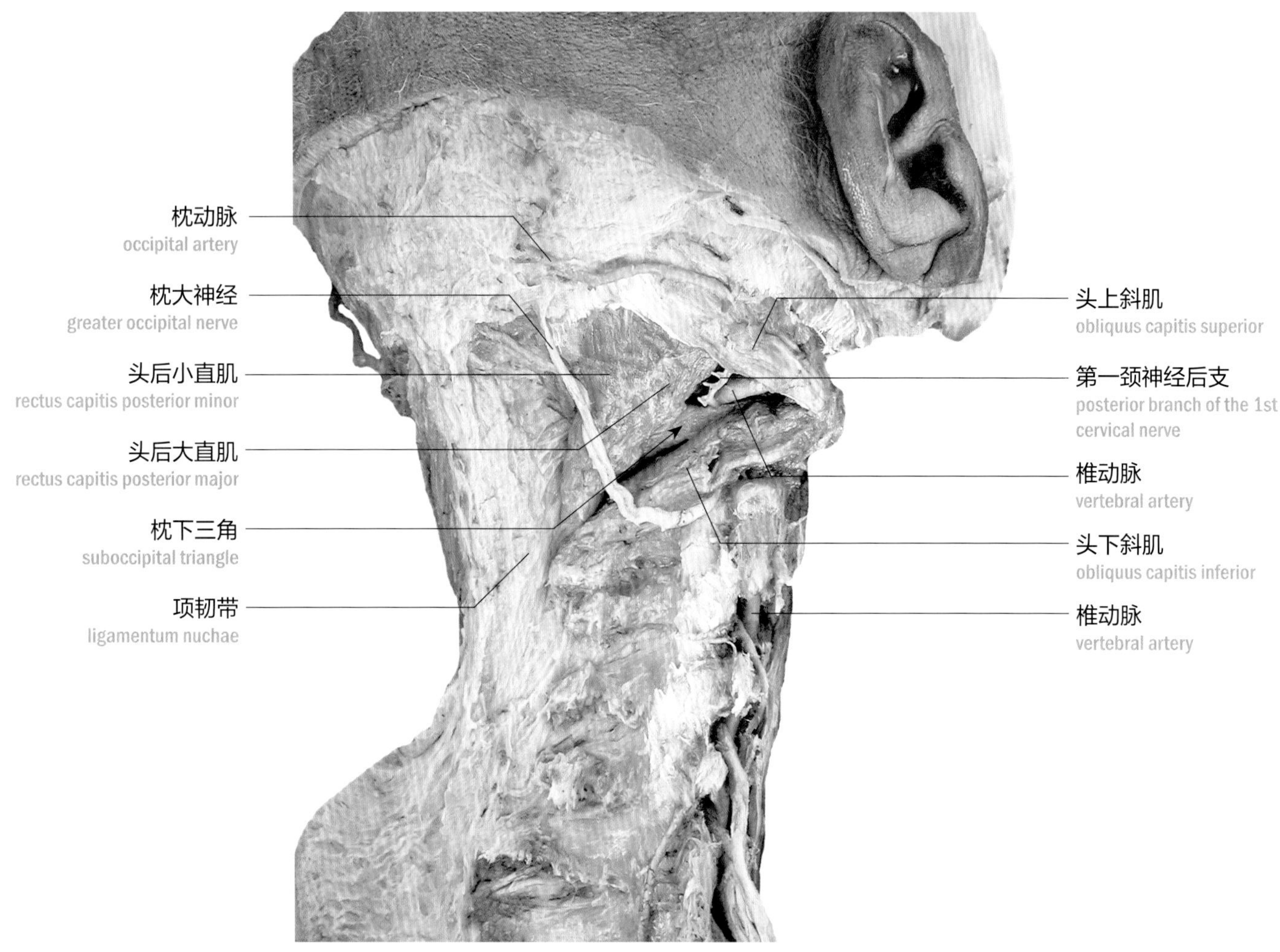

枕动脉
occipital artery
枕大神经
greater occipital nerve
头后小直肌
rectus capitis posterior minor
头后大直肌
rectus capitis posterior major
枕下三角
suboccipital triangle
项韧带
ligamentum nuchae
头上斜肌
obliquus capitis superior
第一颈神经后支
posterior branch of the 1st cervical nerve
椎动脉
vertebral artery
头下斜肌
obliquus capitis inferior
椎动脉
vertebral artery

图 3-5　枕下三角

Fig. 3-5　Suboccipital triangle

枕下三角的应用解剖学要点

枕下三角位于枕下、项区上部深层，是由枕下肌围成的三角形，内侧界为头后大直肌，外侧界为头上斜肌，外下界为头下斜肌。三角的底为寰枕后膜和寰椎后弓，浅面借致密结缔组织与夹肌和半棘肌相贴，枕大神经穿行其间。三角内有枕下神经（第 1 颈神经后支）和椎动脉的第 3 段经过。椎动脉穿经寰椎的横突孔转向内，行于寰椎后弓上面的椎动脉沟内，穿寰枕后膜入椎管，再经枕骨大孔入颅内。

应用解剖

1. 头部过度旋转或枕下肌痉挛可压迫椎动脉，使颅内供血不足。

2. 头半棘肌深层与头后大直肌之间有枕动脉，当椎动脉供血不足时，可在此处行枕动脉与椎动脉第 3 段的端侧吻接，以增加椎动脉供血量。

3. 项部至枕下三角的层次：皮肤→浅筋膜→斜方肌→头夹肌→头半棘肌→枕下三角。头半棘肌深层有丰富的静脉丛。

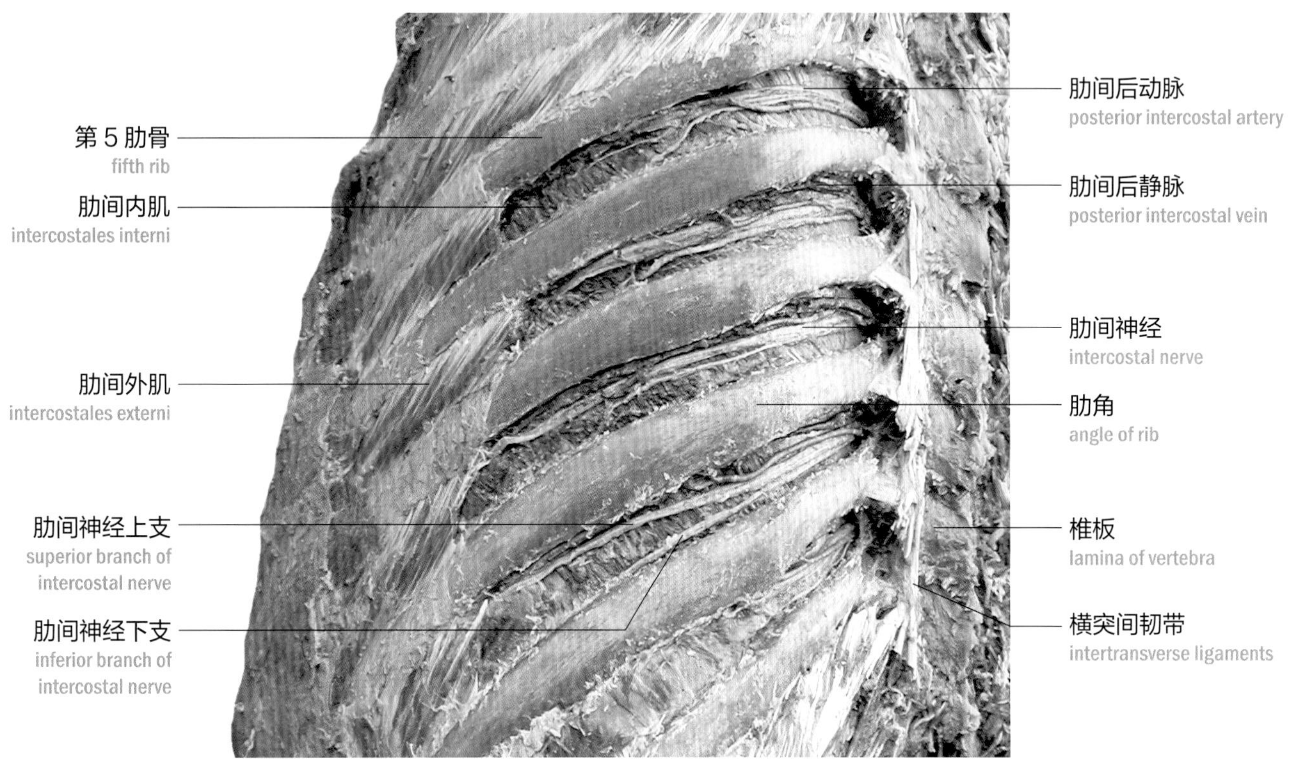
第 5 肋骨
fifth rib
肋间内肌
intercostales interni
肋间外肌
intercostales externi
肋间神经上支
superior branch of intercostal nerve
肋间神经下支
inferior branch of intercostal nerve
肋间后动脉
posterior intercostal artery
肋间后静脉
posterior intercostal vein
肋间神经
intercostal nerve
肋角
angle of rib
椎板
lamina of vertebra
横突间韧带
intertransverse ligaments

图 3-6 肋间隙内结构

Fig. 3-6 Structures in the intercostal space

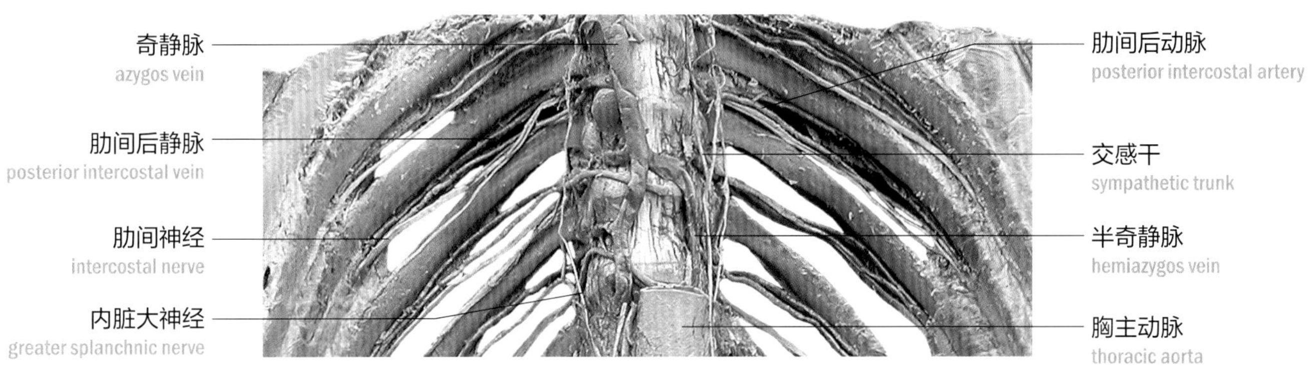
奇静脉
azygos vein
肋间后静脉
posterior intercostal vein
肋间神经
intercostal nerve
内脏大神经
greater splanchnic nerve
肋间后动脉
posterior intercostal artery
交感干
sympathetic trunk
半奇静脉
hemiazygos vein
胸主动脉
thoracic aorta

图 3-7　肋间神经

Fig. 3-7　Intercostal nerves

肋间神经（2~11 对）的应用解剖学要点

肋间神经出椎间孔后，越过横突上韧带前方进入相应的肋间隙，沿肋间血管下方的肋间内膜与胸膜壁层之间走向外侧，至肋角处贴近肋沟，而向外进入肋间最内肌与肋间内肌之间，至腋前线前方又居肋间内肌和胸膜之间，伴血管而离开肋沟，行于上下两肋之间。第 3~6 对的肋间神经趋近胸骨侧缘时，跨胸廓内动脉与胸横肌的前面，穿肋间内肌、肋间外膜、胸大肌和深筋膜至皮肤的分支，称前皮支。第 7~11 对肋间神经至肋弓内面时，穿膈与腹横肌进入腹前壁。

肋间神经阻滞术：进针点常选在竖脊肌的外侧缘或腋前线处。穿刺层次：①竖脊肌外侧缘的层次为皮肤→皮下组织→背阔肌→肋间外肌→肋间神经。②腋前线处的层次为皮肤→皮下组织→深筋膜→前锯肌→肋间外肌→肋间神经。

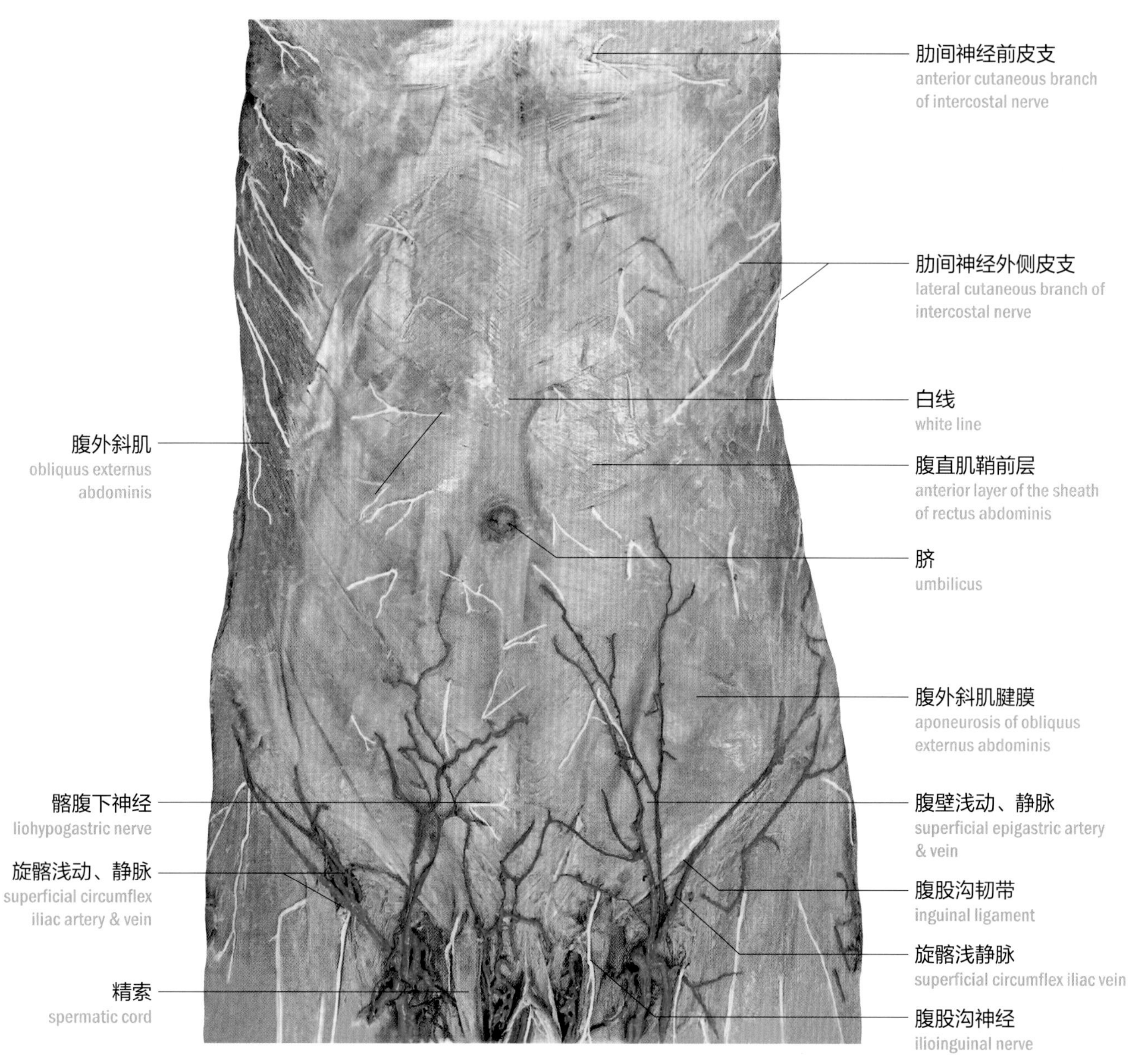
肋间神经前皮支
anterior cutaneous branch of intercostal nerve
肋间神经外侧皮支
lateral cutaneous branch of intercostal nerve
白线
white line
腹外斜肌
obliquus externus abdominis
腹直肌鞘前层
anterior layer of the sheath of rectus abdominis
脐
umbilicus
腹外斜肌腱膜
aponeurosis of obliquus externus abdominis
髂腹下神经
liohypogastric nerve
腹壁浅动、静脉
superficial epigastric artery & vein
旋髂浅动、静脉
superficial circumflex iliac artery & vein
腹股沟韧带
inguinal ligament
旋髂浅静脉
superficial circumflex iliac vein
精索
spermatic cord
腹股沟神经
ilioinguinal nerve

图 3-8 肋间神经分布前面观

Fig. 3-8 Anterior aspect of intercostal nerve

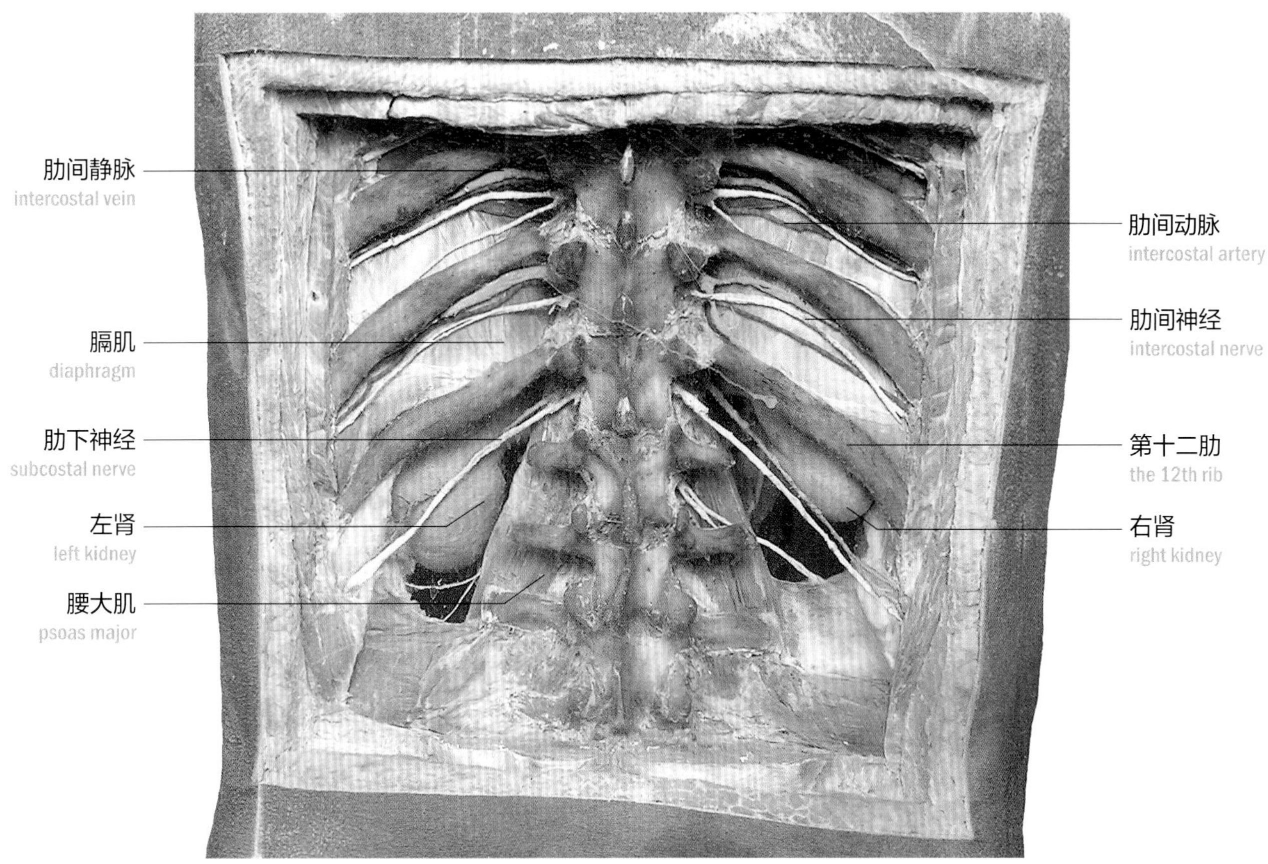
肋间静脉
intercostal vein
肋间动脉
intercostal artery
肋间神经
intercostal nerve
膈肌
diaphragm
肋下神经
subcostal nerve
第十二肋
the 12th rib
左肾
left kidney
右肾
right kidney
腰大肌
psoas major

图 3-9 肋间神经后面观

Fig. 3-9 Posterior view of intercostal nerve

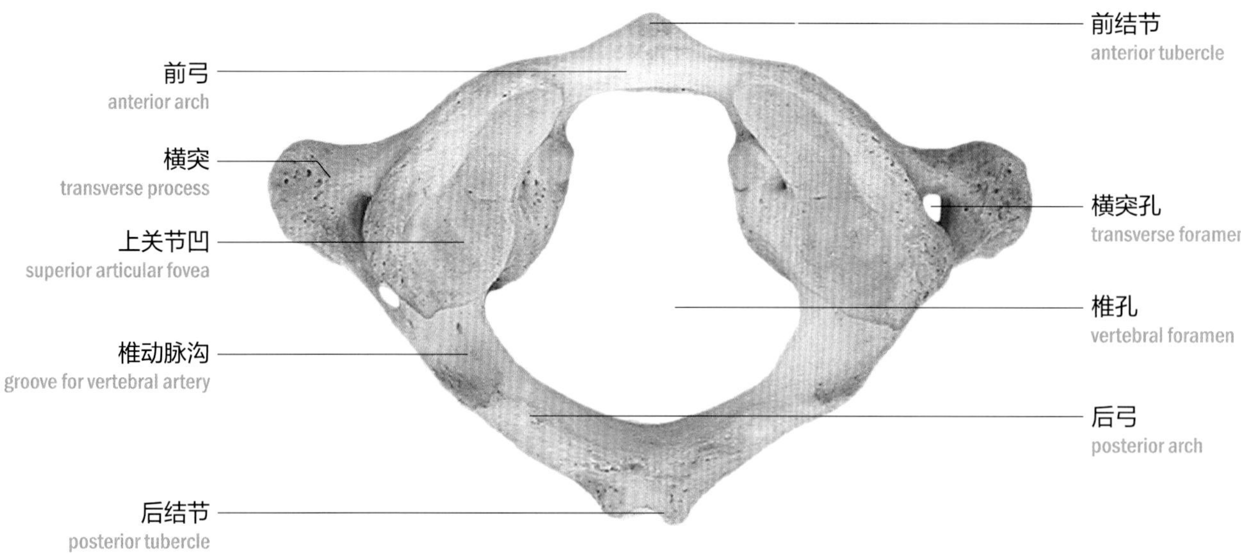
前结节
anterior tubercle
前弓
anterior arch
横突
transverse process
横突孔
transverse foramen
上关节凹
superior articular fovea
椎孔
vertebral foramen
椎动脉沟
groove for vertebral artery
后弓
posterior arch
后结节
posterior tubercle

图 3-10　寰椎上面观

Fig. 3-10　Superior aspect of atlas

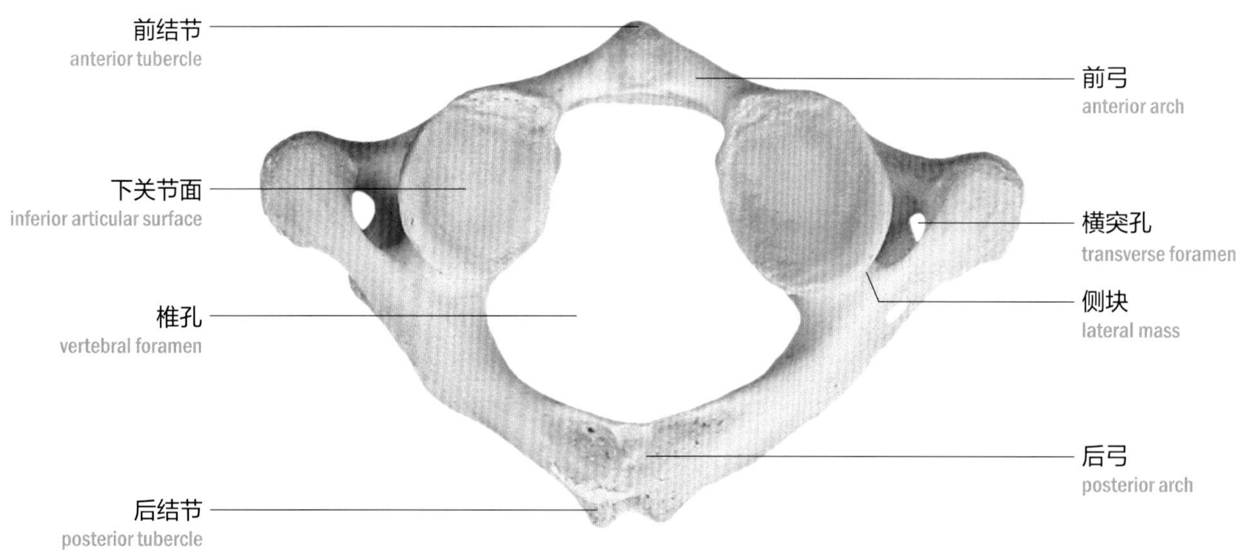
前结节
anterior tubercle
前弓
anterior arch
下关节面
inferior articular surface
横突孔
transverse foramen
椎孔
vertebral foramen
侧块
lateral mass
后弓
posterior arch
后结节
posterior tubercle

图 3-11　寰椎下面观

Fig. 3-11　Inferior aspect of atlas

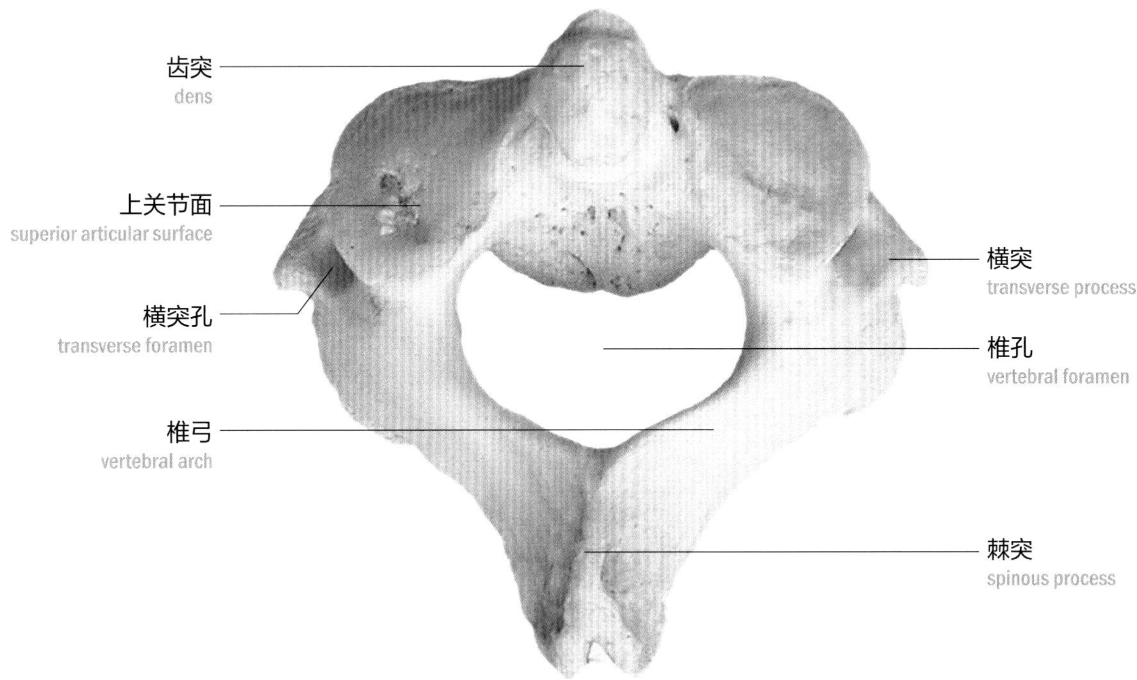
齿突
dens
上关节面
superior articular surface
横突孔
transverse foramen
椎弓
vertebral arch
横突
transverse process
椎孔
vertebral foramen
棘突
spinous process

图 3-12　枢椎上面观

Fig. 3-12　Superior aspect of axis

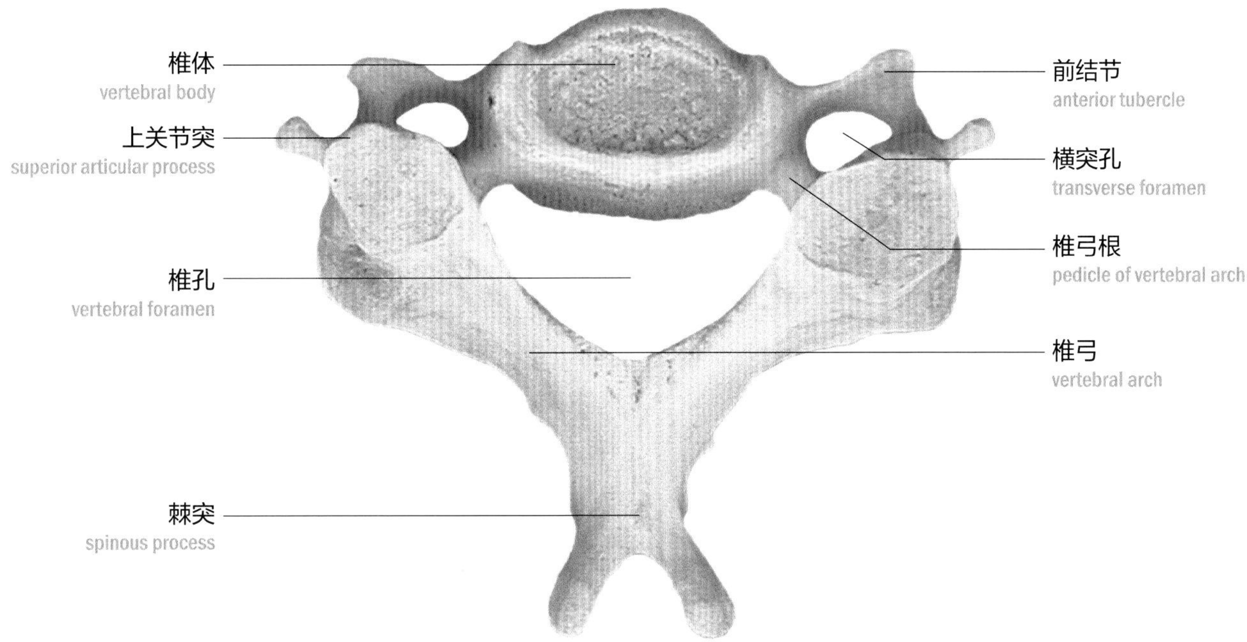
椎体
vertebral body
上关节突
superior articular process
椎孔
vertebral foramen
棘突
spinous process
前结节
anterior tubercle
横突孔
transverse foramen
椎弓根
pedicle of vertebral arch
椎弓
vertebral arch

图 3-13　第 6 颈椎上面观

Fig. 3-13　Superior aspect of the 6th cervical vertebra

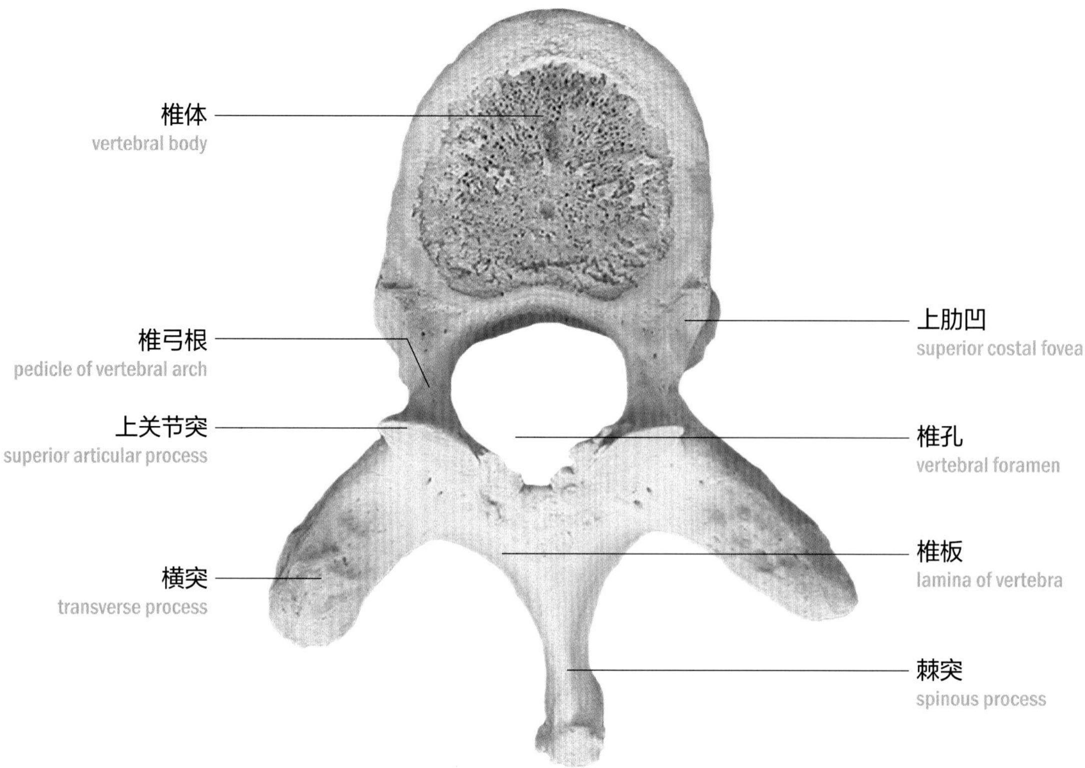
椎体
vertebral body
椎弓根
pedicle of vertebral arch
上关节突
superior articular process
横突
transverse process
上肋凹
superior costal fovea
椎孔
vertebral foramen
椎板
lamina of vertebra
棘突
spinous process

图 3-14　胸椎上面观

Fig. 3-14　Superior aspect of thoracic vertebra

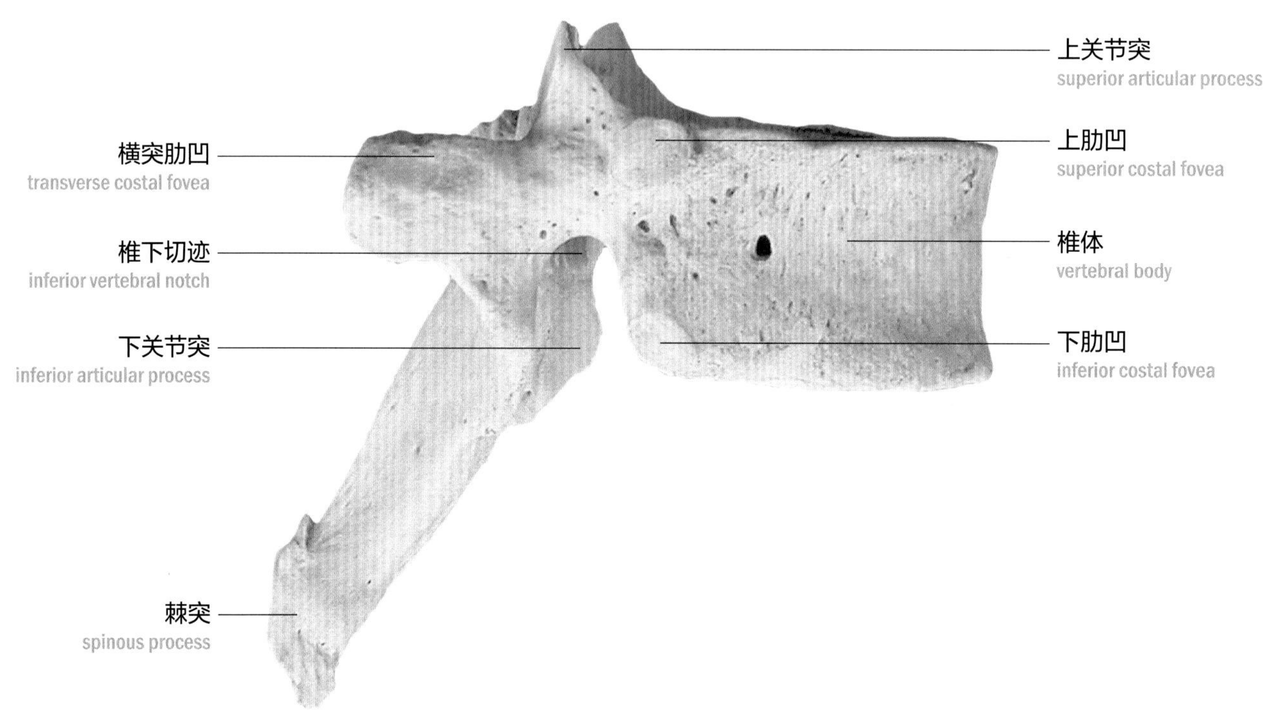
上关节突
superior articular process
横突肋凹
transverse costal fovea
上肋凹
superior costal fovea
椎下切迹
inferior vertebral notch
椎体
vertebral body
下关节突
inferior articular process
下肋凹
inferior costal fovea
棘突
spinous process

图 3-15　胸椎侧面观

Fig. 3-15　Lateral aspect of thoracic vertebra

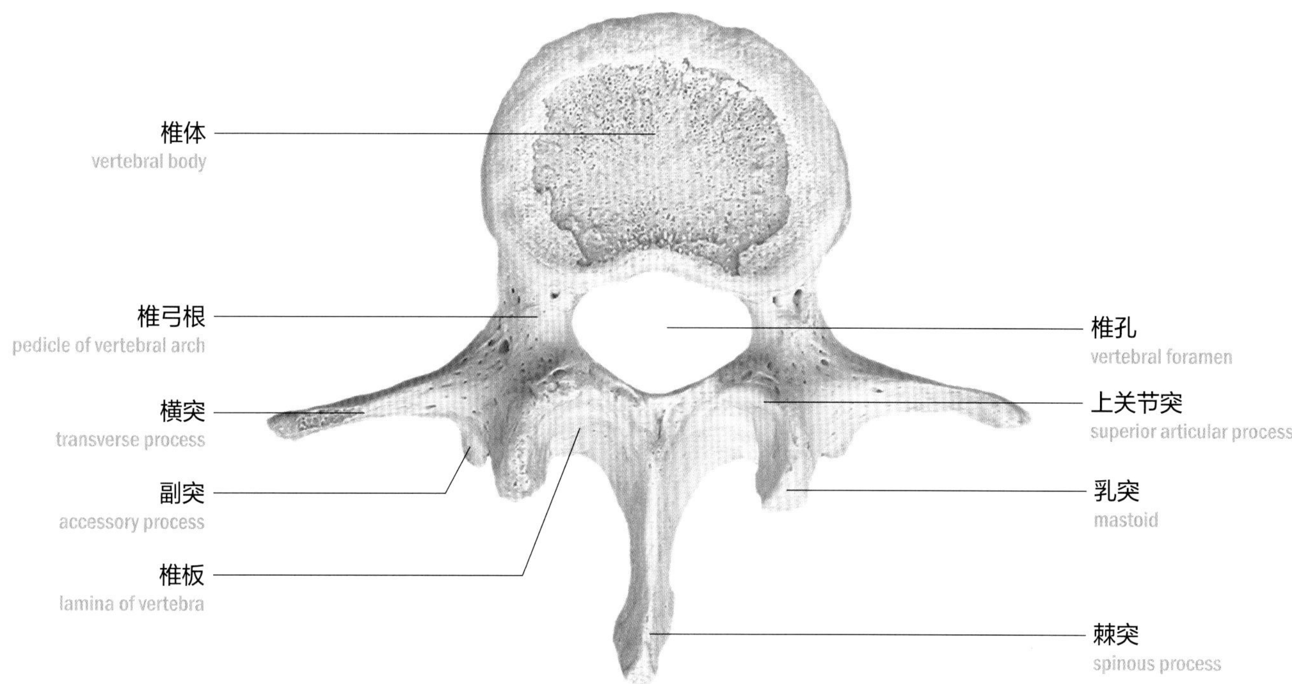
椎体
vertebral body
椎弓根
pedicle of vertebral arch
横突
transverse process
副突
accessory process
椎板
lamina of vertebra
椎孔
vertebral foramen
上关节突
superior articular process
乳突
mastoid
棘突
spinous process

图 3-16　腰椎上面观

Fig. 3-16　Superior aspect of lumbar vertebra

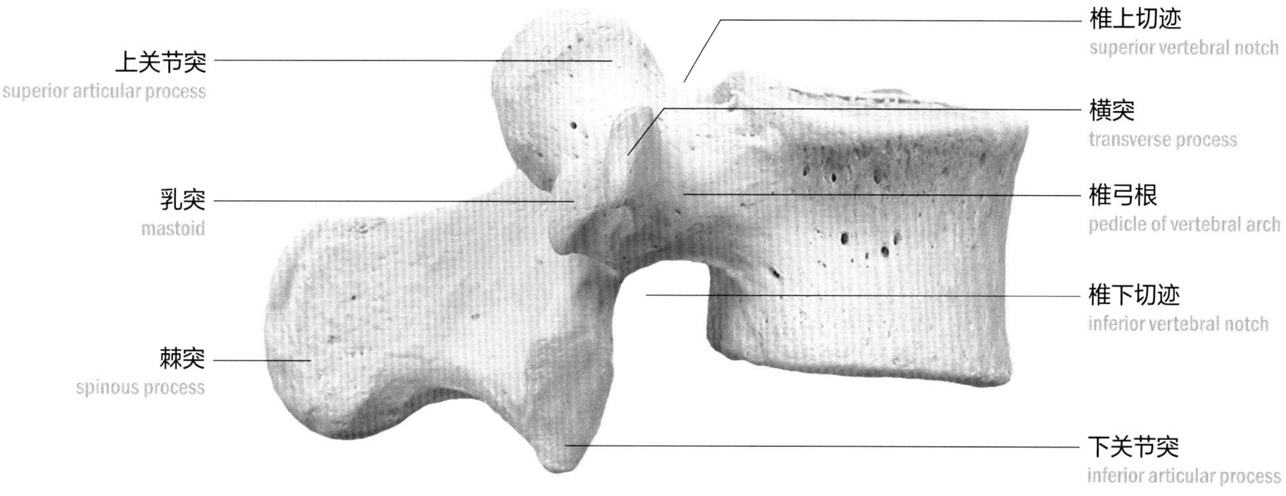
上关节突
superior articular process
乳突
mastoid
棘突
spinous process
椎上切迹
superior vertebral notch
横突
transverse process
椎弓根
pedicle of vertebral arch
椎下切迹
inferior vertebral notch
下关节突
inferior articular process

图 3-17　腰椎侧面观

Fig. 3-17　Lateral aspect of lumbar vertebra

骶管裂孔的应用解剖学要点

骶管裂孔是介于第 4 骶椎棘突和左右骶角所围成的三角形凹陷。在发育中骶管裂孔主要是由于第 5 骶椎的两侧椎弓未愈合以及椎弓板和棘突缺损所致，裂孔的形状可为三角形（23.0%）、尖长形（19.4%）、马蹄形（20%）、方形（11.3%）或者长方形（11.3%），不规则形（15.0%）。骶管裂孔的高度为 22.1~24.0mm。

应用解剖：掌握骶管裂孔的形态，是实行骶管麻醉必要的解剖学依据。

进针点：两骶角之间，尾骨尖上方 4~5cm 处。穿刺层次：皮肤→浅筋膜→深筋膜→骶背侧韧带→骶管裂孔→骶神经。

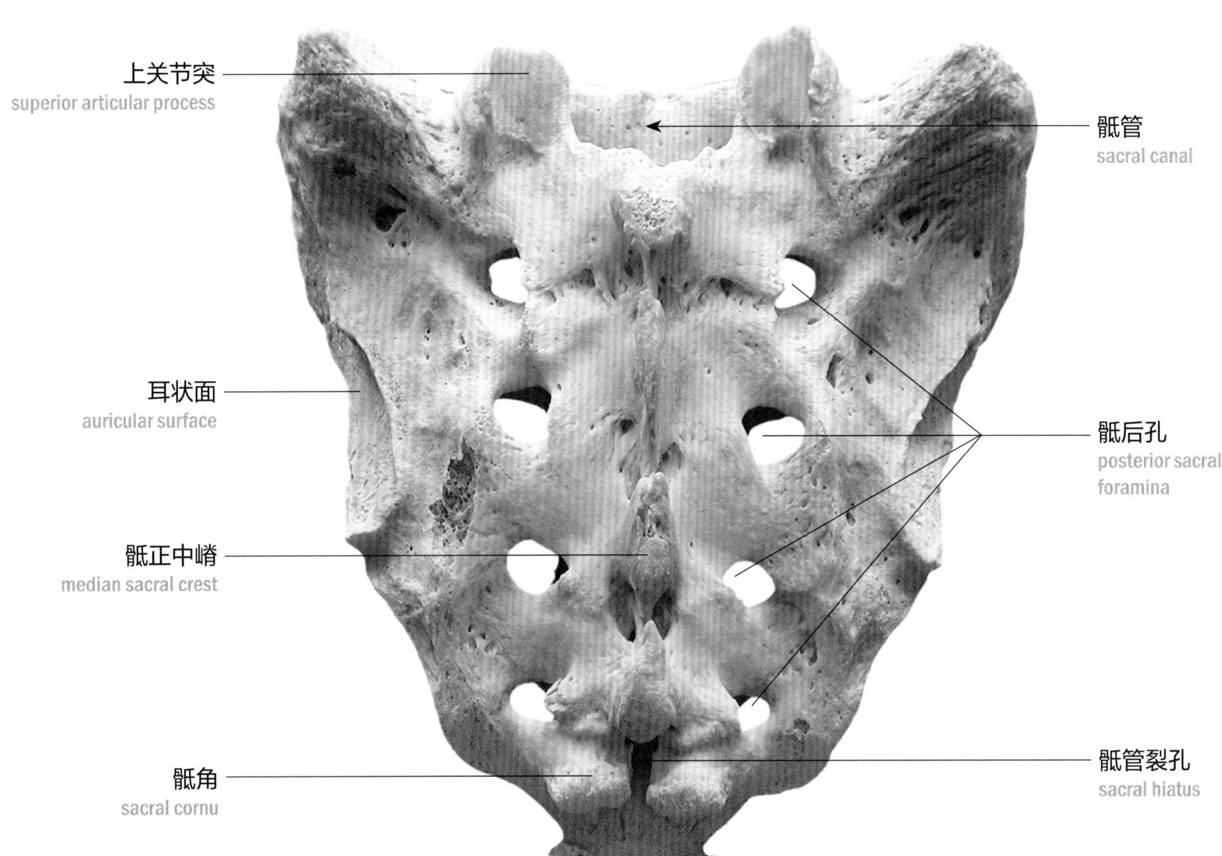
上关节突
superior articular process
骶管
sacral canal
耳状面
auricular surface
骶后孔
posterior sacral foramina
骶正中嵴
median sacral crest
骶角
sacral cornu
骶管裂孔
sacral hiatus

A

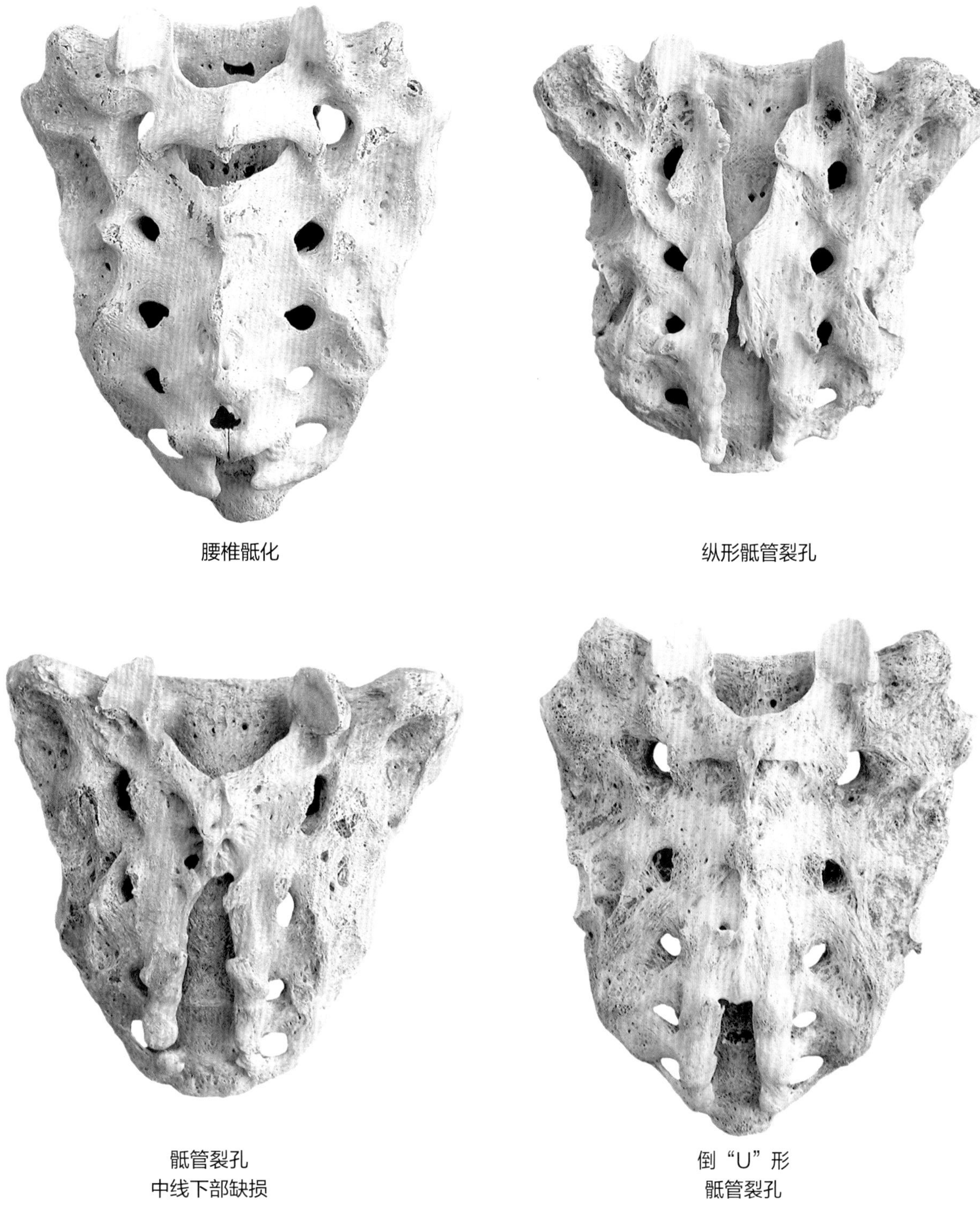
腰椎骶化
纵形骶管裂孔
骶管裂孔
中线下部缺损
倒“U”形
骶管裂孔
B

图 3-18　骶骨后面观及骶管裂孔

Fig. 3-18　Posterior aspect of sacrum and sacral hiatus

A. 骶骨后面的一般形态；B. 腰椎骶化变异及不同形态的骶管裂孔

A. General morphology of the back of the sacrum;B. Lumbar sacralization and different morphology of the sacral hiatus.

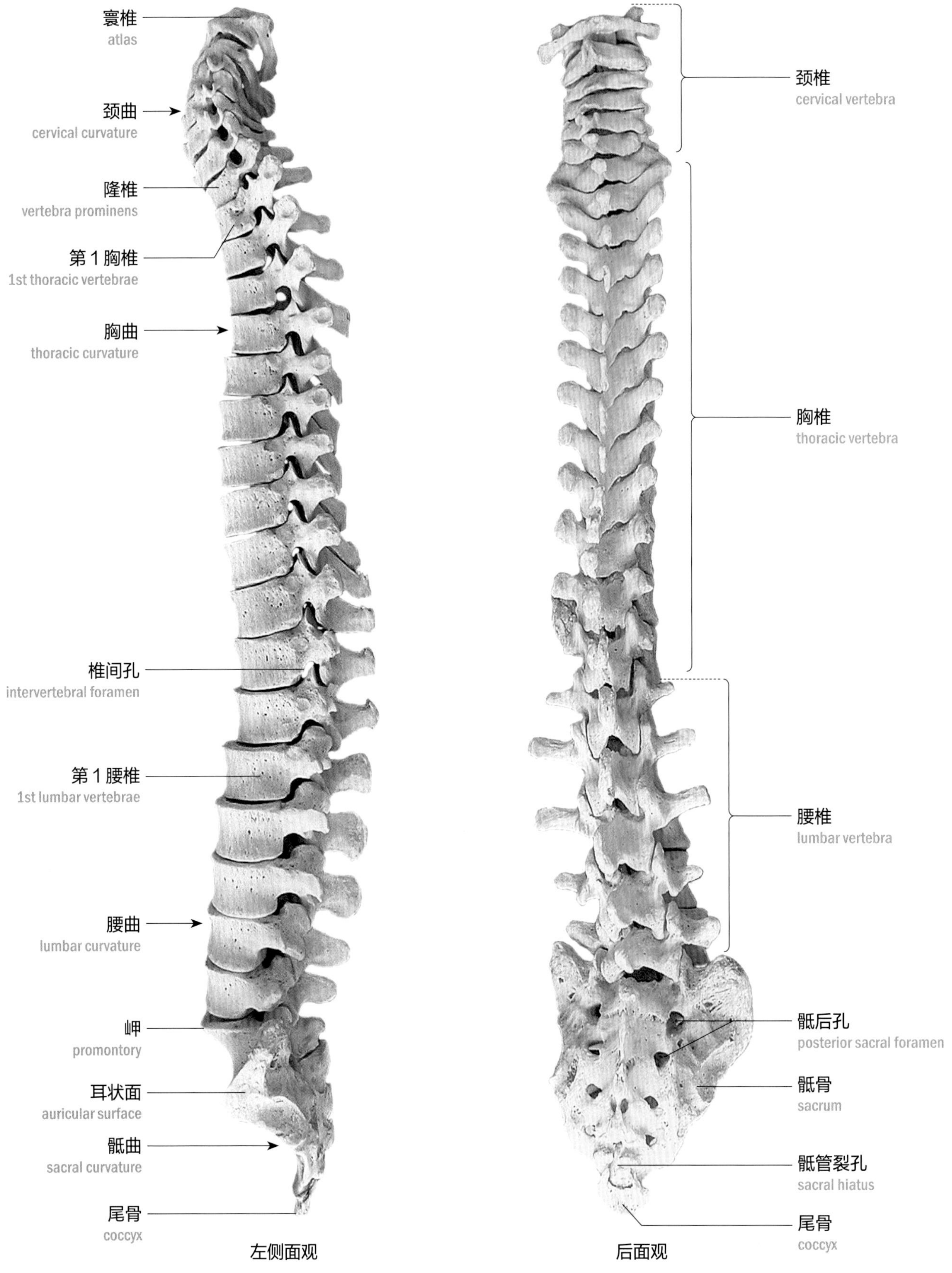

寰椎
atlas
颈曲
cervical curvature
隆椎
vertebra prominens
第 1 胸椎
1st thoracic vertebrae
胸曲
thoracic curvature
椎间孔
intervertebral foramen
第 1 腰椎
1st lumbar vertebrae
腰曲
lumbar curvature
岬
promontory
耳状面
auricular surface
骶曲
sacral curvature
尾骨
coccyx

左侧面观

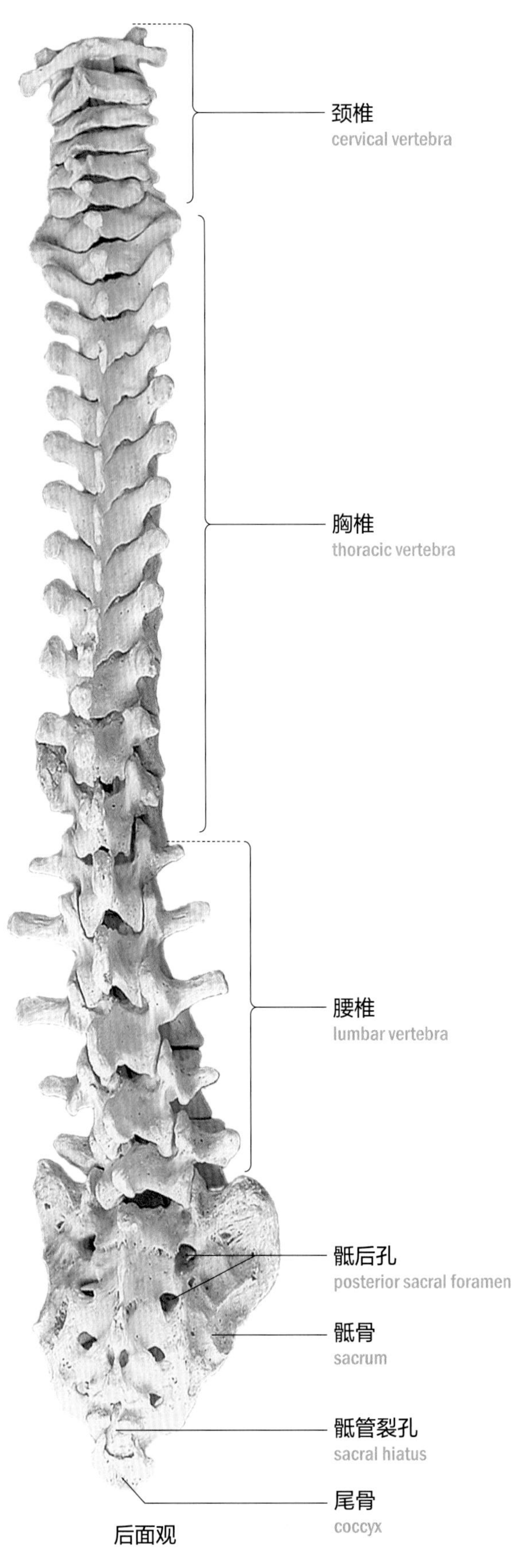
颈椎
cervical vertebra
胸椎
thoracic vertebra
腰椎
lumbar vertebra
骶后孔
posterior sacral foramen
骶骨
sacrum
骶管裂孔
sacral hiatus
尾骨
coccyx
后面观

图 3-19 脊柱（骨性）侧、后面观

Fig. 3-19 Lateral and posterior view of the bony spine

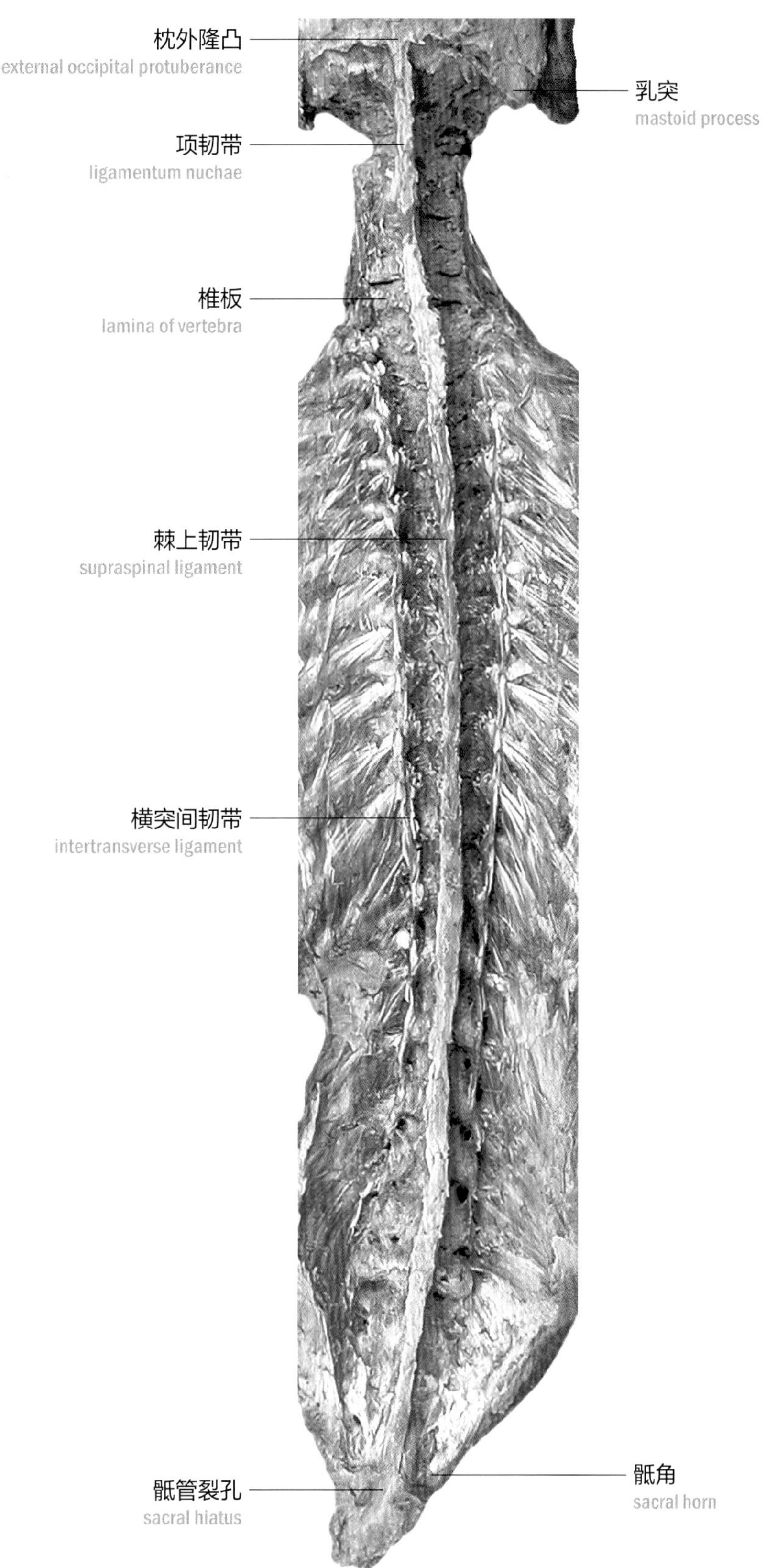
枕外隆凸
external occipital protuberance
乳突
mastoid process
项韧带
ligamentum nuchae
椎板
lamina of vertebra
棘上韧带
supraspinal ligament
横突间韧带
intertransverse ligament
骶管裂孔
sacral hiatus
骶角
sacral horn

图 3-20　棘上韧带

Fig. 3-20　Supraspinal ligament

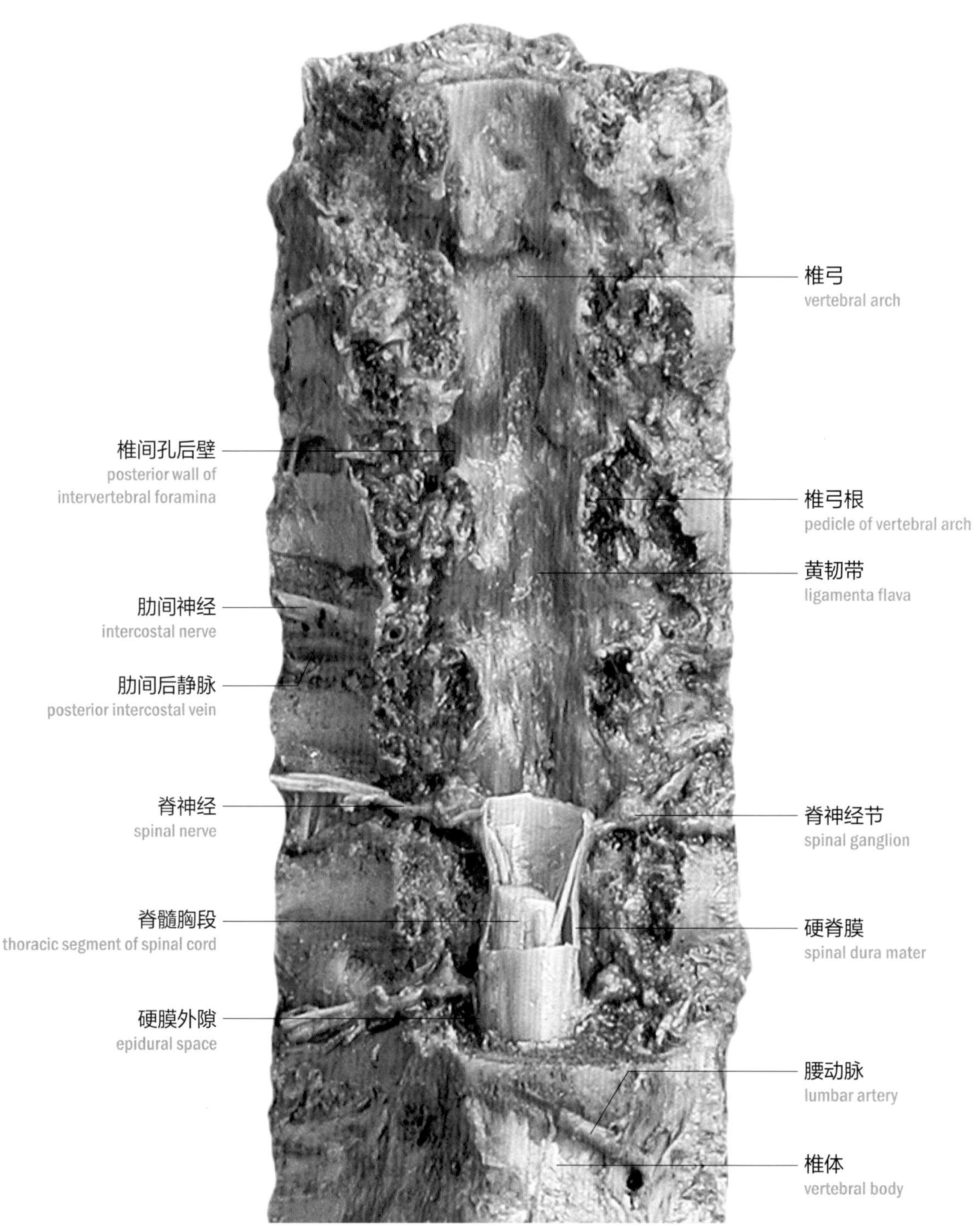
椎弓
vertebral arch
椎间孔后壁
posterior wall of
intervertebral foramina
椎弓根
pedicle of vertebral arch
黄韧带
ligamenta flava
肋间神经
intercostal nerve
肋间后静脉
posterior intercostal vein
脊神经
spinal nerve
脊神经节
spinal ganglion
脊髓胸段
thoracic segment of spinal cord
硬脊膜
spinal dura mater
硬膜外隙
epidural space
腰动脉
lumbar artery
椎体
vertebral body

图 3-21　黄韧带及椎管内结构（前面观）

Fig. 3-21　Ligamenta flava and structures in the vertebral canal (anterior view)

黄韧带（弓间韧带）的应用解剖学要点

黄韧带由厚而坚韧的黄色弹性纤维构成，连接相邻的上、下椎弓板，即上附着于上椎弓板的前面，向外至同一椎骨的下关节突根部和横突根部，向下附着于下椎板上缘的后面及上关节突上方的关节囊。在中线处，两侧黄韧带之间有一缝隙，为椎后静脉与椎管内静脉丛之间的小通道，有少许脂肪组织填充。外侧延伸至椎间关节的关节囊，黄韧带的侧缘作成椎间孔的软组织性后壁，黄韧带具有一定的弹性，其厚度约为 2~4mm，厚度由上向下逐渐增加，最厚者为腰 4~5 椎弓间的黄韧带，为 4.3mm。

应用解剖：黄韧带几乎充满整个椎弓间隙，因此以脊柱区进行硬膜外隙内阻滞穿刺术时，不管从何处进针，都必须经过黄韧带方可进入硬膜外隙，由于黄韧带较厚而坚韧，当穿刺针通过黄韧带而进入硬膜外隙时，有落空手感。

黄韧带由外延伸至并构成椎间关节的关节囊前壁，即椎间孔后壁，老年人或黄韧带受损后，导致黄韧带增生、肥厚，既可以引起椎管下窄，也可引起椎间孔从后方变狭窄而压迫脊神经，导致腰腿痛。

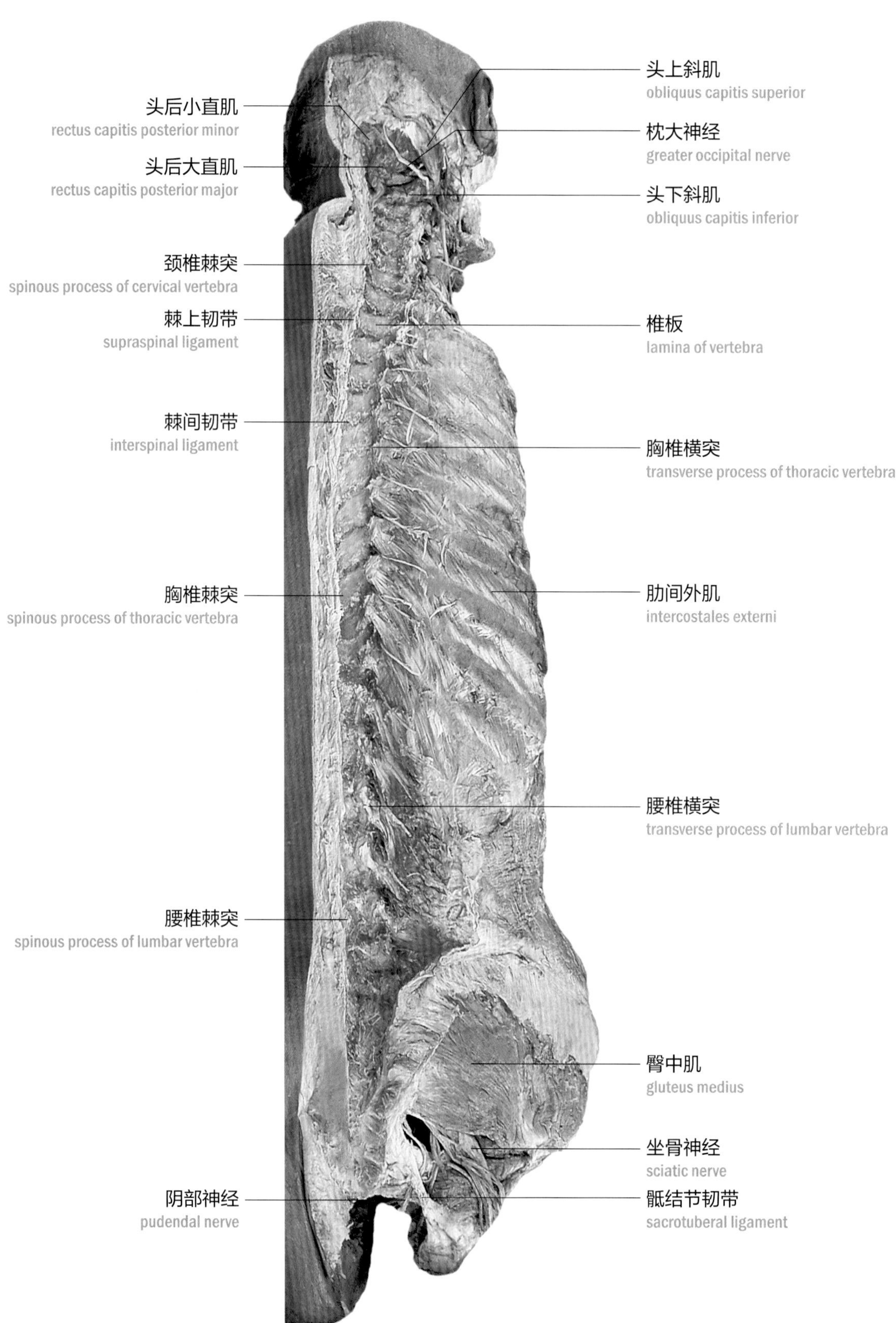

头后小直肌
rectus capitis posterior minor
头后大直肌
rectus capitis posterior major
颈椎棘突
spinous process of cervical vertebra
棘上韧带
supraspinal ligament
棘间韧带
interspinal ligament
胸椎棘突
spinous process of thoracic vertebra
腰椎棘突
spinous process of lumbar vertebra
阴部神经
pudendal nerve
头上斜肌
obliquus capitis superior
枕大神经
greater occipital nerve
头下斜肌
obliquus capitis inferior
椎板
lamina of vertebra
胸椎横突
transverse process of thoracic vertebra
肋间外肌
intercostales externi
腰椎横突
transverse process of lumbar vertebra
臀中肌
gluteus medius
坐骨神经
sciatic nerve
骶结节韧带
sacrotuberal ligament

图 3-22 棘突与椎板

Fig. 3-22 Spinous process and lamina of vertebra

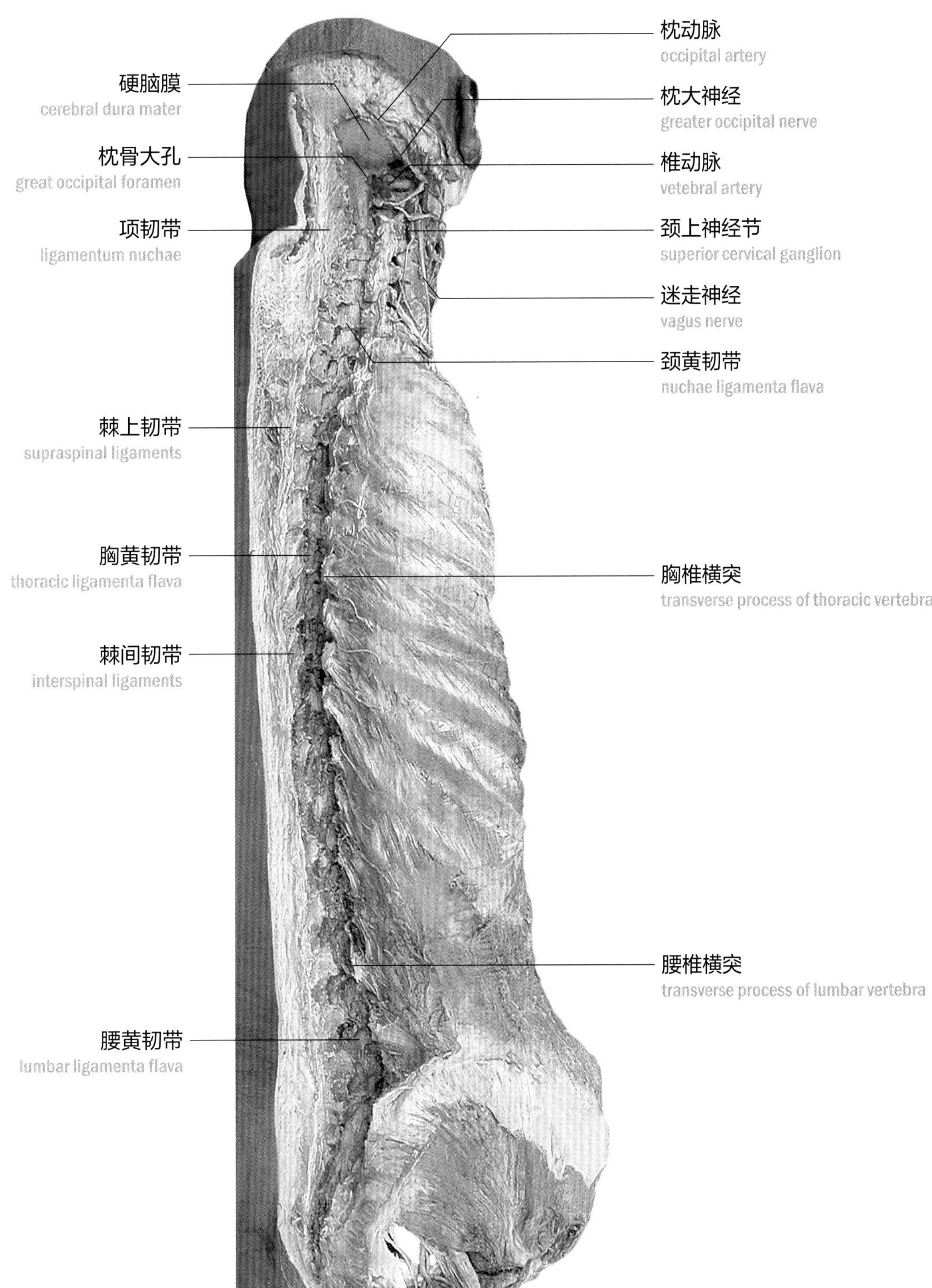

硬脑膜
cerebral dura mater
枕骨大孔
great occipital foramen
项韧带
ligamentum nuchae
棘上韧带
supraspinal ligaments
胸黄韧带
thoracic ligamenta flava
棘间韧带
interspinal ligaments
腰黄韧带
lumbar ligamenta flava
枕动脉
occipital artery
枕大神经
greater occipital nerve
椎动脉
vetebral artery
颈上神经节
superior cervical ganglion
迷走神经
vagus nerve
颈黄韧带
nuchae ligamenta flava
胸椎横突
transverse process of thoracic vertebra
腰椎横突
transverse process of lumbar vertebra

图 3-23 黄韧带(椎板已切除，后面观)

Fig. 3-23 Ligamenta flava (lamina of vertebra were resected, posterior view)

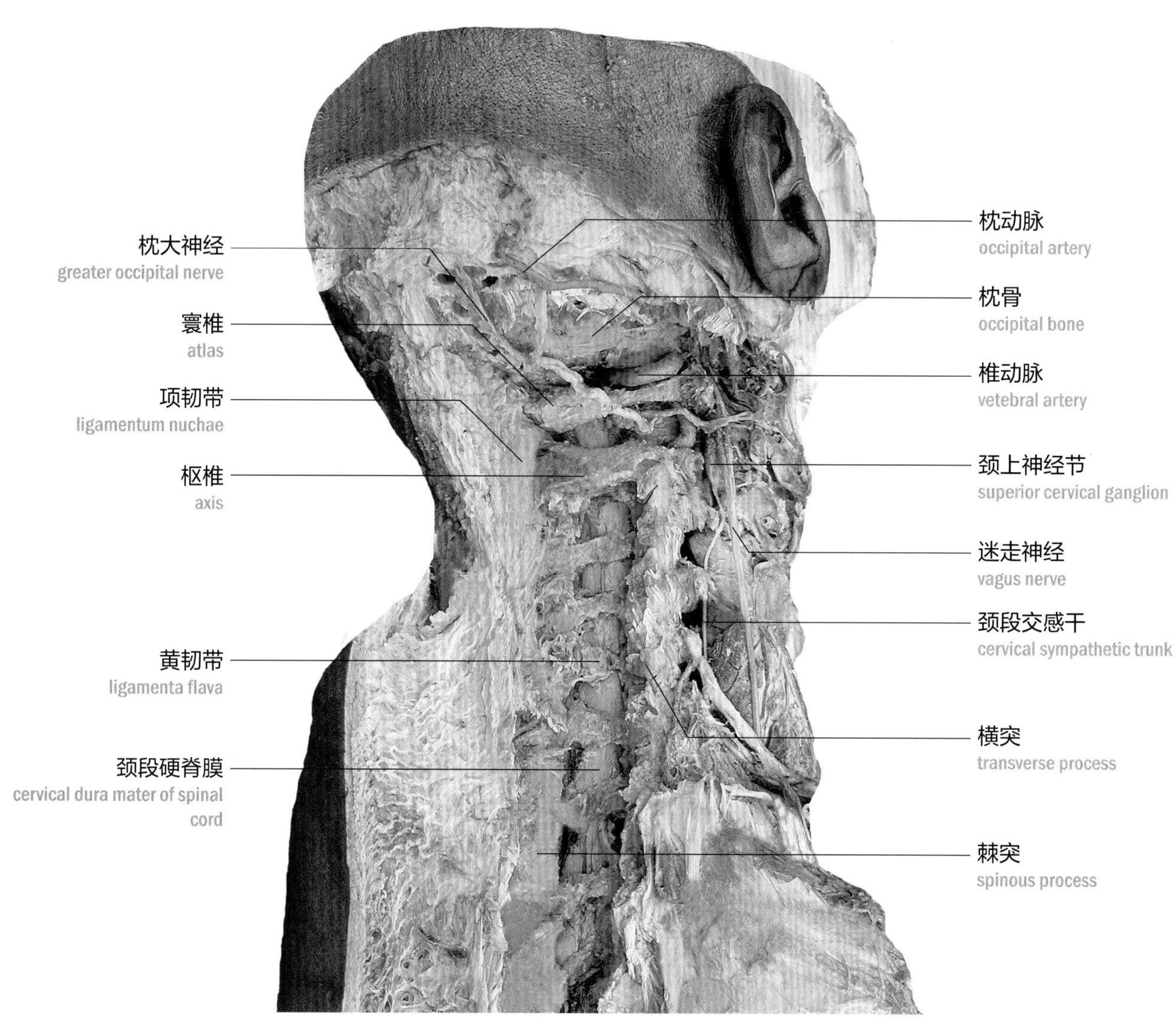
枕大神经
greater occipital nerve
寰椎
atlas
项韧带
ligamentum nuchae
枢椎
axis
黄韧带
ligamenta flava
颈段硬脊膜
cervical dura mater of spinal cord
枕动脉
occipital artery
枕骨
occipital bone
椎动脉
vetebral artery
颈上神经节
superior cervical ganglion
迷走神经
vagus nerve
颈段交感干
cervical sympathetic trunk
横突
transverse process
棘突
spinous process

图 3-24　颈段黄韧带（椎板已切除，后面观）

Fig. 3-24　Ligamenta flava of cervical segment (lamina of vertebra were resected, posterior view)

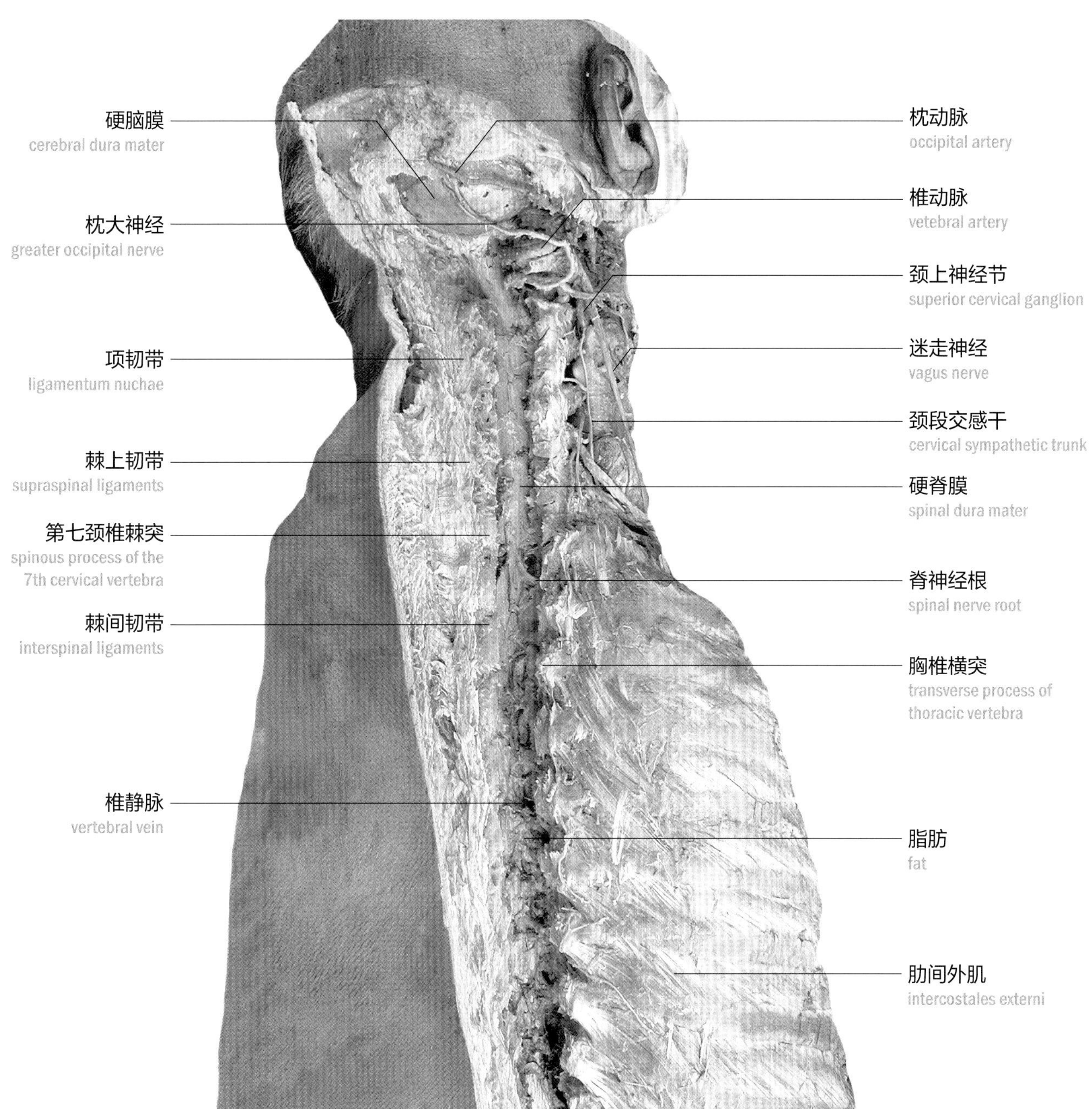
硬脑膜
cerebral dura mater
枕大神经
greater occipital nerve
项韧带
ligamentum nuchae
棘上韧带
supraspinal ligaments
第七颈椎棘突
spinous process of the 7th cervical vertebra
棘间韧带
interspinal ligaments
椎静脉
vertebral vein
枕动脉
occipital artery
椎动脉
vetebral artery
颈上神经节
superior cervical ganglion
迷走神经
vagus nerve
颈段交感干
cervical sympathetic trunk
硬脊膜
spinal dura mater
脊神经根
spinal nerve root
胸椎横突
transverse process of thoracic vertebra
脂肪
fat
肋间外肌
intercostales externi

图 3-25　硬膜外隙内结构(颈胸段)

Fig. 3-25　Structures in the epidural space (cervico-thoracic segment)

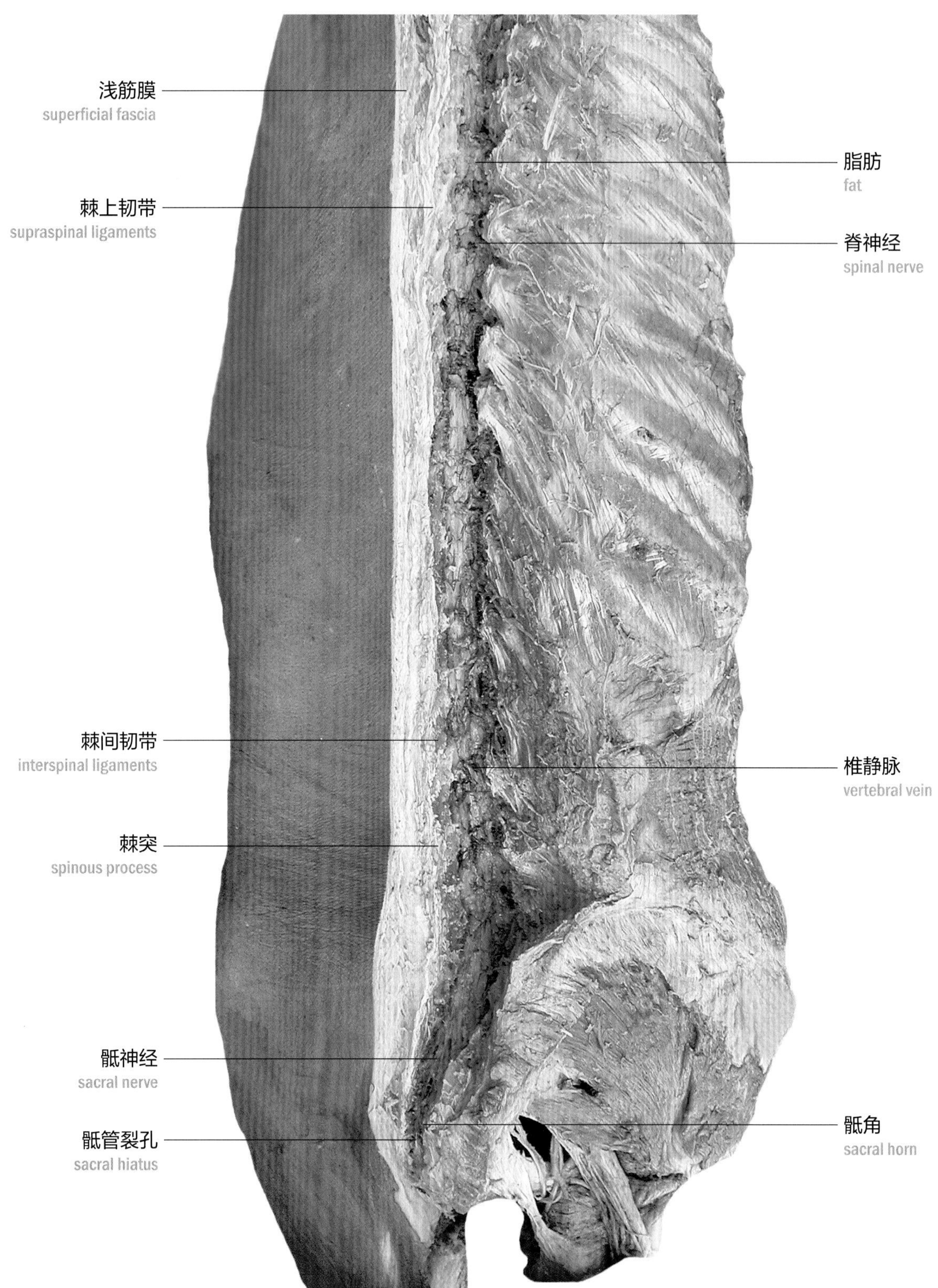
浅筋膜
superficial fascia
脂肪
fat
棘上韧带
supraspinal ligaments
脊神经
spinal nerve
棘间韧带
interspinal ligaments
椎静脉
vertebral vein
棘突
spinous process
骶神经
sacral nerve
骶管裂孔
sacral hiatus
骶角
sacral horn

图 3-26　硬膜外隙内结构（腰骶段）

Fig. 3-26　Structures in the epidural space (lumbosacral segment)

硬膜外隙的应用解剖学要点

硬膜外隙是介于硬膜囊和椎管壁（即椎板内面骨膜、黄韧带和后纵韧带）之间，上至枕骨大孔（硬膜附着于枕骨大孔边缘，因而颈段的硬膜外隙与颅底硬膜外隙不相通）。下至骶管裂孔（该孔由骶尾背侧浅韧带封闭），两侧经椎间孔通连椎旁间隙，间接使上下左右椎旁间隙相沟通。

应用解剖：用导管作硬膜外隙阻滞时，导管可能从硬膜外隙穿刺至椎旁间隙，这是造成硬膜外隙阻滞失败的形态学原因。

硬膜外隙阻滞术的穿刺层次：皮肤→棘上韧带→棘间韧带→黄韧带→硬膜外隙。从皮肤至硬膜外隙的距离平均为 4~5cm，腰区以 3~5cm 者多见。

硬膜外隙内有丰富的脂肪组织、血管、淋巴管，并有脊神经根通过。

应用解剖：行硬膜外隙阻滞术，就是将局麻药注入此间隙，以阻滞脊神经的传导。

硬膜外隙有大量的脂肪组织，大部分脂肪呈半流体状颗粒，可使注入的麻药上下扩散。

应用解剖：过多的脂肪可吸收麻药或有碍于麻药在硬膜外隙内扩散，这是造成阻滞麻醉效果不佳的原因之一。

硬膜外隙内的椎静脉，收集脊髓的静脉及出自椎体后面的椎体静脉，经椎间孔与椎外静脉丛相连通。椎内静脉上端穿硬膜，经过枕骨大孔与硬脑膜静脉窦相连，丛的下端与盆内静脉广泛相通。

应用解剖：椎内静脉广泛而自上而下地沟通了上、下腔静脉系。椎内静脉没有瓣膜，是细菌、癌细胞传播的一个途径，如硬膜外隙阻滞时不慎将麻药注入椎内静脉，则极易发生毒性发应。

硬膜外隙通常以脊神经根为界分为四个间隙。①前间隙：介于椎体与后纵韧带后方，硬膜囊与脊神经根前方。②后间隙：介于椎弓板与黄韧带前方。硬膜囊和脊神经根后方，此间隙在第 3 颈椎以上是闭塞的。③左、右间隙：介于脊神经前、后根之间，并随前、后根延伸至椎间孔。硬膜外隙在前、后正中及左右两侧有纤维隔分隔。可将硬膜外隙分为左前、右前，左后和右后四个腔隙。这种分隔在上胸段以上的硬膜外隙内明显。

应用解剖：这个分隔不利于注入硬膜外隙内的药物扩散，也是造成硬膜外隙内阻滞不全或单侧麻醉的解剖学基础。

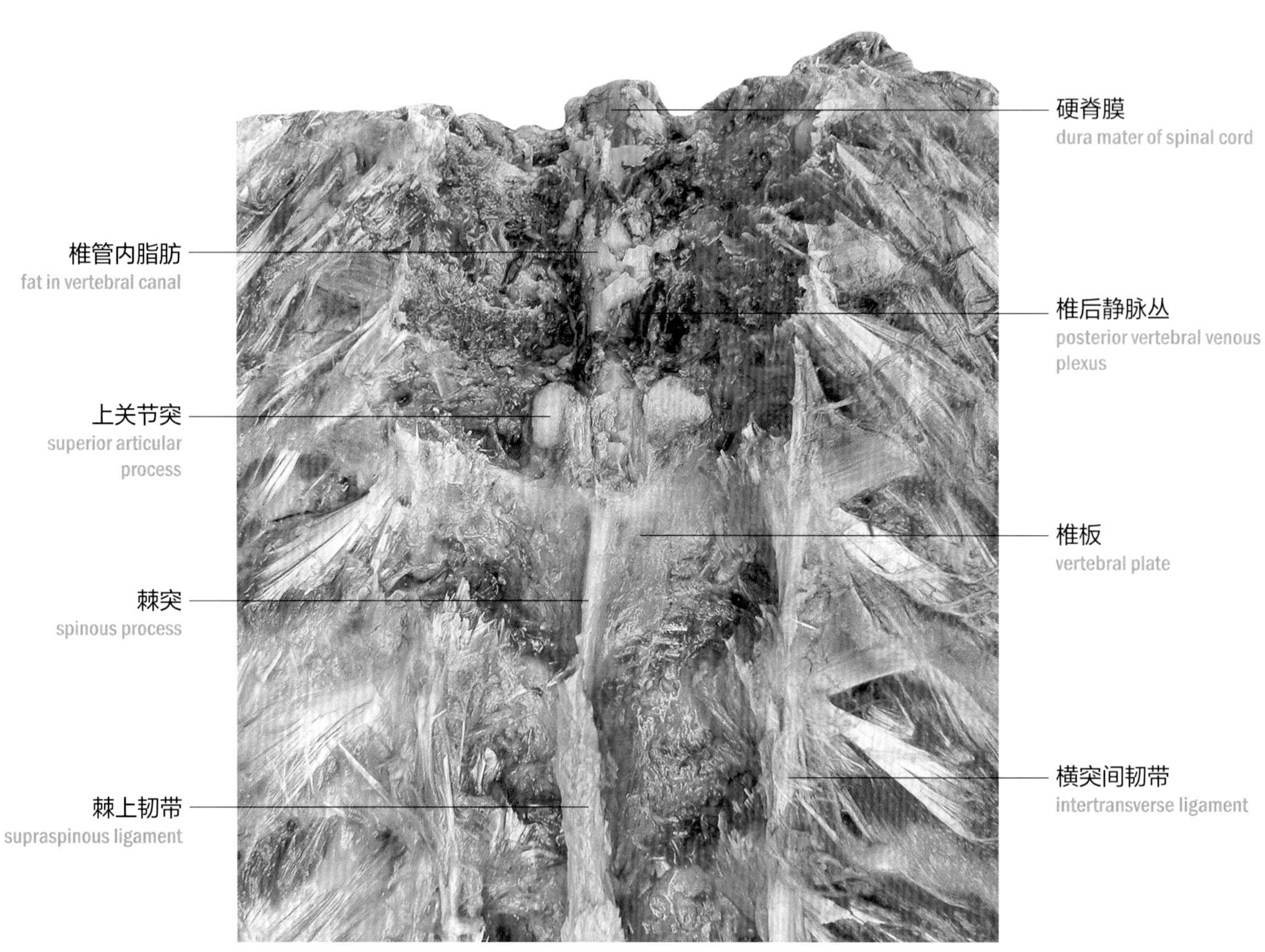
硬脊膜
dura mater of spinal cord
椎管内脂肪
fat in vertebral canal
椎后静脉丛
posterior vertebral venous plexus
上关节突
superior articular process
椎板
vertebral plate
棘突
spinous process
横突间韧带
intertransverse ligament
棘上韧带
supraspinous ligament

图 3-27 椎管静脉丛（胸段）

Fig. 3-27 Venous plexus in vertebral canal (thoracic segment)

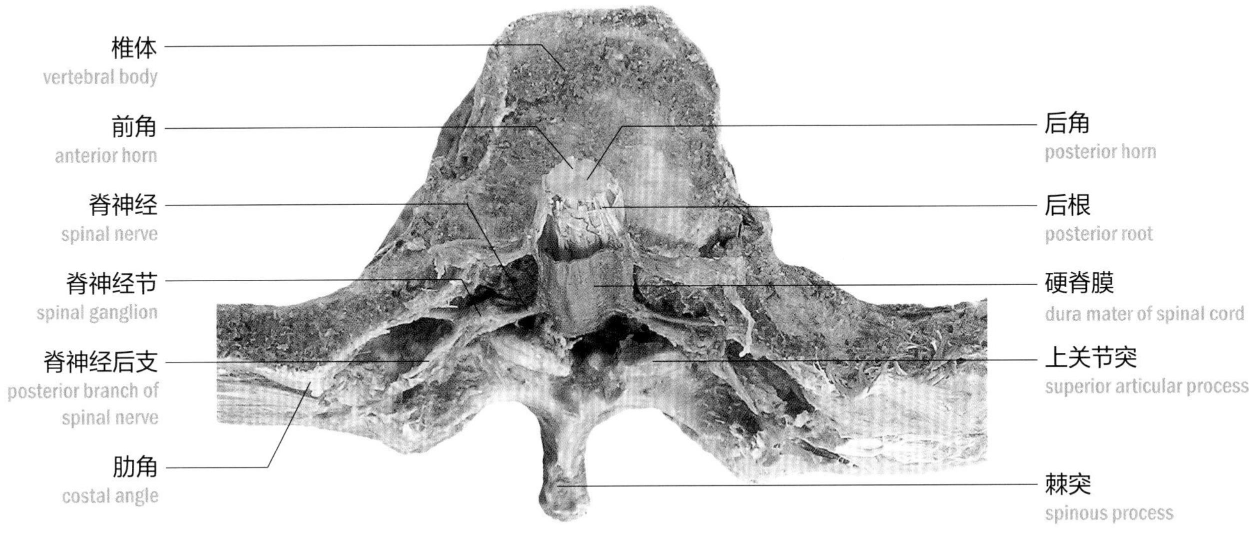
椎体
vertebral body
前角
anterior horn
脊神经
spinal nerve
脊神经节
spinal ganglion
脊神经后支
posterior branch of spinal nerve
肋角
costal angle
后角
posterior horn
后根
posterior root
硬脊膜
dura mater of spinal cord
上关节突
superior articular process
棘突
spinous process

图 3-28　脊神经及脊神经节（胸段）

Fig. 3-28　Spinal nerve and ganglia (thoracic segment)

脊神经后支的应用解剖学要点

脊神经由脊髓外侧前根和后根组成，共 31 对，位于椎间孔处合成，出椎间孔后即分为前支和后支。前支粗大，分布于颈部、体壁和四肢的肌与皮肤，后支细小。后支分出后，绕椎骨关节突，经两个邻近的椎骨横突之间（骶部经骶后孔），在肋横突前韧带内侧，分为内侧支与外侧支，内侧支向棘突而行，分布于骨、关节及肌，末梢可能穿至浅层分布于皮肤。外侧支向后行，分布于附近的肌及关节。如内侧支不至浅层，则由外侧支来替代分布于皮肤。

应用解剖

1. 腰 1、2、3 神经的后支经竖脊肌外侧缘，越髂嵴至臀部，称为臀上皮神经，臀上皮神经分布于臀部皮肤感觉。可用损伤平面以上的脊神经后支与臀上皮神经吻接，以治疗或预防脊髓受伤而截瘫后所致的臀部褥疮。

2. 脊神经后支自脊神经分出后呈现固定的节段性，分布于背部的皮肤和肌等，利用后支分布的特点，用于脊神经前、后根和脊神经损伤的鉴别诊断。

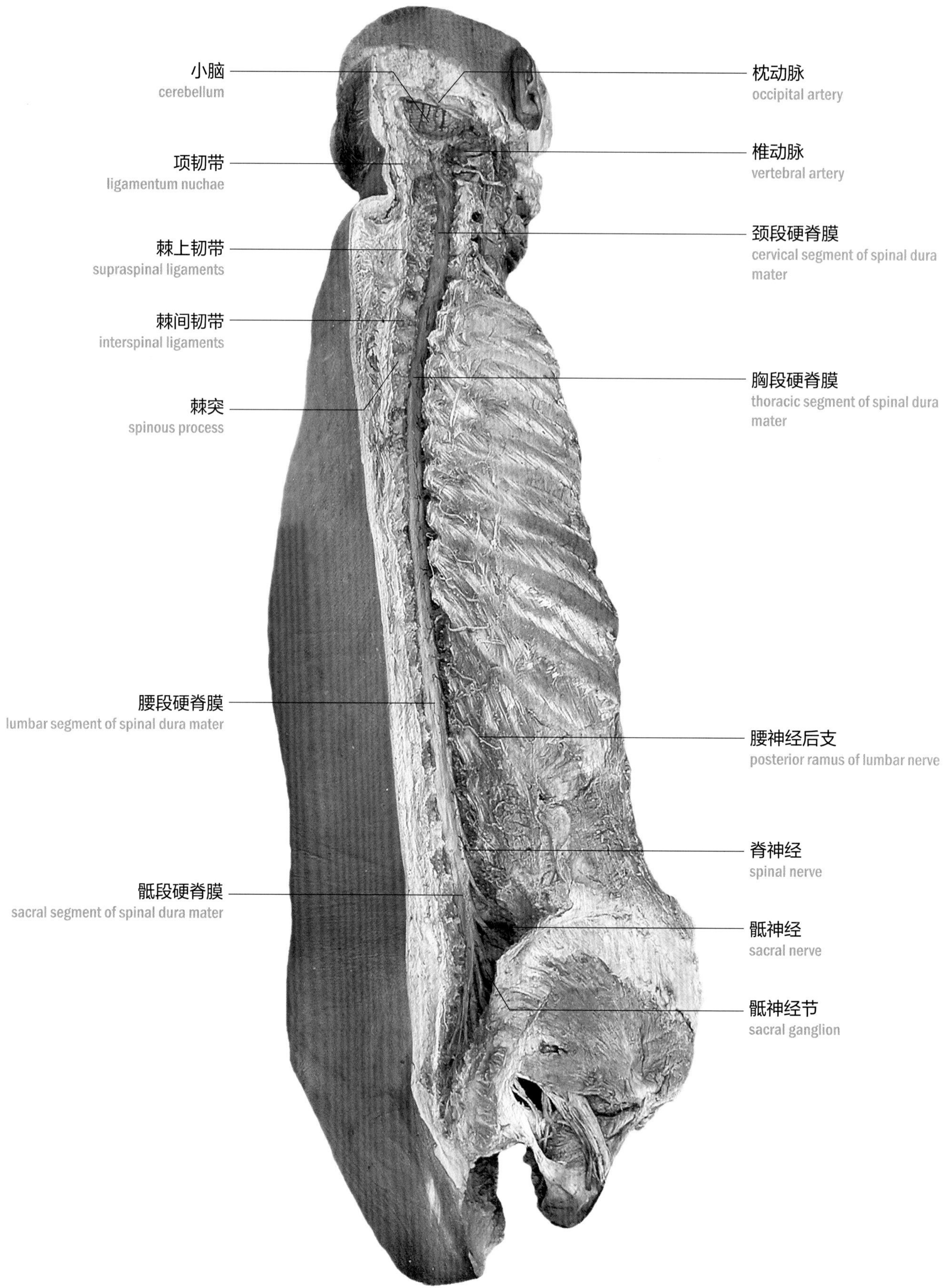
小脑
cerebellum
项韧带
ligamentum nuchae
棘上韧带
supraspinal ligaments
棘间韧带
interspinal ligaments
棘突
spinous process
腰段硬脊膜
lumbar segment of spinal dura mater
骶段硬脊膜
sacral segment of spinal dura mater
枕动脉
occipital artery
椎动脉
vertebral artery
颈段硬脊膜
cervical segment of spinal dura mater
胸段硬脊膜
thoracic segment of spinal dura mater
腰神经后支
posterior ramus of lumbar nerve
脊神经
spinal nerve
骶神经
sacral nerve
骶神经节
sacral ganglion

图 3-29　硬脊膜

Fig. 3-29　Dura mater of spinal cord

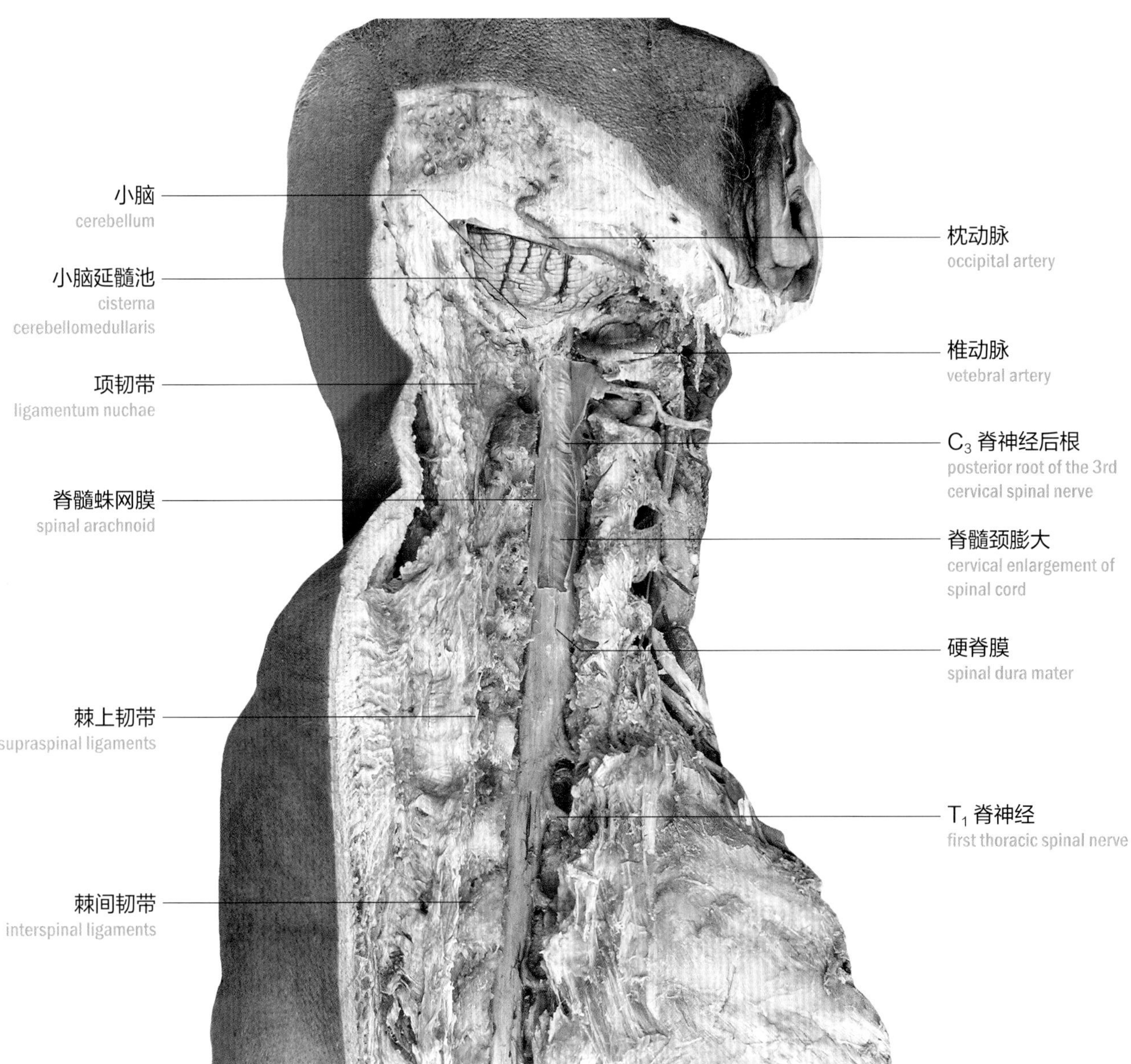

小脑
cerebellum
小脑延髓池
cisterna cerebellomedullaris
项韧带
ligamentum nuchae
脊髓蛛网膜
spinal arachnoid
棘上韧带
supraspinal ligaments
棘间韧带
interspinal ligaments
枕动脉
occipital artery
椎动脉
vetebral artery
C_3 脊神经后根
posterior root of the 3rd cervical spinal nerve
脊髓颈膨大
cervical enlargement of spinal cord
硬脊膜
spinal dura mater
T_1 脊神经
first thoracic spinal nerve

图 3-30　蛛网膜（颈段）

Fig. 3-30　Arachnoid (cervical segment)

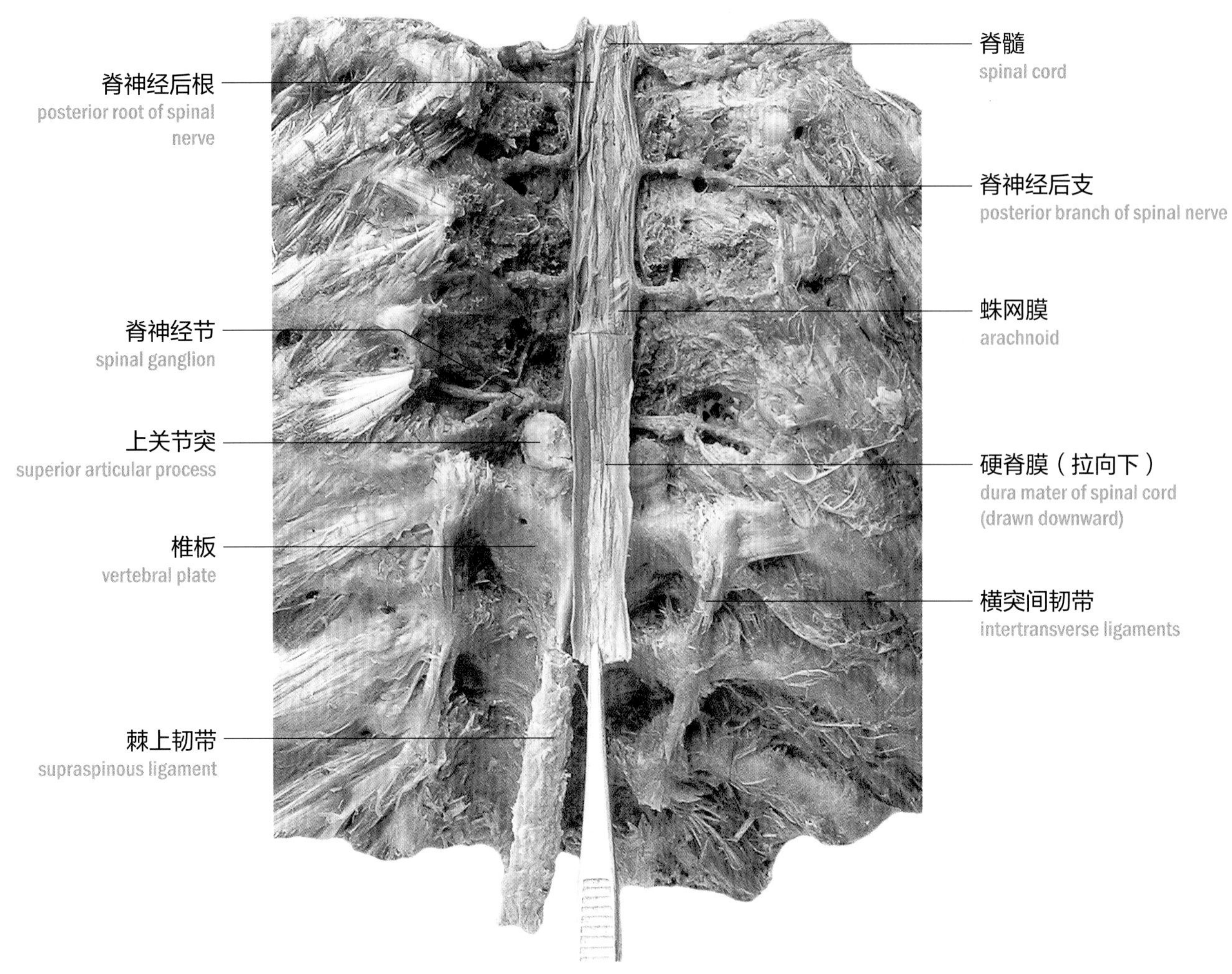
脊神经后根
posterior root of spinal nerve
脊髓
spinal cord
脊神经后支
posterior branch of spinal nerve
脊神经节
spinal ganglion
蛛网膜
arachnoid
上关节突
superior articular process
硬脊膜（拉向下）
dura mater of spinal cord (drawn downward)
椎板
vertebral plate
横突间韧带
intertransverse ligaments
棘上韧带
supraspinous ligament

图 3-31　蛛网膜(胸段)

Fig. 3-31　Arachnoid (thoracic segment)

蛛网膜下隙的应用解剖学要点

蛛网膜下隙介于蛛网膜与软脊膜之间。上端经枕骨大孔与蛛网膜下隙相通。下端终止于第 2 骶椎平面，蛛网膜下隙内充满脑脊液，脑和脊髓悬浮于其中。胸段蛛网膜下隙呈筒状环绕脊髓，蛛网膜与脊髓相距仅为 3.0mm 左右，穿刺极易伤及脊髓，成人在第 1 腰椎以下的蛛网膜下隙内只有马尾和终丝悬于终池内。蛛网膜下隙在两侧伸出囊套状突起，包绕脊神经前后根并可延伸至脊神经，此处的蛛网膜称为根蛛网膜，即蛛网膜下隙可向两侧延伸至脊神经。

应用解剖：当行椎间孔对脊神经阻滞时，如刺破脊神经外膜时，麻药有可能渗出蛛网膜下隙，这也是造成全脊髓麻醉的解剖学基础。

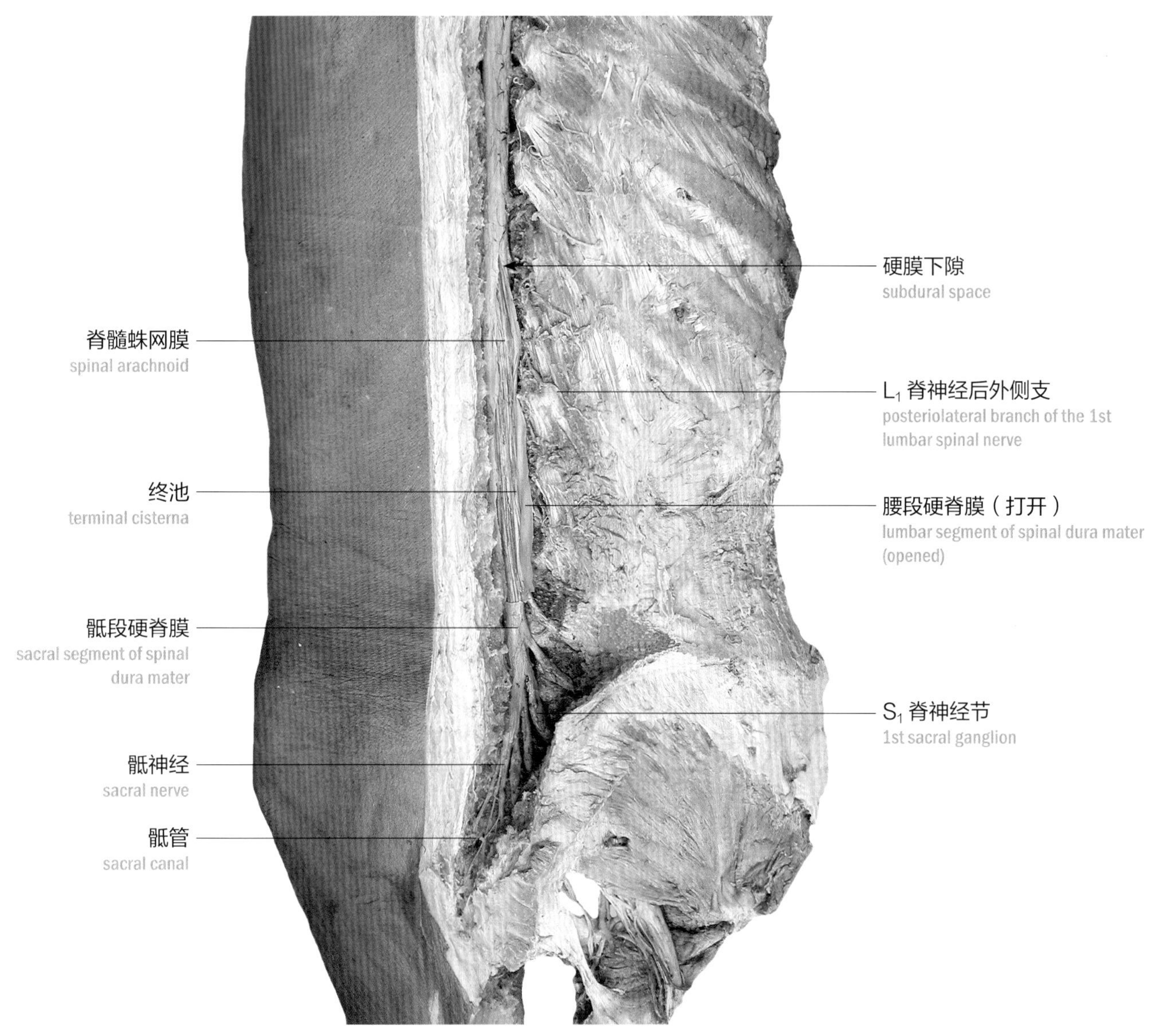
硬膜下隙
subdural space
脊髓蛛网膜
spinal arachnoid
L1 脊神经后外侧支
posteriolateral branch of the 1st lumbar spinal nerve
终池
terminal cisterna
腰段硬脊膜（打开）
lumbar segment of spinal dura mater (opened)
骶段硬脊膜
sacral segment of spinal dura mater
S1 脊神经节
1st sacral ganglion
骶神经
sacral nerve
骶管
sacral canal

图 3-32　蛛网膜（腰骶段）

Fig. 3-32　Arachnoid (lumbosacral segment)

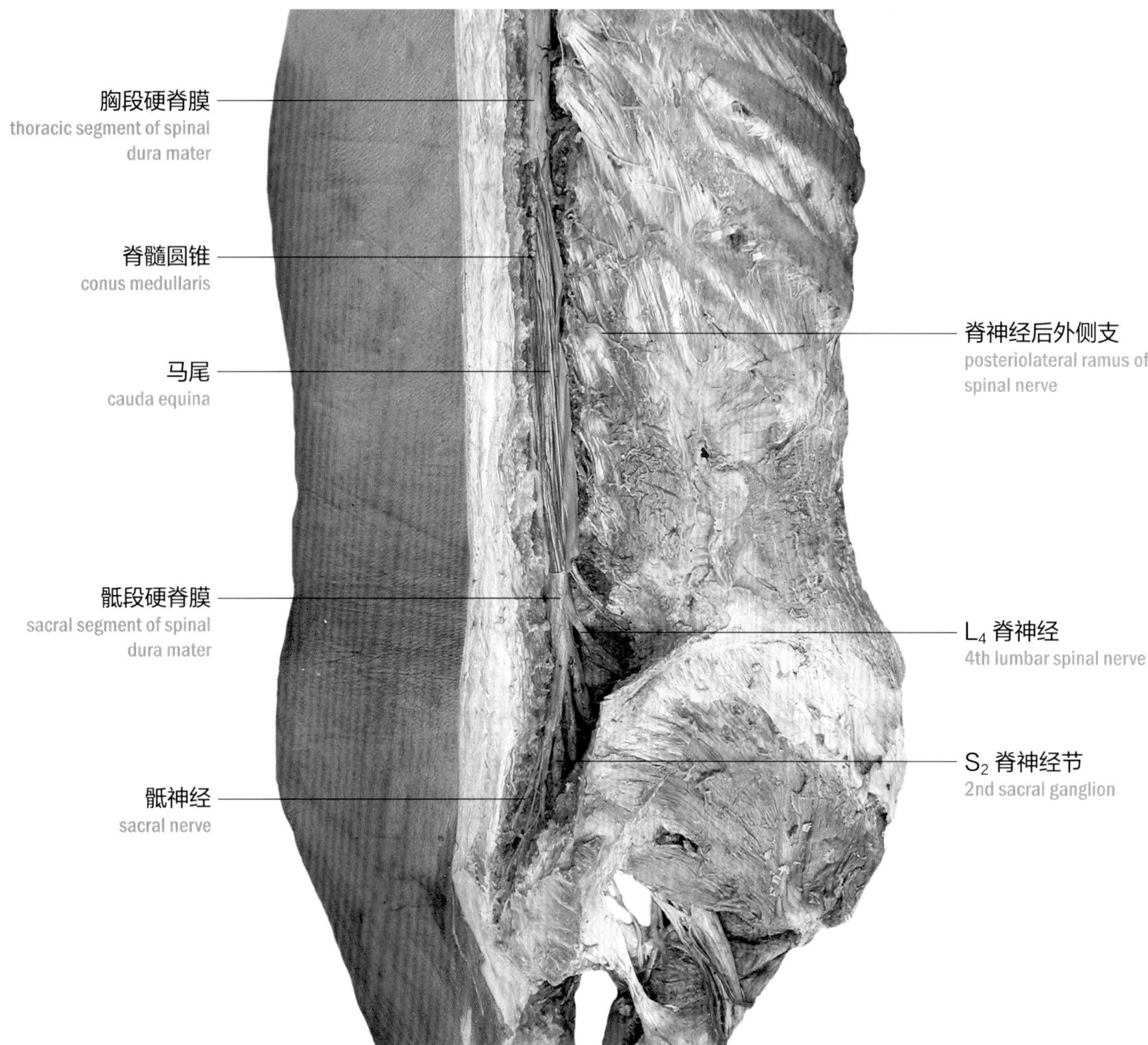
胸段硬脊膜
thoracic segment of spinal dura mater
脊髓圆锥
conus medullaris
马尾
cauda equina
骶段硬脊膜
sacral segment of spinal dura mater
骶神经
sacral nerve
脊神经后外侧支
posteriolateral ramus of spinal nerve
L_4 脊神经
4th lumbar spinal nerve
S_2 脊神经节
2nd sacral ganglion

图 3-33 脊髓圆锥及马尾

Fig. 3-33 Conus medullaris and cauda equina

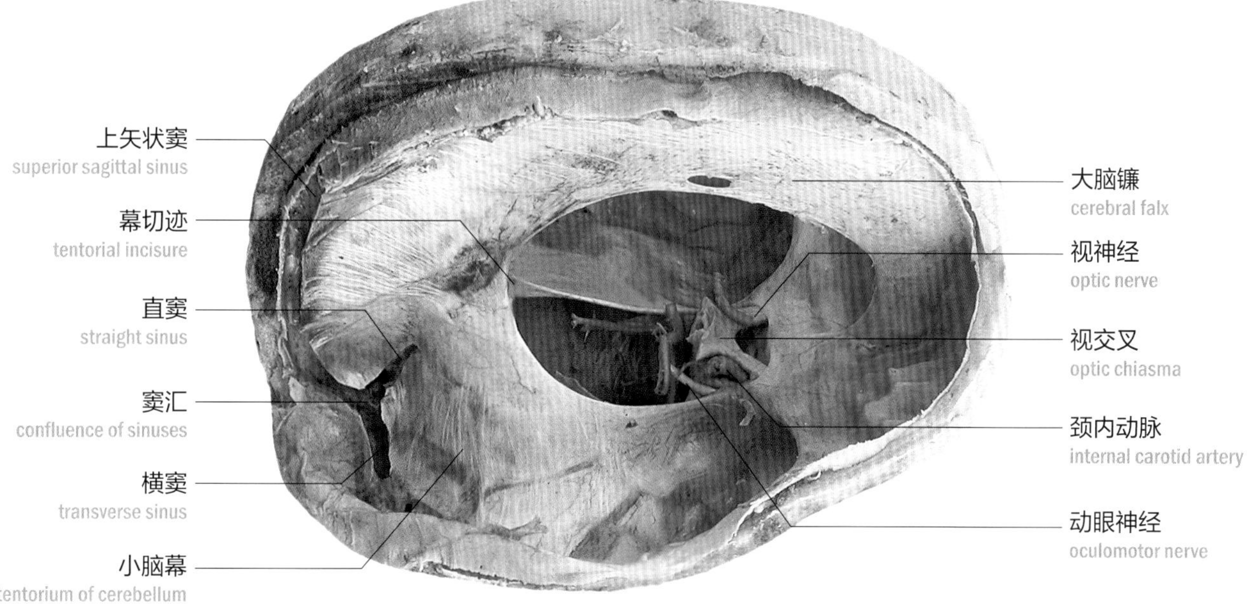
上矢状窦
superior sagittal sinus
幕切迹
tentorial incisure
直窦
straight sinus
窦汇
confluence of sinuses
横窦
transverse sinus
小脑幕
tentorium of cerebellum
大脑镰
cerebral falx
视神经
optic nerve
视交叉
optic chiasma
颈内动脉
internal carotid artery
动眼神经
oculomotor nerve

图 3-34　硬脑膜

Fig. 3-34　Dura mater of brain

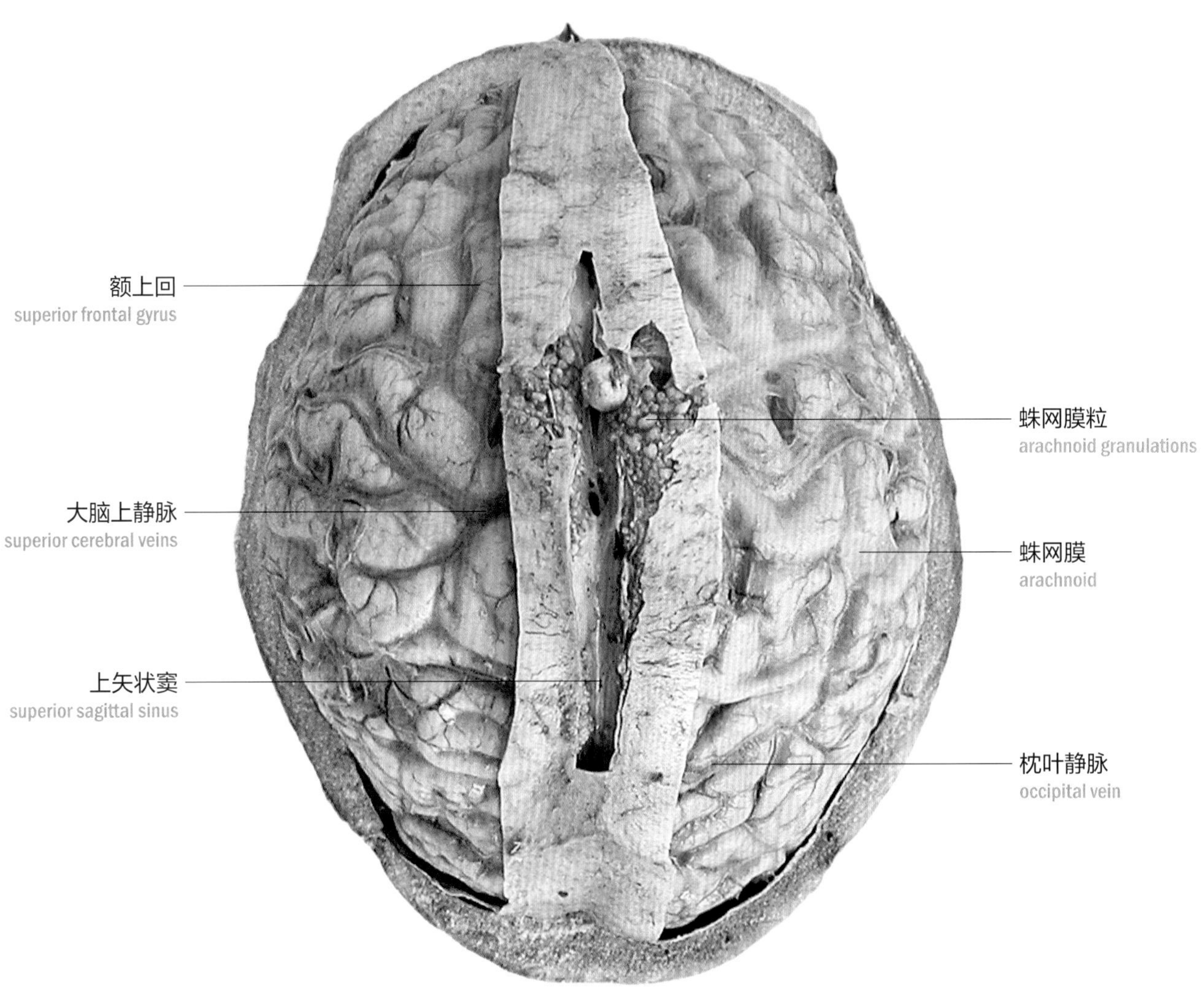
额上回
superior frontal gyrus
大脑上静脉
superior cerebral veins
上矢状窦
superior sagittal sinus
蛛网膜粒
arachnoid granulations
蛛网膜
arachnoid
枕叶静脉
occipital vein

图 3-35　蛛网膜粒

Fig. 3-35　Arachnoid granulation

硬脑膜的应用解剖学要点

脑的被膜与脊髓的被膜相同并相互延续，由外至内分别为硬脑膜、蛛网膜和软膜。硬脑膜厚而坚韧，由内外两层构成。外层源于颅骨的内骨膜，因此硬脑膜之外与颅骨内膜之间不再有硬膜外隙。硬脑膜与颅底和一些神经血管穿行的孔、裂边缘处结合较紧密外，其余各处连接疏松，易与骨面分离，特别在颅顶、枕部和颞部的附着尤为疏松。

应用解剖

1. 颅内硬膜外隙与椎管内硬膜外隙不相通，这是因为颅底硬膜与颅骨结合紧密，与硬脊膜在枕骨大孔边缘处与骨膜密切结合。因此在硬膜外隙内行阻滞时药物是不能进入颅内的，这也是椎管内硬膜外隙麻醉安全性的解剖学原因。

2. 硬脑膜在颅底与颅底的孔、管、裂处结合较紧，在眶上裂、海绵窦外侧壁，颞骨内侧的内耳门和颈静脉处，硬脑膜包裹出入脑的神经并延续为神经外膜，因此在经颅底行入颅手术时，在离颅底硬膜和切除颅骨时一定要注意硬脑膜与颅骨的关系。

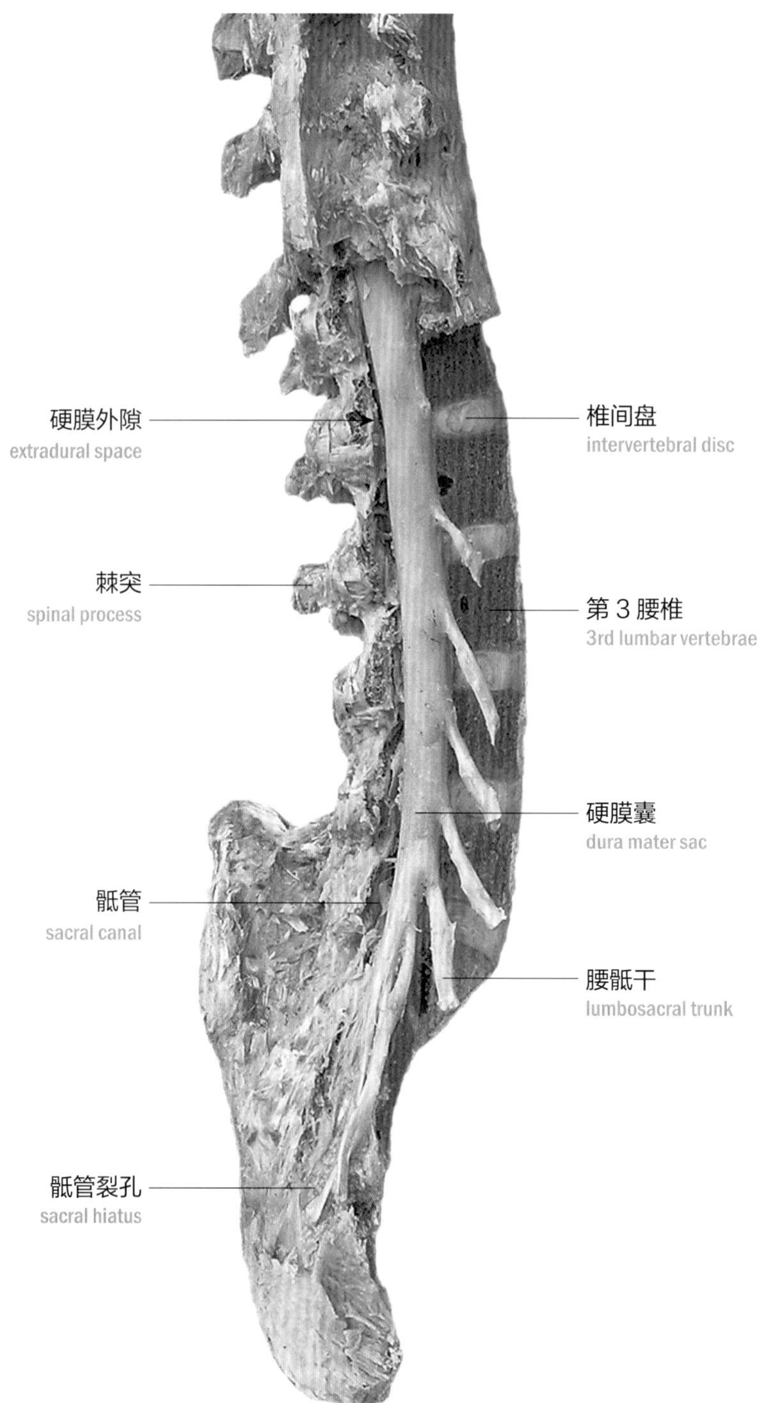
硬膜外隙
extradural space
椎间盘
intervertebral disc
棘突
spinal process
第 3 腰椎
3rd lumbar vertebrae
硬膜囊
dura mater sac
骶管
sacral canal
腰骶干
lumbosacral trunk
骶管裂孔
sacral hiatus

图 3-36　腰骶段硬膜囊侧面观

Fig. 3-36　Lateral aspect of the dura mater sac of lumbosacral segment

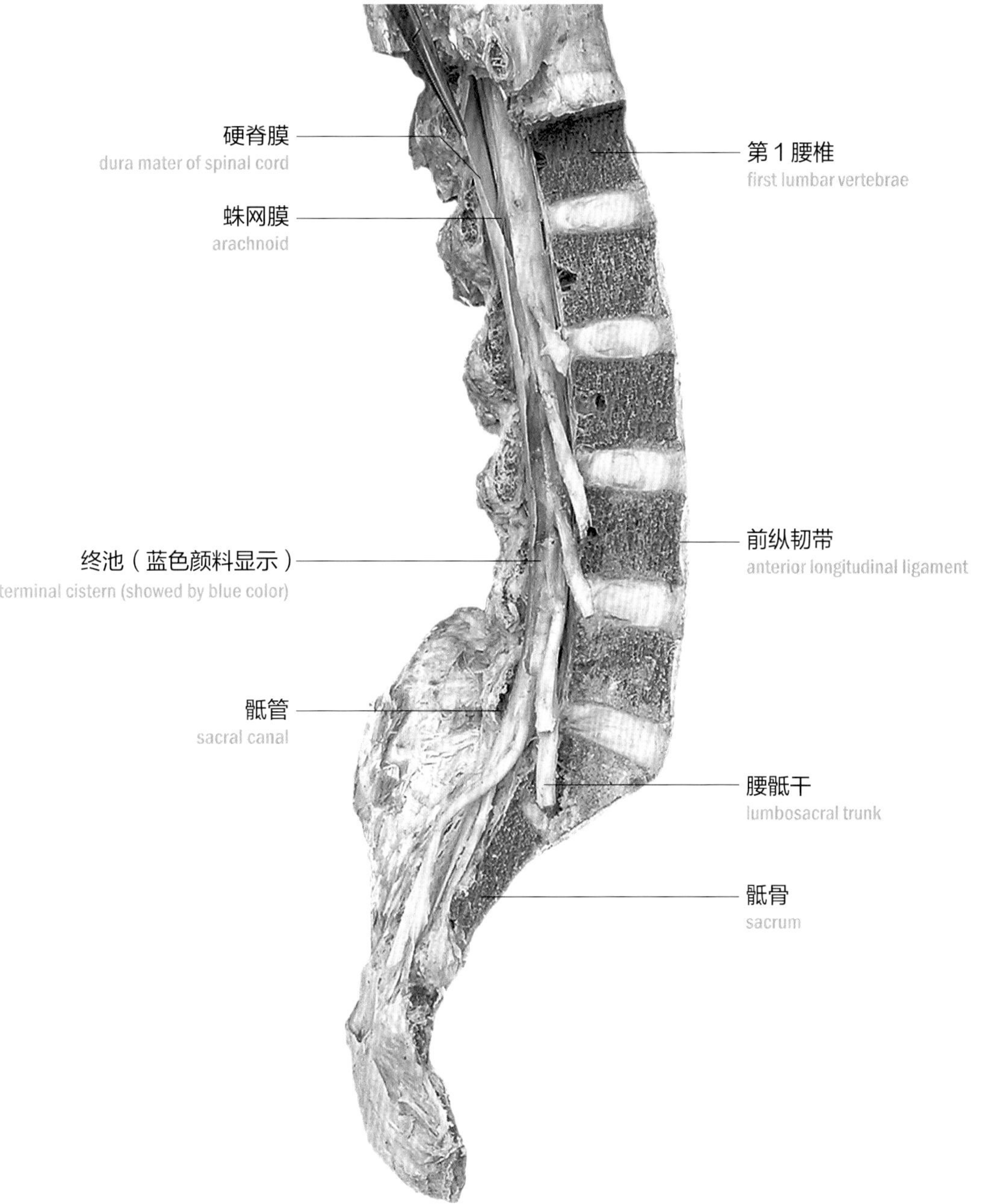
硬脊膜
dura mater of spinal cord
蛛网膜
arachnoid
终池（蓝色颜料显示）
terminal cistern (showed by blue color)
骶管
sacral canal
第 1 腰椎
first lumbar vertebrae
前纵韧带
anterior longitudinal ligament
腰骶干
lumbosacral trunk
骶骨
sacrum

图 3-37　终池的位置侧面观（池内注蓝色液体）

Fig. 3-37　Lateral aspect of the terminal cistern (terminal cistern showed by blue color)

终池的应用解剖学要点

终池为蛛网膜下隙在第 1 腰椎下缘的扩大间隙，池内无脊髓，下端被硬膜囊下端包裹。终池下端平对于左右髂后上棘的连线。成人从骶管裂孔底至硬膜囊下端的距离为 47mm。

应用解剖：在骶管裂孔过高，或硬膜囊下端下降至第 3 骶椎时，行骶管阻滞术有刺破硬膜囊而进入终池的危险。

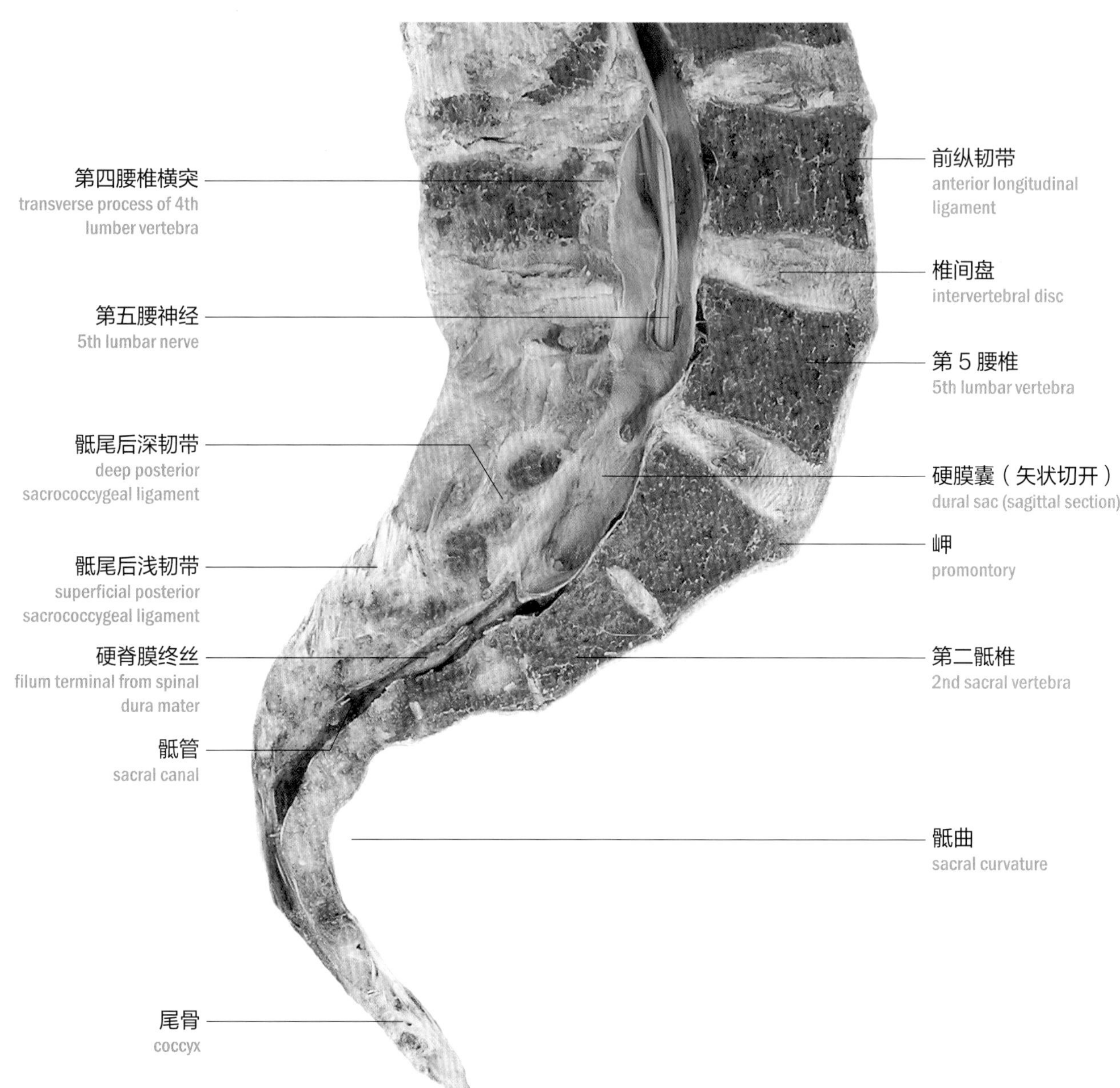
第四腰椎横突
transverse process of 4th lumber vertebra
第五腰神经
5th lumbar nerve
骶尾后深韧带
deep posterior sacrococcygeal ligament
骶尾后浅韧带
superficial posterior sacrococcygeal ligament
硬脊膜终丝
filum terminal from spinal dura mater
骶管
sacral canal
尾骨
coccyx
前纵韧带
anterior longitudinal ligament
椎间盘
intervertebral disc
第 5 腰椎
5th lumbar vertebra
硬膜囊（矢状切开）
dural sac (sagittal section)
岬
promontory
第二骶椎
2nd sacral vertebra
骶曲
sacral curvature

图 3-38 硬膜囊骶部矢状切面

Fig. 3-38 Sagittal section of the sacral part of dural sac

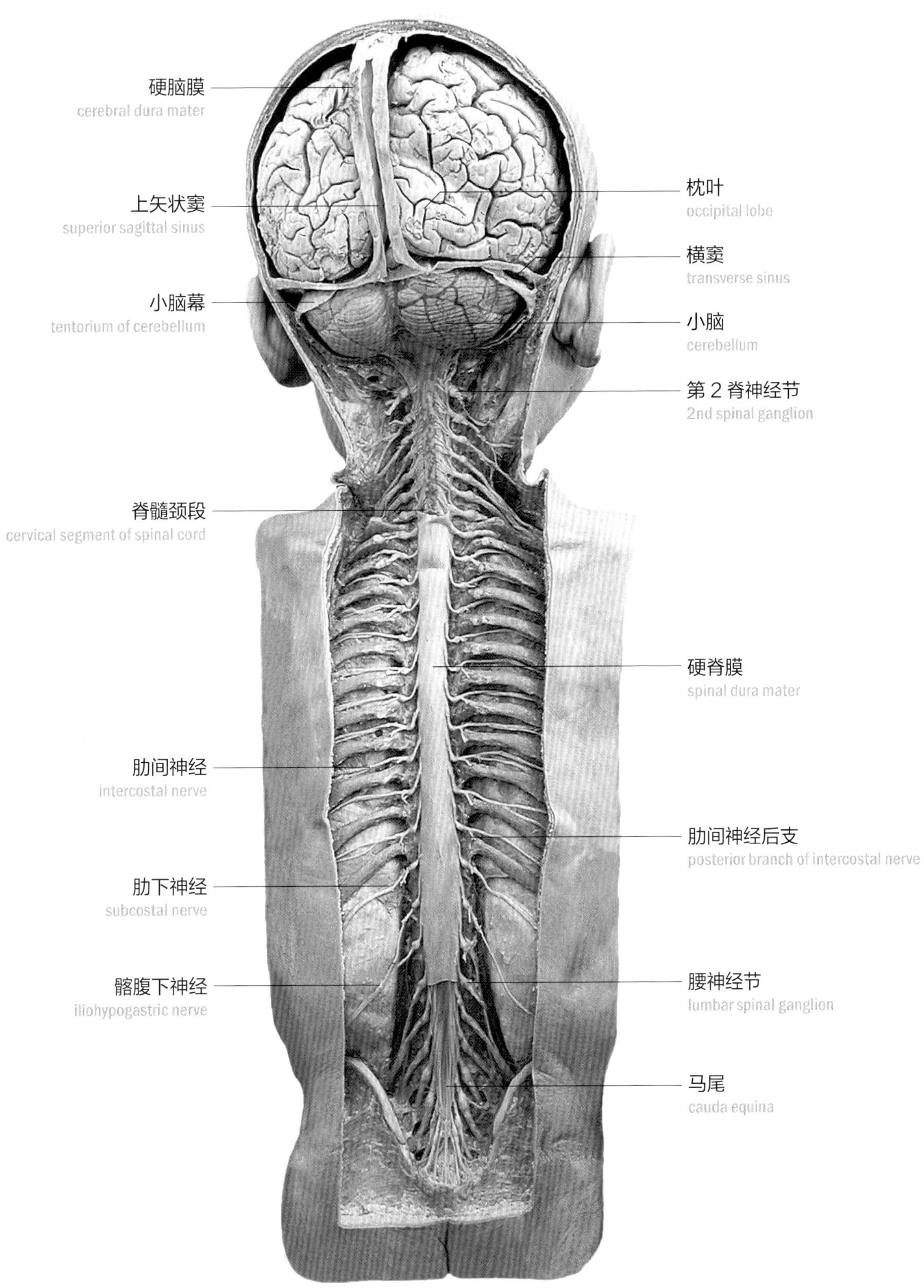
硬脑膜
cerebral dura mater
上矢状窦
superior sagittal sinus
小脑幕
tentorium of cerebellum
枕叶
occipital lobe
横窦
transverse sinus
小脑
cerebellum
第 2 脊神经节
2nd spinal ganglion
脊髓颈段
cervical segment of spinal cord
硬脊膜
spinal dura mater
肋间神经
intercostal nerve
肋间神经后支
posterior branch of intercostal nerve
肋下神经
subcostal nerve
髂腹下神经
iliohypogastric nerve
腰神经节
lumbar spinal ganglion
马尾
cauda equina

图 3-39 脑和脊髓背侧面观

Fig. 3-39 Dorsal aspect of brain and spinal cord

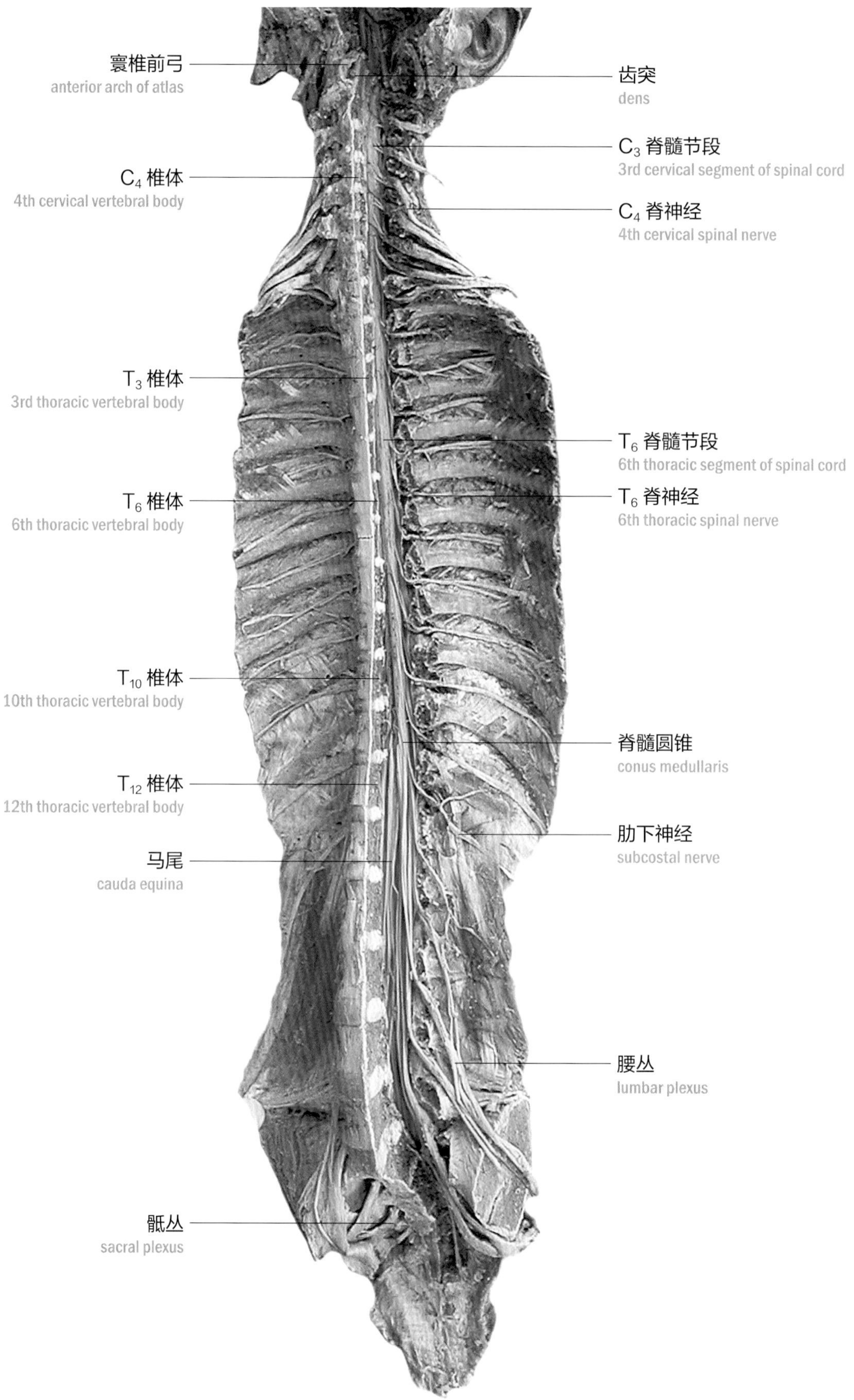
寰椎前弓
anterior arch of atlas
齿突
dens
C_3 脊髓节段
3rd cervical segment of spinal cord
C_4 椎体
4th cervical vertebral body
C_4 脊神经
4th cervical spinal nerve
T_3 椎体
3rd thoracic vertebral body
T_6 脊髓节段
6th thoracic segment of spinal cord
T_6 椎体
6th thoracic vertebral body
T_6 脊神经
6th thoracic spinal nerve
T_{10} 椎体
10th thoracic vertebral body
脊髓圆锥
conus medullaris
T_{12} 椎体
12th thoracic vertebral body
肋下神经
subcostal nerve
马尾
cauda equina
腰丛
lumbar plexus
骶丛
sacral plexus

图 3-40 脊髓与椎骨的关系

Fig. 3-40 Relationship between spinal cord and vertebrae

椎骨、脊髓节段和脊神经根对应关系的应用解剖学要点

脊髓因附有 31 对脊神经而被分为 31 节段，即 8 对颈神经、12 对胸神经，5 对腰神经，5 对骶神经，1 对尾神经。在胚胎早期，脊髓与脊柱长度相等，每一脊髓节段与其对应的椎骨高度一致，脊神经根均水平向外经椎间孔出椎管。从胚胎的第 4 个月开始，脊髓生长慢于脊柱，脊髓上端连于脑，位置固定，因此，脊髓比脊柱短。上自枕骨大孔，成人脊髓下端平对第 1 腰椎下缘，新生儿可平对第 3 腰椎。故脊髓节段与椎骨原来的对应关系发生变化，脊神经根丝需在椎管内下行一段方可达对应的椎间孔。

临床应用：掌握脊髓节段与椎骨的对应关系，对麻醉平面的测定和脊髓病变部位的定位诊断有十分重要的实用意义。

1. 脊髓节段与椎体的对应关系（成人）：颈髓 1~4 节段平对同序数椎体。颈 5~8、胸 1~4 节段与同序数椎体的上一椎体相对应。胸 5~8 节段与同序数椎体的上两个椎体相对应。胸 9~12 节段与同序数椎体的上三个椎体相对应。腰 1~5 节段与第 10~11 胸椎体相对应。骶 1~5 和尾 1 节段与第 12 胸椎体和第 1 腰椎体相对应。

2. 脊髓节段与棘突尖的对应关系：颈 7 节段对应颈 6 棘突尖，胸 6 节段对应为胸 4 棘突尖，腰 1 节段对应为胸 10 棘突尖，腰 3 节段对应为胸 11 棘突尖。

3. 观察脊髓的颈膨大、腰膨大、脊髓圆锥的形态和位置，马尾的形态和位置。

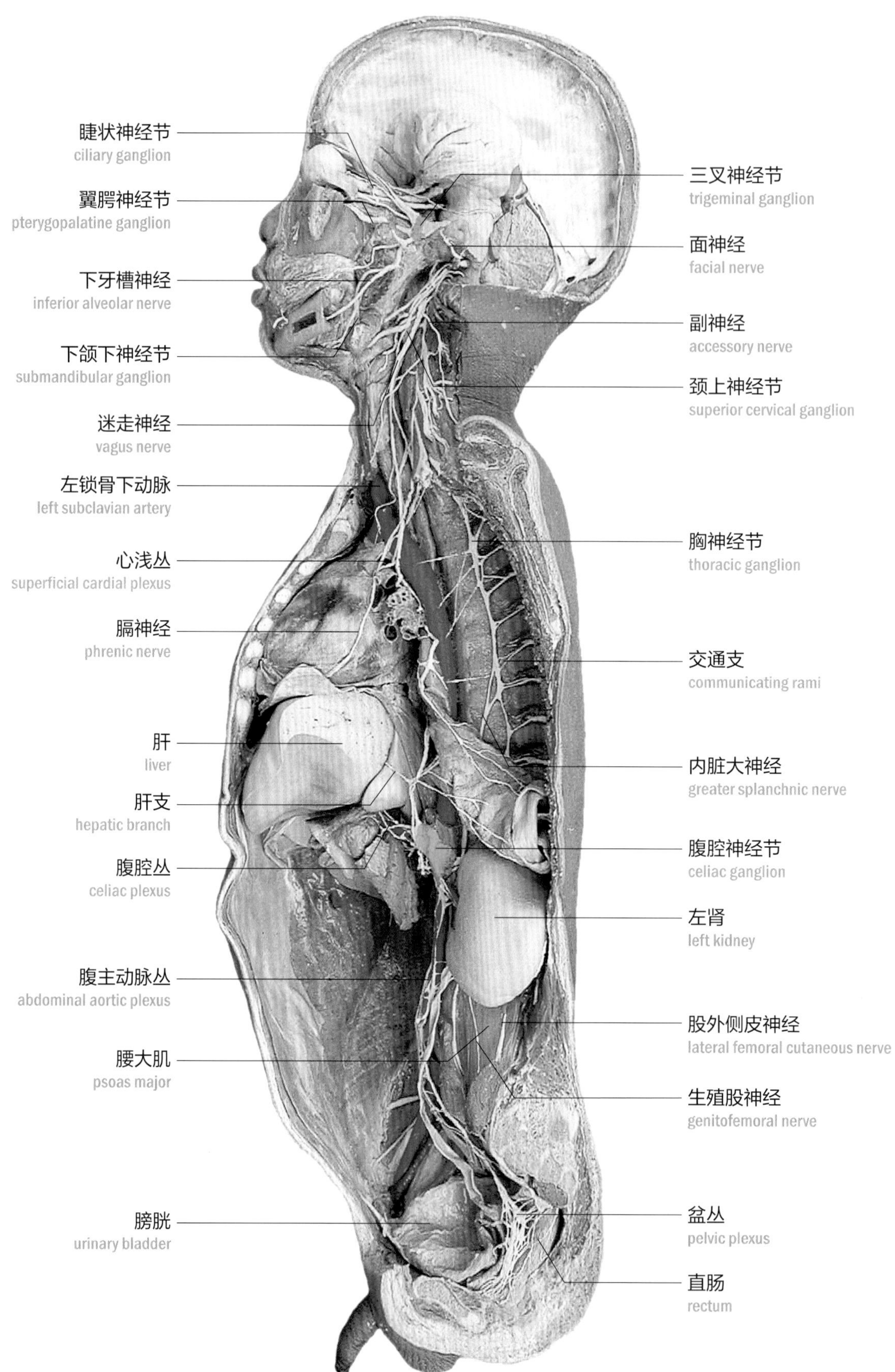
睫状神经节
ciliary ganglion
翼腭神经节
pterygopalatine ganglion
下牙槽神经
inferior alveolar nerve
下颌下神经节
submandibular ganglion
迷走神经
vagus nerve
左锁骨下动脉
left subclavian artery
心浅丛
superficial cardial plexus
膈神经
phrenic nerve
肝
liver
肝支
hepatic branch
腹腔丛
celiac plexus
腹主动脉丛
abdominal aortic plexus
腰大肌
psoas major
膀胱
urinary bladder
三叉神经节
trigeminal ganglion
面神经
facial nerve
副神经
accessory nerve
颈上神经节
superior cervical ganglion
胸神经节
thoracic ganglion
交通支
communicating rami
内脏大神经
greater splanchnic nerve
腹腔神经节
celiac ganglion
左肾
left kidney
股外侧皮神经
lateral femoral cutaneous nerve
生殖股神经
genitofemoral nerve
盆丛
pelvic plexus
直肠
rectum

图 3-41　腹腔神经及腹主动脉丛

Fig. 3-41　Nerves in abdominal cavity and abdominal aortic plexus

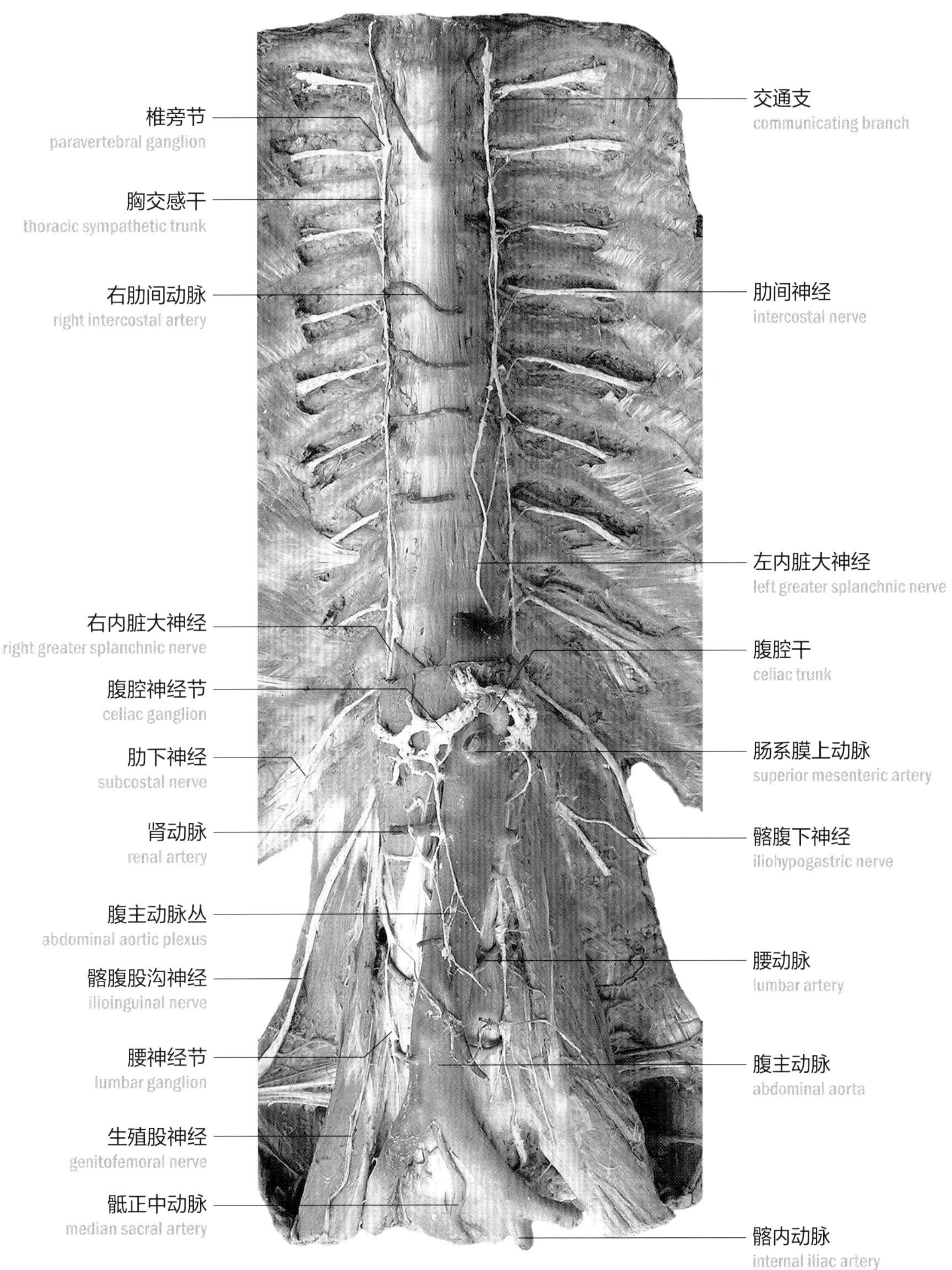
椎旁节
paravertebral ganglion
胸交感干
thoracic sympathetic trunk
右肋间动脉
right intercostal artery
右内脏大神经
right greater splanchnic nerve
腹腔神经节
celiac ganglion
肋下神经
subcostal nerve
肾动脉
renal artery
腹主动脉丛
abdominal aortic plexus
髂腹股沟神经
ilioinguinal nerve
腰神经节
lumbar ganglion
生殖股神经
genitofemoral nerve
骶正中动脉
median sacral artery
交通支
communicating branch
肋间神经
intercostal nerve
左内脏大神经
left greater splanchnic nerve
腹腔干
celiac trunk
肠系膜上动脉
superior mesenteric artery
髂腹下神经
iliohypogastric nerve
腰动脉
lumbar artery
腹主动脉
abdominal aorta
髂内动脉
internal iliac artery

图 3-42　腹腔神经节

Fig. 3-42　Celiac ganglion

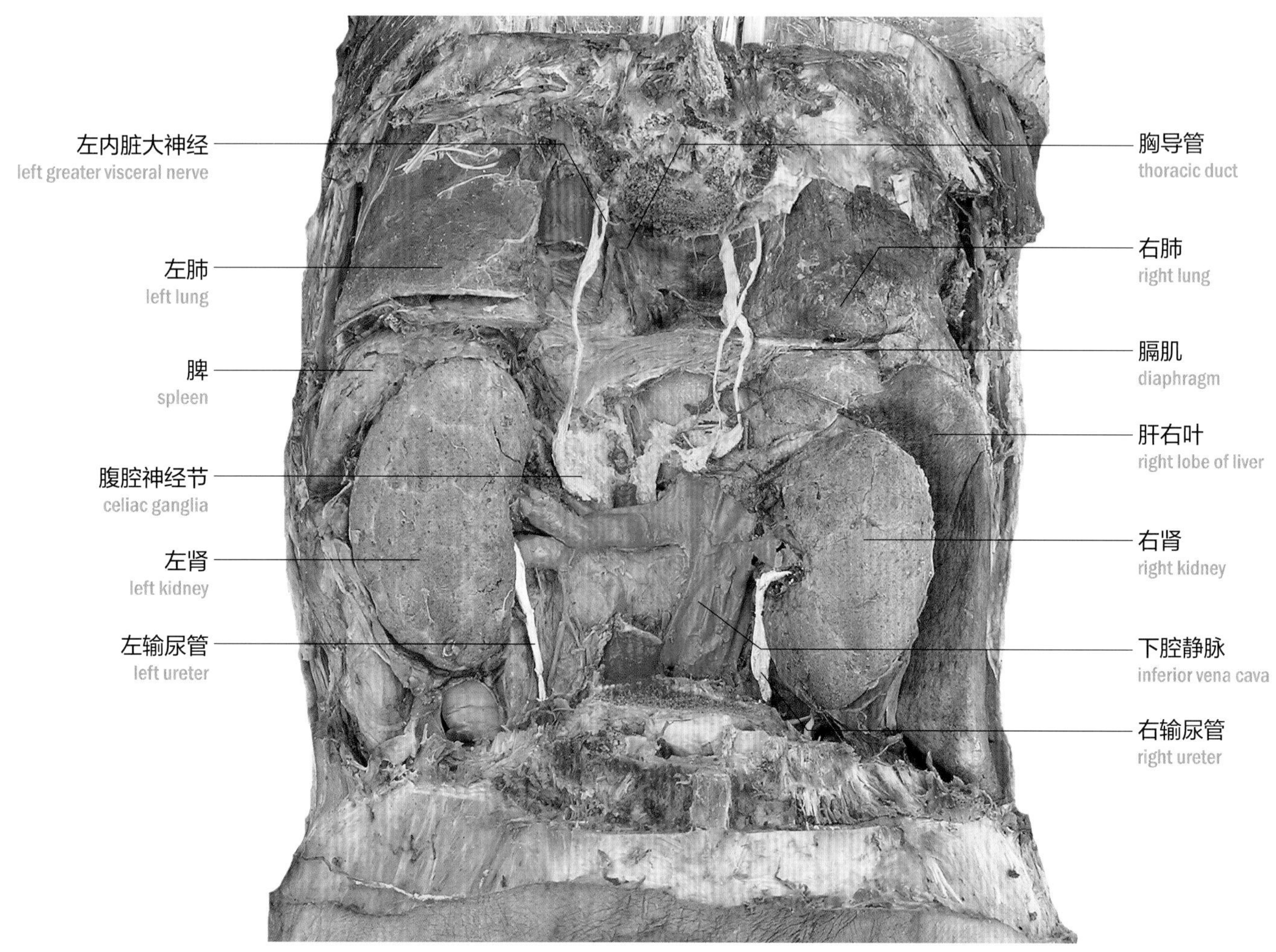
左内脏大神经
left greater visceral nerve
左肺
left lung
脾
spleen
腹腔神经节
celiac ganglia
左肾
left kidney
左输尿管
left ureter
胸导管
thoracic duct
右肺
right lung
膈肌
diaphragm
肝右叶
right lobe of liver
右肾
right kidney
下腔静脉
inferior vena cava
右输尿管
right ureter

图 3-43　腹腔神经节（后面观）

Fig. 3-43　Celiac ganglia (posterior view)

腹腔神经节的应用解剖学要点

腹腔神经节为不规则的团块状，每侧一个，位于肾上腺和腹腔干之间，膈肌脚的前方。右侧在下腔静脉后方，左侧在脾血管后方，每一个腹腔神经上方都与一条内脏大神经相连，下部为呈分离状的主动脉肾丛。

连接两个腹腔神经节的致密神经网形成腹腔神经丛。95%的腹腔神经丛位于第 12 胸椎和第 1 腰椎水平处，5%平对第 11 胸椎至第 12 胸椎。腹腔神经丛围绕腹腔动脉和肠系膜上动脉根部。在胃和网膜囊后方，膈肌脚前方，腹主动脉起始部分和两侧肾上腺之间，两侧的内脏大、小神经，迷走神经和膈神经分支连于腹腔神经丛和腹腔神经节。

腹腔神经丛阻滞术：进针点常选在第 1 腰椎棘突旁 7~10cm 处，正对第12肋，用10~12cm针与正中线呈30°~45°向椎体方向刺入。如针尖触及腰椎横突时，应退针至皮下重新调整进针方向。

穿刺层次：皮肤→浅筋膜→深筋膜→背阔肌→下后锯肌→腰背筋膜深层→竖脊肌→腰方肌→腹腔神经节。

如今，临床在超声内窥镜引导下，行腹腔神经节（丛）阻滞术。内窥镜经过的结构为口→咽→食管→贲门→胃→胃后壁→小腹膜腔→后腹膜→腹腔神经节。

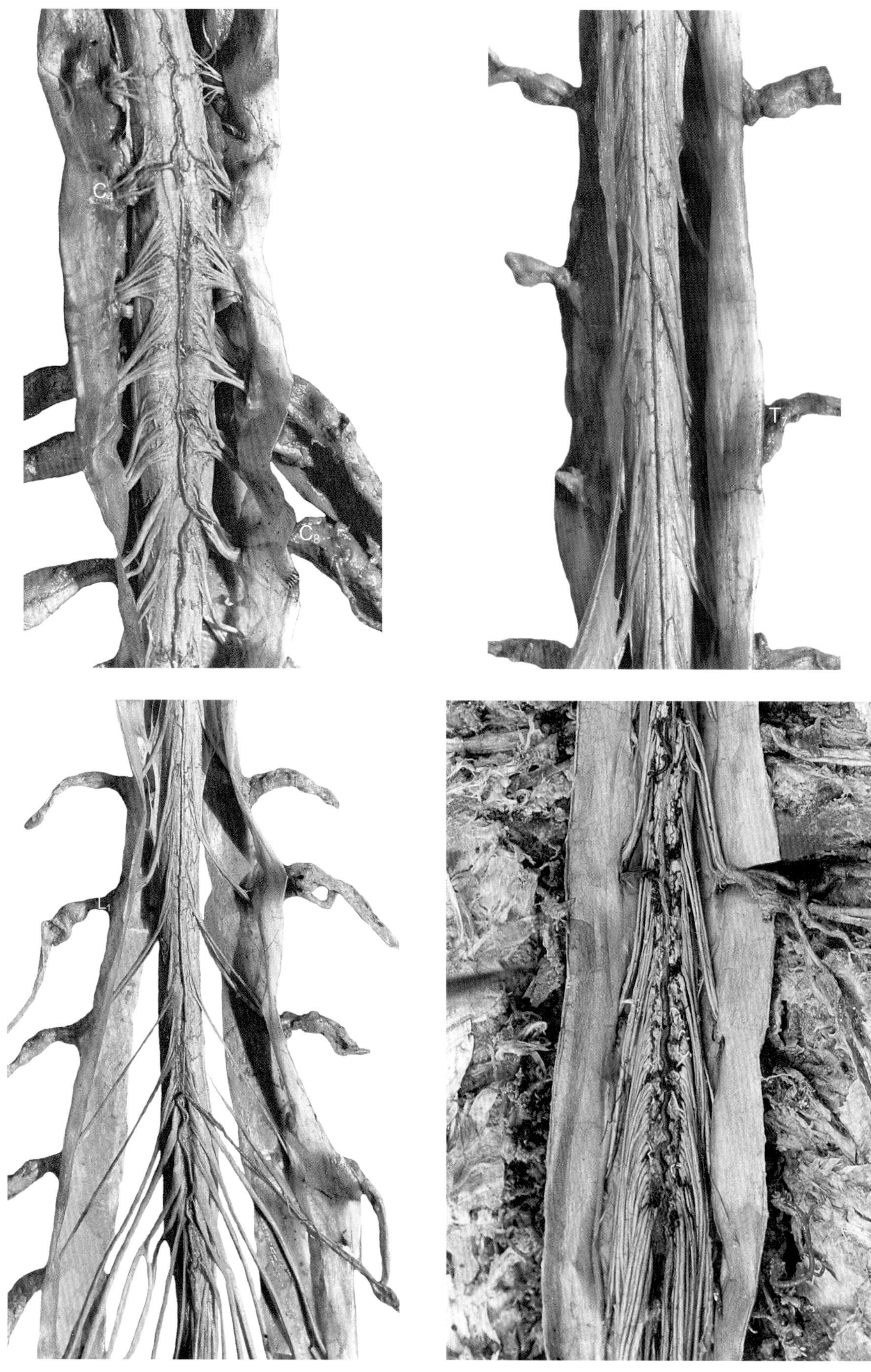

C_4
C_8
T_7
L_1

图 3-44 脊髓的血供前面观

Fig. 3-44 Anterior aspect of blood vessels of spinal cord

脊髓动脉的应用解剖学要点

供应脊髓的动脉有两大来源：即椎动脉分支和根动脉。

1. 脊髓前动脉　由两侧椎动脉末端在延髓腹侧的椎体交叉处合成。沿脊髓前正中裂迂曲下降，在下行中向两侧发出沟动脉。沟动脉腰段出现多，而胸段最少。沟动脉供应脊髓前角、侧角、中央灰质和后角的基底部，也供应前索和侧索的深部，该动脉分布于脊髓前 2/3 结构。因此，当脊髓前动脉发生阻塞时，可引起两侧瘫痪和部分痛温觉消失。

2. 脊髓后动脉　多由椎动脉在延髓前面发出，也可来源于小脑前下动脉。发出后先转向背侧，沿脊髓后外侧沟迂曲下行。下行过程中接后 6~10 条后根动脉的注入。脊髓后动脉供应脊髓灰质后角，白质后索、前索和侧索其他部。

3. 根动脉　是阶段的动脉，可来自颈升动脉、颈深动脉、肋间后动脉、腰动脉和骶动脉等。上述各动脉发出分支沿脊神经后支向内行，分支分布于脊神经节、椎间关节和黄韧带等。根动脉向内发的分支只有外径在 0.6mm 以上者可在脊神经内下方穿硬脊膜、蛛网膜后沿脊神经后根达脊髓以加强脊髓前动脉或脊髓后动脉，大根动脉常起源胸 8~12 椎体间的肋间后动脉，以左侧第 9 胸椎的肋间后动脉较多，因该动脉口径较大而不成对。

应用解剖：在胸下段或腰上段，特别是左侧行椎内穿刺术时一定要注意不要伤及大根动脉，以免引起脊髓供血不足，导致脊髓的功能障碍。脊髓血供虽然丰富但却比较脆弱，轻度创伤、硬膜外阻滞应用缩血管药物过多、或麻醉时血压过度偏低都可能引起一时性或永久性的脊髓血供障碍。

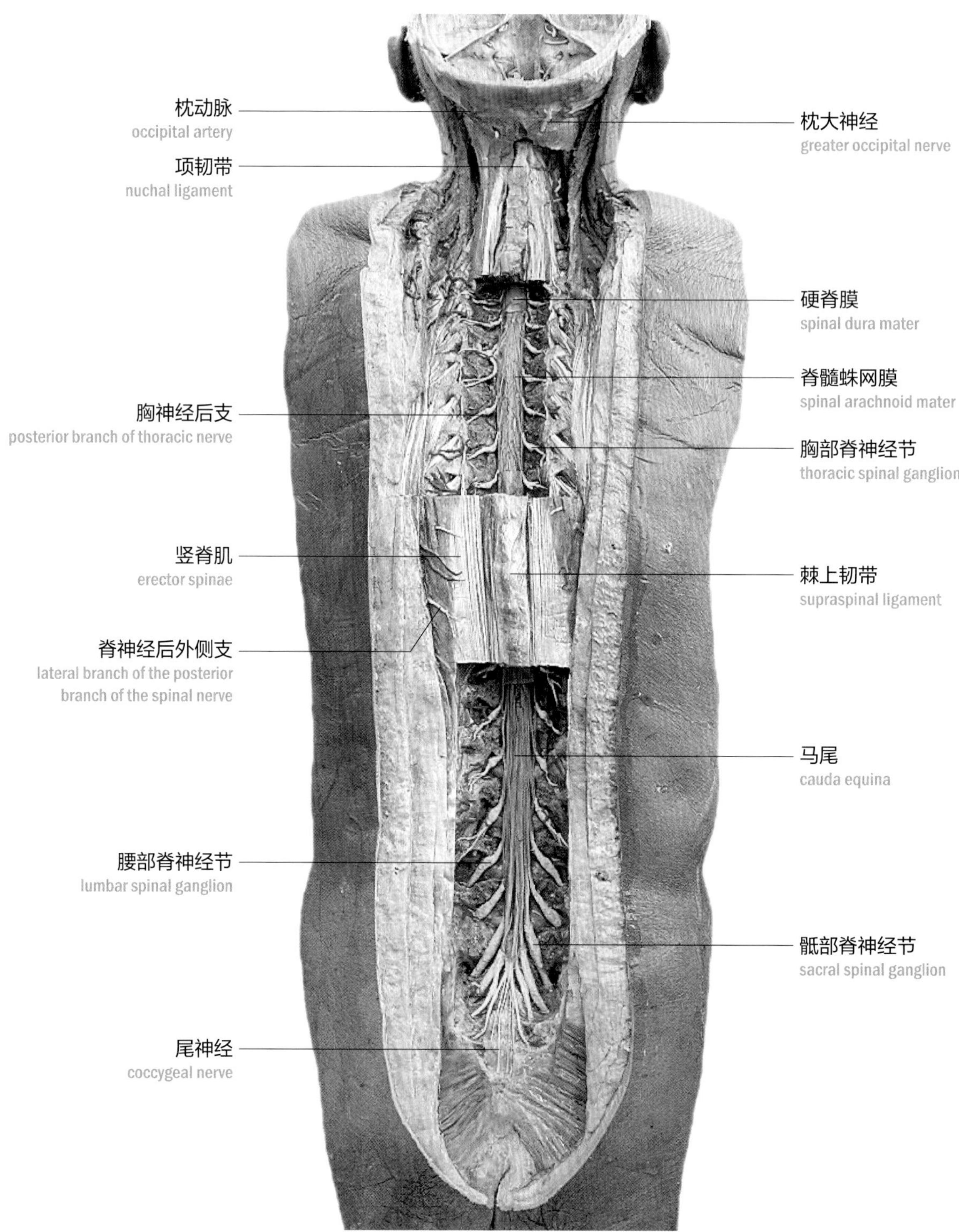

枕动脉
occipital artery
项韧带
nuchal ligament
枕大神经
greater occipital nerve
硬脊膜
spinal dura mater
脊髓蛛网膜
spinal arachnoid mater
胸神经后支
posterior branch of thoracic nerve
胸部脊神经节
thoracic spinal ganglion
竖脊肌
erector spinae
棘上韧带
supraspinal ligament
脊神经后外侧支
lateral branch of the posterior branch of the spinal nerve
马尾
cauda equina
腰部脊神经节
lumbar spinal ganglion
骶部脊神经节
sacral spinal ganglion
尾神经
coccygeal nerve

图 3-45 脊髓的被膜

Fig. 3-45 Meninges of spinal cord

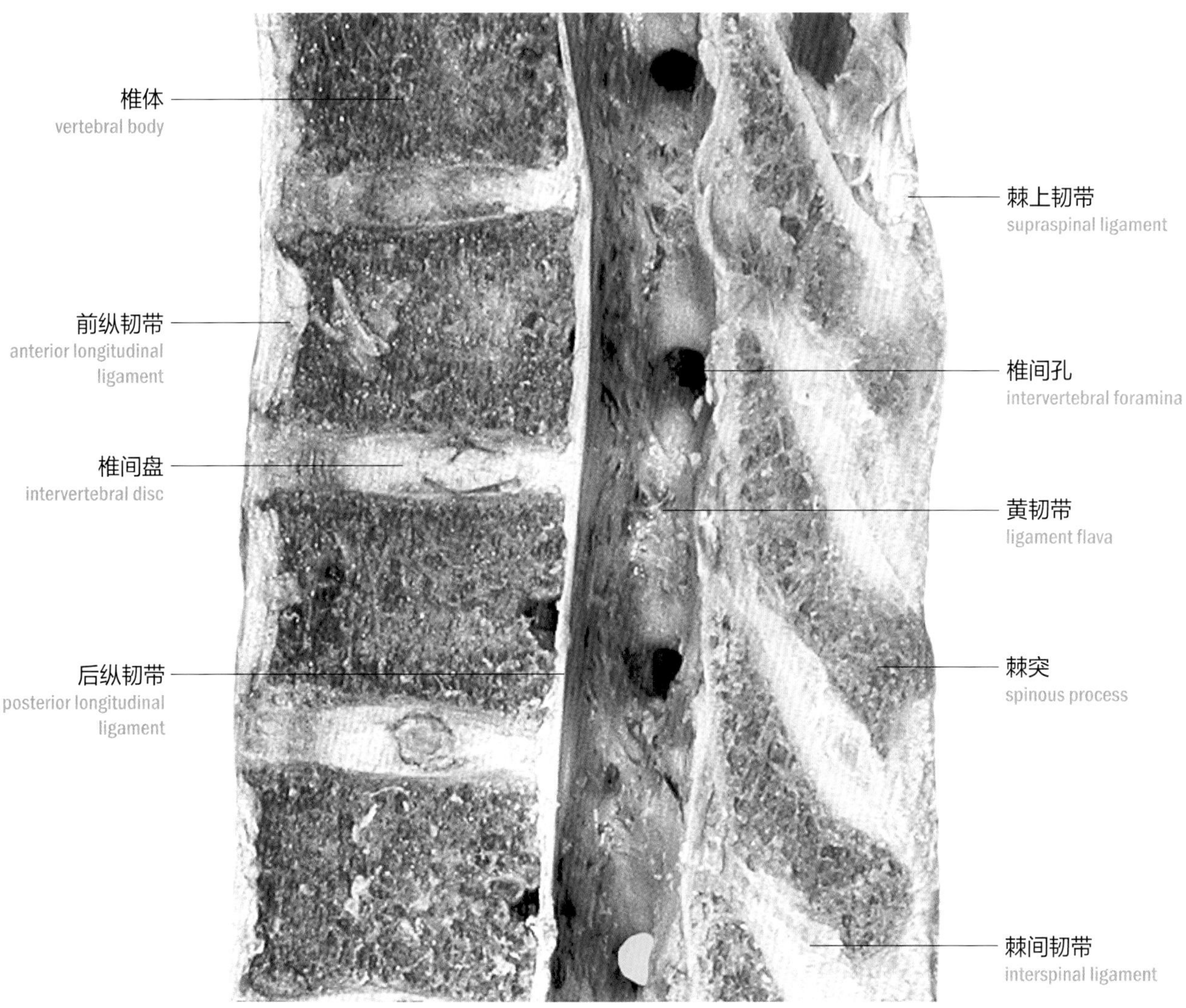
椎体
vertebral body
前纵韧带
anterior longitudinal ligament
椎间盘
intervertebral disc
后纵韧带
posterior longitudinal ligament
棘上韧带
supraspinal ligament
椎间孔
intervertebral foramina
黄韧带
ligament flava
棘突
spinous process
棘间韧带
interspinal ligament

图 3-46　脊柱连结(矢状切面,示椎间孔)

Fig. 3-46　Joints of spinal column (sagittal section, intervertebral foramen was shown)

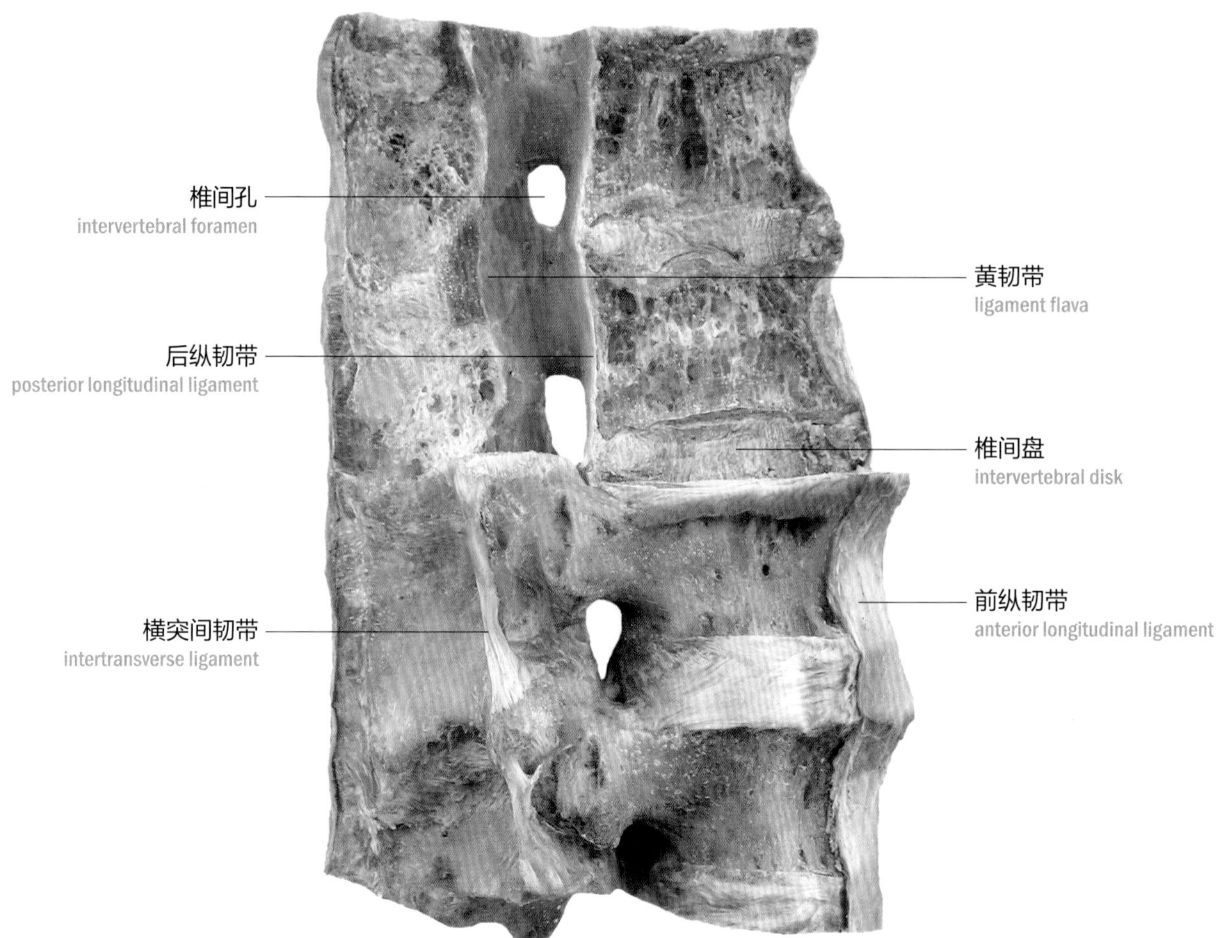
椎间孔
intervertebral foramen
黄韧带
ligament flava
后纵韧带
posterior longitudinal ligament
椎间盘
intervertebral disk
前纵韧带
anterior longitudinal ligament
横突间韧带
intertransverse ligament

图 3-47 椎骨间连结

Fig. 3-47 Joints of vertebrae

椎间孔的应用解剖学要点

椎间孔由相邻椎弓的上、下切迹围成，呈骨性管道。椎间孔的前壁为上一椎体后外侧面的骨膜和椎间联合（椎间盘）后外侧面的纤维环最外层，上壁为椎弓下切迹的骨密质，下壁为椎上切迹的骨密质，后壁为关节突、关节囊的纤维层前部。椎间孔各壁全覆有胶原纤维。椎间孔在矢状面上为椭圆形或卵圆形，横径与纵径之比为 1 : 1.2。孔内有脊神经及其鞘，脊膜返神经，脊髓动脉和椎内、外静脉丛通过。

应用解剖：黄韧带肥厚或骨化，后纵韧带骨化，椎间盘突出，椎间关节脱位或骨折等均可使椎间孔间隙变小，脊神经或脊髓血管受压，这也是引起腰腿痛的常见解剖学原因。

治疗方法是用手术扩大椎间孔间隙，解除脊神经受压。

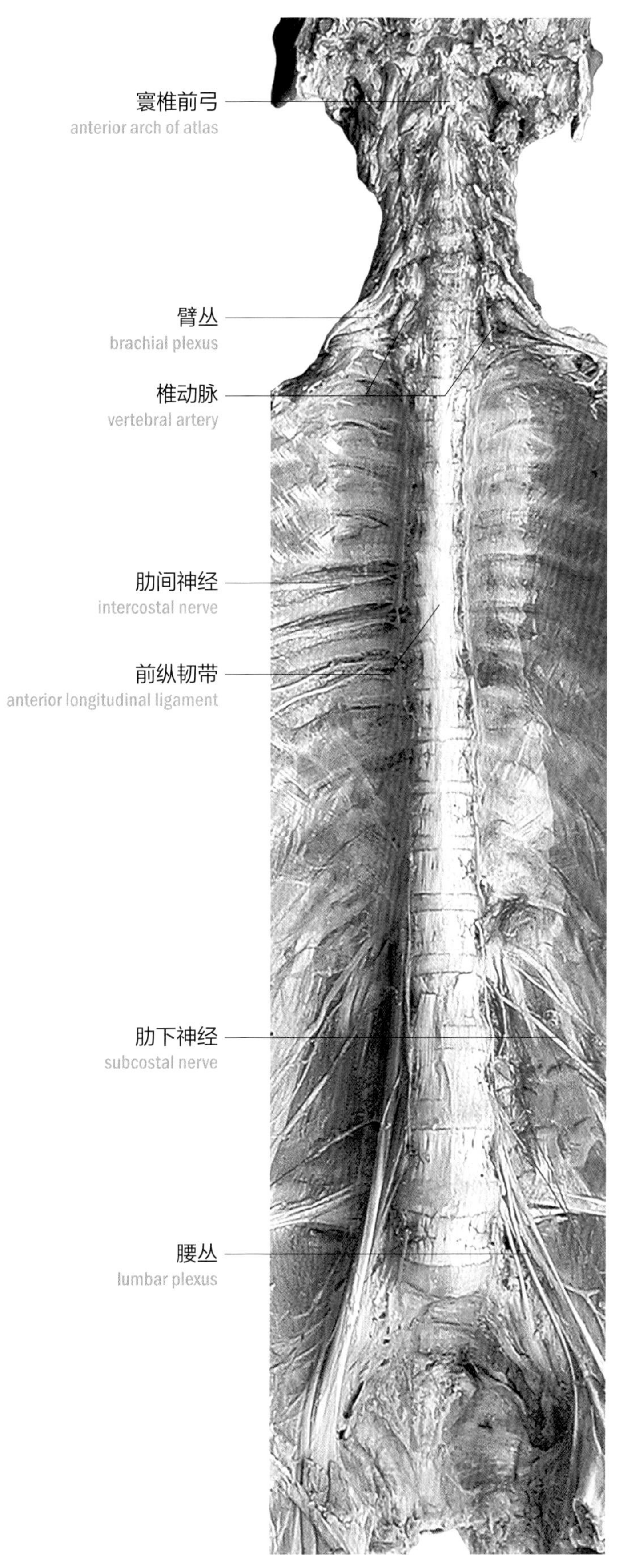
寰椎前弓
anterior arch of atlas
臂丛
brachial plexus
椎动脉
vertebral artery
肋间神经
intercostal nerve
前纵韧带
anterior longitudinal ligament
肋下神经
subcostal nerve
腰丛
lumbar plexus

图 3-48　前纵韧带

Fig. 3-48　Anterior longitudinal ligament

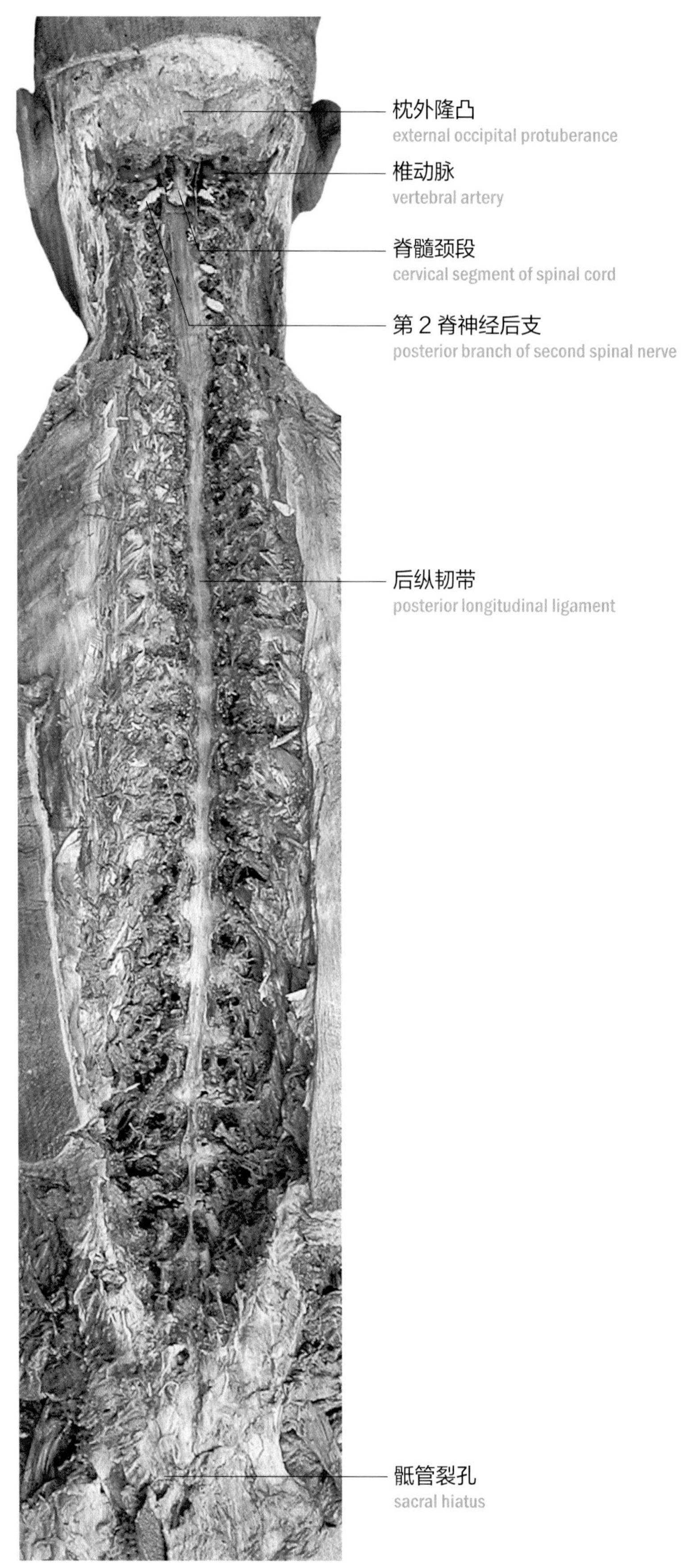

枕外隆凸
external occipital protuberance
椎动脉
vertebral artery
脊髓颈段
cervical segment of spinal cord
第 2 脊神经后支
posterior branch of second spinal nerve
后纵韧带
posterior longitudinal ligament
骶管裂孔
sacral hiatus

图 3-49　后纵韧带

Fig. 3-49　Posterior longitudinal ligament

第四章

下肢神经阻滞麻醉解剖

分布于下肢的神经主要来自于腰丛和骶丛。

一、腰丛

腰丛由腰 1~3 脊神经前支和腰 4 神经前支的大部分纤维组成。腰丛位于腰大肌后侧、腰椎横突前侧和腰方肌后侧。

腰丛的分支有：①髂腹下神经；②髂腹股沟神经；③股外侧皮神经；④股神经；⑤生殖股神经；⑥闭孔神经。

股外侧皮神经在髂前上棘下方约 5cm 处穿出深筋膜至股外侧部皮下。股神经在股三角处，位于股动脉外侧，其表面仅被皮肤和浅筋膜所覆盖。

二、骶丛

骶丛由腰骶干、骶 1~4 脊神经前支组成。骶丛位于盆腔后壁，梨状肌前面。骶丛后侧为盆筋膜和髂血管的分支。输尿管位于丛的前方。

骶丛的分支有：①臀上神经；②股后皮神经；③臀内侧皮神经；④臀下神经；⑤坐骨神经；⑥阴部神经。

骶丛的分支多数经梨状肌下孔出盆。坐骨神经在大转子与坐骨结节之间的中点，沿股二头肌长头的内侧下降至腘窝上角处分为胫神经和腓总神经。

腓总神经自坐骨神经分出后沿腘窝外上缘、股二头肌内侧下降，在股二头肌腱和腓肠肌外侧头之间的腓骨颈处分为腓浅神经和腓深神经。

本章节利用实物照片显示腰丛、骶丛的组成、位置和主要分支的走行，为腰丛、骶丛及下肢神经阻滞麻醉术提供形态学基础。

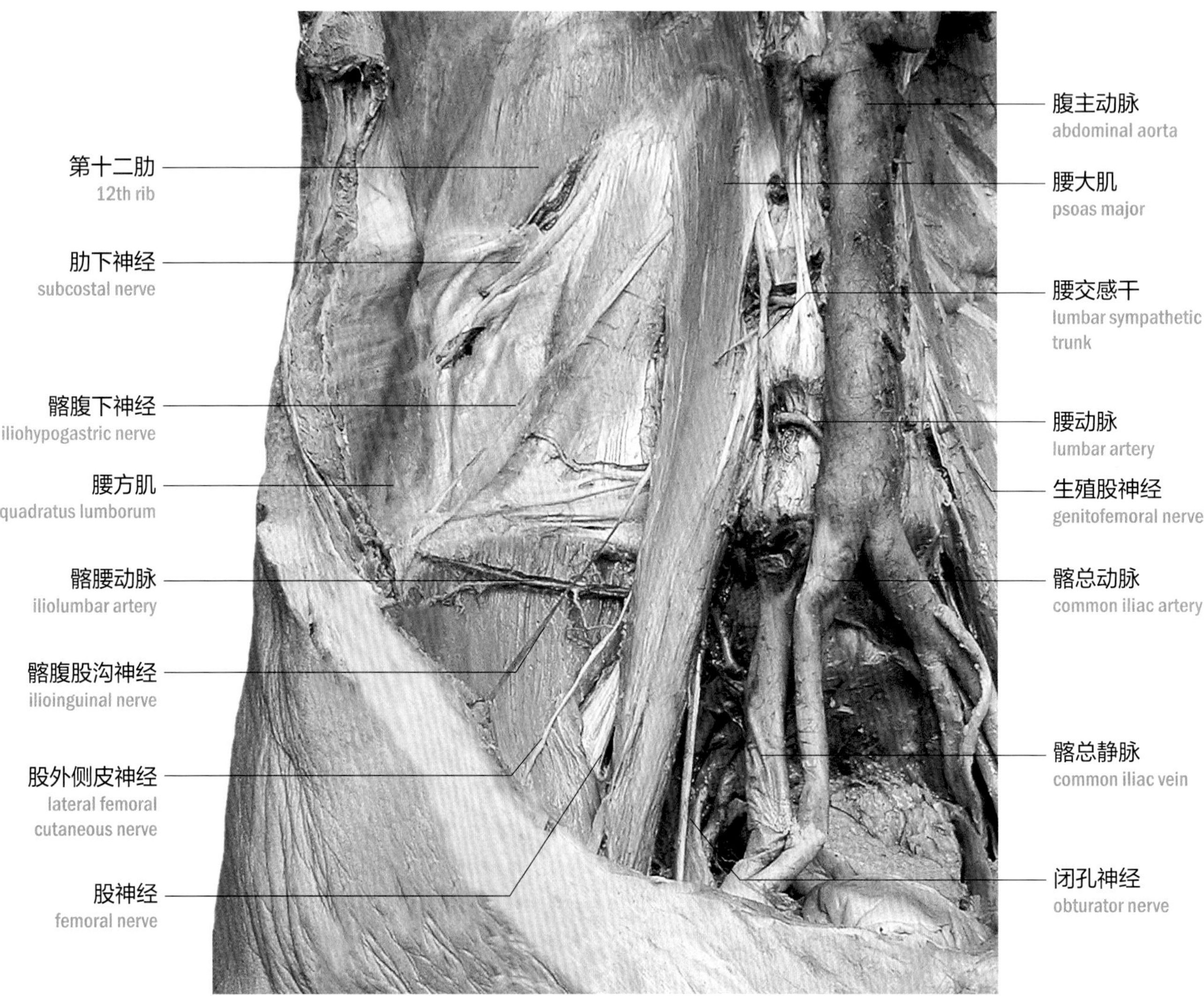
第十二肋
12th rib
肋下神经
subcostal nerve
髂腹下神经
iliohypogastric nerve
腰方肌
quadratus lumborum
髂腰动脉
iliolumbar artery
髂腹股沟神经
ilioinguinal nerve
股外侧皮神经
lateral femoral cutaneous nerve
股神经
femoral nerve
腹主动脉
abdominal aorta
腰大肌
psoas major
腰交感干
lumbar sympathetic trunk
腰动脉
lumbar artery
生殖股神经
genitofemoral nerve
髂总动脉
common iliac artery
髂总静脉
common iliac vein
闭孔神经
obturator nerve

图 4-1 腰丛（1）

Fig. 4-1 Lumbar plexus (1)

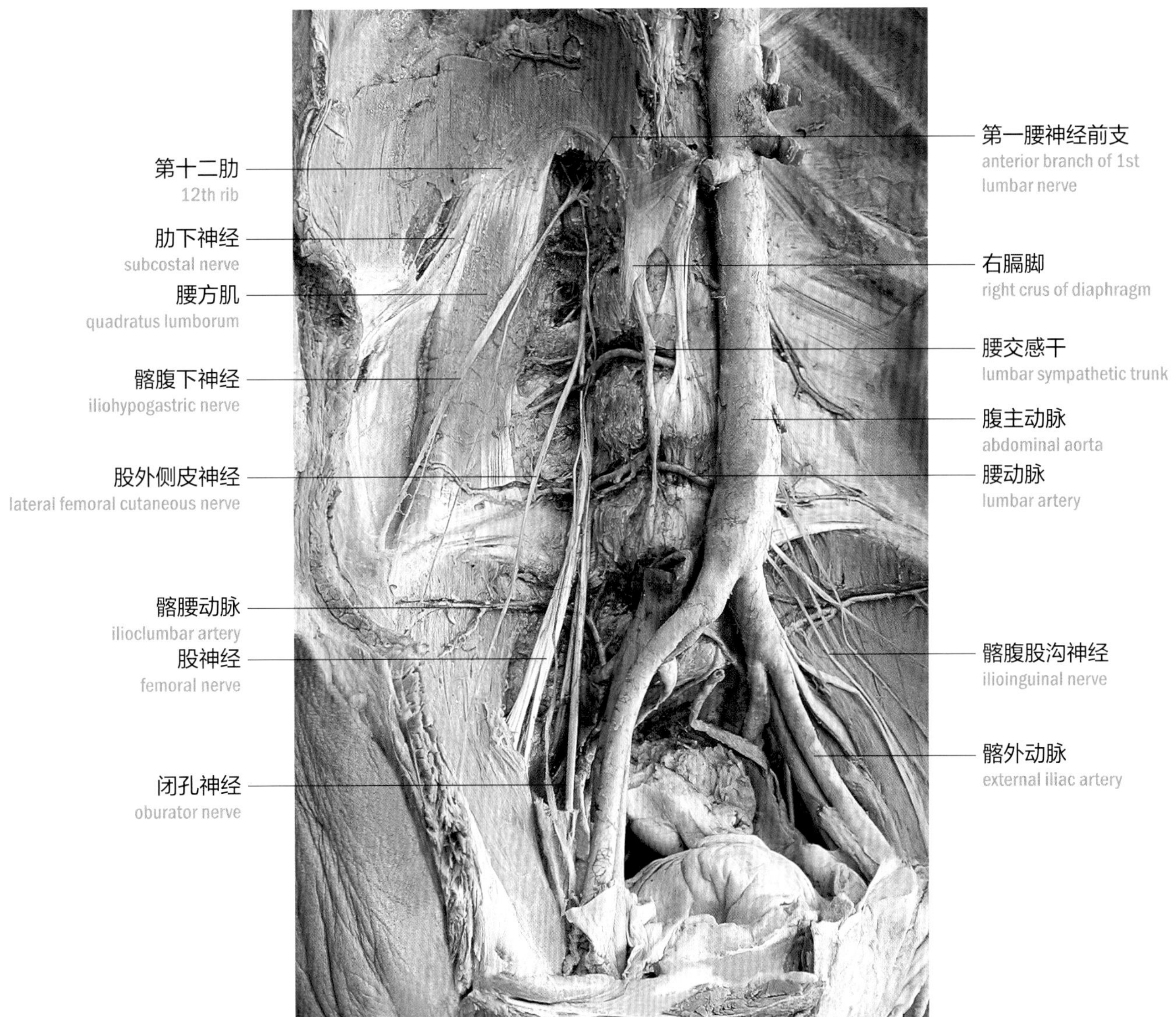
第十二肋
12th rib
肋下神经
subcostal nerve
腰方肌
quadratus lumborum
髂腹下神经
iliohypogastric nerve
股外侧皮神经
lateral femoral cutaneous nerve
髂腰动脉
ilioclumbar artery
股神经
femoral nerve
闭孔神经
oburator nerve
第一腰神经前支
anterior branch of 1st lumbar nerve
右膈脚
right crus of diaphragm
腰交感干
lumbar sympathetic trunk
腹主动脉
abdominal aorta
腰动脉
lumbar artery
髂腹股沟神经
ilioinguinal nerve
髂外动脉
external iliac artery

图 4-2 腰丛(2)

Fig. 4-2 Lumbar plexus (2)

腰丛的应用解剖学要点

腰丛由胸 12 神经前支的一部分纤维，腰 1~3 神经前支和腰 4 神经前支的大部分纤维组成。腰丛位于腰大肌深面或腰大肌的肌质内。腰椎横突的前方即腰大肌间隙，此间隙的前外侧壁即腰大肌，后壁为腰 1~5 的腰椎横突及横突间肌，后外侧为腰方肌，上界为第 12 肋，向下沿腰骶干与盆腔的骶前间隙相通。

腰丛阻滞术

1. 进针点选在两侧髂嵴最高点连线上方 1.5cm 处，在后正中线外侧 4.0cm 处垂直进针。经过层次：皮肤→皮下组织→腰背筋膜→竖脊肌→第 4 腰椎横突→腰方肌→腰大肌间隙→腰丛。

2. 进针点也可选择第 3、4 腰椎的棘突间外侧 3.5cm 处，进针层次同上。

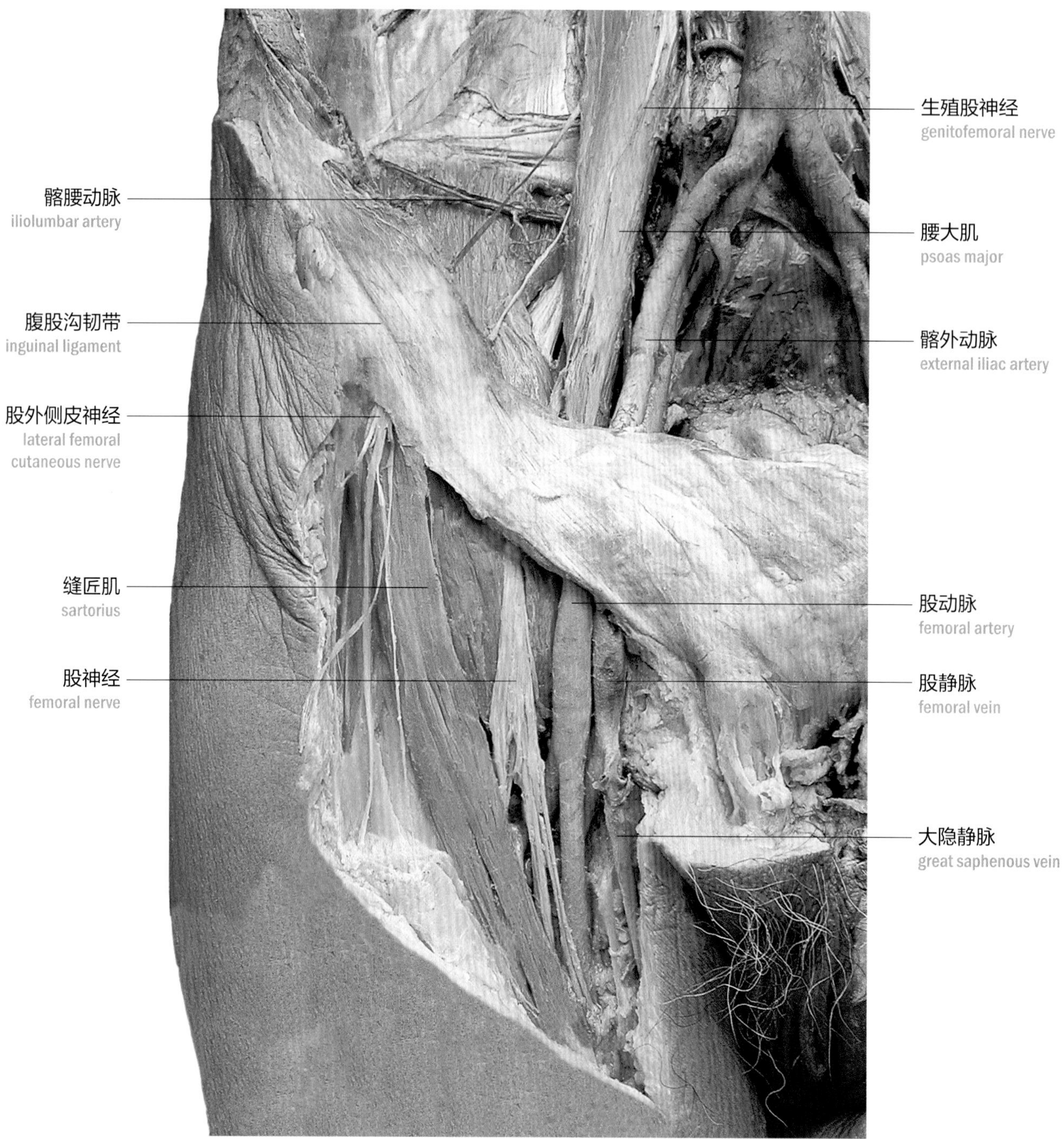
生殖股神经
genitofemoral nerve
髂腰动脉
iliolumbar artery
腰大肌
psoas major
腹股沟韧带
inguinal ligament
髂外动脉
external iliac artery
股外侧皮神经
lateral femoral
cutaneous nerve
缝匠肌
sartorius
股动脉
femoral artery
股神经
femoral nerve
股静脉
femoral vein
大隐静脉
great saphenous vein

图4-3 股神经（1）

Fig. 4-3 Femoral nerve (1)

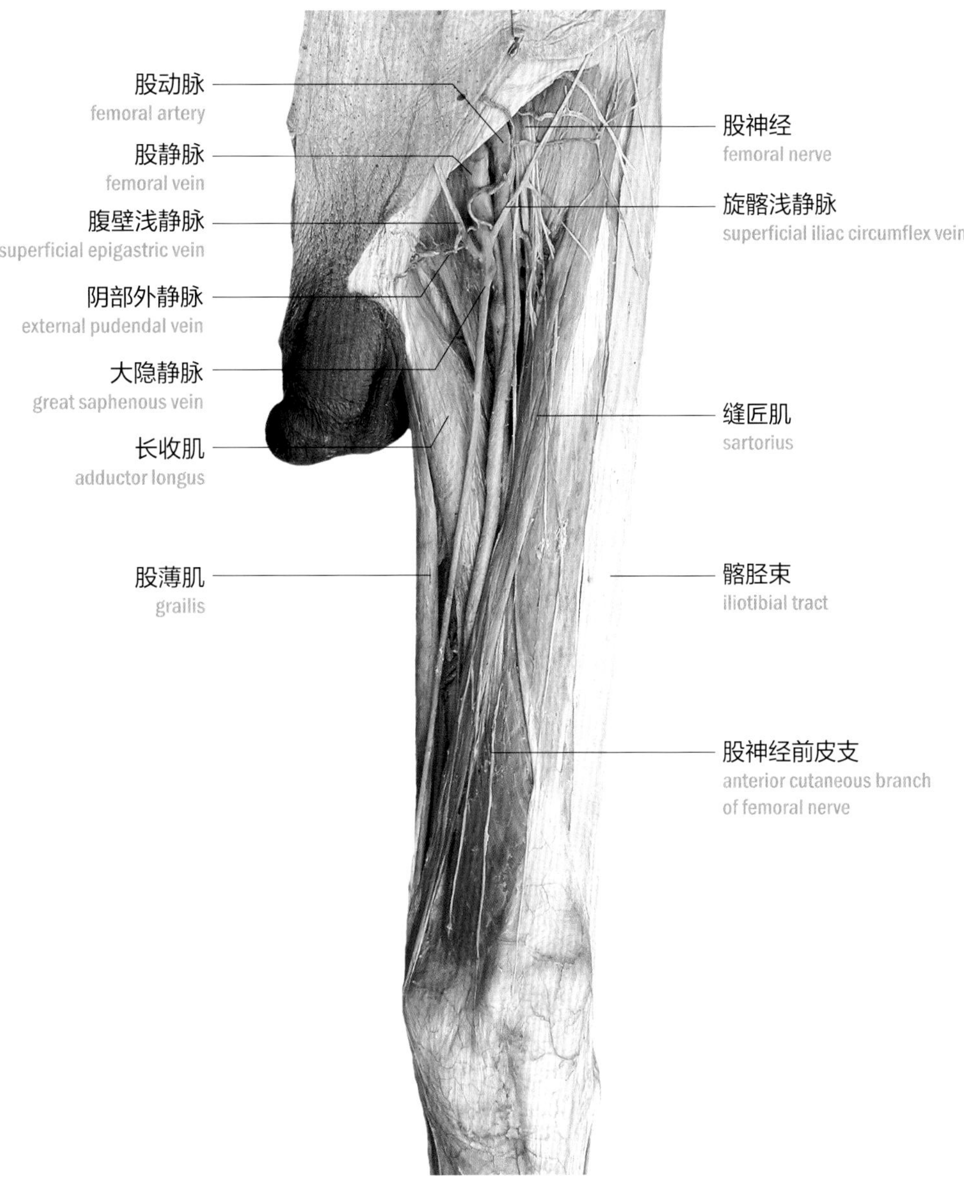
股动脉
femoral artery
股静脉
femoral vein
腹壁浅静脉
superficial epigastric vein
阴部外静脉
external pudendal vein
大隐静脉
great saphenous vein
长收肌
adductor longus
股薄肌
grailis
股神经
femoral nerve
旋髂浅静脉
superficial iliac circumflex vein
缝匠肌
sartorius
髂胫束
iliotibial tract
股神经前皮支
anterior cutaneous branch
of femoral nerve

图 4-4　股神经(2)

Fig. 4-4　Femoral nerve (2)

股神经的应用解剖学要点

股神经由腰 2~4 神经的前支组成，是腰丛中的最大的分支，穿经腰大肌纤维下行，在腰大肌下部外侧缘穿出，至髂筋膜深面，介于腰大肌和髂肌之间下行，经腹股沟韧带深面，达股前部，在腹股沟韧带深面股神经与股动脉之间隔以腰大肌。

股神经阻滞术：进针点常选在髂前上棘与耻骨连线中点下方 1.0cm，股动脉搏动点外侧，穿刺层次：皮肤→皮下组织→深筋膜→股神经。

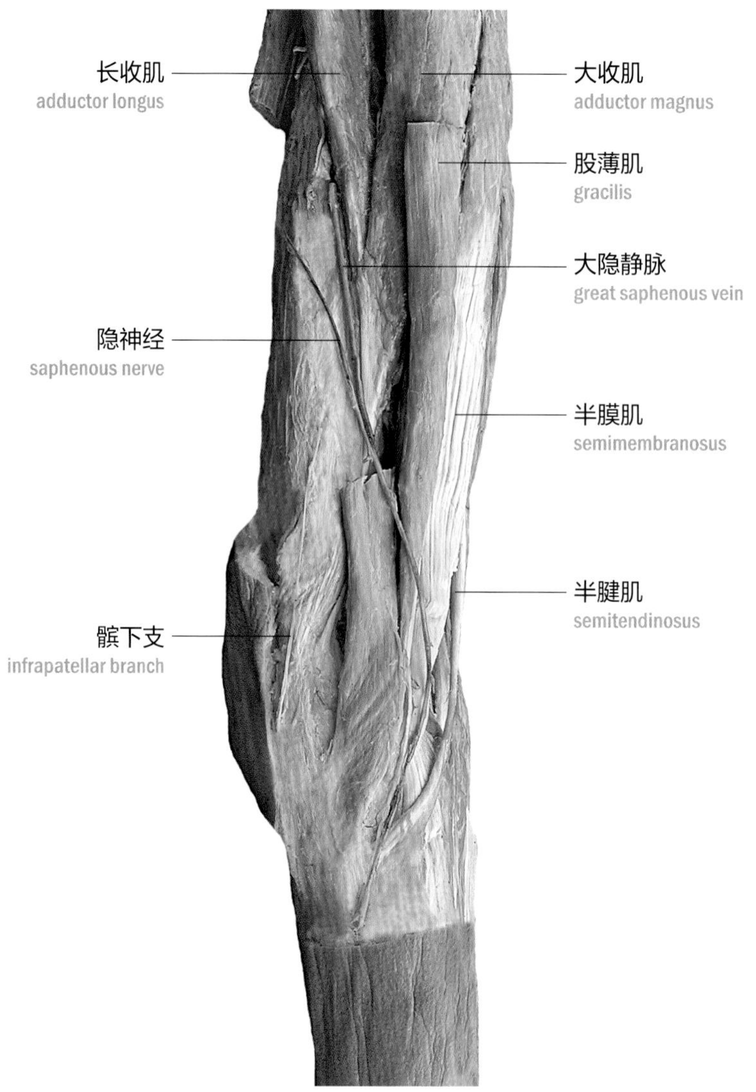
长收肌
adductor longus
大收肌
adductor magnus
股薄肌
gracilis
大隐静脉
great saphenous vein
隐神经
saphenous nerve
半膜肌
semimembranosus
半腱肌
semitendinosus
髌下支
infrapatellar branch

图 4-5 隐神经

Fig. 4-5 Saphenous nerve

隐神经的应用解剖学要点

隐神经是股神经最大的皮支，沿股动脉外侧下行至收肌管。隐神经在收肌管内由股动脉前方转至股动脉内侧，在收肌管末端离开股动脉，穿出收肌管表面的腱板与膝降动脉隐支伴行，隐神经垂直下降于膝关节内侧，在缝匠肌下段后方穿出深筋膜，行于缝匠肌与股薄肌腱之间达皮下，并与大隐静脉伴行于小腿内侧。

隐神经阻滞术：进针点常选在收肌管内，股中下 1/3 交界处的内侧面，股内侧肌与缝匠肌之间。穿刺层次：收肌管内阻滞术为：皮肤→浅筋膜→阔筋膜→缝匠肌→内收肌管腱板→收肌管→隐神经。

膝内侧阻滞术：股骨内侧髁内侧平对髌骨尖处。穿刺层次：皮肤→浅筋膜→阔筋膜→隐神经。

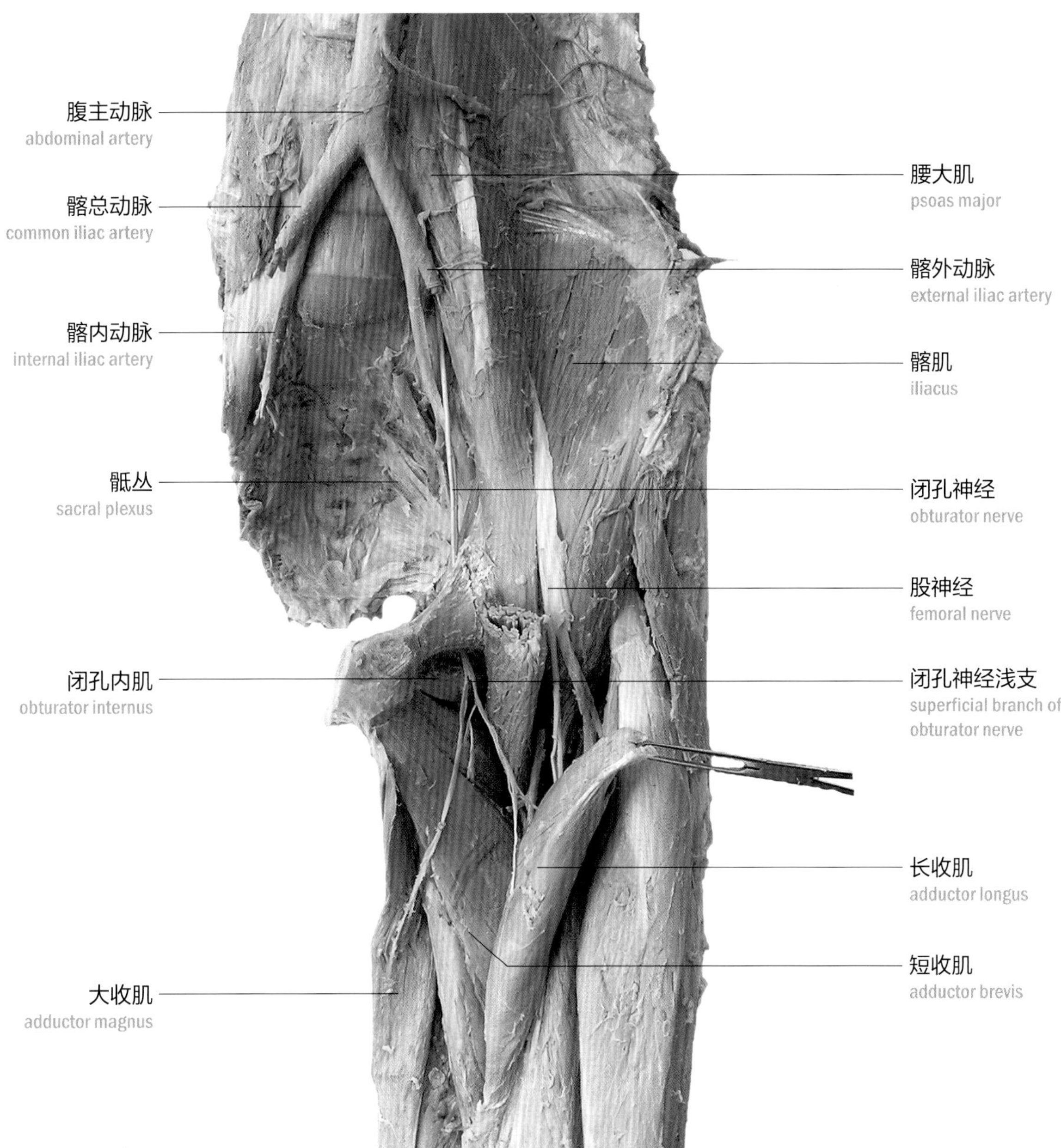
腹主动脉
abdominal artery
髂总动脉
common iliac artery
髂内动脉
internal iliac artery
骶丛
sacral plexus
闭孔内肌
obturator internus
大收肌
adductor magnus
腰大肌
psoas major
髂外动脉
external iliac artery
髂肌
iliacus
闭孔神经
obturator nerve
股神经
femoral nerve
闭孔神经浅支
superficial branch of
obturator nerve
长收肌
adductor longus
短收肌
adductor brevis

图 4-6　闭孔神经（1）

Fig. 4-6　Obturator nerve (1)

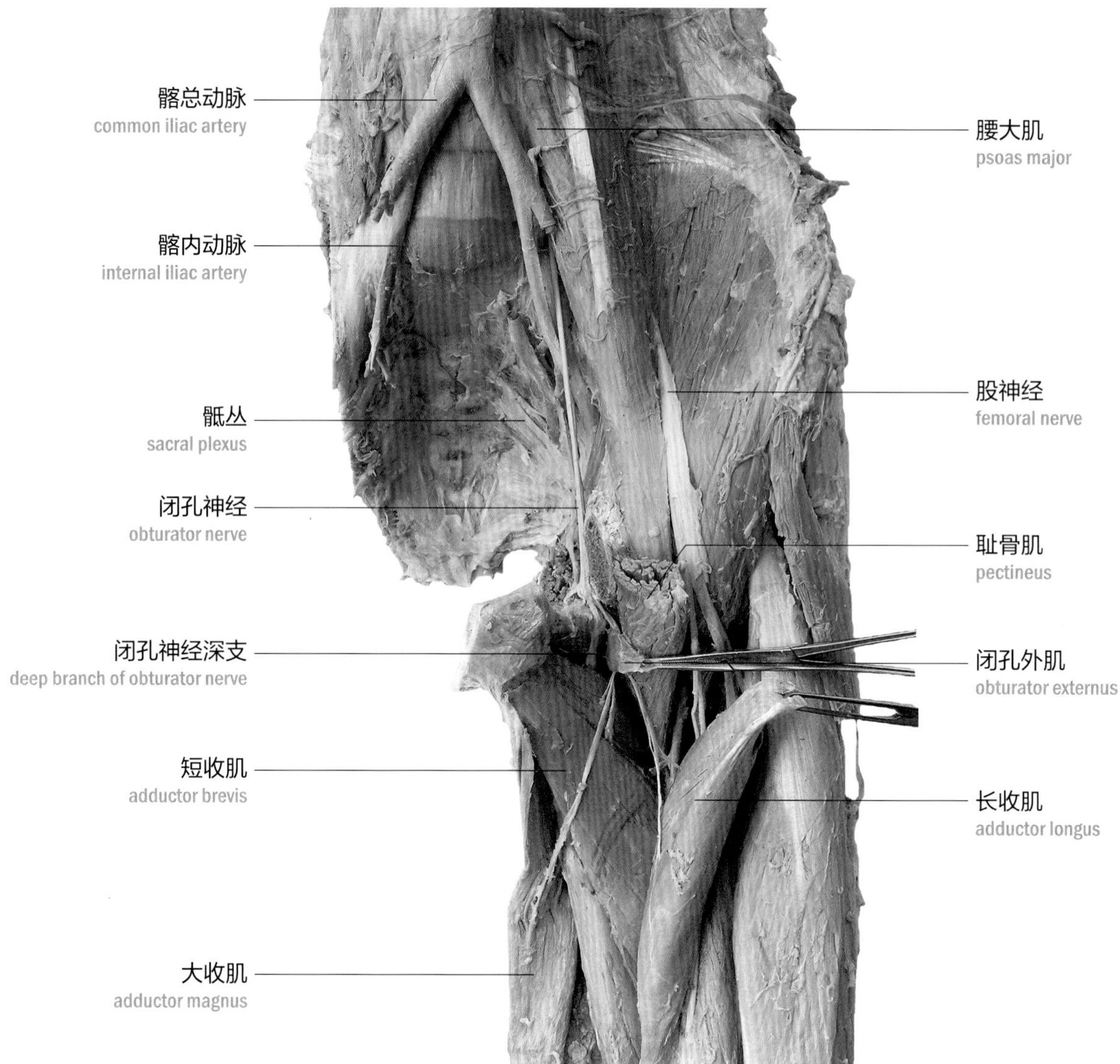
髂总动脉
common iliac artery
髂内动脉
internal iliac artery
骶丛
sacral plexus
闭孔神经
obturator nerve
闭孔神经深支
deep branch of obturator nerve
短收肌
adductor brevis
大收肌
adductor magnus
腰大肌
psoas major
股神经
femoral nerve
耻骨肌
pectineus
闭孔外肌
obturator externus
长收肌
adductor longus

图 4-7 闭孔神经（2）

Fig. 4-7 Obturator nerve (2)

闭孔神经的应用解剖学要点

闭孔神经由腰 2~4 神经的前支，主要是腰 3 神经的前支组成。闭孔神经在腰大肌内下行，至盆缘处，由腰大肌内侧缘穿出，行于髂总血管后方，髂内血管外侧，沿骨盆外侧的闭孔内肌表面向下前行，经闭膜管出盆腔，至股内侧分为前后两支，起初前后两支隔以闭孔外肌，之后前后支隔以短收肌。

闭孔神经阻滞术：①可在耻骨结节与股动脉搏动点之间连线的中点，腹股沟韧带下方 1.5cm 处进针。②可在耻骨结节外 2.5cm 和耻骨上支下方 2.5cm 处进针。穿刺层次：皮肤→浅筋膜→阔筋膜→耻骨肌→闭孔神经。

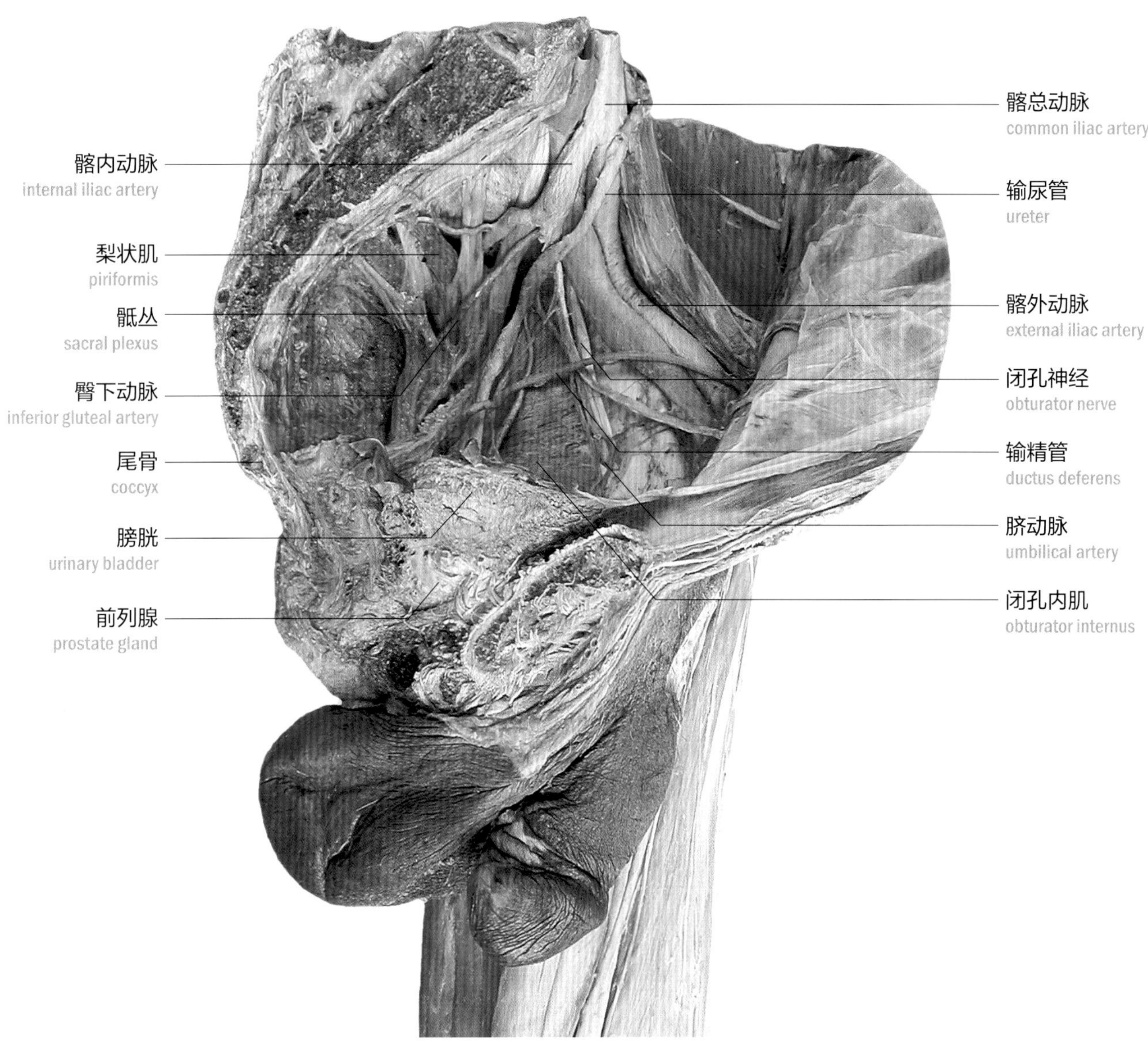
髂总动脉
common iliac artery
髂内动脉
internal iliac artery
输尿管
ureter
梨状肌
piriformis
骶丛
sacral plexus
髂外动脉
external iliac artery
臀下动脉
inferior gluteal artery
闭孔神经
obturator nerve
尾骨
coccyx
输精管
ductus deferens
膀胱
urinary bladder
脐动脉
umbilical artery
前列腺
prostate gland
闭孔内肌
obturator internus

图 4-8　骶丛（1）

Fig. 4-8　Sacral plexus (1)

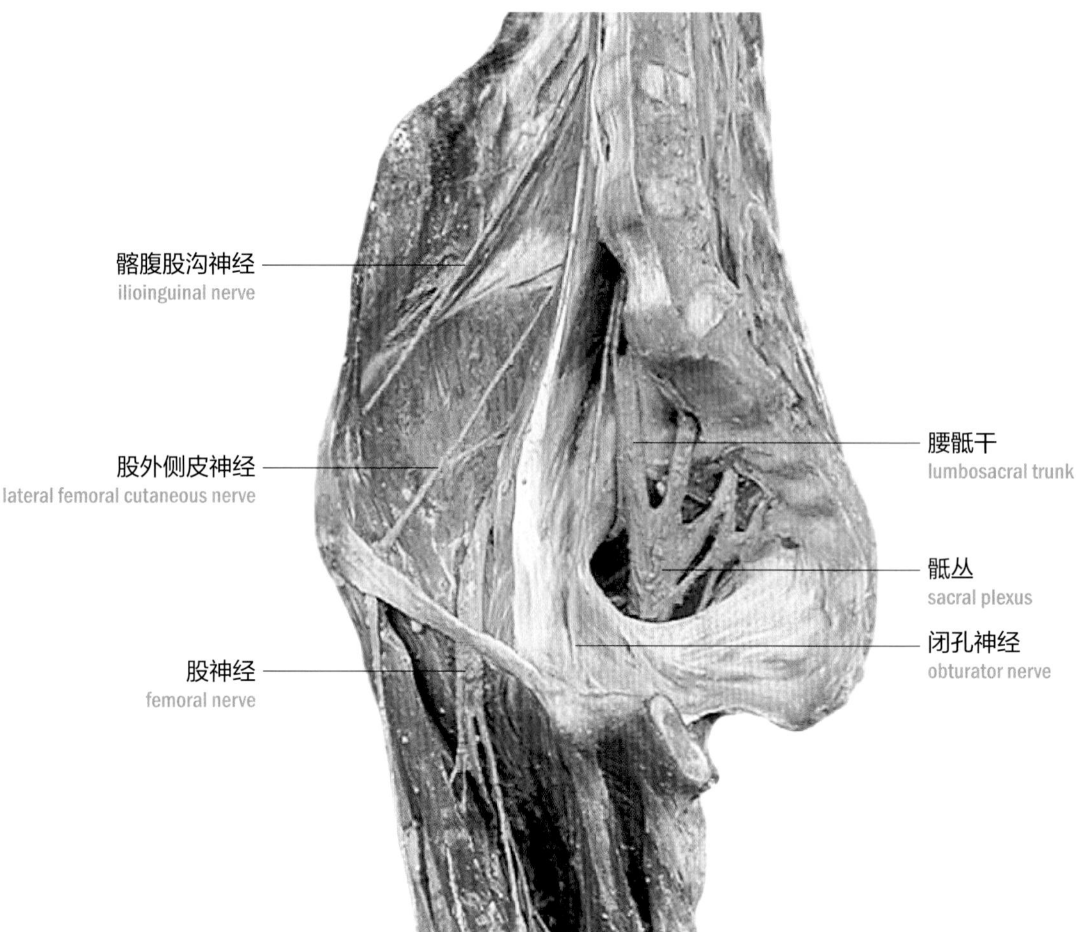
髂腹股沟神经
ilioinguinal nerve
股外侧皮神经
lateral femoral cutaneous nerve
股神经
femoral nerve
腰骶干
lumbosacral trunk
骶丛
sacral plexus
闭孔神经
obturator nerve

图 4-9 骶丛（2）

Fig. 4-9 Sacral plexus (2)

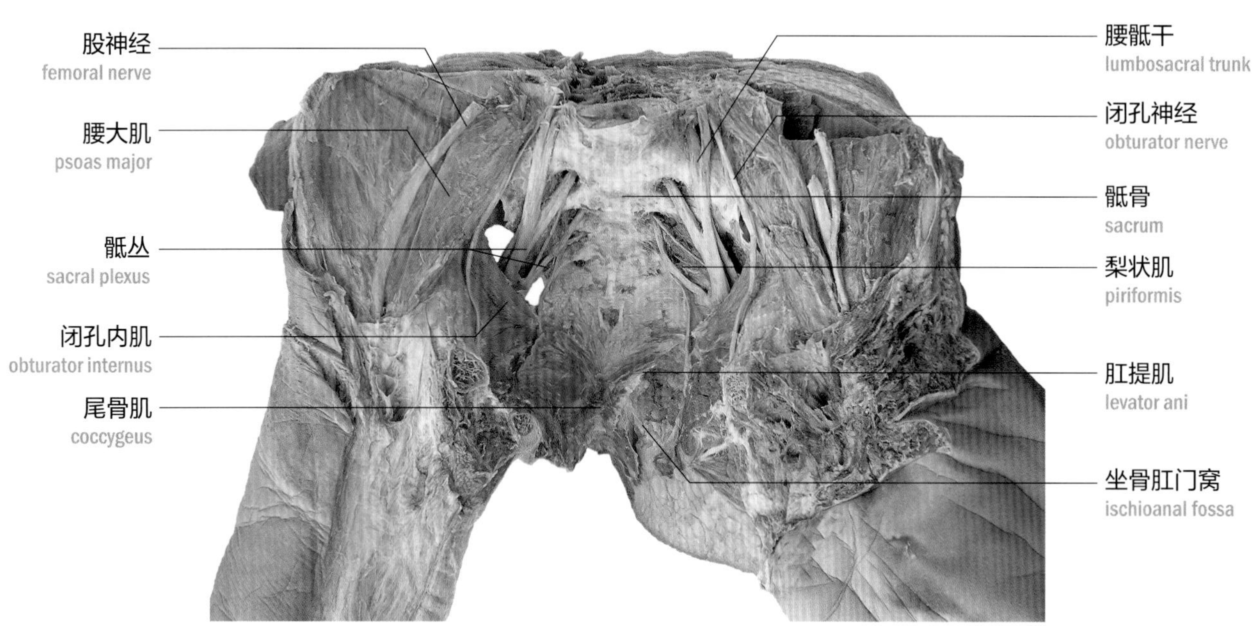
股神经
femoral nerve
腰大肌
psoas major
骶丛
sacral plexus
闭孔内肌
obturator internus
尾骨肌
coccygeus
腰骶干
lumbosacral trunk
闭孔神经
obturator nerve
骶骨
sacrum
梨状肌
piriformis
肛提肌
levator ani
坐骨肛门窝
ischioanal fossa

图 4-10 骶丛（3）

Fig. 4-10 Sacral plexus (3)

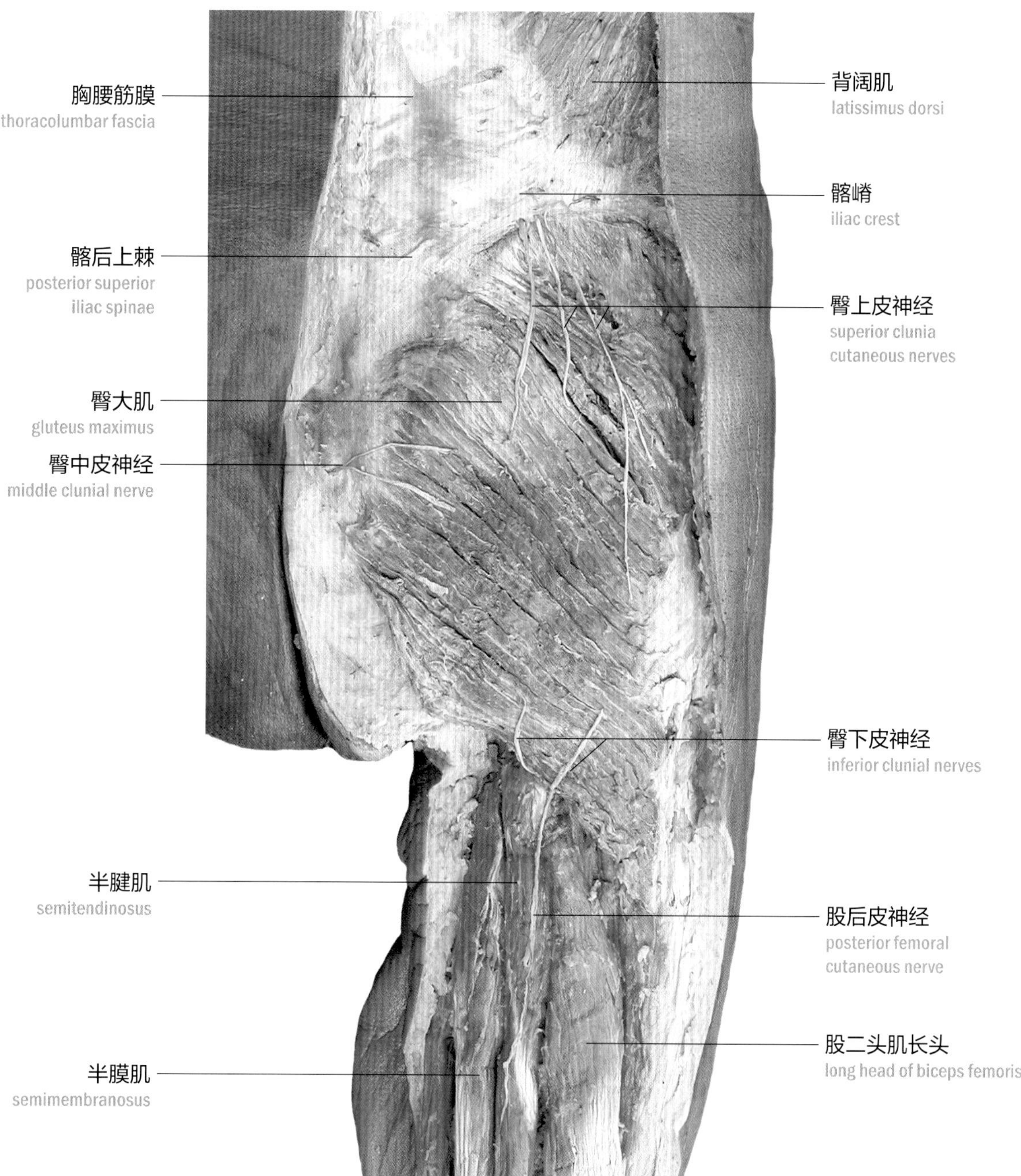
胸腰筋膜
thoracolumbar fascia
髂后上棘
posterior superior
iliac spinae
臀大肌
gluteus maximus
臀中皮神经
middle clunial nerve
半腱肌
semitendinosus
半膜肌
semimembranosus
背阔肌
latissimus dorsi
髂嵴
iliac crest
臀上皮神经
superior clunia
cutaneous nerves
臀下皮神经
inferior clunial nerves
股后皮神经
posterior femoral
cutaneous nerve
股二头肌长头
long head of biceps femoris

图 4-11 臀部皮神经

Fig. 4-11 Clunial nerves

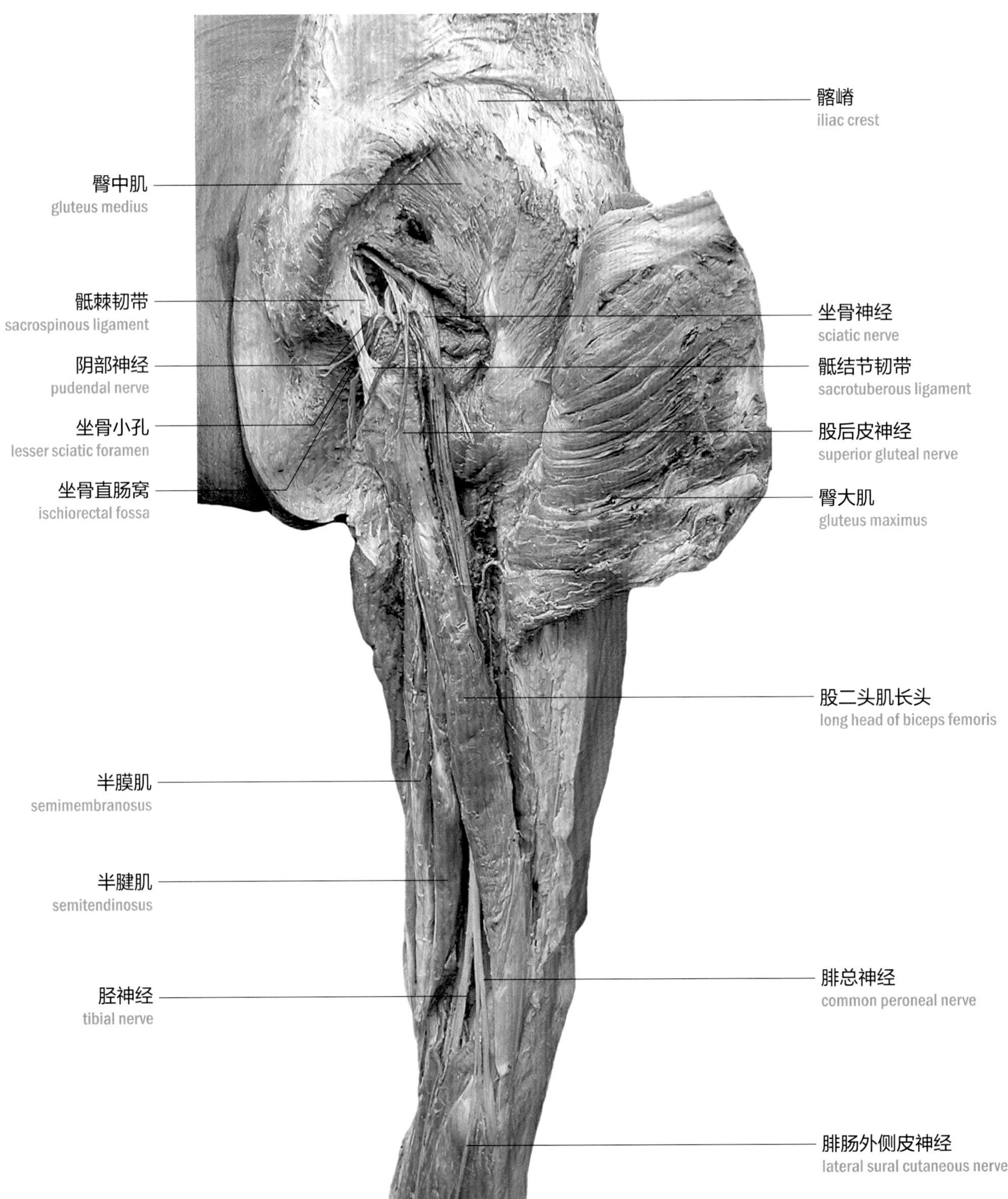
髂嵴
iliac crest
臀中肌
gluteus medius
骶棘韧带
sacrospinous ligament
坐骨神经
sciatic nerve
阴部神经
pudendal nerve
骶结节韧带
sacrotuberous ligament
坐骨小孔
lesser sciatic foramen
股后皮神经
superior gluteal nerve
坐骨直肠窝
ischiorectal fossa
臀大肌
gluteus maximus
股二头肌长头
long head of biceps femoris
半膜肌
semimembranosus
半腱肌
semitendinosus
腓总神经
common peroneal nerve
胫神经
tibial nerve
腓肠外侧皮神经
lateral sural cutaneous nerve

图 4-12　坐骨神经

Fig. 4-12　Sciatic nerve

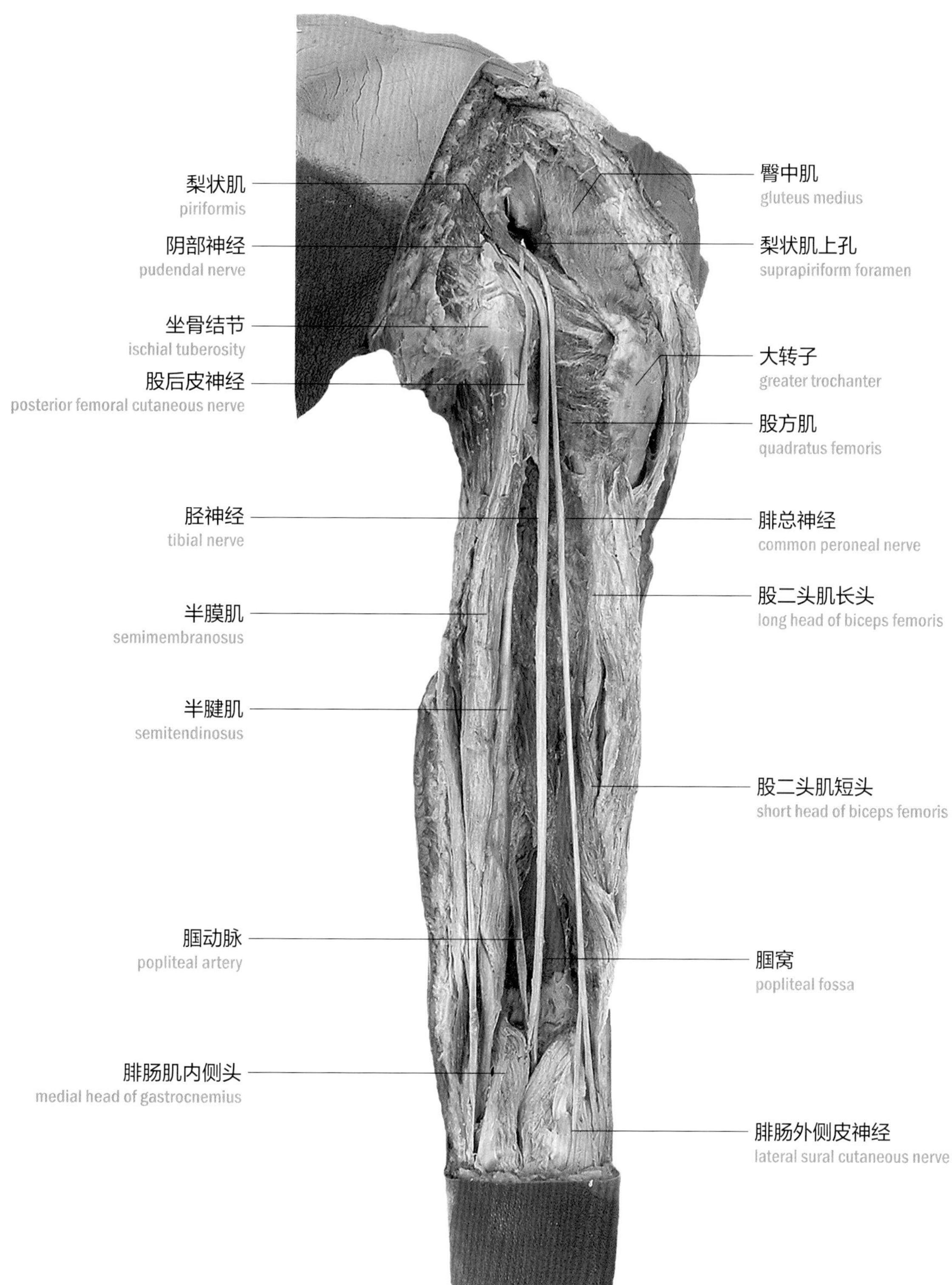
梨状肌
piriformis
阴部神经
pudendal nerve
坐骨结节
ischial tuberosity
股后皮神经
posterior femoral cutaneous nerve
胫神经
tibial nerve
半膜肌
semimembranosus
半腱肌
semitendinosus
腘动脉
popliteal artery
腓肠肌内侧头
medial head of gastrocnemius
臀中肌
gluteus medius
梨状肌上孔
suprapiriform foramen
大转子
greater trochanter
股方肌
quadratus femoris
腓总神经
common peroneal nerve
股二头肌长头
long head of biceps femoris
股二头肌短头
short head of biceps femoris
腘窝
popliteal fossa
腓肠外侧皮神经
lateral sural cutaneous nerve

图 4-13 腓总神经经梨状肌上孔

Fig. 4-13 Common peroneal nerve passes through suprapiriform foramen

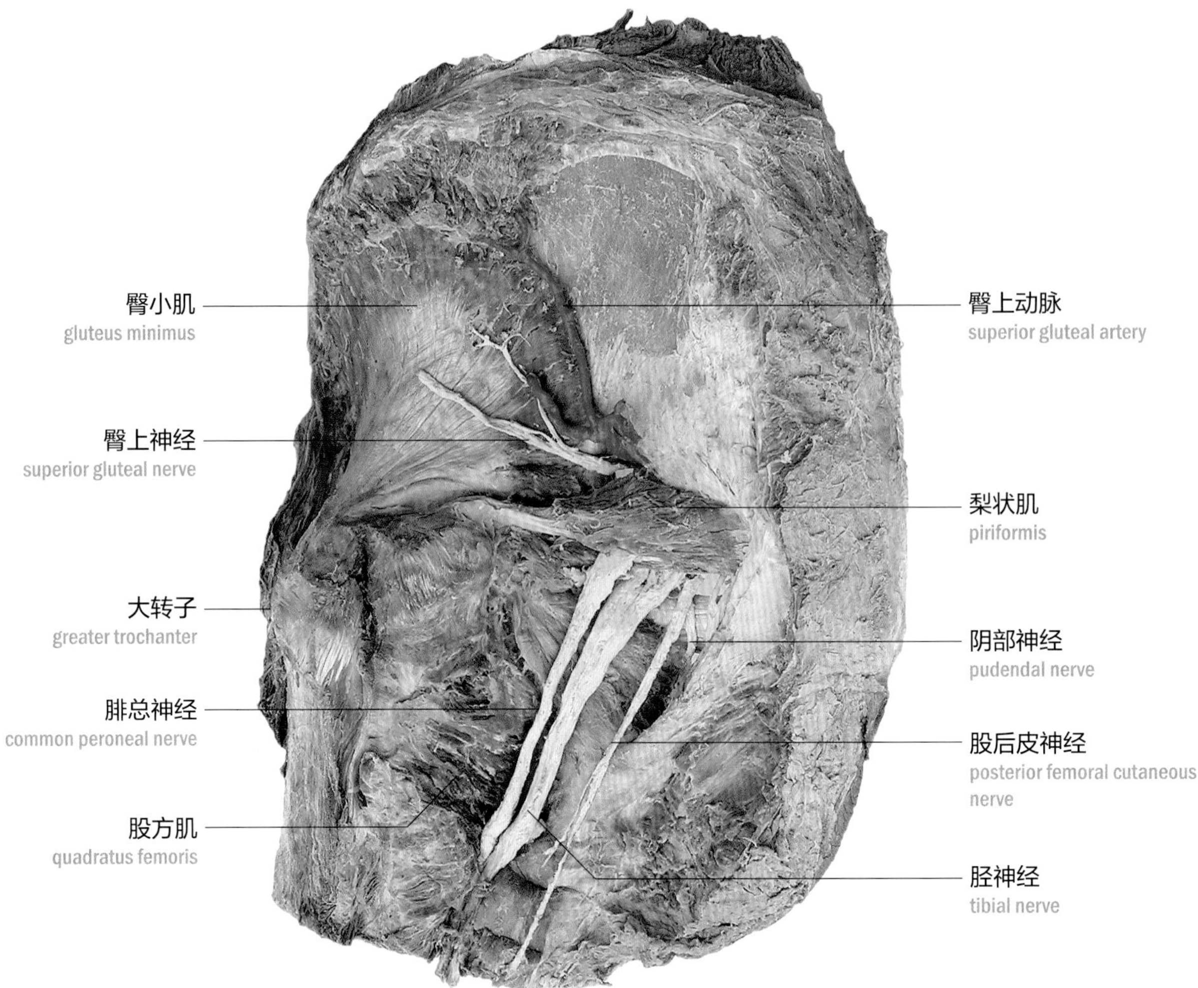
臀小肌
gluteus minimus
臀上神经
superior gluteal nerve
大转子
greater trochanter
腓总神经
common peroneal nerve
股方肌
quadratus femoris
臀上动脉
superior gluteal artery
梨状肌
piriformis
阴部神经
pudendal nerve
股后皮神经
posterior femoral cutaneous nerve
胫神经
tibial nerve

图 4-14　胫神经经梨状肌下孔，腓总神经穿梨状肌

Fig. 4-14　Tibial nerve passes through infrapiriform foramen, common peroneal nerve passes through piriformis

坐骨神经的应用解剖学要点

坐骨神经由腰 4 神经和骶 1~5 脊神经的前支组成，经梨状肌下孔出盆腔。坐骨神经与梨状肌的关系为 66.3% 的坐骨神经经梨状肌下孔出盆；27.3%的坐骨神经高位分支（即胫神经经梨状肌下孔，腓总神经穿梨状肌），其他类型为 6.4%（即坐骨神经穿梨状肌，胫神经穿梨状肌，腓总神经经梨状肌上孔和坐骨神经经梨状肌上孔等）。坐骨神经出盆后在臀大肌深面，闭孔内肌肌腱与股方肌肌腱浅面，向下经坐骨结节和大转子间中点稍内下方下降至股后部，继续行于股二头肌长头深层，下达腘窝处分为胫神经和腓总神经。

坐骨神经阻滞术：病人侧卧位，进针点选在髂后上棘与股骨大转子间连线的中点垂直下 3.5cm 处。穿刺层次：皮肤→浅筋膜→臀筋膜→臀大肌→坐骨神经。

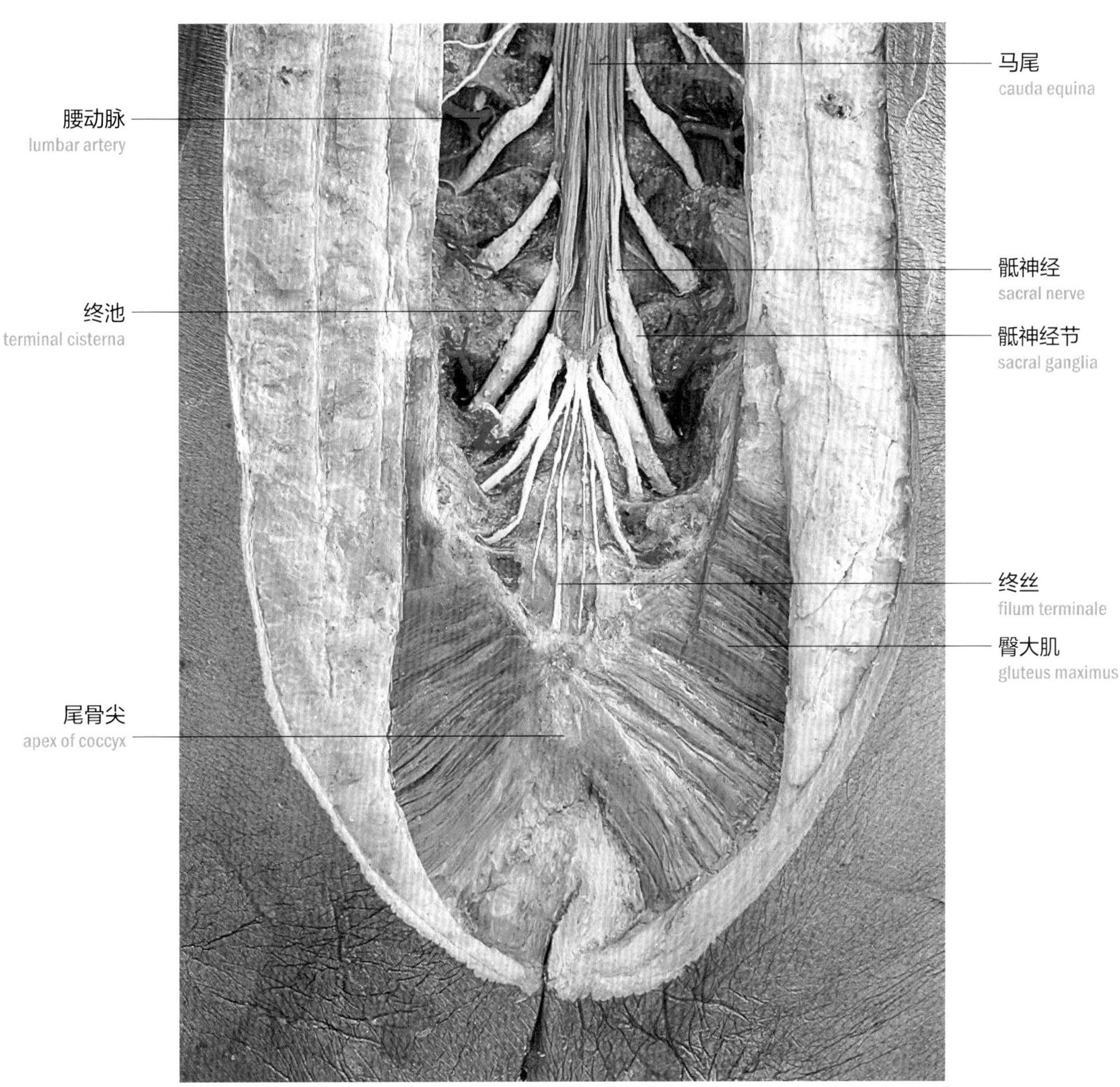
马尾
cauda equina
腰动脉
lumbar artery
骶神经
sacral nerve
终池
terminal cisterna
骶神经节
sacral ganglia
终丝
filum terminale
臀大肌
gluteus maximus
尾骨尖
apex of coccyx

图 4-15　马尾、骶神经、骶神经节（后面观）

Fig. 4-15　Cauda equina、sacral nerve and sacral ganglia (posterior view)

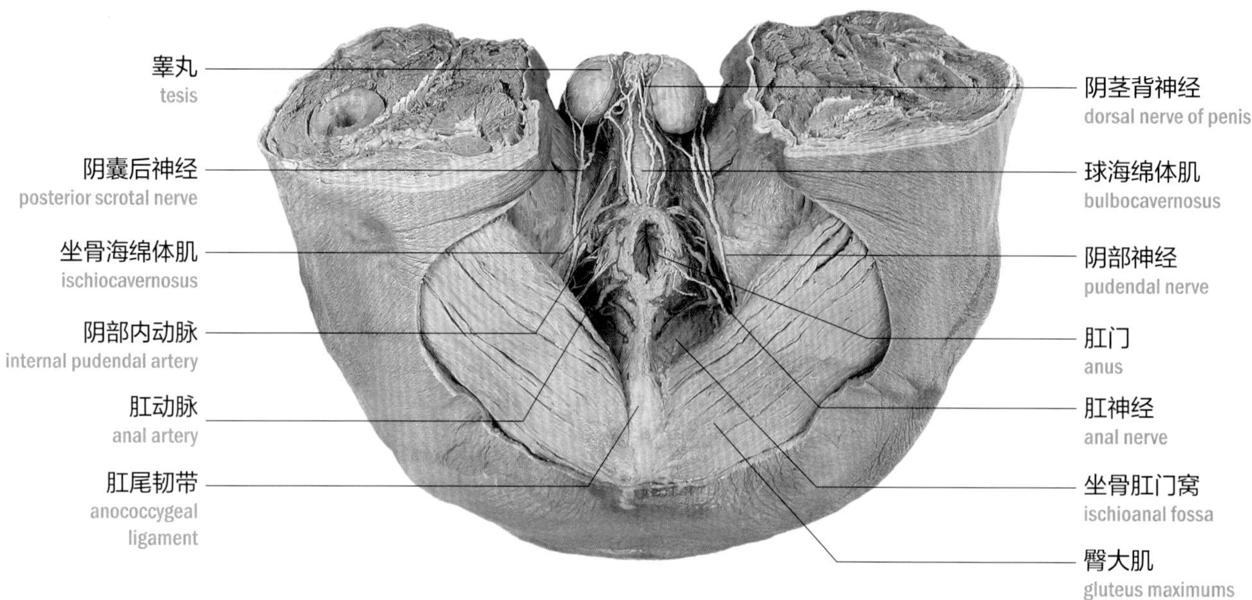
睾丸
tesis
阴囊后神经
posterior scrotal nerve
坐骨海绵体肌
ischiocavernosus
阴部内动脉
internal pudendal artery
肛动脉
anal artery
肛尾韧带
anococcygeal ligament
阴茎背神经
dorsal nerve of penis
球海绵体肌
bulbocavernosus
阴部神经
pudendal nerve
肛门
anus
肛神经
anal nerve
坐骨肛门窝
ischioanal fossa
臀大肌
gluteus maximums

图 4-16 男性会阴部的血管和神经

Fig. 4-16 Blood vessels and nerves of male perineum

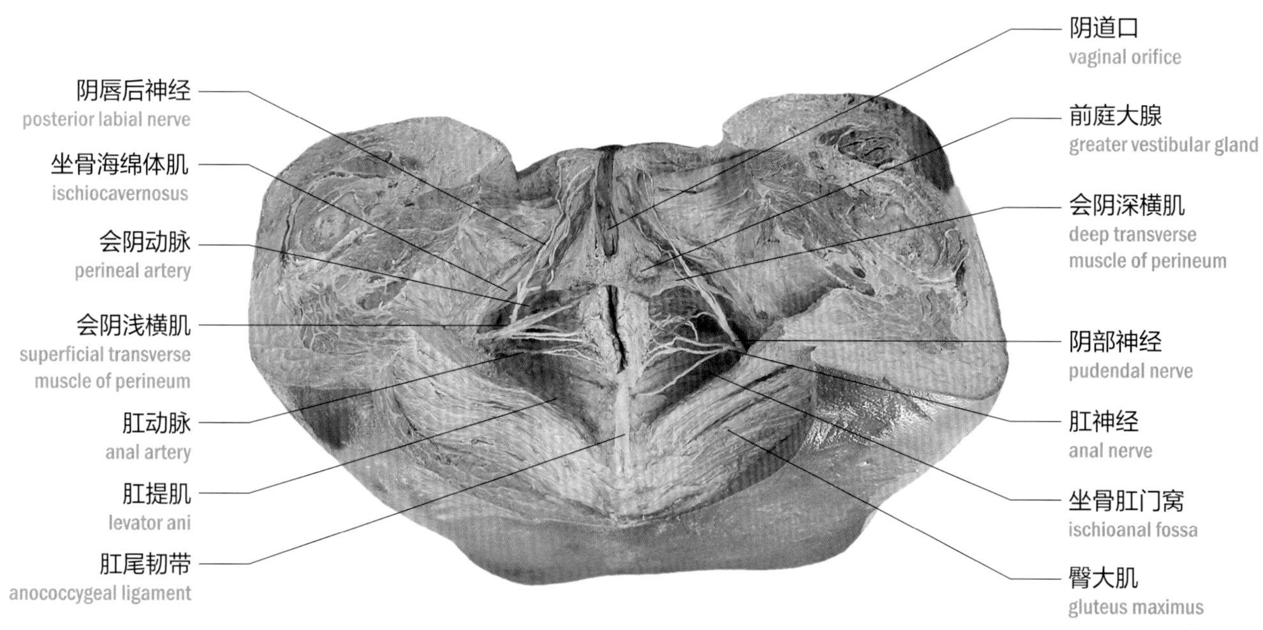
阴唇后神经
posterior labial nerve
坐骨海绵体肌
ischiocavernosus
会阴动脉
perineal artery
会阴浅横肌
superficial transverse muscle of perineum
肛动脉
anal artery
肛提肌
levator ani
肛尾韧带
anococcygeal ligament
阴道口
vaginal orifice
前庭大腺
greater vestibular gland
会阴深横肌
deep transverse muscle of perineum
阴部神经
pudendal nerve
肛神经
anal nerve
坐骨肛门窝
ischioanal fossa
臀大肌
gluteus maximus

图 4-17 女性会阴部的动脉和神经

Fig. 4-17 Arteries and nerves of female perineum

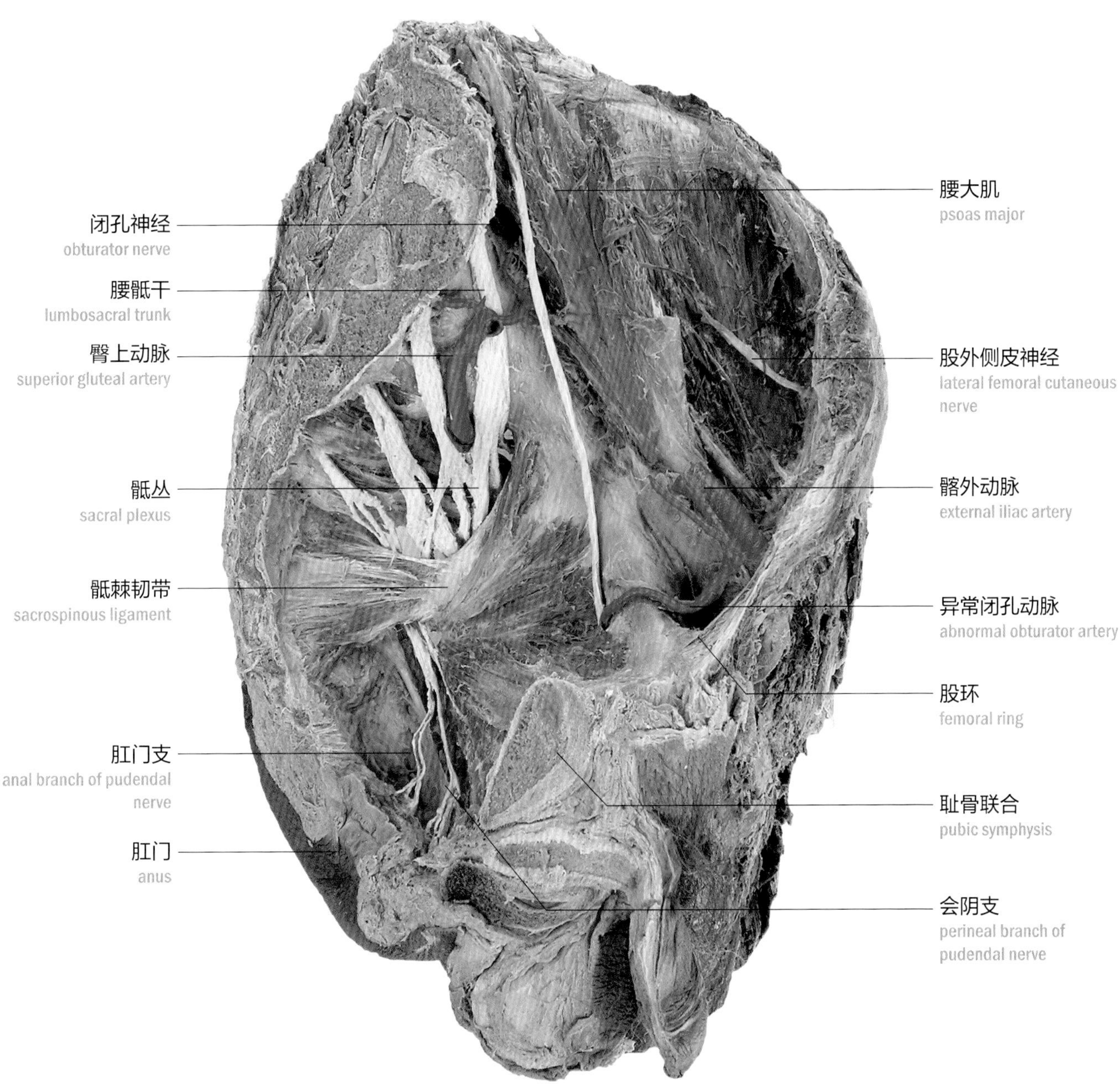
闭孔神经
obturator nerve
腰骶干
lumbosacral trunk
臀上动脉
superior gluteal artery
骶丛
sacral plexus
骶棘韧带
sacrospinous ligament
肛门支
anal branch of pudendal nerve
肛门
anus
腰大肌
psoas major
股外侧皮神经
lateral femoral cutaneous nerve
髂外动脉
external iliac artery
异常闭孔动脉
abnormal obturator artery
股环
femoral ring
耻骨联合
pubic symphysis
会阴支
perineal branch of pudendal nerve

图 4-18 阴部神经盆内面观（男性）

Fig. 4-18 Internal aspect of pudendal nerve (male)

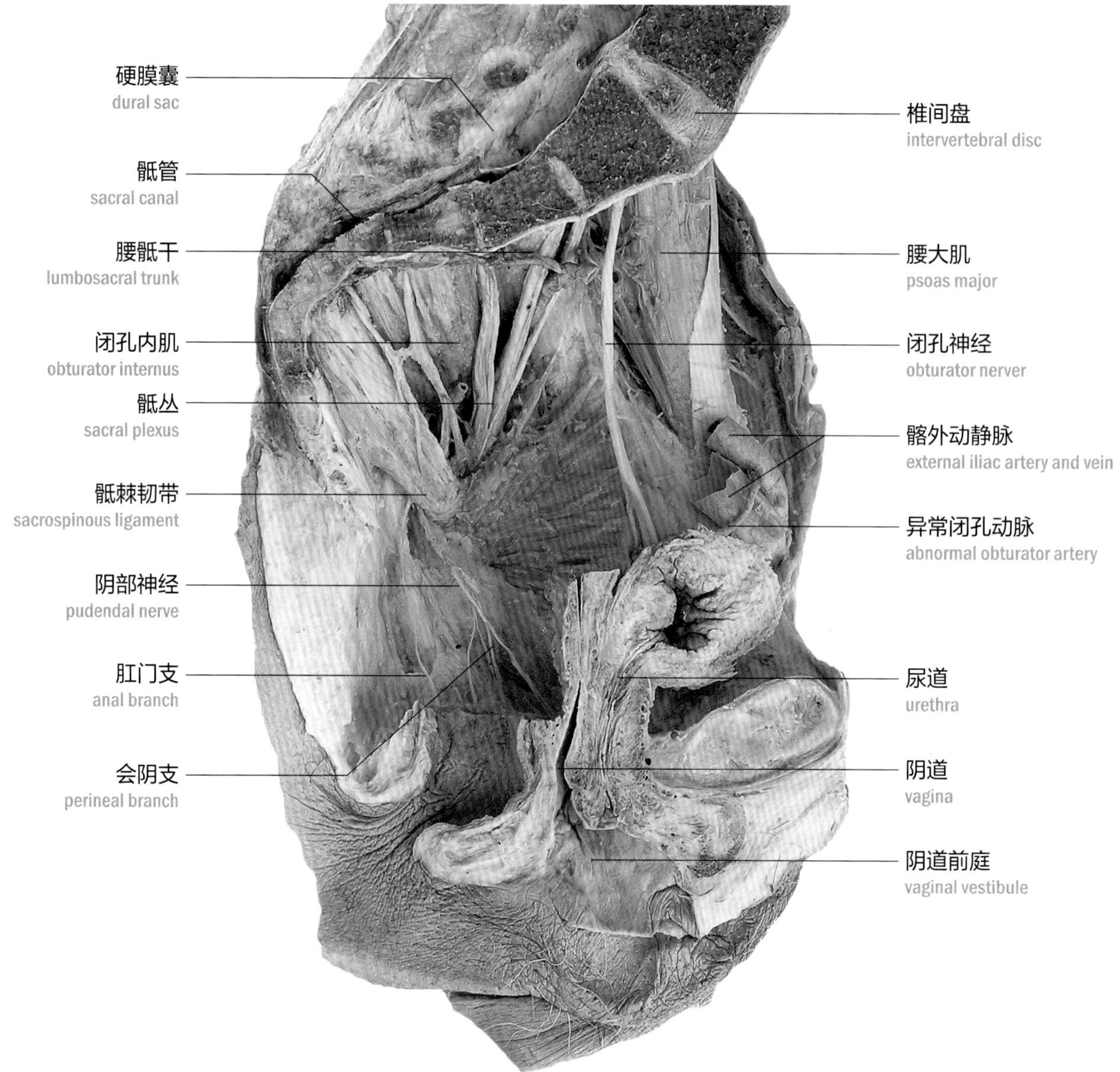

硬膜囊
dural sac
骶管
sacral canal
腰骶干
lumbosacral trunk
闭孔内肌
obturator internus
骶丛
sacral plexus
骶棘韧带
sacrospinous ligament
阴部神经
pudendal nerve
肛门支
anal branch
会阴支
perineal branch
椎间盘
intervertebral disc
腰大肌
psoas major
闭孔神经
obturator nerver
髂外动静脉
external iliac artery and vein
异常闭孔动脉
abnormal obturator artery
尿道
urethra
阴道
vagina
阴道前庭
vaginal vestibule

图 4-19 阴部神经盆内面观(女性)

Fig. 4-19 Internal aspect of pudendal nerve (female)

阴部神经的应用解剖学要点

阴部神经由骶 1、2、3 神经前股组成。与阴部内动脉、静脉伴行出梨状肌下孔至臀部，绕坐骨棘背面入坐骨小孔达坐骨直肠窝，行于阴部管内。阴部神经分布于会阴与外生殖器的肌肉和皮肤。

阴部神经阻滞术：(1) 坐骨结节内侧 2.5cm 处进针，穿刺层次：皮肤→浅筋膜→深筋膜→骶结节韧带→闭孔筋膜→阴部管→阴部神经。(2) 阴道内入路 (以坐骨棘为进针标志)。

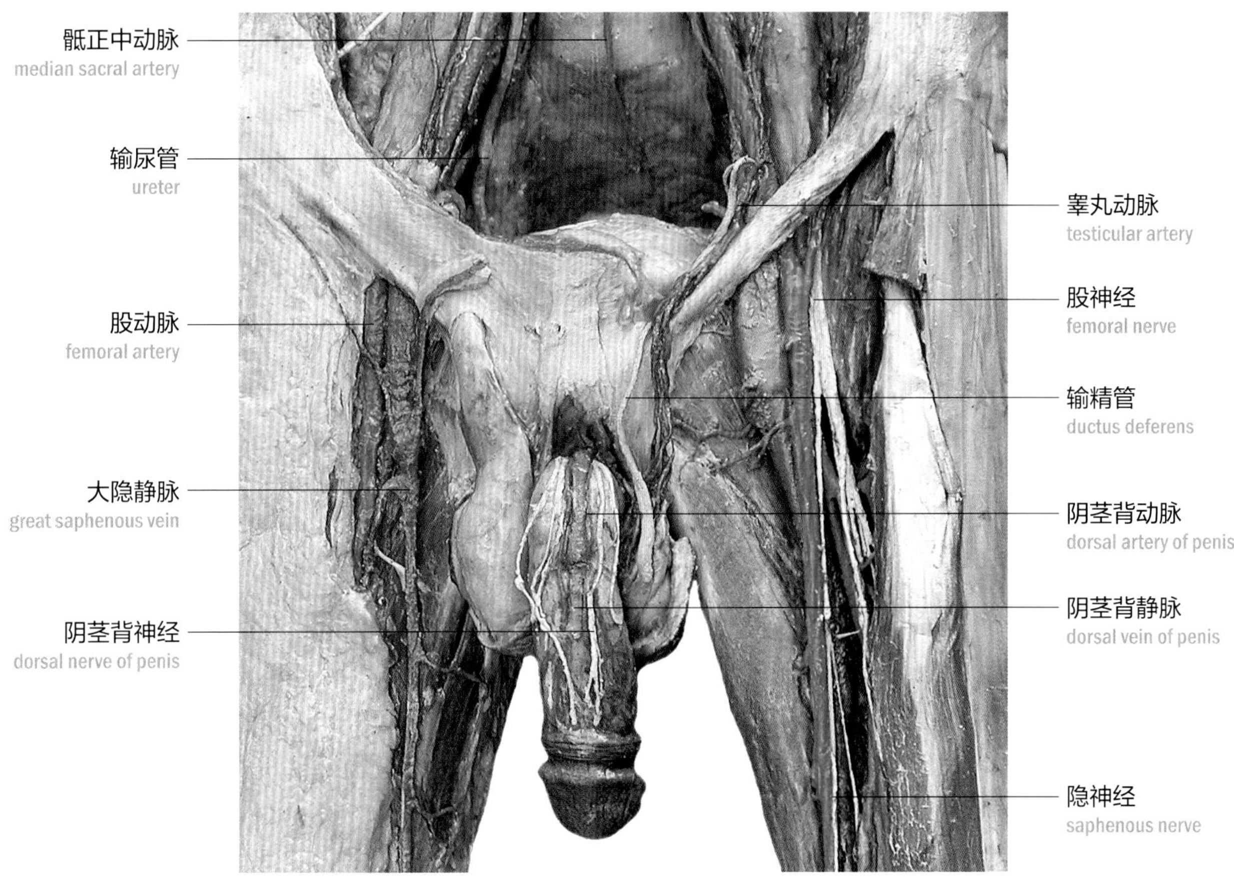
骶正中动脉
median sacral artery
输尿管
ureter
股动脉
femoral artery
大隐静脉
great saphenous vein
阴茎背神经
dorsal nerve of penis
睾丸动脉
testicular artery
股神经
femoral nerve
输精管
ductus deferens
阴茎背动脉
dorsal artery of penis
阴茎背静脉
dorsal vein of penis
隐神经
saphenous nerve

图 4-20　阴茎背神经

Fig. 4-20　Dorsal nerve of penis

阴茎背神经的应用解剖学要点

阴茎背神经为阴部神经的分支，行于阴部内动脉上方，沿坐骨支和耻骨下支的边缘向前行。在尿生殖膈下筋膜后深面走行，分布于阴茎海绵体。在尿生殖膈尖端，位于耻骨弓状下韧带和尿生殖膈之间裂孔的外侧，与阴茎背动脉伴行，在阴茎背面和阴茎悬韧带两者之间前行，终于阴茎头。

阴茎背神经阻滞术：进针点常选在阴茎根部背侧沿耻骨支，穿刺层次为皮肤→浅筋膜→深筋膜→阴茎筋膜→阴茎背神经。

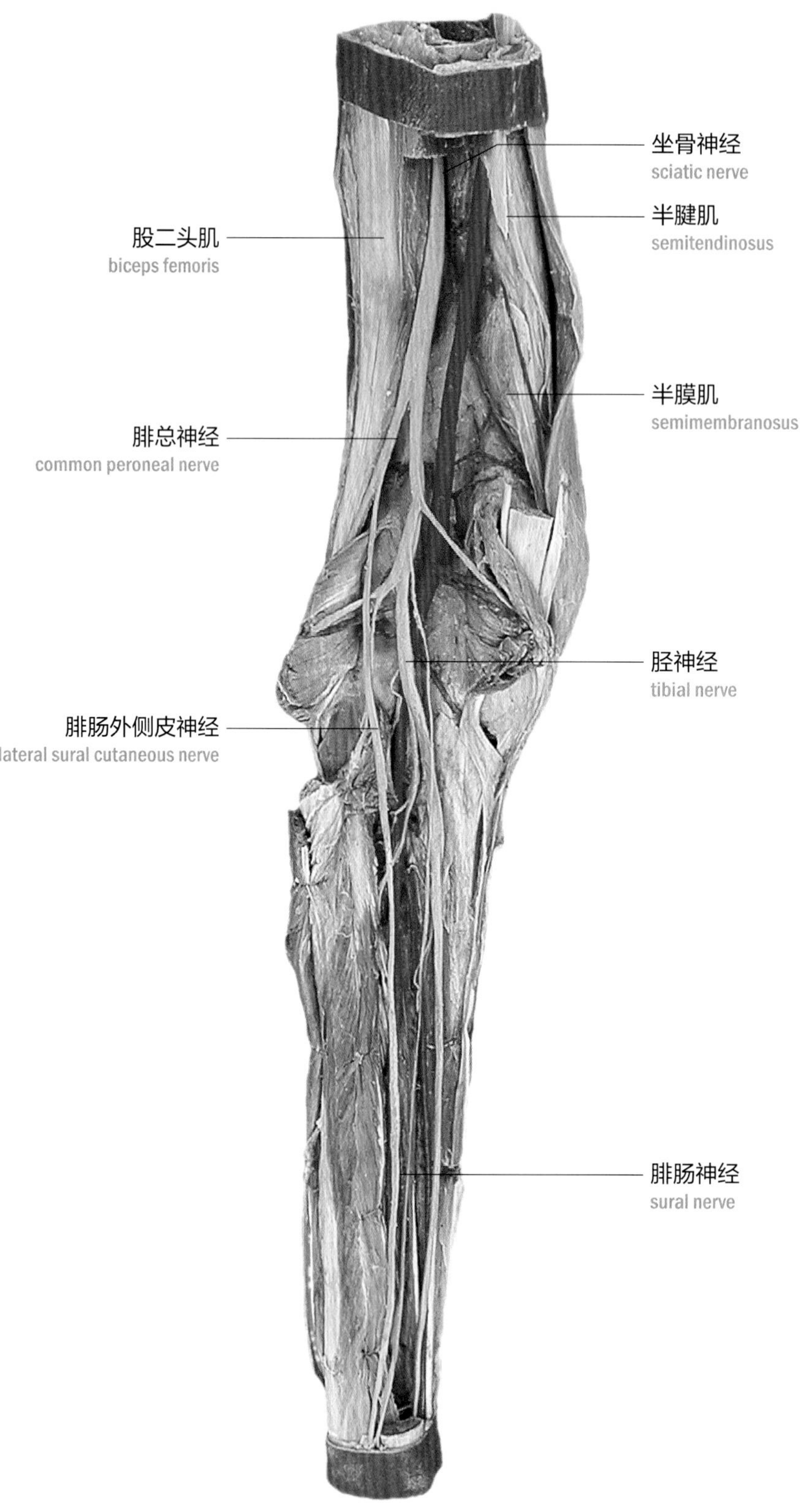
坐骨神经
sciatic nerve
半腱肌
semitendinosus
股二头肌
biceps femoris
半膜肌
semimembranosus
腓总神经
common peroneal nerve
胫神经
tibial nerve
腓肠外侧皮神经
lateral sural cutaneous nerve
腓肠神经
sural nerve

图 4-21　胫神经、腓总神经

Fig. 4-21　Tibial and common peroneal nerves

腘窝区神经的应用解剖学要点

腘窝区主要有胫神经和腓总神经。

1. 胫神经　胫神经是坐骨神经终末支之一，位于腘静脉浅层，伴腘静脉、腘动脉经比目鱼肌腱弓入小腿三头肌深面，经踝管至足底分为足底内侧神经和足底外侧神经后终。

2. 腓总神经　腓总神经比胫神经稍细些。常在腘窝尖上方发自坐骨神经，沿股二头肌肌腱的内侧缘斜向外下，穿腓骨长肌，绕腓骨颈向前下方分为腓深神经和腓浅神经后终。

胫神经阻滞术：膝关节屈曲 90° 的弯曲处横线与内侧的半腱肌和外侧的股二头肌，三者形成三角，沿腘动脉搏动处划一垂线，在横线上 2cm 和垂线外侧作进针点。穿刺层次：皮肤→浅筋膜→腘筋膜→胫神经。

腓总神经阻滞术：进针点常选在腓骨头下方 1~2cm 处的前外侧。穿刺层次：皮肤→浅筋膜→深筋膜→腓总神经。

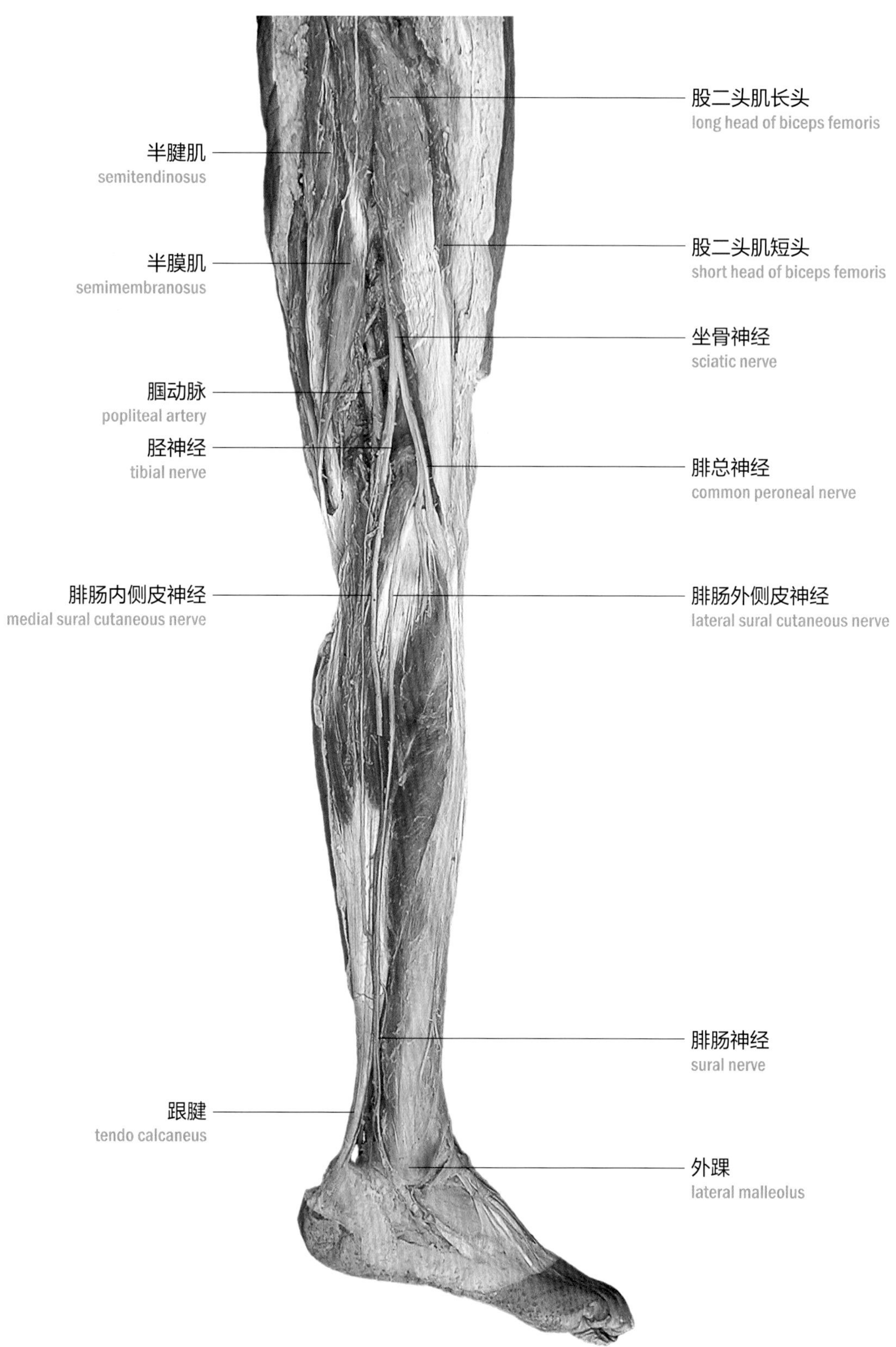
股二头肌长头
long head of biceps femoris
半腱肌
semitendinosus
股二头肌短头
short head of biceps femoris
半膜肌
semimembranosus
坐骨神经
sciatic nerve
腘动脉
popliteal artery
胫神经
tibial nerve
腓总神经
common peroneal nerve
腓肠内侧皮神经
medial sural cutaneous nerve
腓肠外侧皮神经
lateral sural cutaneous nerve
腓肠神经
sural nerve
跟腱
tendo calcaneus
外踝
lateral malleolus

图 4-22 腘窝内结构，腓肠神经

Fig. 4-22 Structures in the popliteal fossa, Sural nerve

腓肠神经的应用解剖学要点

腓肠神经主要是由胫神经发出的腓肠内侧皮神经随小隐静脉下行，约于小腿中点穿出深筋膜，与腓肠神经交通吻合而成，此种吻合类型占腓肠神经组成的 83.0%；腓吻合（即由胫神经发出的腓肠内侧皮神经、或由腓总神经发出的腓肠外侧皮神经各自单独延续）的腓肠神经占 16.92%。腓肠神经沿跟腱外侧，伴小隐静脉下降，经外踝与跟骨之间，在外踝的下侧转向前行，改为足背外侧皮神经而终止。

应用解剖

1. 腓肠神经阻滞术：进针点选在小腿中下 1/3 交界，跟腱外侧。穿刺层次为皮肤→浅筋膜→腓肠神经。

2. 腓肠神经移植体：腓肠神经可作为神经移植体的首选供体。这是因为①腓肠神经内部神经束在行程中的位置变化不大；②供体切取比较方便；③切取后供区功能和外形均无变化。

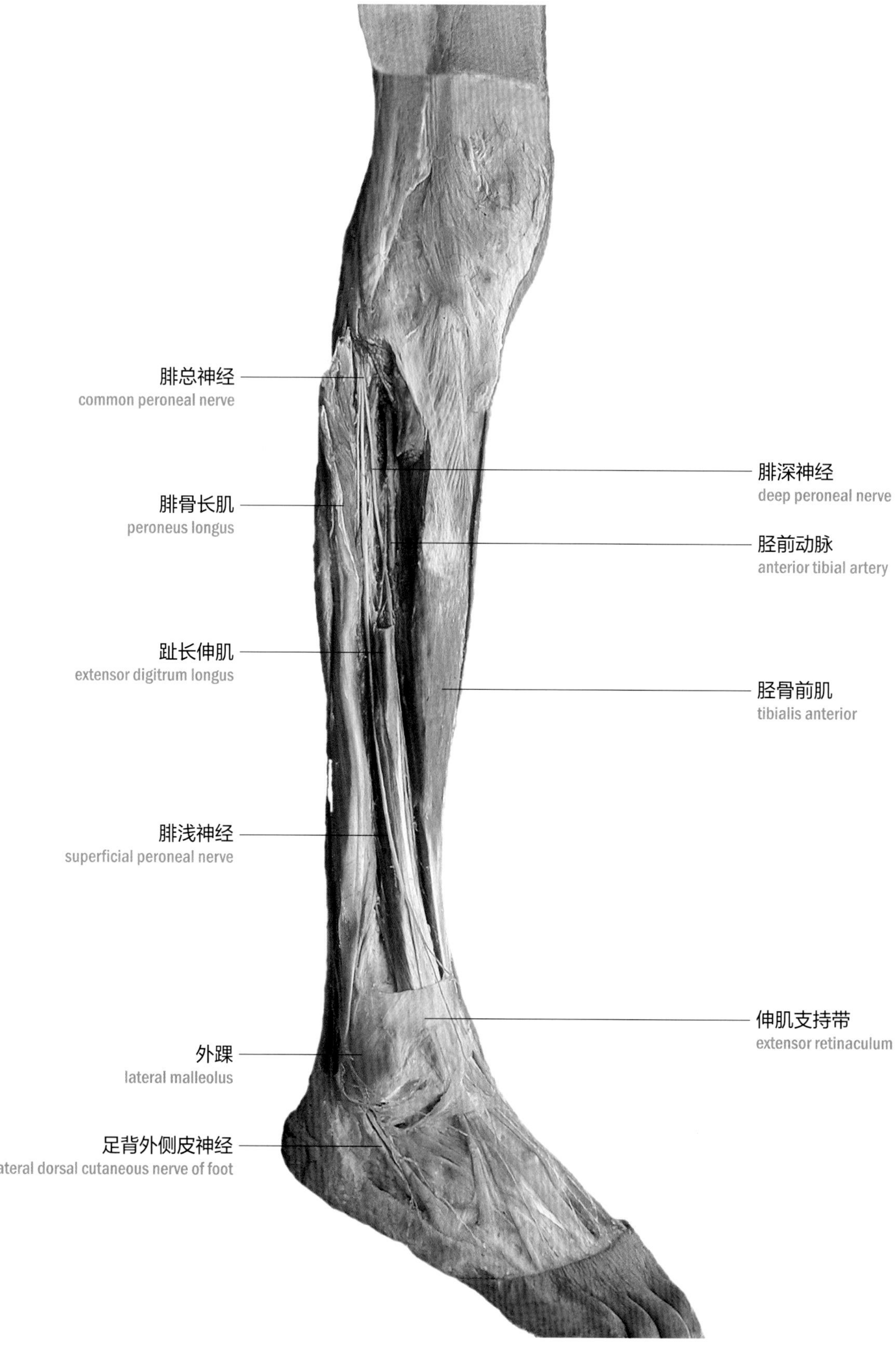
腓总神经
common peroneal nerve
腓骨长肌
peroneus longus
趾长伸肌
extensor digitrum longus
腓浅神经
superficial peroneal nerve
外踝
lateral malleolus
足背外侧皮神经
lateral dorsal cutaneous nerve of foot
腓深神经
deep peroneal nerve
胫前动脉
anterior tibial artery
胫骨前肌
tibialis anterior
伸肌支持带
extensor retinaculum

图 4-23 腓总神经

Fig. 4-23 Common peroneal nerve

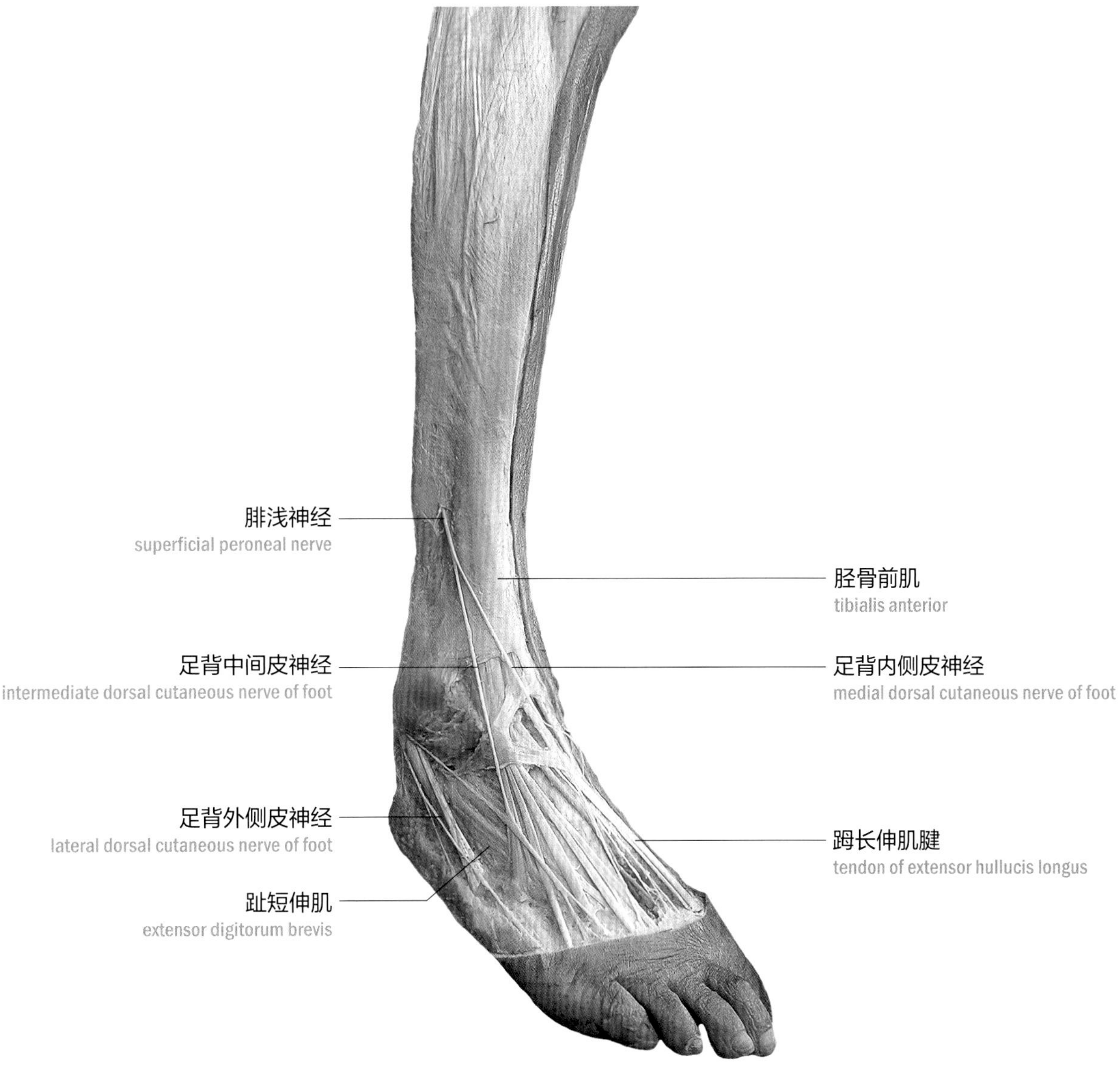
腓浅神经
superficial peroneal nerve
胫骨前肌
tibialis anterior
足背中间皮神经
intermediate dorsal cutaneous nerve of foot
足背内侧皮神经
medial dorsal cutaneous nerve of foot
足背外侧皮神经
lateral dorsal cutaneous nerve of foot
踇长伸肌腱
tendon of extensor hullucis longus
趾短伸肌
extensor digitorum brevis

图 4-24 足背神经

Fig. 4-24 Nerves of the dorsum of foot

腓浅神经的应用解剖学要点

腓浅神经起始于腓总神经，最初位于腓骨长肌深层，向前下方行于腓骨长肌与趾长伸肌之间，在小腿中下 1/3 交界处、外踝上方 98.7mm、腓骨小头与外踝连线前方 13.7mm 处穿出深筋膜，并分成内、外两终支。

应用解剖

1. 腓浅神经阻滞术 进针点选在外踝上方 10cm，腓骨小头与外踝连线前方 1.3cm 处。穿刺层次：皮肤→浅筋膜→深筋膜→腓浅神经。

2. 腓浅神经及其分支可作为神经移植体，腓浅神经长度为 206.4mm，神经中部的宽度、厚度分别为 2.86mm 和 1.76mm。腓浅神经作为供体被切除后，对供区的外形和感觉功能影响不大。

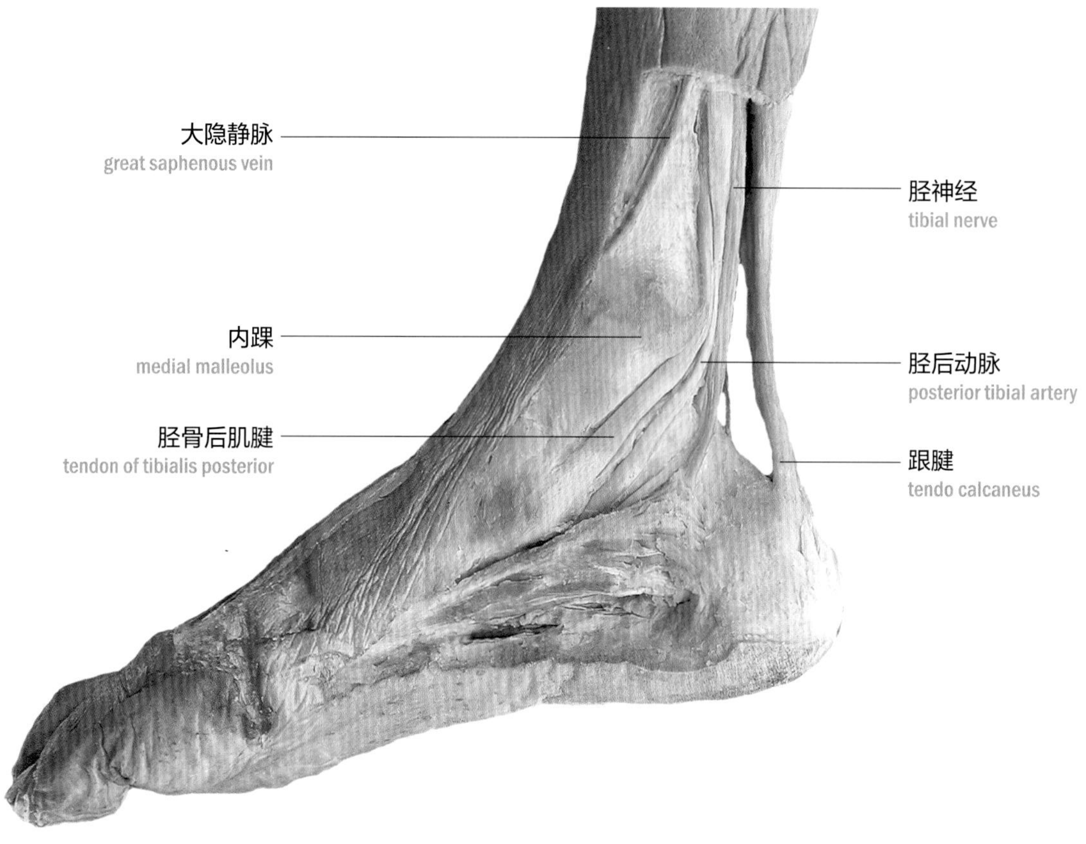
大隐静脉
great saphenous vein
胫神经
tibial nerve
内踝
medial malleolus
胫后动脉
posterior tibial artery
胫骨后肌腱
tendon of tibialis posterior
跟腱
tendo calcaneus

图 4-25 踝管内结构

Fig. 4-25 Structures in the malleolar canal

踝管区的应用解剖学要点

踝管由内踝和跟骨两者之间相连的分裂韧带构成。管内由前向后分别有胫骨后肌腱、趾长屈肌腱、胫神经、胫后动脉、胫后静脉和踇长屈肌腱通过。

进针点常选在跟腱和内踝间的连线上方 1cm 处。穿刺层次：皮肤→浅筋膜→深筋膜→分裂韧带→踝管→胫神经。

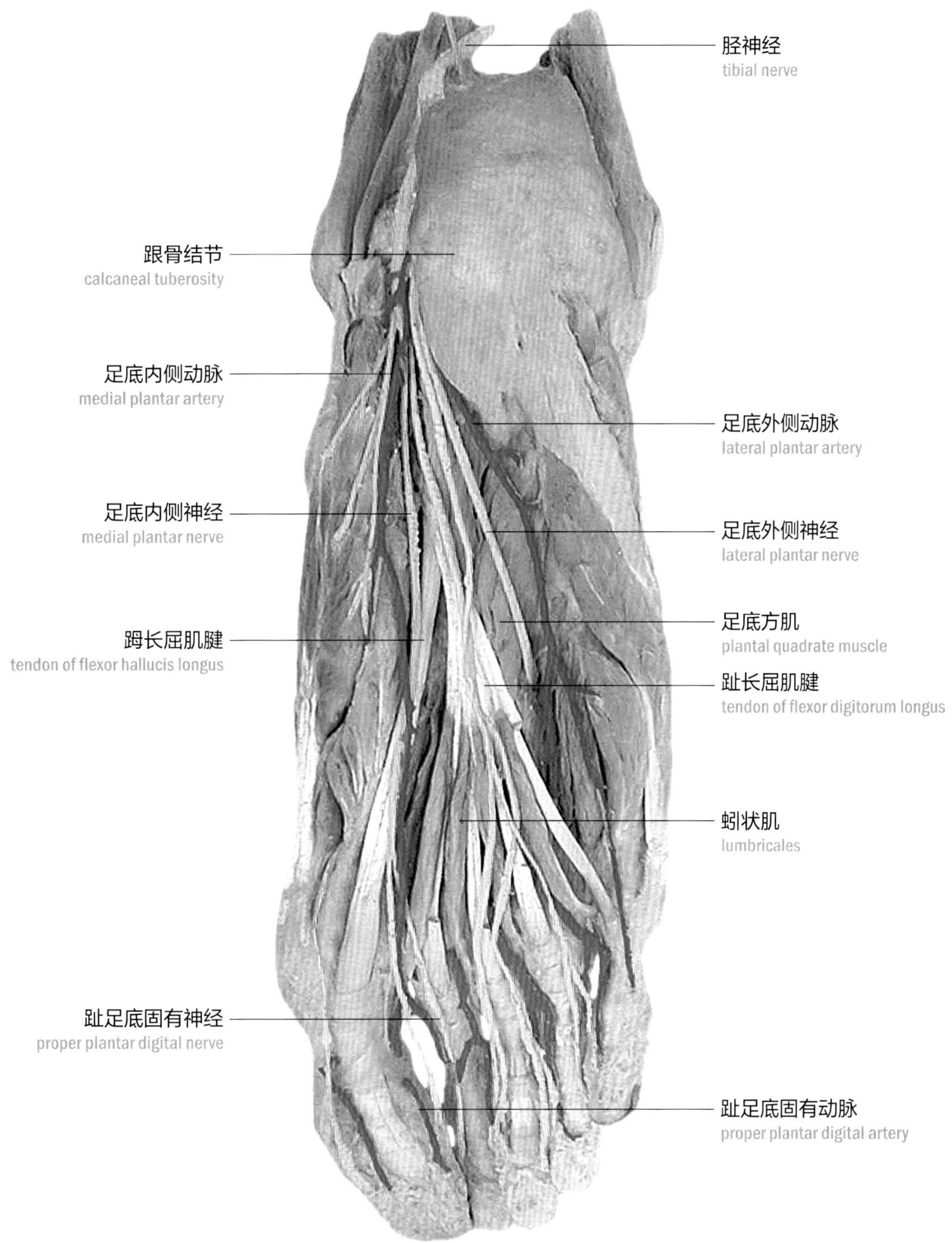
胫神经
tibial nerve
跟骨结节
calcaneal tuberosity
足底内侧动脉
medial plantar artery
足底外侧动脉
lateral plantar artery
足底内侧神经
medial plantar nerve
足底外侧神经
lateral plantar nerve
足底方肌
plantal quadrate muscle
姆长屈肌腱
tendon of flexor hallucis longus
趾长屈肌腱
tendon of flexor digitorum longus
蚓状肌
lumbricales
趾足底固有神经
proper plantar digital nerve
趾足底固有动脉
proper plantar digital artery

图 4-26　足底神经

Fig. 4-26　Nerves of the sole of the foot

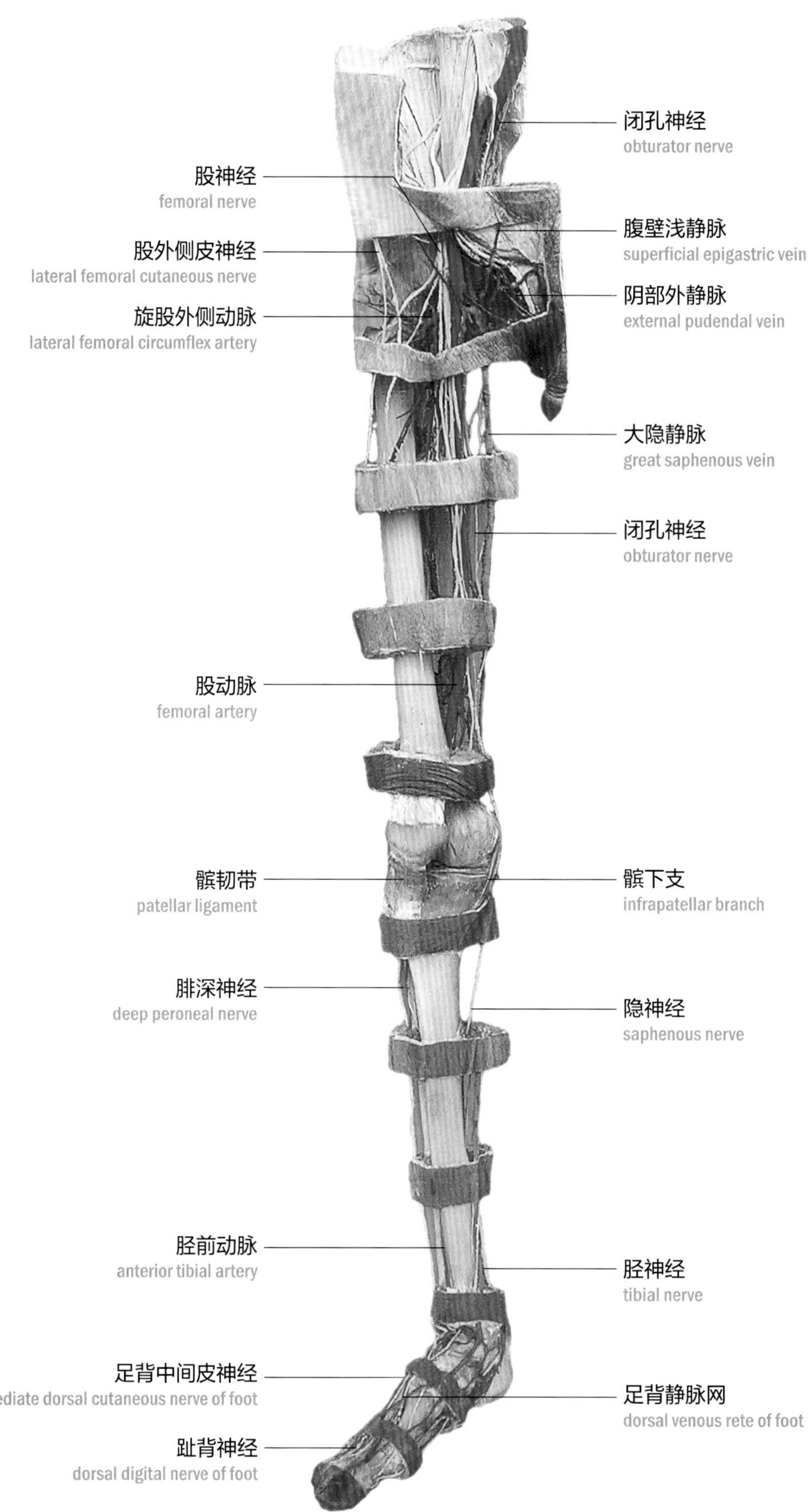
闭孔神经
obturator nerve
股神经
femoral nerve
腹壁浅静脉
superficial epigastric vein
股外侧皮神经
lateral femoral cutaneous nerve
阴部外静脉
external pudendal vein
旋股外侧动脉
lateral femoral circumflex artery
大隐静脉
great saphenous vein
闭孔神经
obturator nerve
股动脉
femoral artery
髌韧带
patellar ligament
髌下支
infrapatellar branch
腓深神经
deep peroneal nerve
隐神经
saphenous nerve
胫前动脉
anterior tibial artery
胫神经
tibial nerve
足背中间皮神经
intermediate dorsal cutaneous nerve of foot
足背静脉网
dorsal venous rete of foot
趾背神经
dorsal digital nerve of foot

图 4-27 下肢血管神经立体（整体连续断层）
前内面观

Fig. 4-27 Nerves and blood vessels of lower limb (sequential sections)
Anterior and internal aspect

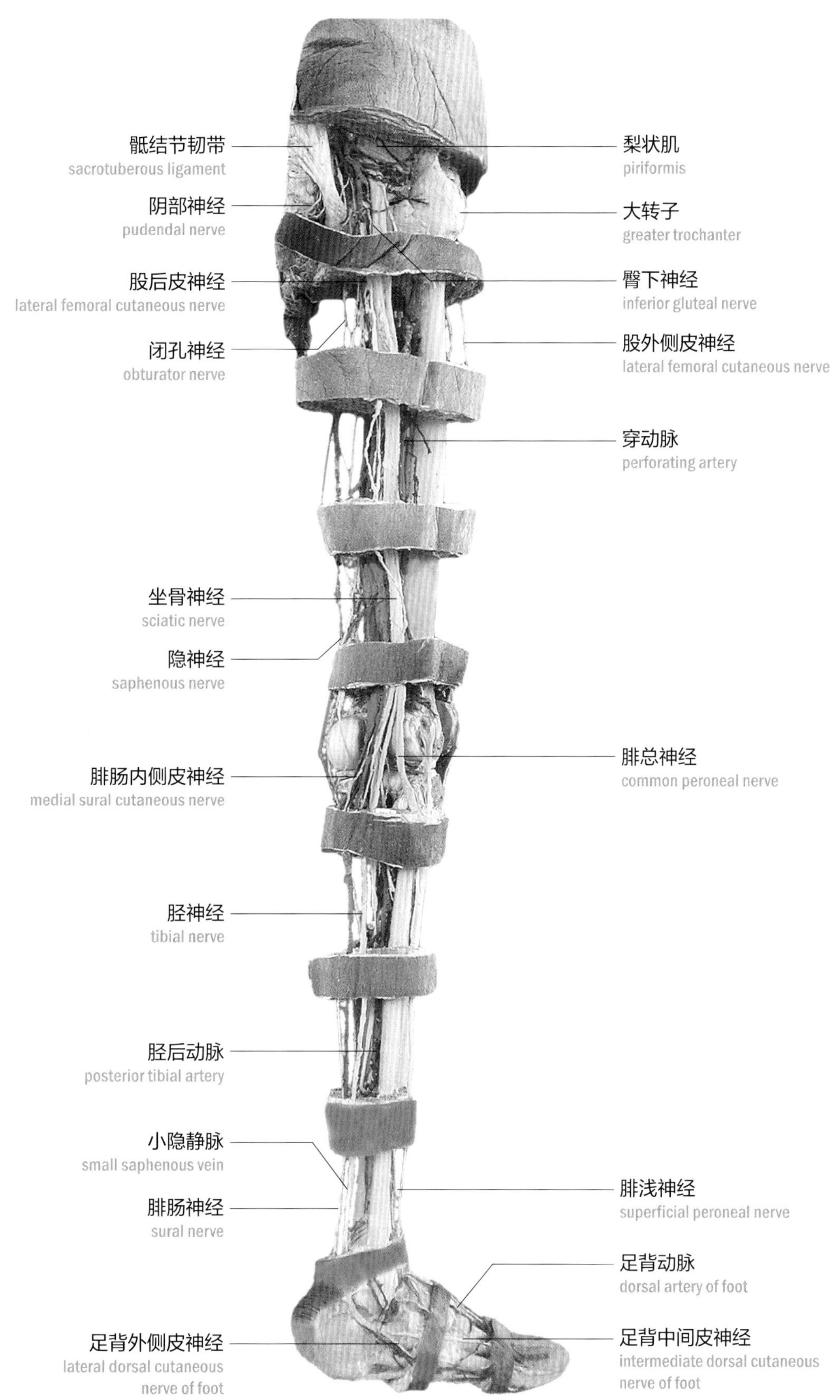
骶结节韧带
sacrotuberous ligament
阴部神经
pudendal nerve
股后皮神经
lateral femoral cutaneous nerve
闭孔神经
obturator nerve
坐骨神经
sciatic nerve
隐神经
saphenous nerve
腓肠内侧皮神经
medial sural cutaneous nerve
胫神经
tibial nerve
胫后动脉
posterior tibial artery
小隐静脉
small saphenous vein
腓肠神经
sural nerve
足背外侧皮神经
lateral dorsal cutaneous nerve of foot
梨状肌
piriformis
大转子
greater trochanter
臀下神经
inferior gluteal nerve
股外侧皮神经
lateral femoral cutaneous nerve
穿动脉
perforating artery
腓总神经
common peroneal nerve
腓浅神经
superficial peroneal nerve
足背动脉
dorsal artery of foot
足背中间皮神经
intermediate dorsal cutaneous nerve of foot

图 4-28　下肢血管神经立体（整体连续断层）后外面观

Fig. 4-28　Nerves and blood vessels of lower limb (sequential sections) Posterior and internal aspect

第五章

气管、支气管内插管麻醉解剖

气管或支气管内插管术是经口或鼻将一根导管置入气管或支气管的管腔内，是麻醉或急救病人的重要措施，所以掌握插管所经过的解剖结构是十分重要的。导管经过的结构有：

一、鼻

（一）外鼻

外鼻位于颜面中央，略似锥体形，上端狭窄与额部相连，称鼻根；外鼻下方有一对开口称作鼻孔。鼻孔一般似圆形。

（二）鼻腔

鼻腔由鼻中隔分为左、右两腔。在冠状切面上，每侧腔呈三角形，上窄下宽，前经鼻前孔通外界，后经鼻后孔通鼻咽部。每侧鼻腔包括内、外侧壁和上、下壁。鼻腔外侧和鼻中隔间的宽度在下鼻甲处为 18.0mm。

二、咽

咽位于脊柱颈段的前方，颅底达第 6 颈椎前方。自上而下分为鼻咽部、口咽部和喉咽部。

三、喉

（一）喉的位置

喉位于咽的喉咽部，颈 4~6 椎体前方，两侧有颈动脉鞘通过。

（二）喉的组成

1. 喉软骨　杓状软骨、小角软骨、楔状软骨均为成对。会厌软骨、环状软骨和甲状软骨均不成对。

2. 喉的连结　①环甲关节；②环杓关节；③甲状舌骨膜；④方形膜；⑤弹性圆锥。

3. 喉部肌　①喉外组肌：颏舌肌、二腹肌、甲状舌骨肌、下颌舌骨肌、茎突舌骨肌；②喉内组肌：环甲肌、环杓侧肌、环杓后肌；③喉肌：声带肌、杓横肌。

4. 喉腔　①喉腔黏膜襞：前庭襞（假声带）、声襞（声带）；②喉腔分部：喉前庭、喉中间腔、喉下腔。喉室位于喉中间腔的两侧。

5. 喉的神经支配　①喉上神经；②喉返神经。

6. 喉的血液供应及淋巴引流　①喉的动脉：喉上动脉来自甲状腺上动脉，喉下动脉来自甲状腺下动脉；②喉的静脉：均与同名动脉伴行，汇入颈内静脉；③喉的淋巴引流：声门裂以上汇至颈外侧深淋巴结，声门裂以下汇至喉前淋巴结或气管旁淋巴结。

四、气管

气管位于颈 7~ 胸 5 椎体，介于喉和气管杈之间。男性全长为 13.6cm，女性为 12.1cm。

五、左、右主支气管和气管隆嵴

左主支气管长约 5cm，与气管构成 40 °~50 °的角度。

右主支气管长约 2cm，与气管构成 20 °~25 °的角度。

气管隆嵴为气管杈内面的形成向上方突出的矢状嵴。

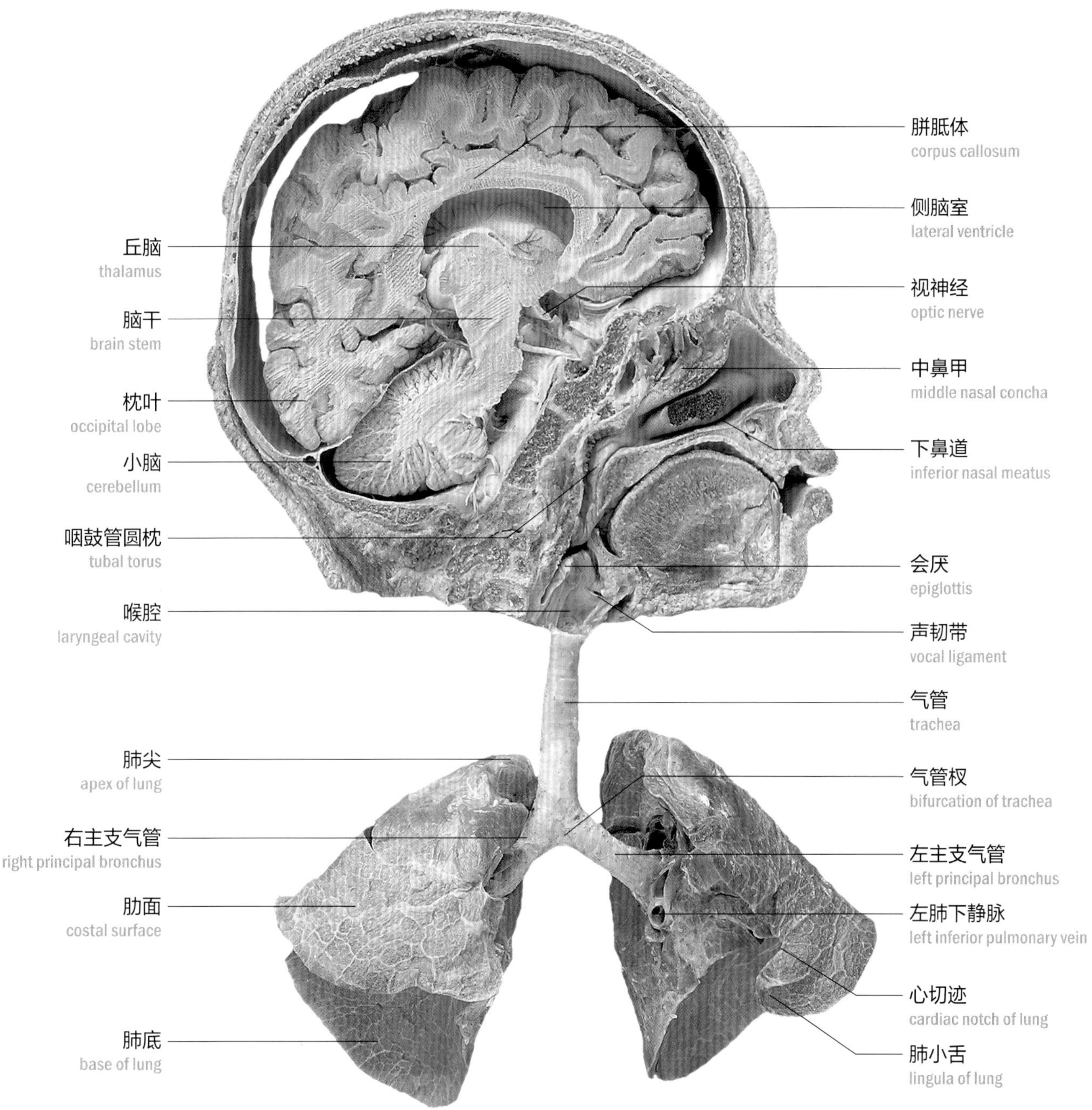
胼胝体
corpus callosum
侧脑室
lateral ventricle
丘脑
thalamus
视神经
optic nerve
脑干
brain stem
中鼻甲
middle nasal concha
枕叶
occipital lobe
下鼻道
inferior nasal meatus
小脑
cerebellum
咽鼓管圆枕
tubal torus
会厌
epiglottis
喉腔
laryngeal cavity
声韧带
vocal ligament
气管
trachea
肺尖
apex of lung
气管杈
bifurcation of trachea
右主支气管
right principal bronchus
左主支气管
left principal bronchus
肋面
costal surface
左肺下静脉
left inferior pulmonary vein
心切迹
cardiac notch of lung
肺底
base of lung
肺小舌
lingula of lung

图 5-1　呼吸系统全貌

Fig. 5-1　General arrangement of respiratory system

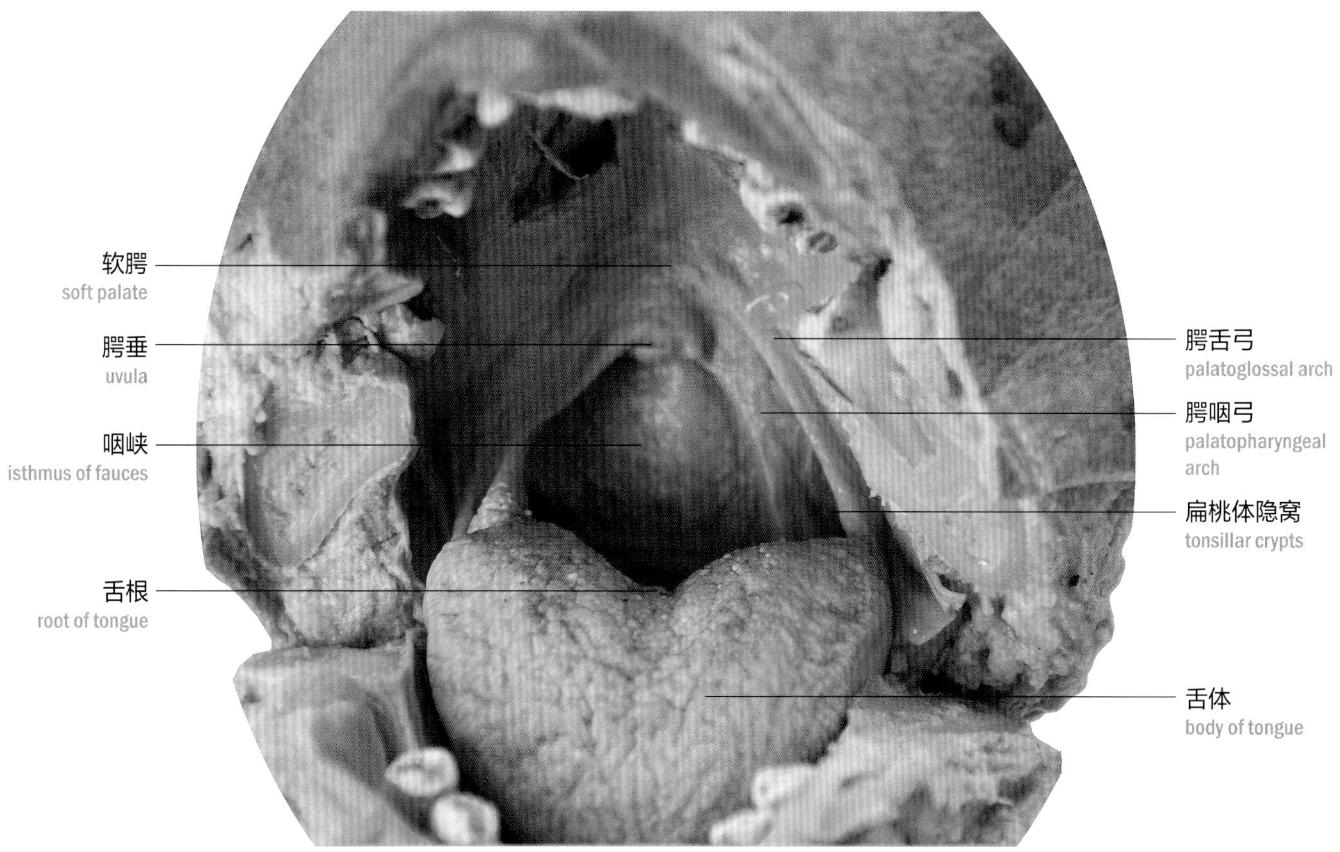
软腭
soft palate
腭垂
uvula
咽峡
isthmus of fauces
舌根
root of tongue
腭舌弓
palatoglossal arch
腭咽弓
palatopharyngeal arch
扁桃体隐窝
tonsillar crypts
舌体
body of tongue

图 5-2 咽峡

Fig. 5-2 Isthmus of fauces

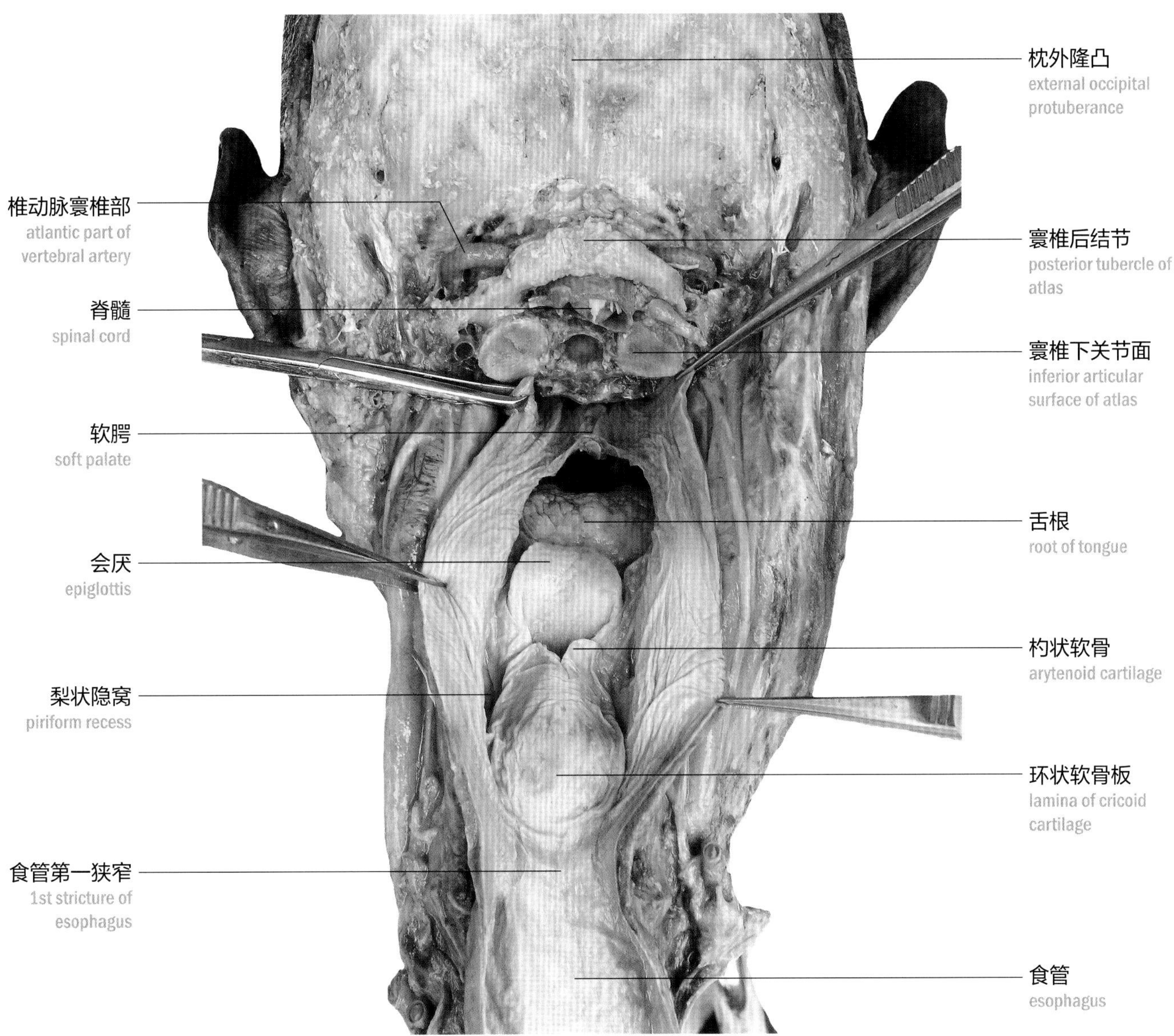
枕外隆凸
external occipital protuberance
椎动脉寰椎部
atlantic part of vertebral artery
寰椎后结节
posterior tubercle of atlas
脊髓
spinal cord
寰椎下关节面
inferior articular surface of atlas
软腭
soft palate
舌根
root of tongue
会厌
epiglottis
杓状软骨
arytenoid cartilage
梨状隐窝
piriform recess
环状软骨板
lamina of cricoid cartilage
食管第一狭窄
1st stricture of esophagus
食管
esophagus

图 5-3 咽后壁

Fig. 5-3 Posterior wall of the pharynx

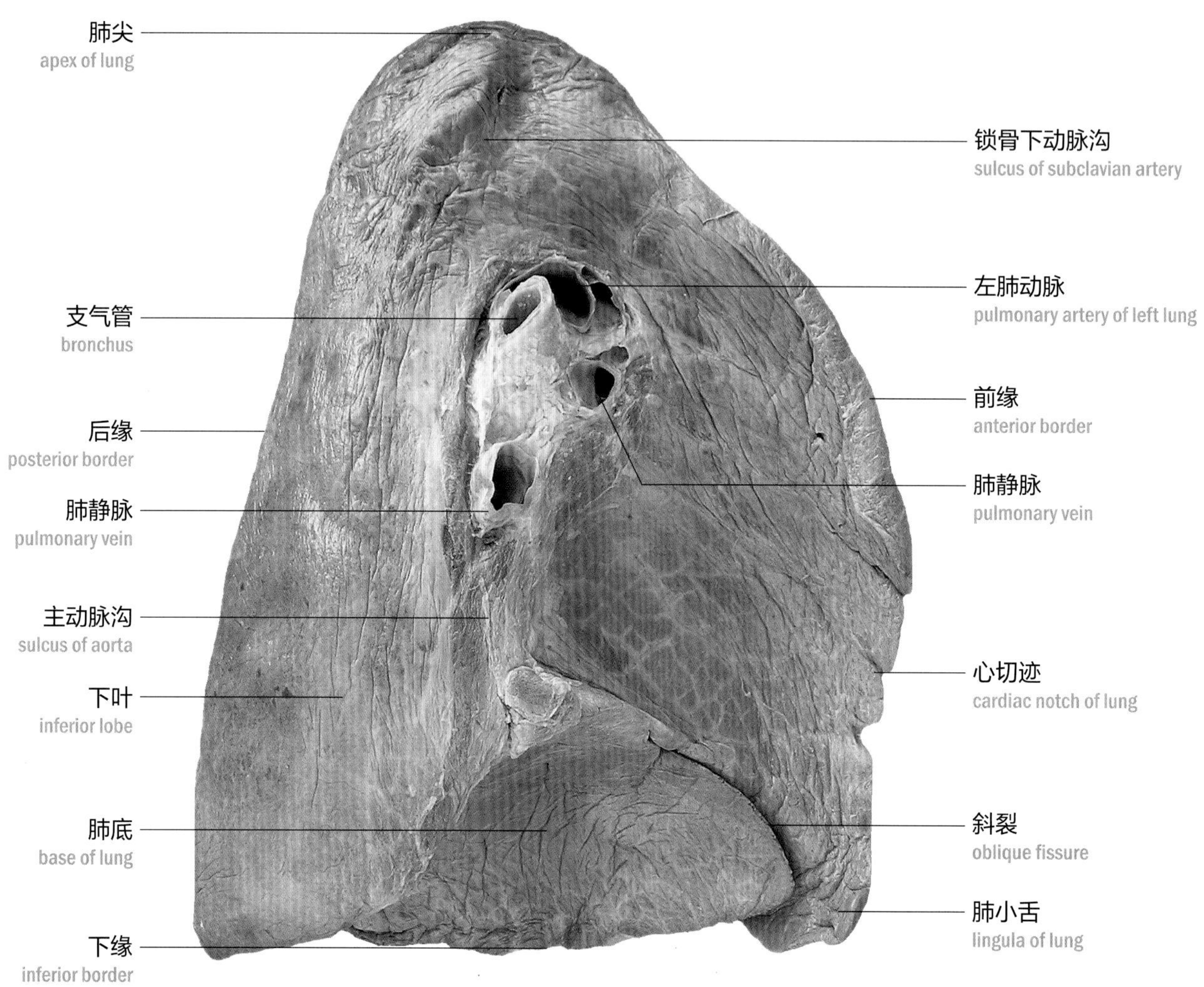
肺尖
apex of lung
锁骨下动脉沟
sulcus of subclavian artery
左肺动脉
pulmonary artery of left lung
支气管
bronchus
前缘
anterior border
后缘
posterior border
肺静脉
pulmonary vein
肺静脉
pulmonary vein
主动脉沟
sulcus of aorta
心切迹
cardiac notch of lung
下叶
inferior lobe
斜裂
oblique fissure
肺底
base of lung
肺小舌
lingula of lung
下缘
inferior border

图 5-4　左肺内侧面观

Fig. 5-4　Medial surface of left lung

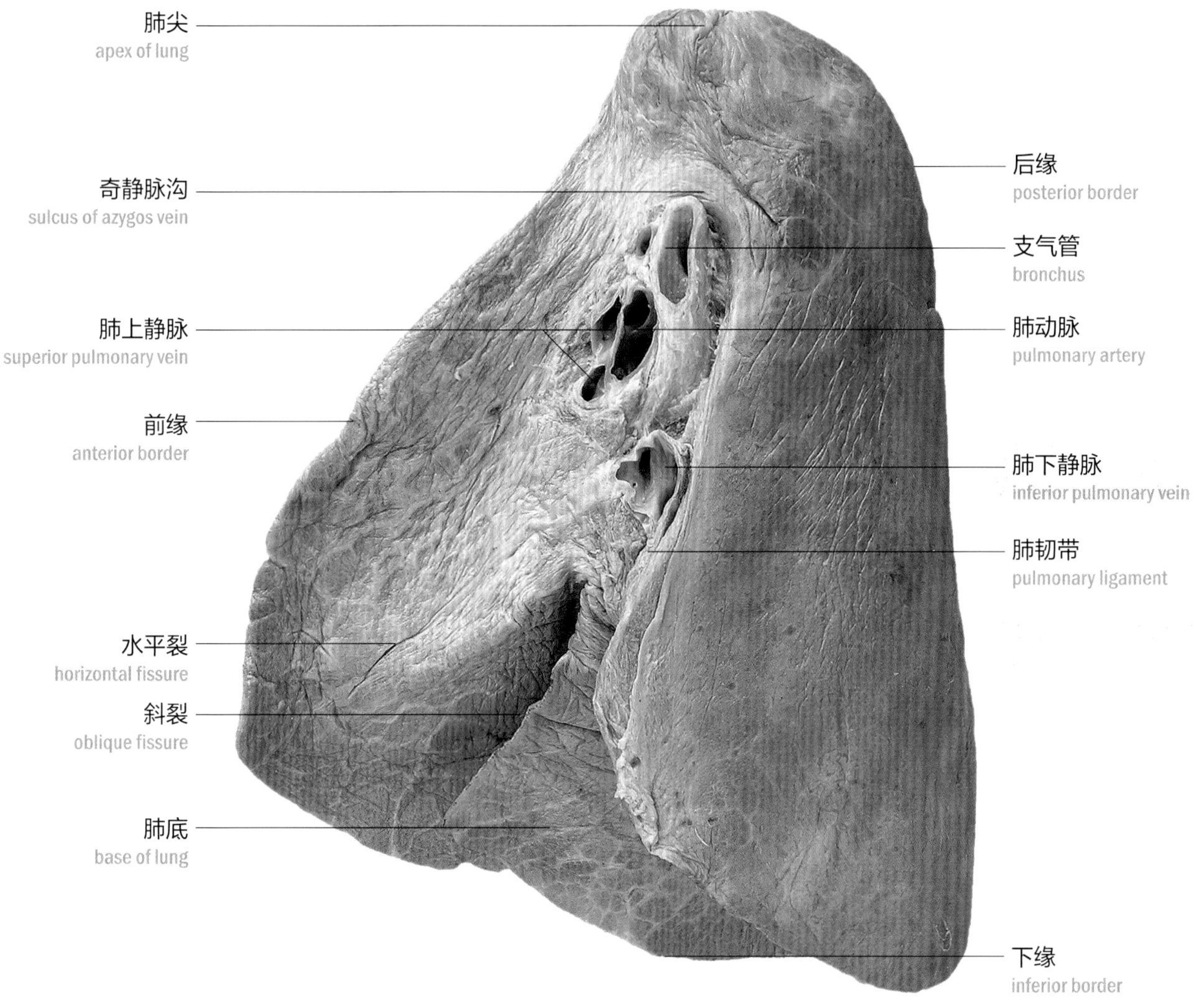
肺尖
apex of lung
奇静脉沟
sulcus of azygos vein
肺上静脉
superior pulmonary vein
前缘
anterior border
水平裂
horizontal fissure
斜裂
oblique fissure
肺底
base of lung
后缘
posterior border
支气管
bronchus
肺动脉
pulmonary artery
肺下静脉
inferior pulmonary vein
肺韧带
pulmonary ligament
下缘
inferior border

图 5-5 右肺内侧面观

Fig. 5-5 Medial surface of right lung

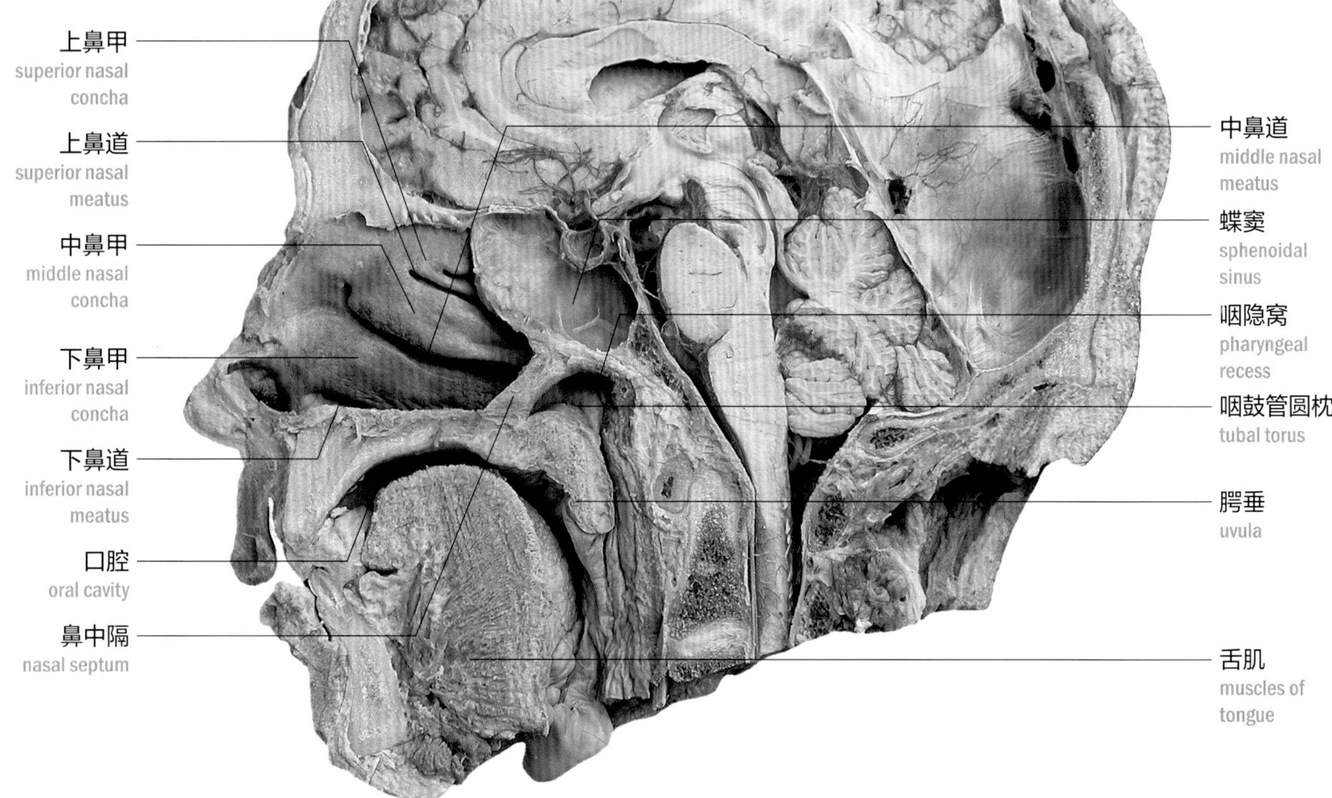
上鼻甲
superior nasal concha
上鼻道
superior nasal meatus
中鼻甲
middle nasal concha
下鼻甲
inferior nasal concha
下鼻道
inferior nasal meatus
口腔
oral cavity
鼻中隔
nasal septum
中鼻道
middle nasal meatus
蝶窦
sphenoidal sinus
咽隐窝
pharyngeal recess
咽鼓管圆枕
tubal torus
腭垂
uvula
舌肌
muscles of tongue

图 5-6 鼻腔外侧壁

Fig. 5-6 External wall of nasal cavity

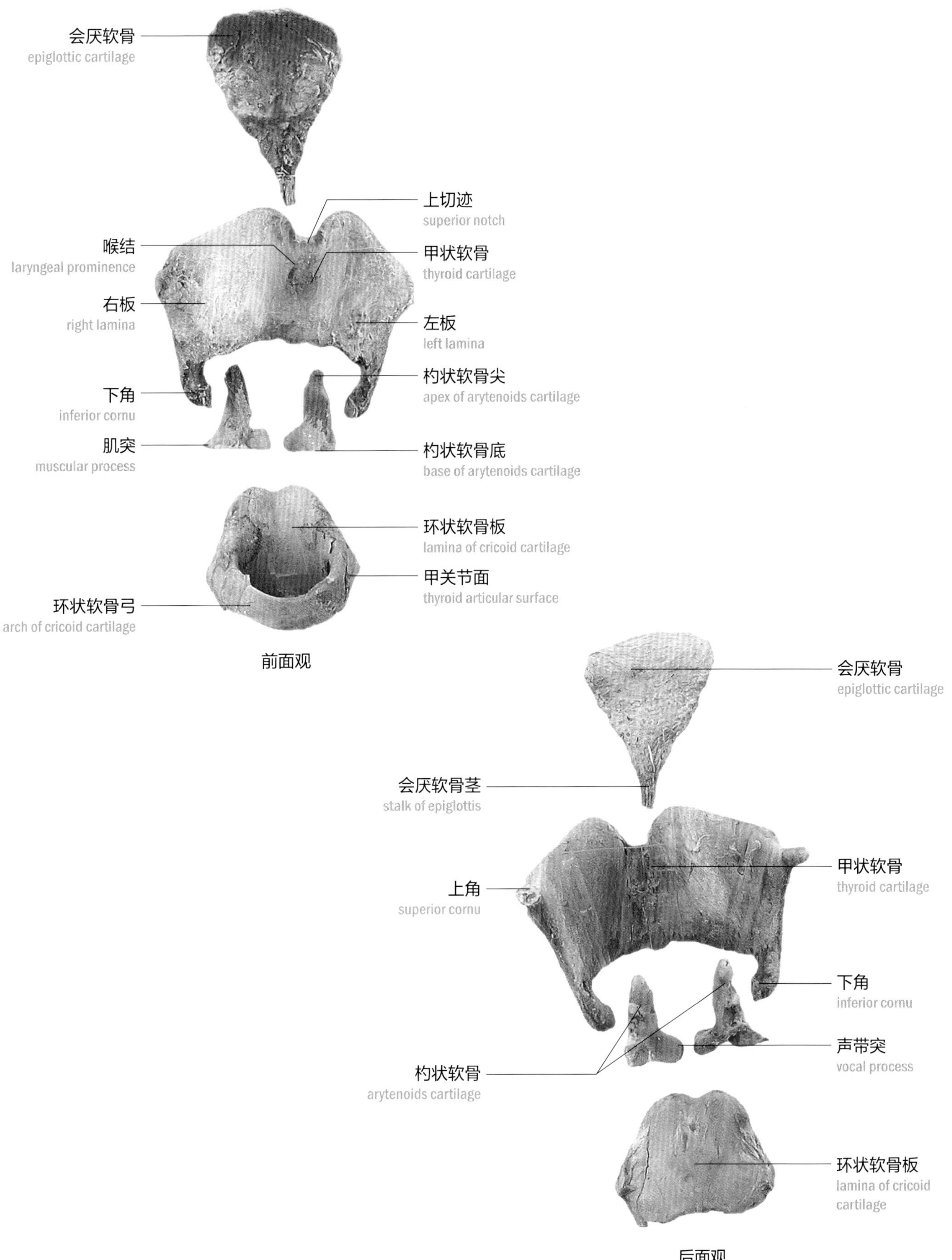
会厌软骨
epiglottic cartilage
上切迹
superior notch
喉结
laryngeal prominence
甲状软骨
thyroid cartilage
右板
right lamina
左板
left lamina
下角
inferior cornu
杓状软骨尖
apex of arytenoids cartilage
肌突
muscular process
杓状软骨底
base of arytenoids cartilage
环状软骨板
lamina of cricoid cartilage
甲关节面
thyroid articular surface
环状软骨弓
arch of cricoid cartilage
前面观
会厌软骨
epiglottic cartilage
会厌软骨茎
stalk of epiglottis
甲状软骨
thyroid cartilage
上角
superior cornu
下角
inferior cornu
声带突
vocal process
杓状软骨
arytenoids cartilage
环状软骨板
lamina of cricoid
cartilage
后面观

图 5-7　喉软骨

Fig. 5-7　Laryngeal cartilages

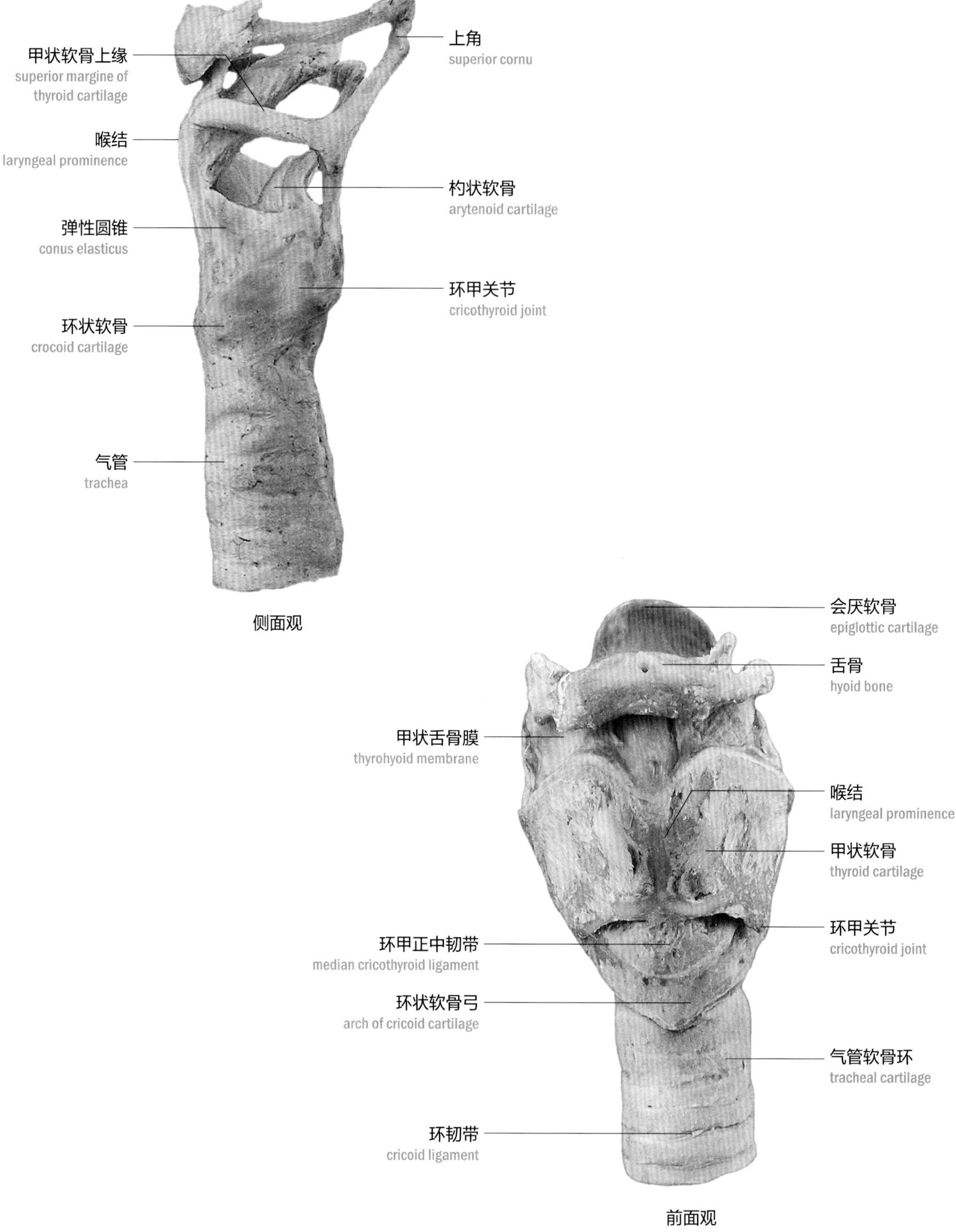
大角
greater horn
上角
superior cornu
甲状软骨上缘
superior margine of
thyroid cartilage
喉结
laryngeal prominence
杓状软骨
arytenoid cartilage
弹性圆锥
conus elasticus
环甲关节
cricothyroid joint
环状软骨
crocoid cartilage
气管
trachea
侧面观
会厌软骨
epiglottic cartilage
舌骨
hyoid bone
甲状舌骨膜
thyrohyoid membrane
喉结
laryngeal prominence
甲状软骨
thyroid cartilage
环甲关节
cricothyroid joint
环甲正中韧带
median cricothyroid ligament
环状软骨弓
arch of cricoid cartilage
气管软骨环
tracheal cartilage
环韧带
cricoid ligament
前面观

图 5-8 喉的连结(1)

Fig. 5-8 Larynx joint (1)

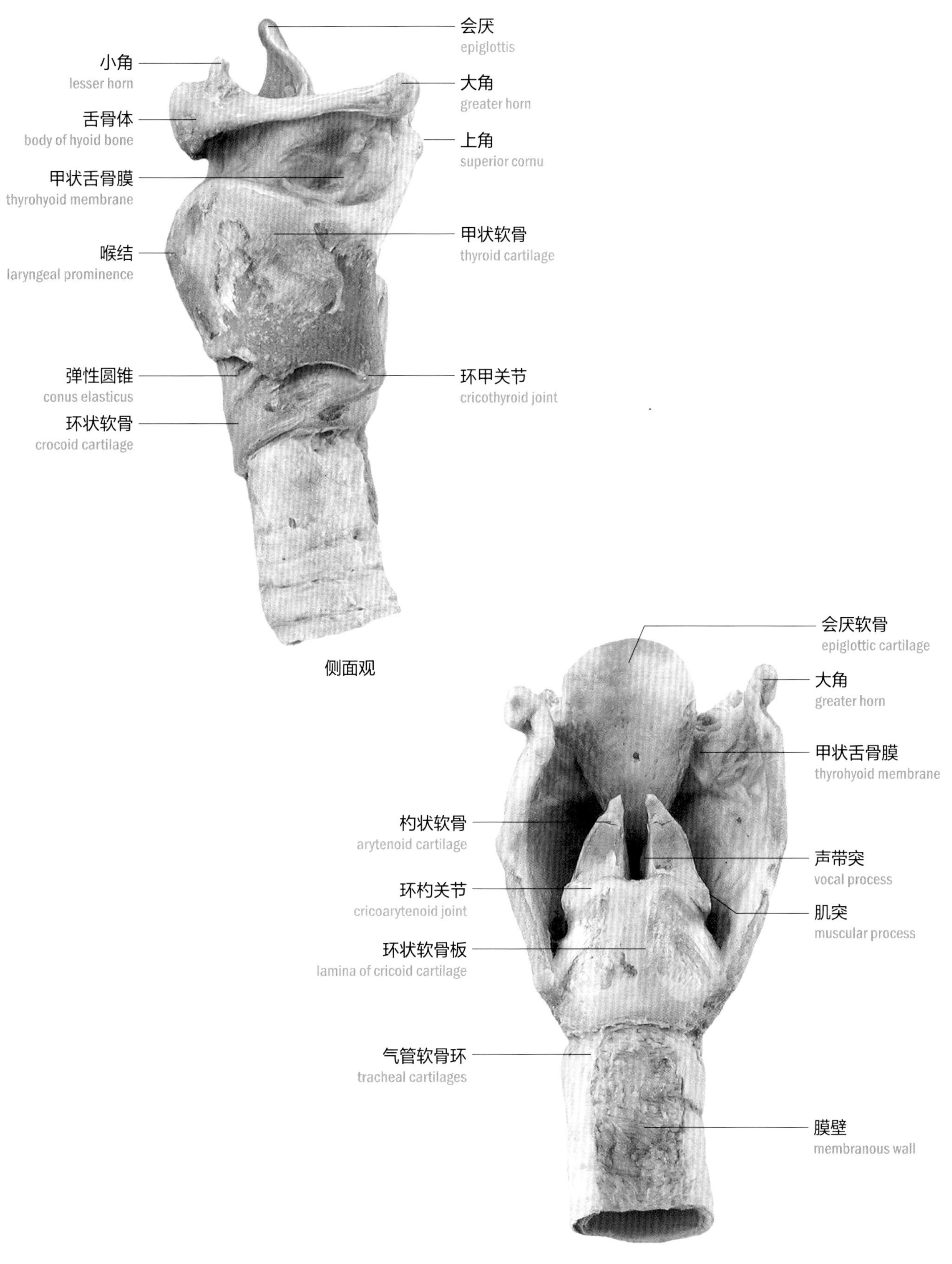
会厌
epiglottis
小角
lesser horn
大角
greater horn
舌骨体
body of hyoid bone
上角
superior cornu
甲状舌骨膜
thyrohyoid membrane
甲状软骨
thyroid cartilage
喉结
laryngeal prominence
弹性圆锥
conus elasticus
环甲关节
cricothyroid joint
环状软骨
crocoid cartilage
侧面观
会厌软骨
epiglottic cartilage
大角
greater horn
甲状舌骨膜
thyrohyoid membrane
杓状软骨
arytenoid cartilage
声带突
vocal process
环杓关节
cricoarytenoid joint
肌突
muscular process
环状软骨板
lamina of cricoid cartilage
气管软骨环
tracheal cartilages
膜壁
membranous wall
后面观

图 5-9　喉的连结（2）

Fig. 5-9　Larynx joint (2)

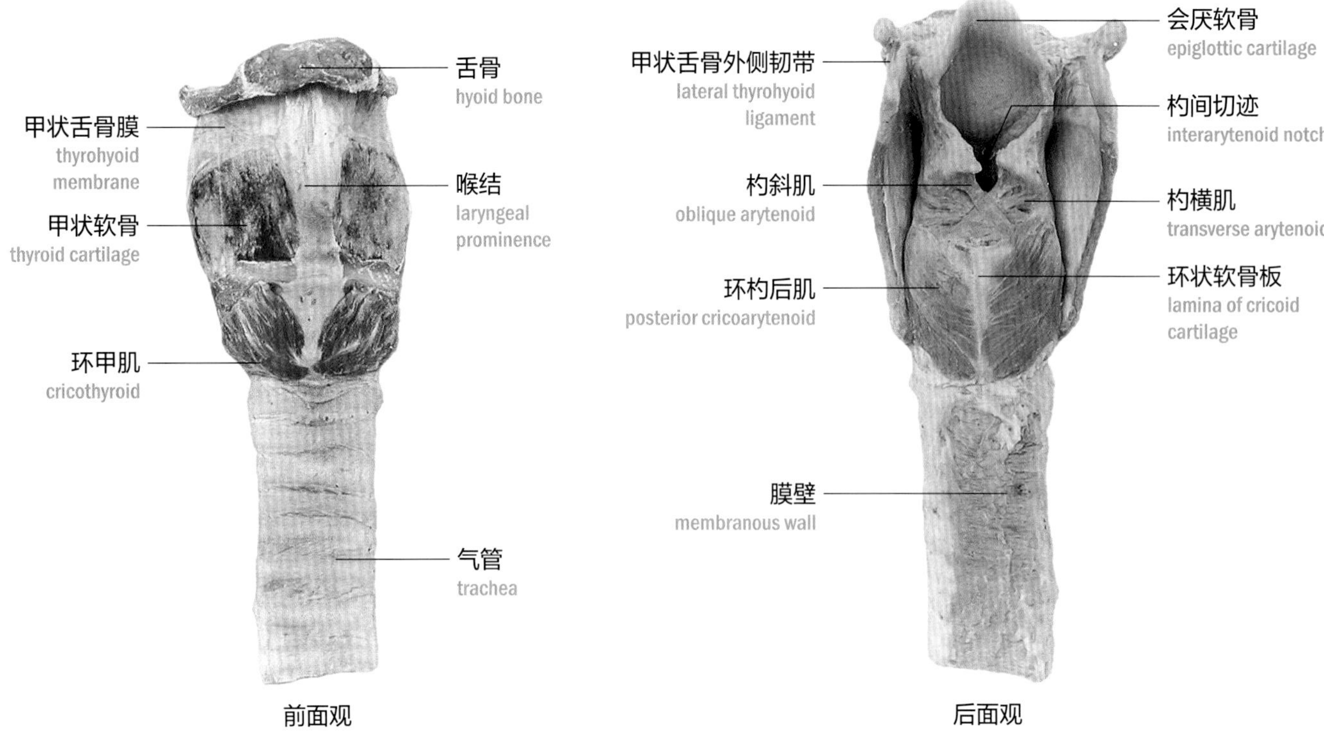
舌骨
hyoid bone
甲状舌骨膜
thyrohyoid membrane
喉结
laryngeal prominence
甲状软骨
thyroid cartilage
环甲肌
cricothyroid
气管
trachea
前面观
会厌软骨
epiglottic cartilage
甲状舌骨外侧韧带
lateral thyrohyoid ligament
杓间切迹
interarytenoid notch
杓斜肌
oblique arytenoid
杓横肌
transverse arytenoid
环杓后肌
posterior cricoarytenoid
环状软骨板
lamina of cricoid cartilage
膜壁
membranous wall
后面观

图 5-10　喉肌（1）

Fig. 5-10　Muscles of larynx (1)

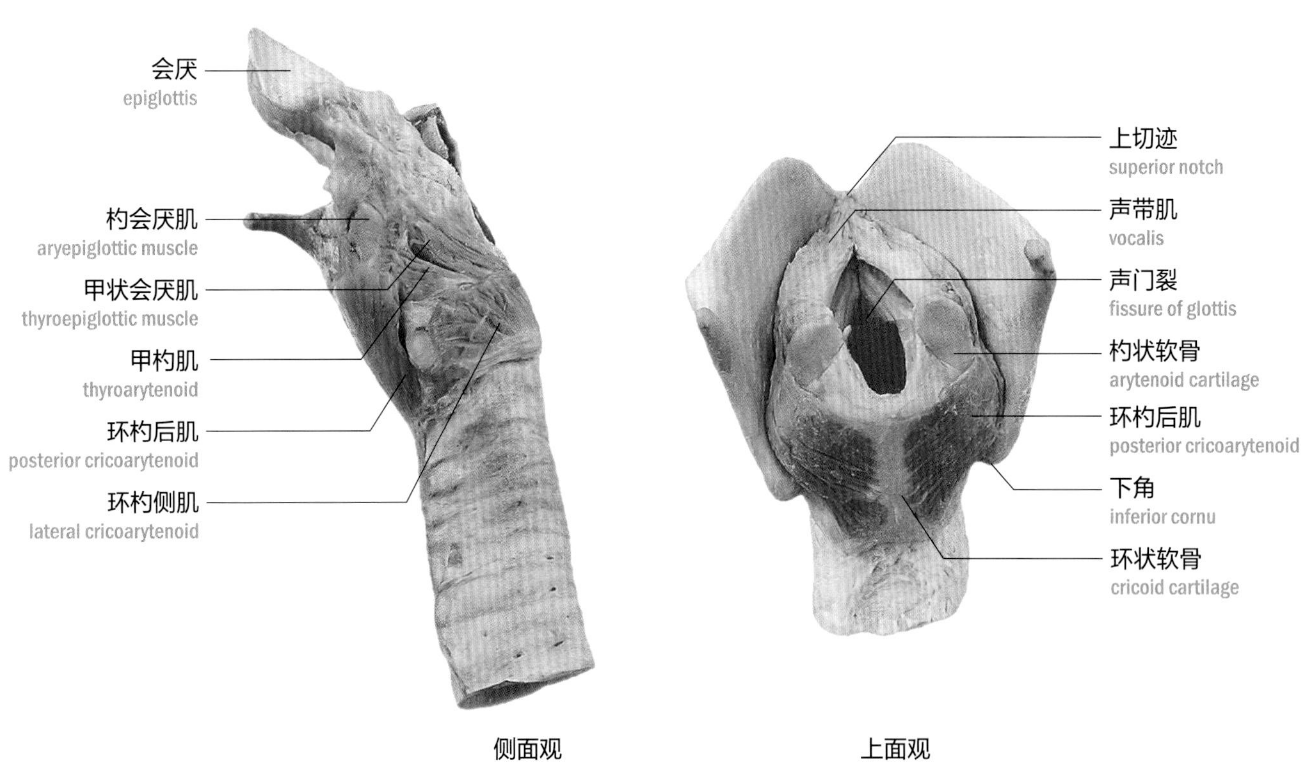
会厌
epiglottis
杓会厌肌
aryepiglottic muscle
甲状会厌肌
thyroepiglottic muscle
甲杓肌
thyroarytenoid
环杓后肌
posterior cricoarytenoid
环杓侧肌
lateral cricoarytenoid
侧面观
上切迹
superior notch
声带肌
vocalis
声门裂
fissure of glottis
杓状软骨
arytenoid cartilage
环杓后肌
posterior cricoarytenoid
下角
inferior cornu
环状软骨
cricoid cartilage
上面观

图 5-11　喉肌（2）

Fig. 5-11　Muscles of larynx (2)

喉的应用解剖学要点

喉位于颈前正中、舌骨下方、上通咽的喉部，下接气管，上界为会厌上缘，下界为环状软骨下缘，成人喉位于 3~6 颈椎之间。中国的成人喉前壁长度（甲状软骨上缘至环状软骨下缘）为 4.3cm；后壁（杓状软骨尖至环状软骨板下缘）为 3.7cm；左、右径为 3.0~4.5cm；前后径为 2.5~4.1cm。

大的异物可阻塞喉口或声门裂而引起窒息，小的异物可进入气管或支气管，或进入喉室，反射性地引起声门裂关闭而窒息。喉上部炎症可造成黏膜下疏松组织的液体渗出浸润，引起喉黏膜水肿（声门水肿）。液体渗出不影响声带，也不渗透到声襞以下的黏膜，因为黏膜直接黏附在声韧带，二者之间没有黏膜下组织。为恢复气体通道，必要时可在声襞下方经环甲韧带切开或气管切开。喉上部的黏膜非常敏感，有异物刺激则立刻咳嗽。

气管造口术常在第 2、第 3 气管软骨环前壁进行。体表标志为甲状软骨至胸骨上切迹之间的中点，纵行切开皮肤和皮下组织，在颈深筋膜深面可见甲状腺峡部，将甲状腺峡部上拉或分开即可见到气管软骨环，从环状软骨下触摸可辨认第 2 或第 3 气管软骨环时，即可进行造口；在患者颈部过度后伸时，其胸骨柄后方的头臂静脉有上升至颈根部的可能，在进行低位气管造口术（第 4、5 气管软骨环）时一定要注意这种解剖关系。

紧急抢救的后阻塞病人，常采用在环甲膜正中切开，进入声襞下方的喉腔，向下经环状软骨环进入下呼吸道的方法造口，这种方法无需正规的手术操作，触摸到环甲膜处，用刀将皮肤和环甲膜切开进入喉腔，扩大切口将一导管插入呼吸道即可。

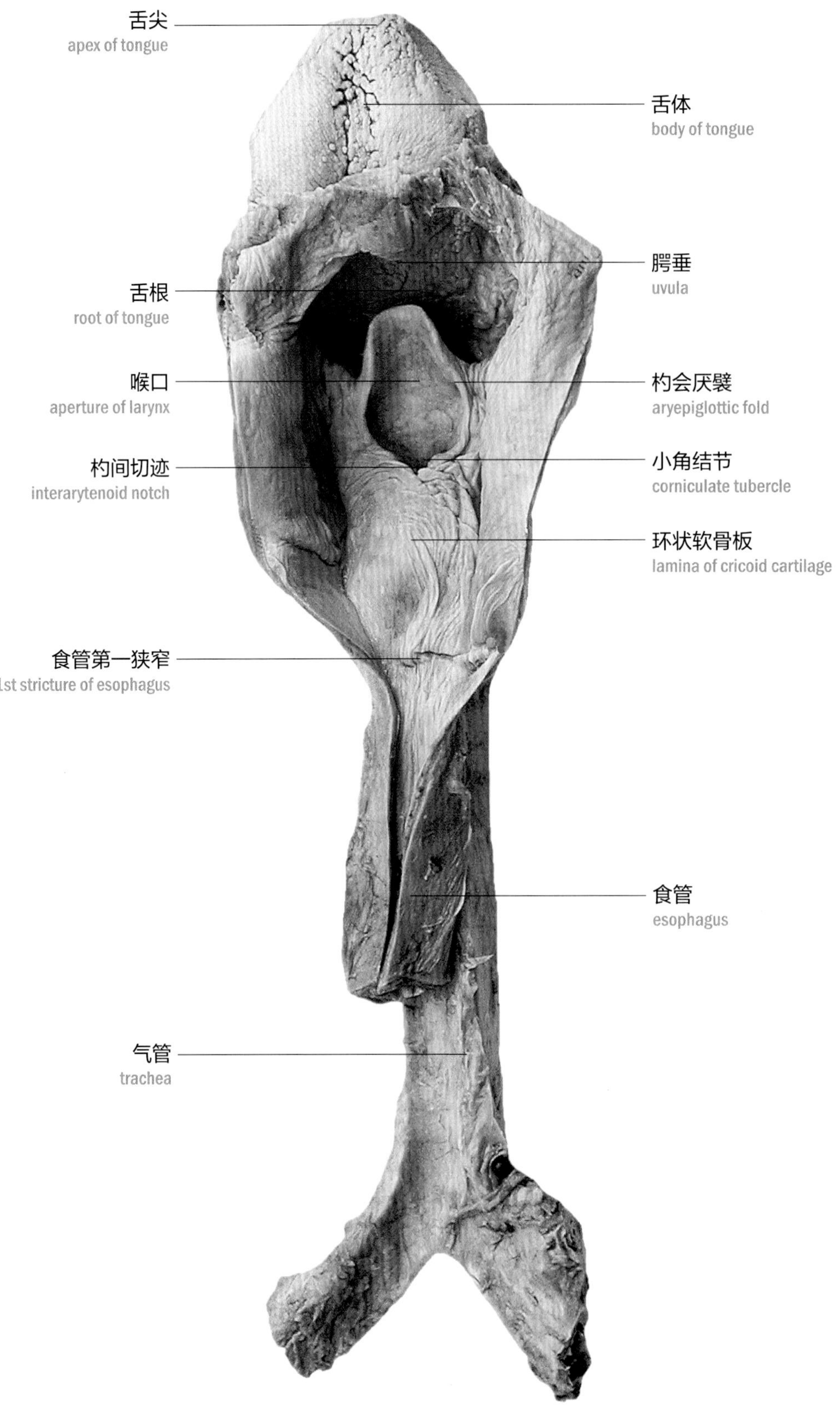
舌尖
apex of tongue
舌体
body of tongue
腭垂
uvula
舌根
root of tongue
喉口
aperture of larynx
杓会厌襞
aryepiglottic fold
杓间切迹
interarytenoid notch
小角结节
corniculate tubercle
环状软骨板
lamina of cricoid cartilage
食管第一狭窄
1st stricture of esophagus
食管
esophagus
气管
trachea

图 5-12　喉咽（后壁打开）

Fig. 5-12　Laryngopharynx (the posterior wall was opened)

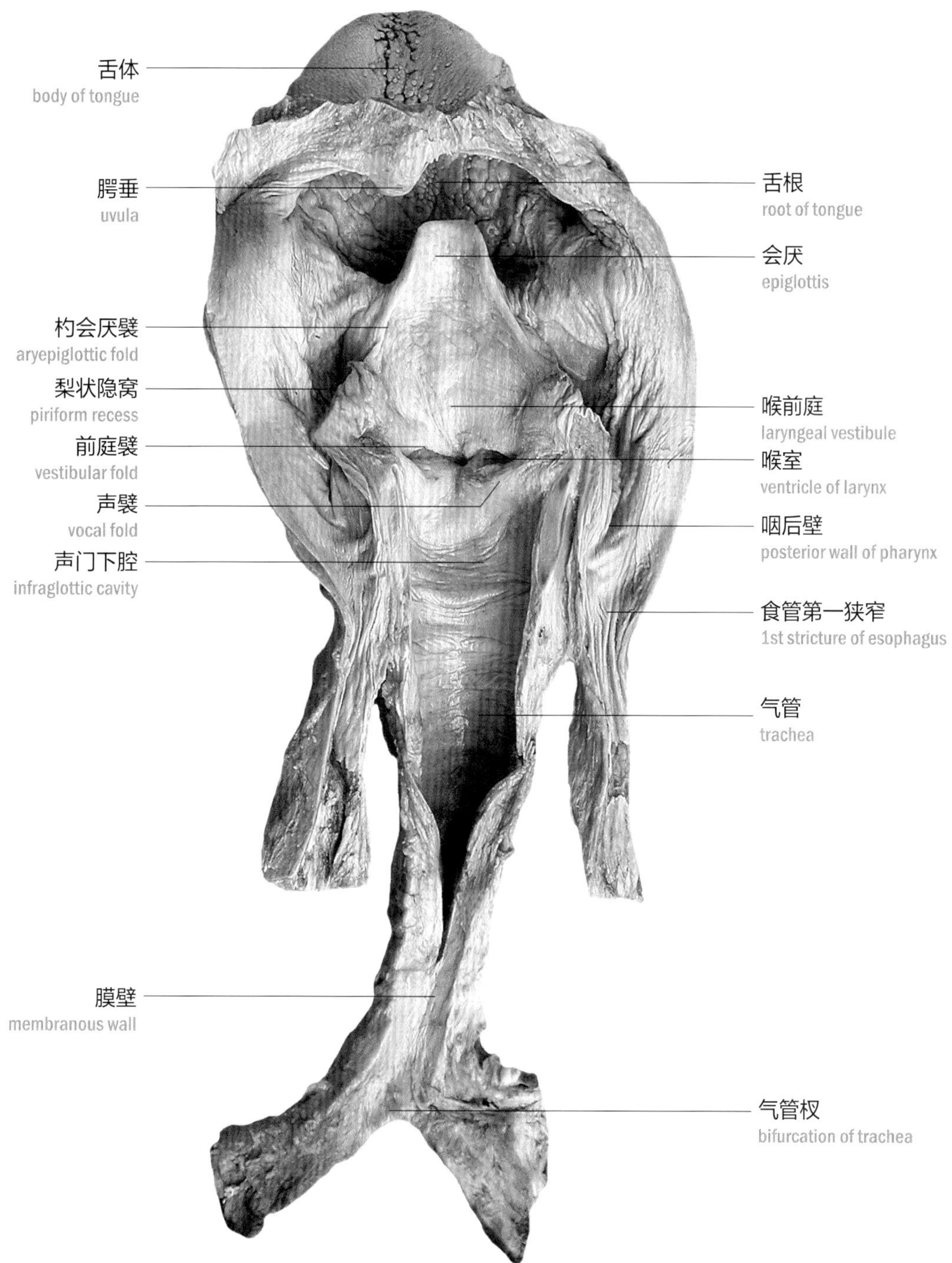
舌体
body of tongue
腭垂
uvula
杓会厌襞
aryepiglottic fold
梨状隐窝
piriform recess
前庭襞
vestibular fold
声襞
vocal fold
声门下腔
infraglottic cavity
膜壁
membranous wall
舌根
root of tongue
会厌
epiglottis
喉前庭
laryngeal vestibule
喉室
ventricle of larynx
咽后壁
posterior wall of pharynx
食管第一狭窄
1st stricture of esophagus
气管
trachea
气管杈
bifurcation of trachea

图 5-13　喉腔（后壁正中矢状切面）

Fig. 5-13　Laryngeal cavity (midsagittal plane of posterior wall)

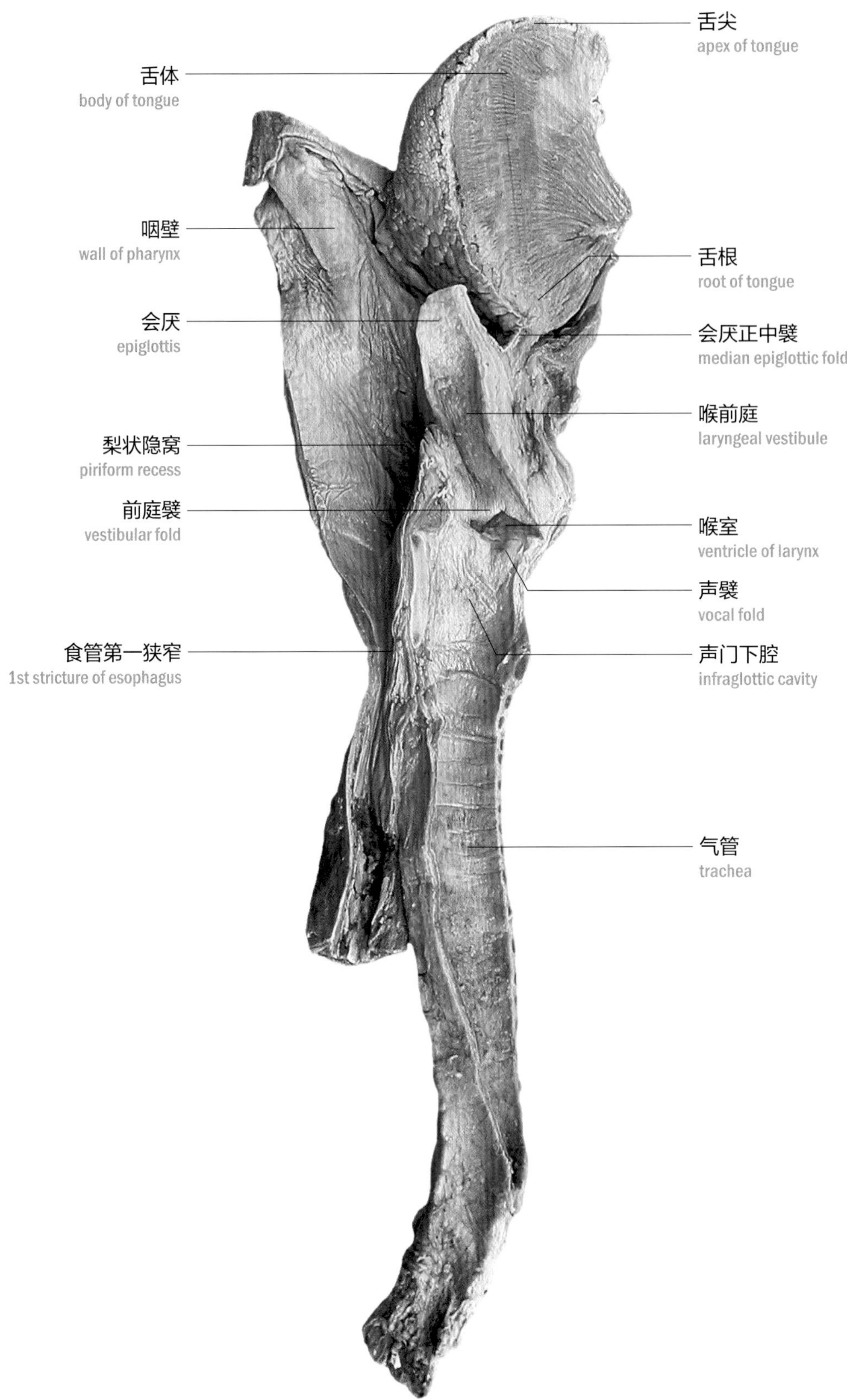
舌尖
apex of tongue
舌体
body of tongue
咽壁
wall of pharynx
舌根
root of tongue
会厌
epiglottis
会厌正中襞
median epiglottic fold
喉前庭
laryngeal vestibule
梨状隐窝
piriform recess
前庭襞
vestibular fold
喉室
ventricle of larynx
声襞
vocal fold
食管第一狭窄
1st stricture of esophagus
声门下腔
infraglottic cavity
气管
trachea

图 5-14　喉腔矢状切面

Fig. 5-14　Sagittal plane of laryngeal cavity

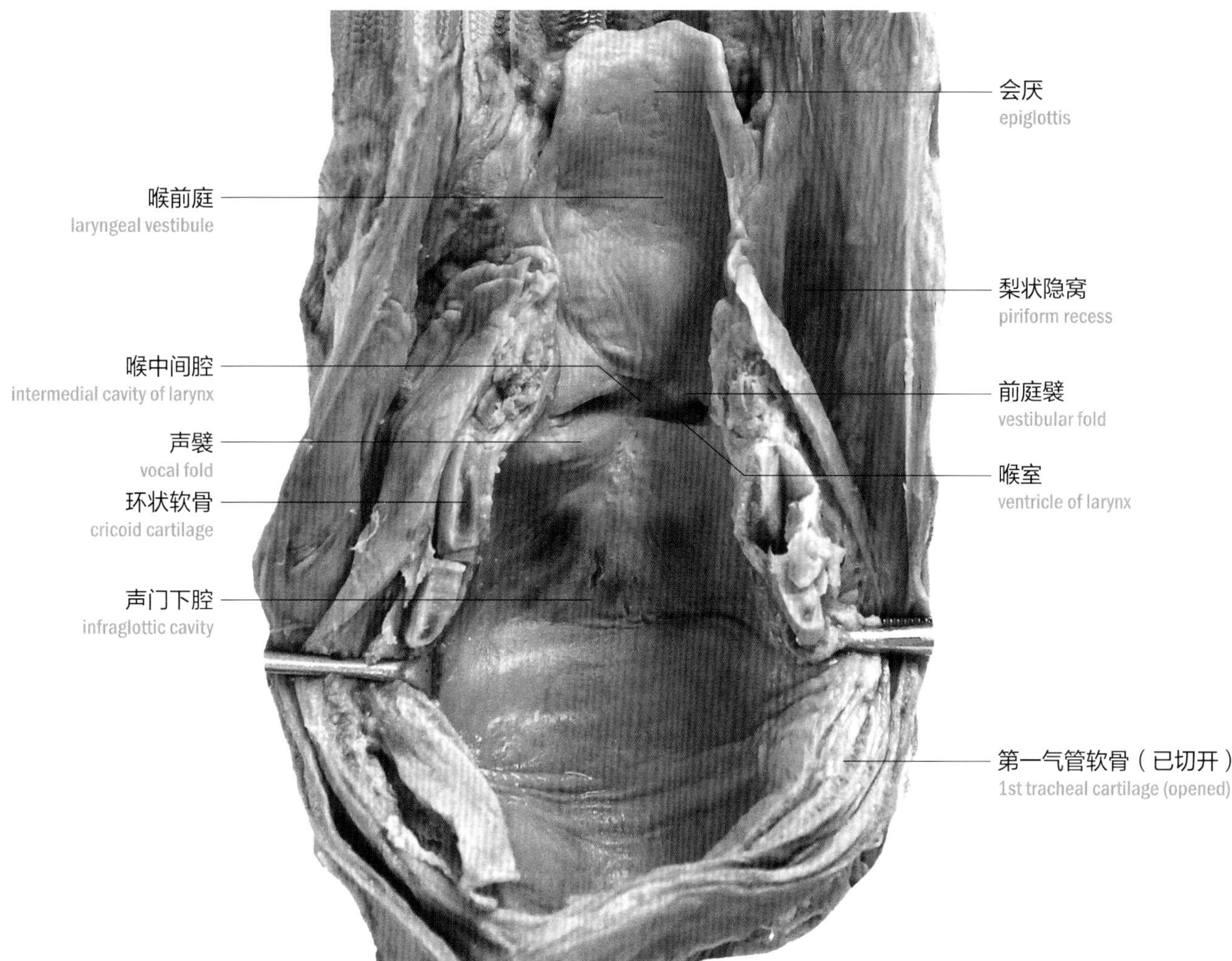
会厌
epiglottis
喉前庭
laryngeal vestibule
梨状隐窝
piriform recess
喉中间腔
intermedial cavity of larynx
前庭襞
vestibular fold
声襞
vocal fold
喉室
ventricle of larynx
环状软骨
cricoid cartilage
声门下腔
infraglottic cavity
第一气管软骨（已切开）
1st tracheal cartilage (opened)

图 5-15　喉腔内结构后面观

Fig. 5-15　Posterior aspect of the structures in the laryngeal cavity

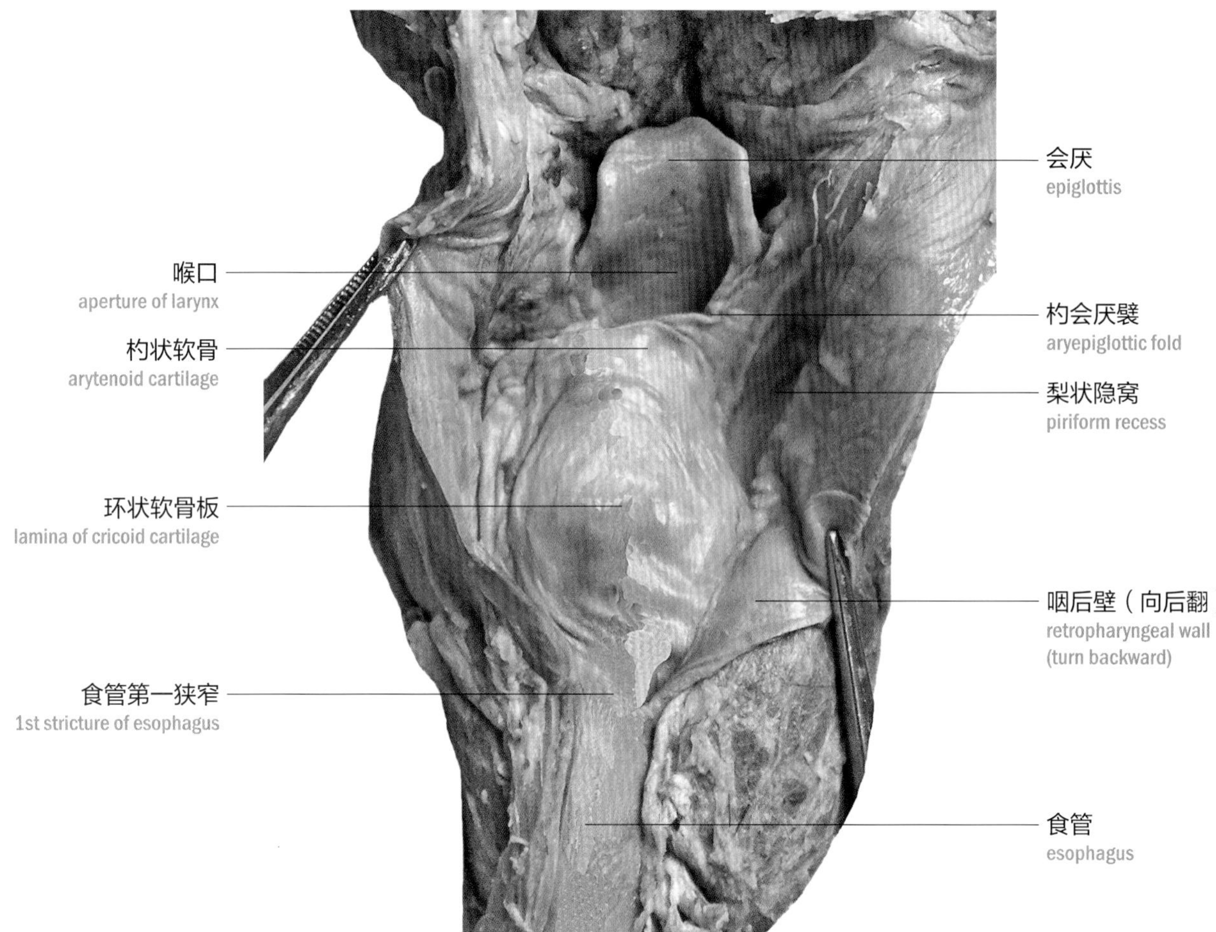
会厌
epiglottis
喉口
aperture of larynx
杓会厌襞
aryepiglottic fold
杓状软骨
arytenoid cartilage
梨状隐窝
piriform recess
环状软骨板
lamina of cricoid cartilage
咽后壁（向后翻）
retropharyngeal wall
(turn backward)
食管第一狭窄
1st stricture of esophagus
食管
esophagus

图 5-16 会厌、喉口、会厌软骨

Fig. 5-16 Epiglottis, aperture of larynx and epiglottic cartilage

喉镜或插管时的应用解剖学要点

对患者喉腔用喉镜检查时，不应以镜柄为杠杆向操作者自身方向用力，这样有将病人上颌切牙抵落的危险。

喉镜置入过深或气管内导管的过度压迫都可能压迫杓状软骨引起关节脱位而造成声音嘶哑。

声门裂（两侧声韧带之间的纵行裂隙）是导管经过的最峡之处，如操作者不熟悉声门裂解剖特点或动作过于用力，有伤及声韧带的危险。

导管经气管至气管隆凸时，如导管过度抵压气管隆凸，因隆凸黏膜内有较丰富的迷走神经分布，极为敏感，在麻醉不全、血压下降时，会出现心动过缓或心搏骤停的危急现象。上切牙至气管隆凸的距离：成年男性为 26~28cm；成年女性为 24~26cm；婴儿为 10cm。

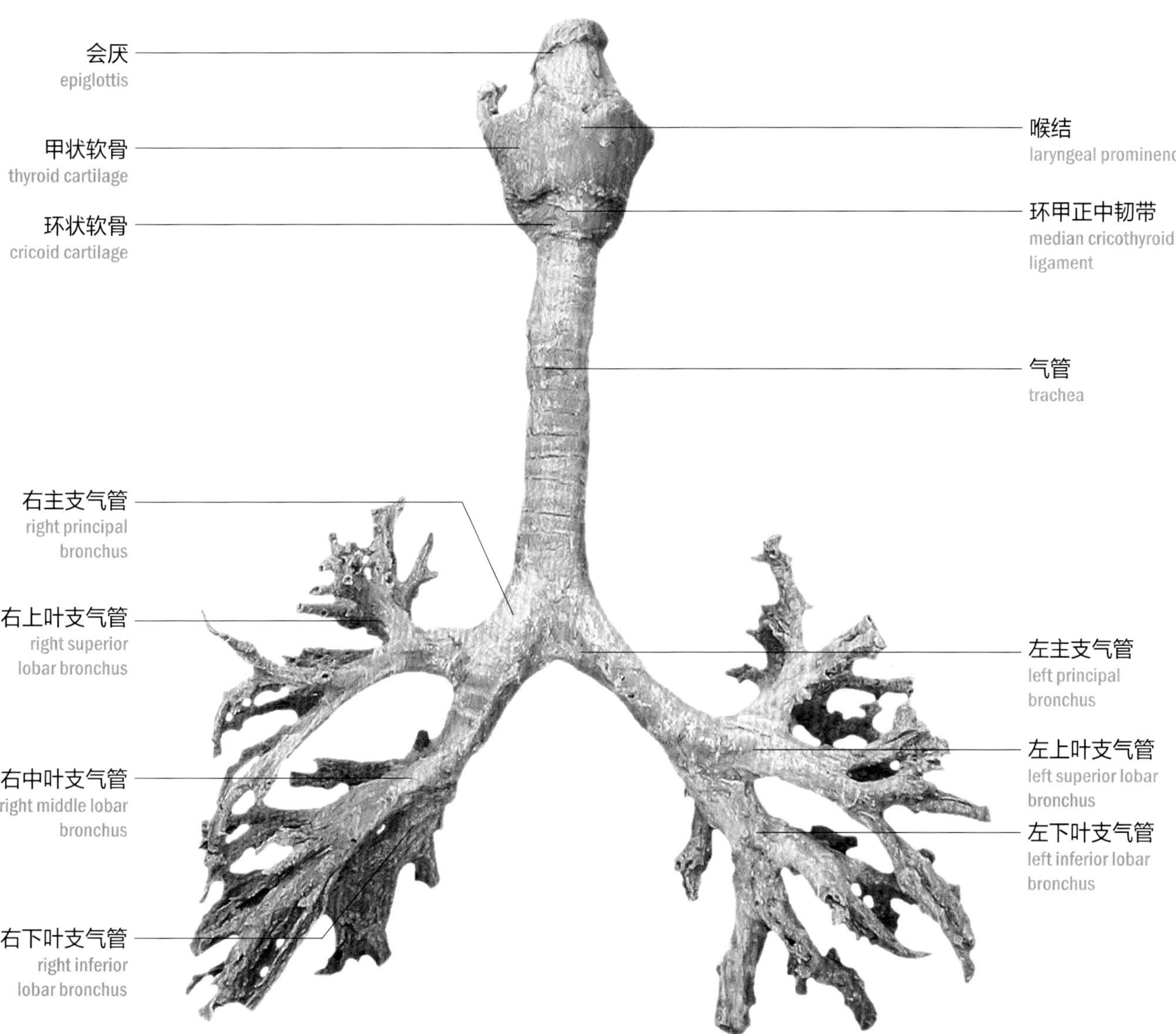
会厌
epiglottis
甲状软骨
thyroid cartilage
环状软骨
cricoid cartilage
喉结
laryngeal prominence
环甲正中韧带
median cricothyroid ligament
气管
trachea
右主支气管
right principal bronchus
右上叶支气管
right superior lobar bronchus
右中叶支气管
right middle lobar bronchus
右下叶支气管
right inferior lobar bronchus
左主支气管
left principal bronchus
左上叶支气管
left superior lobar bronchus
左下叶支气管
left inferior lobar bronchus

图 5-17 气管、支气管前面观

Fig. 5-17 Anterior aspect of trachea and bronchi

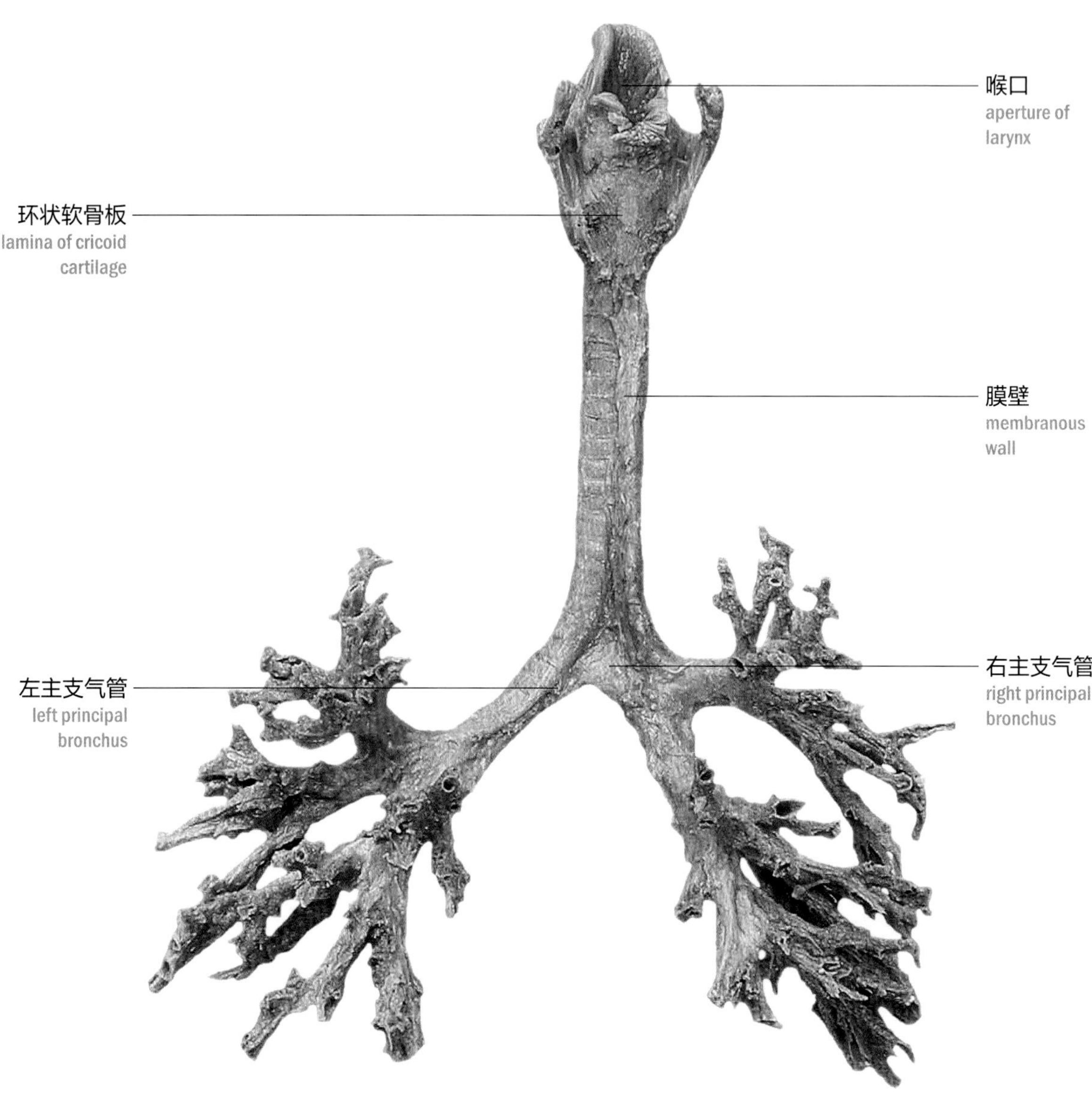
喉口
aperture of larynx
环状软骨板
lamina of cricoid cartilage
膜壁
membranous wall
左主支气管
left principal bronchus
右主支气管
right principal bronchus

图 5-18 气管、支气管后面观

Fig. 5-18 Posterior aspect of trachea and bronchi

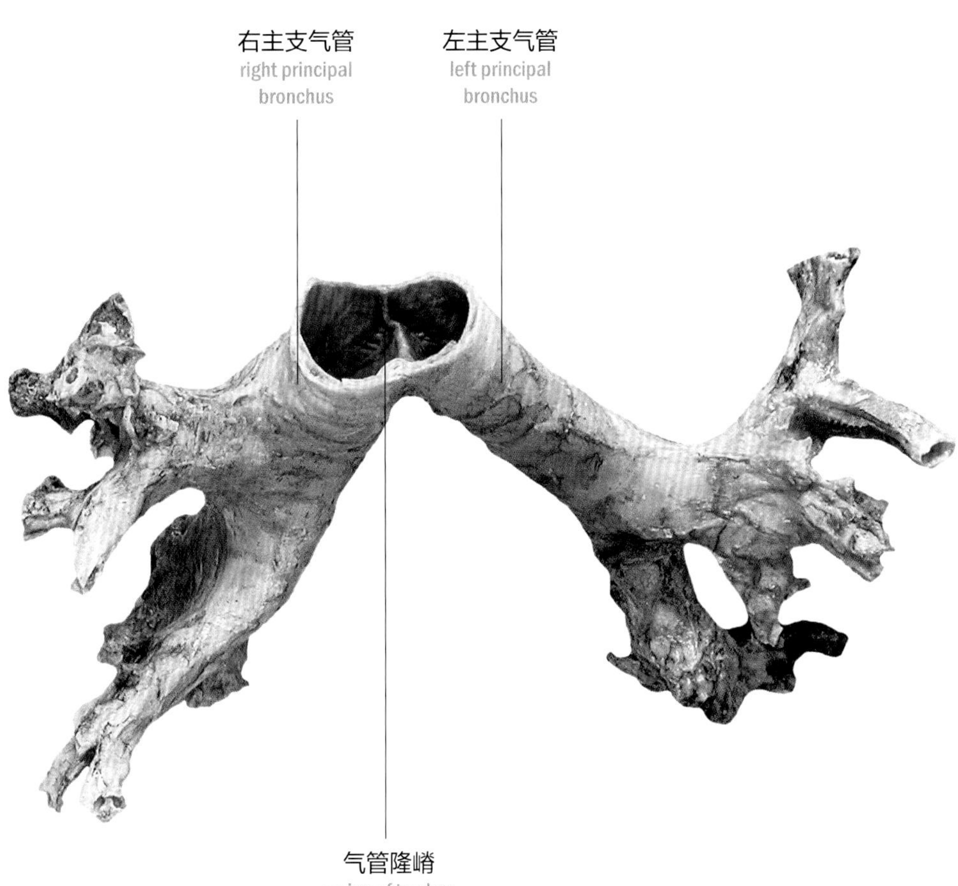
右主支气管
right principal
bronchus
左主支气管
left principal
bronchus
气管隆嵴
carina of trachea

图 5-19　气管隆嵴

Fig. 5-19　Carina of trachea

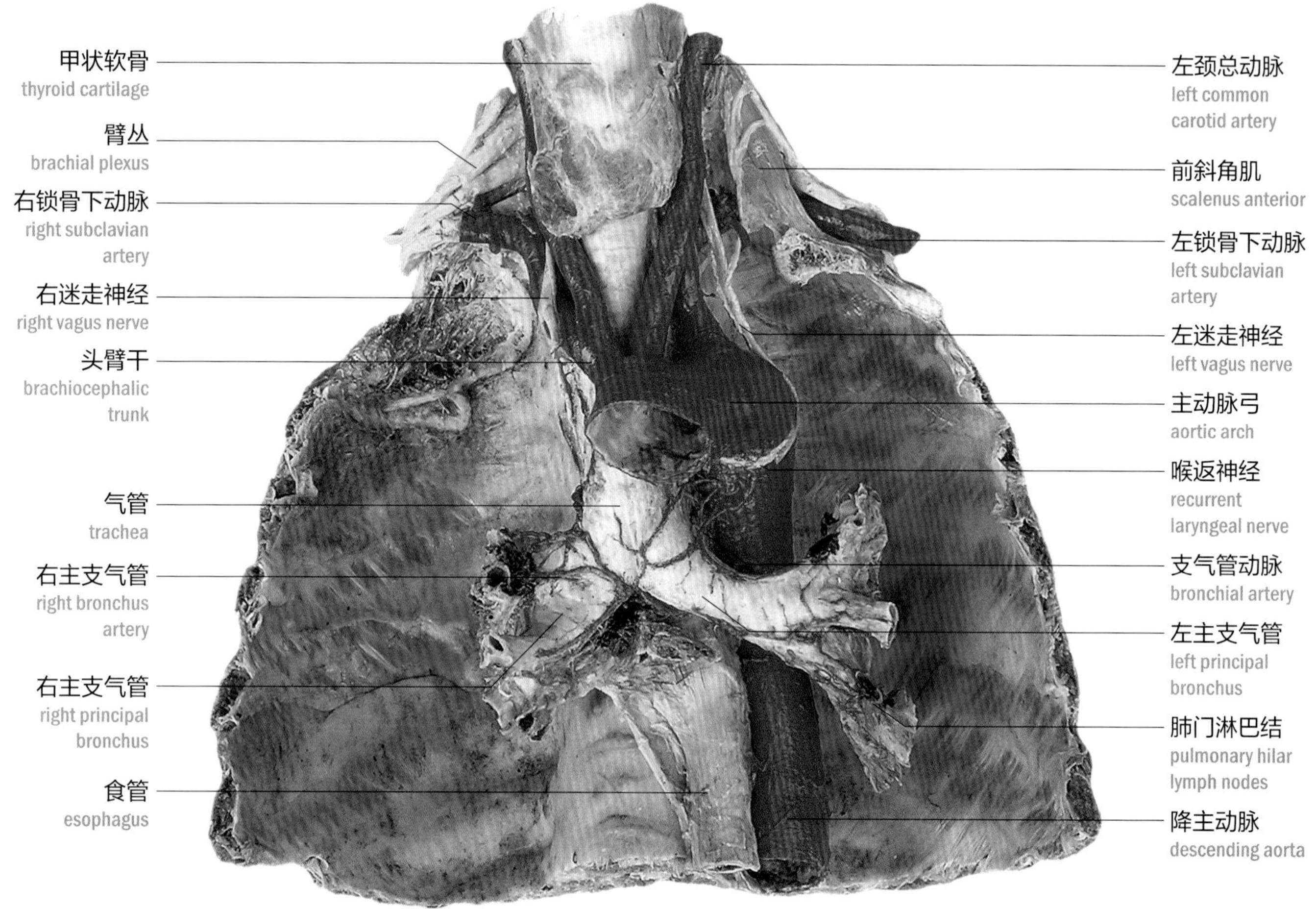
甲状软骨
thyroid cartilage
臂丛
brachial plexus
右锁骨下动脉
right subclavian artery
右迷走神经
right vagus nerve
头臂干
brachiocephalic trunk
气管
trachea
右主支气管
right bronchus artery
右主支气管
right principal bronchus
食管
esophagus
左颈总动脉
left common carotid artery
前斜角肌
scalenus anterior
左锁骨下动脉
left subclavian artery
左迷走神经
left vagus nerve
主动脉弓
aortic arch
喉返神经
recurrent laryngeal nerve
支气管动脉
bronchial artery
左主支气管
left principal bronchus
肺门淋巴结
pulmonary hilar lymph nodes
降主动脉
descending aorta

图 5-20　支气管动脉

Fig. 5-20　Bronchial artery

支气管动脉的应用解剖学要点

支气管动脉是胸主动脉的脏支，是支气管和肺组织的营养动脉。分布于支气管的动脉通常为 1~4 支，以 2 支者多见；左侧 1 支和 2 支的出现率分别为 26% 和 66%；右侧 1~3 支的出现率分别为 41%、47% 和 10%。支气管动脉起自于胸主动脉和右肋间动脉等；左侧 98% 起自胸主动脉。右侧 31%起自胸主动脉，54%起自右肋间动脉，而起自其它动脉（左支气管动脉分布于右支气管者，锁骨下动脉、肋颈干和胸廓内动脉等）占 15%。支气管动脉自起始至支气管壁之间的长度为 1~5cm，其中以 1~3cm 者多见（63%）。支气管动脉起始处的外径为 1~3mm，其中以 2mm 者多见（70%）。

支气管或肺内病变（肿瘤）常选经支气管动脉的介入治疗法。其具体的应用解剖途径：经皮穿刺股动脉→髂外动脉→髂总动脉→腹主动脉→胸主动脉→支气管动脉→病变部位。

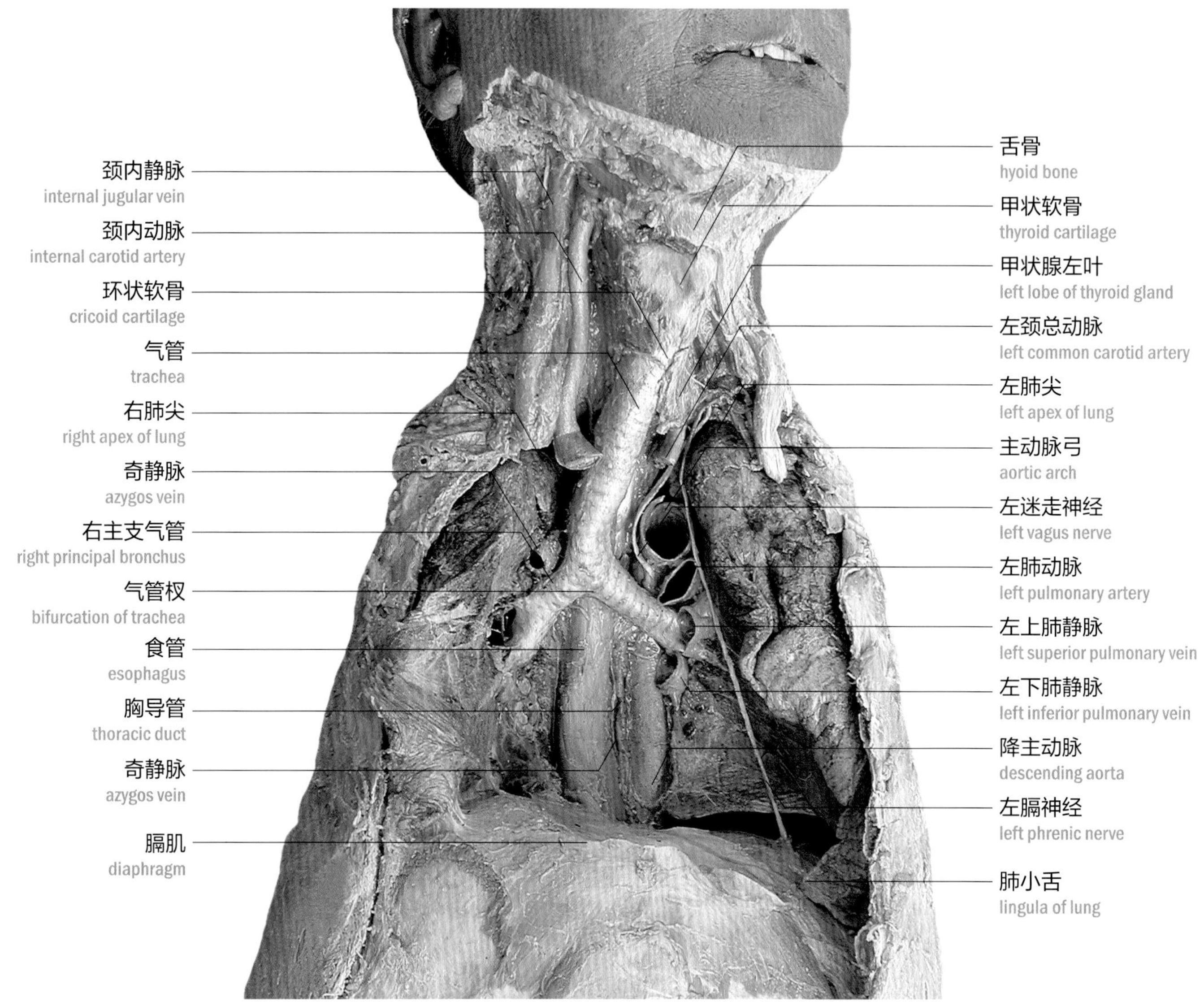
颈内静脉
internal jugular vein
颈内动脉
internal carotid artery
环状软骨
cricoid cartilage
气管
trachea
右肺尖
right apex of lung
奇静脉
azygos vein
右主支气管
right principal bronchus
气管杈
bifurcation of trachea
食管
esophagus
胸导管
thoracic duct
奇静脉
azygos vein
膈肌
diaphragm
舌骨
hyoid bone
甲状软骨
thyroid cartilage
甲状腺左叶
left lobe of thyroid gland
左颈总动脉
left common carotid artery
左肺尖
left apex of lung
主动脉弓
aortic arch
左迷走神经
left vagus nerve
左肺动脉
left pulmonary artery
左上肺静脉
left superior pulmonary vein
左下肺静脉
left inferior pulmonary vein
降主动脉
descending aorta
左膈神经
left phrenic nerve
肺小舌
lingula of lung

图 5-21　气管、支气管的位置

Fig. 5-21　Positon of trachea and bronchi

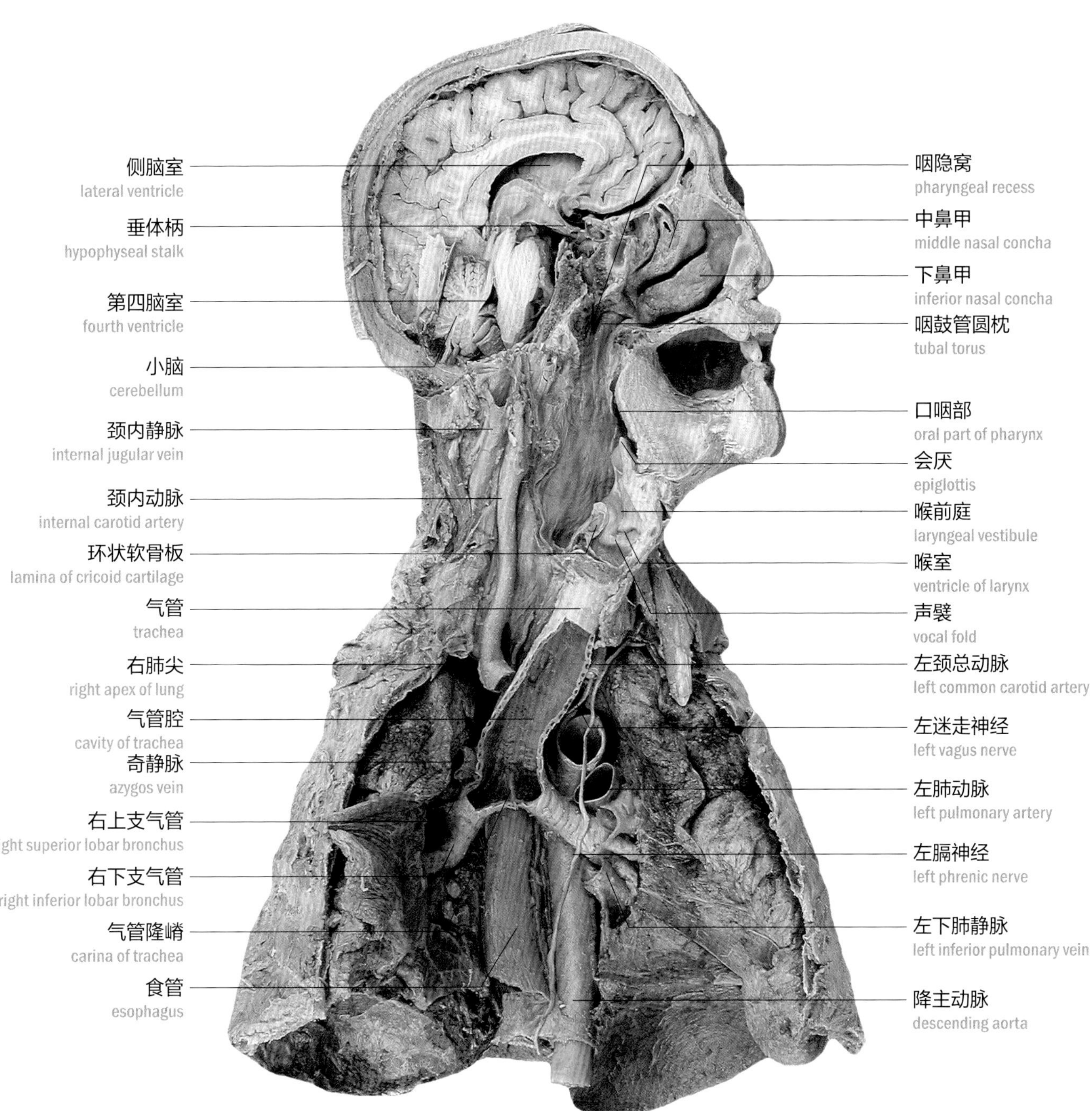
侧脑室
lateral ventricle
垂体柄
hypophyseal stalk
第四脑室
fourth ventricle
小脑
cerebellum
颈内静脉
internal jugular vein
颈内动脉
internal carotid artery
环状软骨板
lamina of cricoid cartilage
气管
trachea
右肺尖
right apex of lung
气管腔
cavity of trachea
奇静脉
azygos vein
右上支气管
right superior lobar bronchus
右下支气管
right inferior lobar bronchus
气管隆嵴
carina of trachea
食管
esophagus
咽隐窝
pharyngeal recess
中鼻甲
middle nasal concha
下鼻甲
inferior nasal concha
咽鼓管圆枕
tubal torus
口咽部
oral part of pharynx
会厌
epiglottis
喉前庭
laryngeal vestibule
喉室
ventricle of larynx
声襞
vocal fold
左颈总动脉
left common carotid artery
左迷走神经
left vagus nerve
左肺动脉
left pulmonary artery
左膈神经
left phrenic nerve
左下肺静脉
left inferior pulmonary vein
降主动脉
descending aorta

图 5-22 鼻、咽、喉矢状切面，气管、支气管冠状切面

Fig. 5-22 Sagittal plane of nasal, pharynx and larynx; Coronal plane of trachea and bronchi

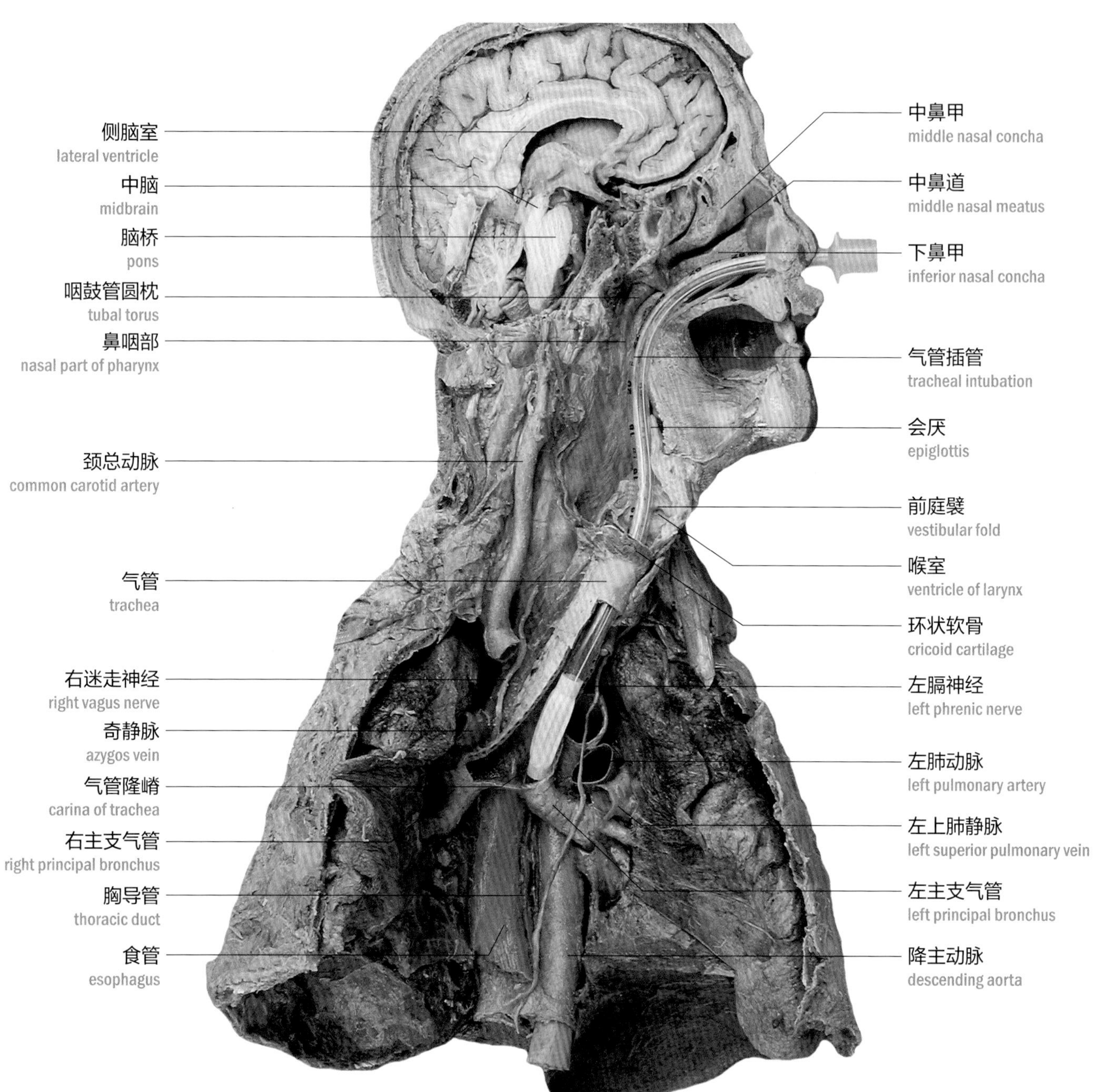

侧脑室
lateral ventricle
中脑
midbrain
脑桥
pons
咽鼓管圆枕
tubal torus
鼻咽部
nasal part of pharynx
颈总动脉
common carotid artery
气管
trachea
右迷走神经
right vagus nerve
奇静脉
azygos vein
气管隆嵴
carina of trachea
右主支气管
right principal bronchus
胸导管
thoracic duct
食管
esophagus
中鼻甲
middle nasal concha
中鼻道
middle nasal meatus
下鼻甲
inferior nasal concha
气管插管
tracheal intubation
会厌
epiglottis
前庭襞
vestibular fold
喉室
ventricle of larynx
环状软骨
cricoid cartilage
左膈神经
left phrenic nerve
左肺动脉
left pulmonary artery
左上肺静脉
left superior pulmonary vein
左主支气管
left principal bronchus
降主动脉
descending aorta

图 5-23　气管插管径路

Fig. 5-23　Approach of tracheal intubation

气管的应用解剖学要点

气管是一条由软骨和纤维肌膜构成的管道，内衬黏膜。气管几乎位于矢状面上，但在分叉处稍偏右侧。活体成人气管腔的横径为12mm。

气管颈段的解剖关系

前面自浅至深为：皮肤→浅筋膜→深筋膜→胸骨舌骨肌→胸骨甲状肌，下端有颈静脉弓和甲状腺峡部。

后面：食管、喉返神经沿气管和食管沟内上行。

两侧：甲状腺侧叶、颈总动脉、甲状腺下动脉。

气管胸段的解剖关系

前面：胸骨柄、胸骨舌骨肌和胸骨甲状肌的起点，胸腺、甲状腺下静脉、左头臂静脉、主动脉弓、头臂干、左颈总动脉。

后面：食管。

两侧：右侧有右肺、右胸膜、右头臂静脉、上腔静脉、右迷走神经、奇静脉，左侧有主动脉弓、左颈总动脉、左锁骨下动脉、左喉返神经。

第六章

与心脑复苏相关的解剖结构

与心脑复苏相关的解剖结构包括：心、脑、脑的血液供应和脑脊液等。

一、心

（一）心的位置

心位于胸腔纵隔内，居两侧纵隔胸膜之间。心 2/3 位于正中线左侧，1/3 位于正中线右侧。心尖位于左侧第 5 肋间锁骨中线内 1~2cm 处。心底与 5~8 胸椎体相对应，左心房后邻左支气管、食管、左迷走神经和胸主动脉，右心房后邻右支气管。

（二）心肌

心肌纤维成束，心房和心室以传导束相联系，二者之间肌束不联系。

1. 心房肌　心房肌分浅、深两层。浅层为环绕左、右心房的横行纤维，纤维可延伸至房间隔。深层为仅限于左心房或右心房范围内的袢状纤维束，从前向后跨越心房。

2. 心室肌　较厚，分层复杂。一般可分为 3 层，浅层及深层为纵行纤维，中层为环行纤维束。

（三）心的动脉

心由发自主动脉窦的左、右冠状动脉营养，它们多行于心外膜下，主干位于冠状沟及诸室间沟内，多数被脂肪组织所覆盖。心肌收缩时，冠状动脉的心肌内支受压迫，因而影响冠状动脉的血流。左、右心室同时收缩时，心肌内血管遇到的阻力最大。

（四）心的传导系统

心内有一些特殊心肌构成的结和束，它们能发出和传导冲动，从而维持心的节律性活动，即心传导系统。心传导系统包括：窦房结、结间束、房室结、房室束、左右束支和浦肯野纤维（Purkinje 纤维）。

二、脑

（一）脑的形态、分叶和主要功能区

脑位于颅腔内，脑的表面凹凸不平，凹者称沟，凸者称回。脑可分为端脑（包括左右大脑半球）、间脑、中脑、脑桥、延髓和小脑6个部分。中脑、脑桥和延髓合称为脑干。

大脑半球可分为额叶、顶叶、枕叶、颞叶和岛叶。中央前回位于额叶，为躯体运动中枢；中央后回位于顶叶，为躯体感觉中枢。视觉中枢位于枕叶距状沟的两岸。听觉中枢位于颞叶的颞横回。内脏运动中枢位于边缘系统。

（二）脑的动脉

脑动脉的壁很薄，其内弹力膜只有一些弹力纤维，平滑肌很稀少。因为颅内压可防止其扩张。

脑的动脉供应来自于椎动脉和颈内动脉，椎动脉分布于脑干、小脑和大脑的枕叶。颈内动脉分布于脑的其余大部分、基底神经核和间脑腹侧的2/3。两个动脉系统在脑底面通过大脑动脉环互相交通。

三、脑脊液

95%的脑脊液产生于侧脑室的脉络丛，进入侧脑室、经室间孔至第三脑室，再经中脑导水管至第四脑室。通过第四脑室的正中孔和外侧孔，脑脊液进入蛛网膜下隙，经蛛网膜粒渗入上矢状窦内。

脑脊液的主要功能是形成脑的水垫，以免震动时颅骨直接压及脑组织。脑脊液还能运送营养物质至神经组织，并排出其代谢产物。

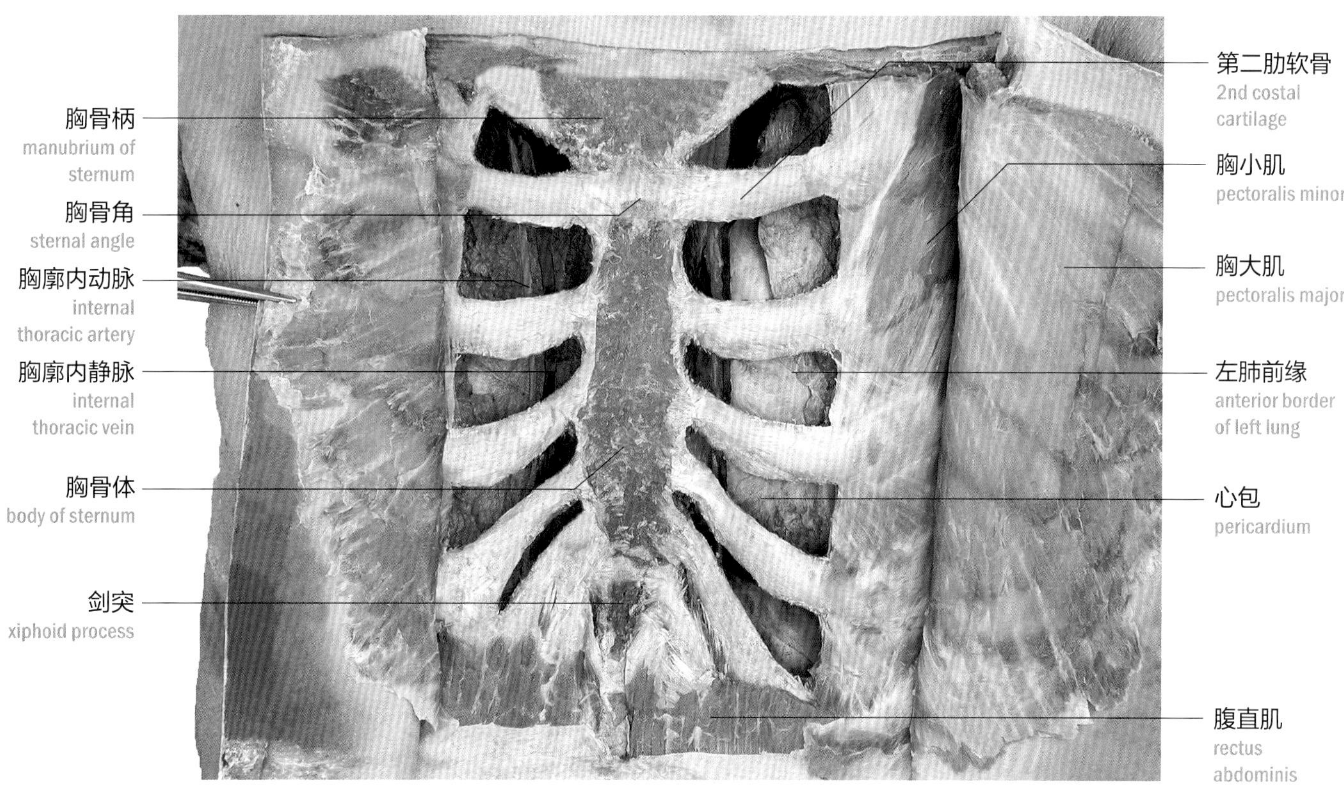
胸骨柄
manubrium of sternum
胸骨角
sternal angle
胸廓内动脉
internal thoracic artery
胸廓内静脉
internal thoracic vein
胸骨体
body of sternum
剑突
xiphoid process
第二肋软骨
2nd costal cartilage
胸小肌
pectoralis minor
胸大肌
pectoralis major
左肺前缘
anterior border of left lung
心包
pericardium
腹直肌
rectus abdominis

图 6-1　心的位置（1）

Fig. 6-1　Position of heart (1)

心内注射术的应用解剖学要点

心被纵隔分为左、右各半的中空性腔，由于心向左转位，因此右半心在左半心的前面，贴于胸前壁的主要是右心室。心的两侧与纵隔胸膜、胸膜腔相邻。在第 4~6 肋间隙左侧的心包表面无胸膜覆盖，称心包裸区。

应用解剖：心内注射术是心搏骤停时将药物通过胸壁直接注入心室内的一种有效的复苏术。其心内注射术的部位常选在距胸骨左缘 2cm 处的第 5 肋间隙，进针层次为皮肤→浅筋膜→深筋膜→胸大肌→肋间外膜→肋间内肌→胸内筋膜→心包→右心室前壁→右心室腔。

心内注射术的注意事项：①垂直进针，深度为 3~4cm。②抽见回血方可注射药物。③穿孔点不可偏外或过于靠内，偏外易刺破胸膜而导致气胸，太偏内有可能刺伤胸廓内动脉静脉。

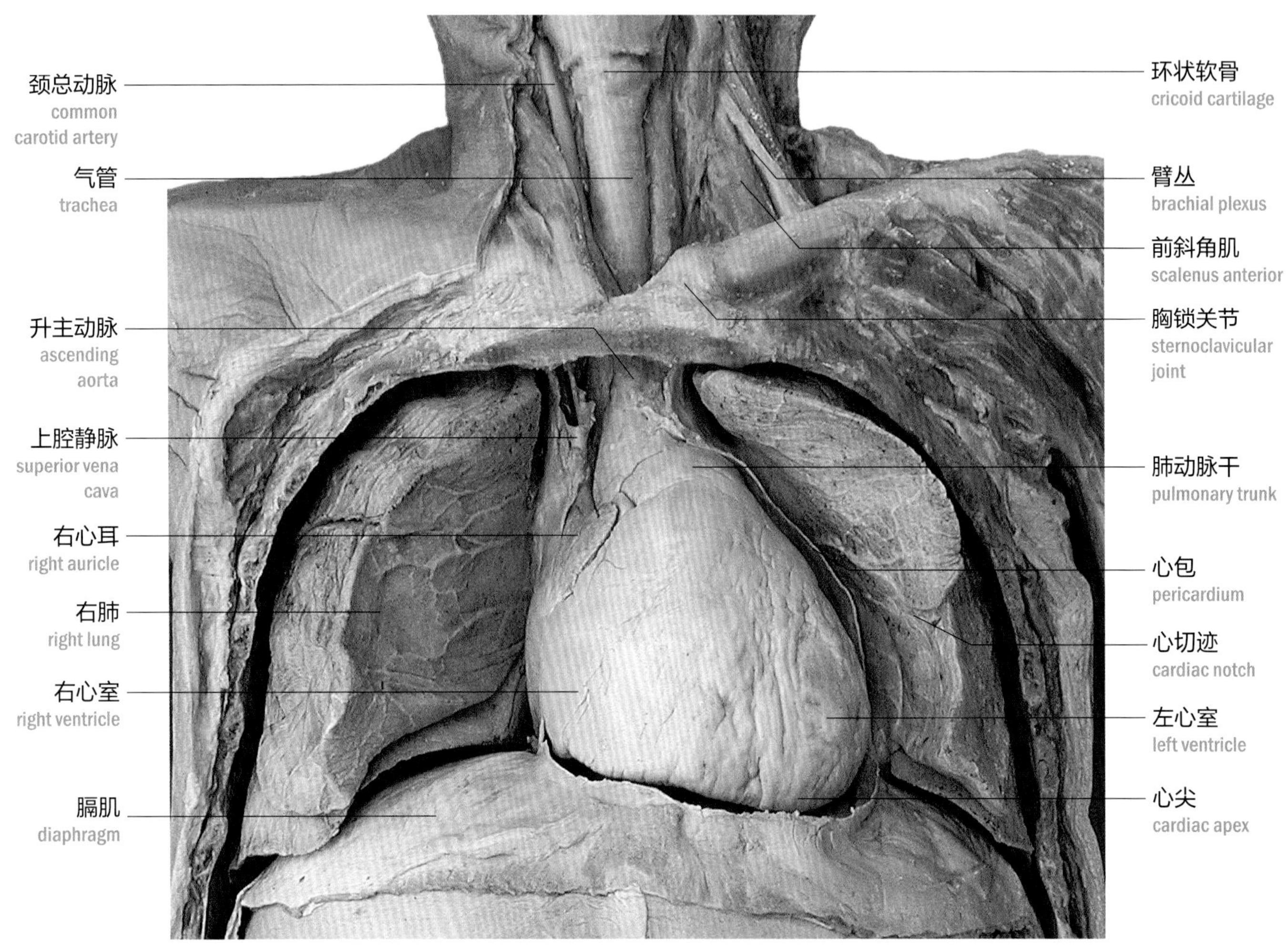
颈总动脉
common carotid artery
气管
trachea
升主动脉
ascending aorta
上腔静脉
superior vena cava
右心耳
right auricle
右肺
right lung
右心室
right ventricle
膈肌
diaphragm
环状软骨
cricoid cartilage
臂丛
brachial plexus
前斜角肌
scalenus anterior
胸锁关节
sternoclavicular joint
肺动脉干
pulmonary trunk
心包
pericardium
心切迹
cardiac notch
左心室
left ventricle
心尖
cardiac apex

图6-2　心的位置（2）

Fig. 6-2　Position of heart (2)

胸骨角的应用解剖学要点

胸骨角位于胸前上部，为胸骨柄和胸骨体连接处向前突出的角。胸骨前突的角度为 10.9°。胸骨角是临床上常用的骨性标志。临床检查时常以胸骨角为坐标。

1. 胸骨角外侧连接第 2 肋软骨，以该角来计数肋和肋间隙。

2. 以胸骨角为标志将纵隔分为上纵隔和下纵隔。上纵隔由浅至深为：胸腺→胸膜前界→左、右头臂静脉和上腔静脉→主动脉及其分支→气管→食管。

3. 胸膜前界在胸骨平面左、右两侧相互靠拢而不重叠，胸骨角以上左、右胸膜前界呈“V”形分开。

4. 主动脉弓上缘正对胸骨柄中心或其稍上方。

5. 左、右支气管分叉点平胸骨角。

6. 食管第 2 狭窄处平对胸骨角。

7. 胸导管在平胸骨角处，自脊柱右侧缘转向脊柱左侧缘。

8. 胸骨角平对第 4 胸椎下缘。

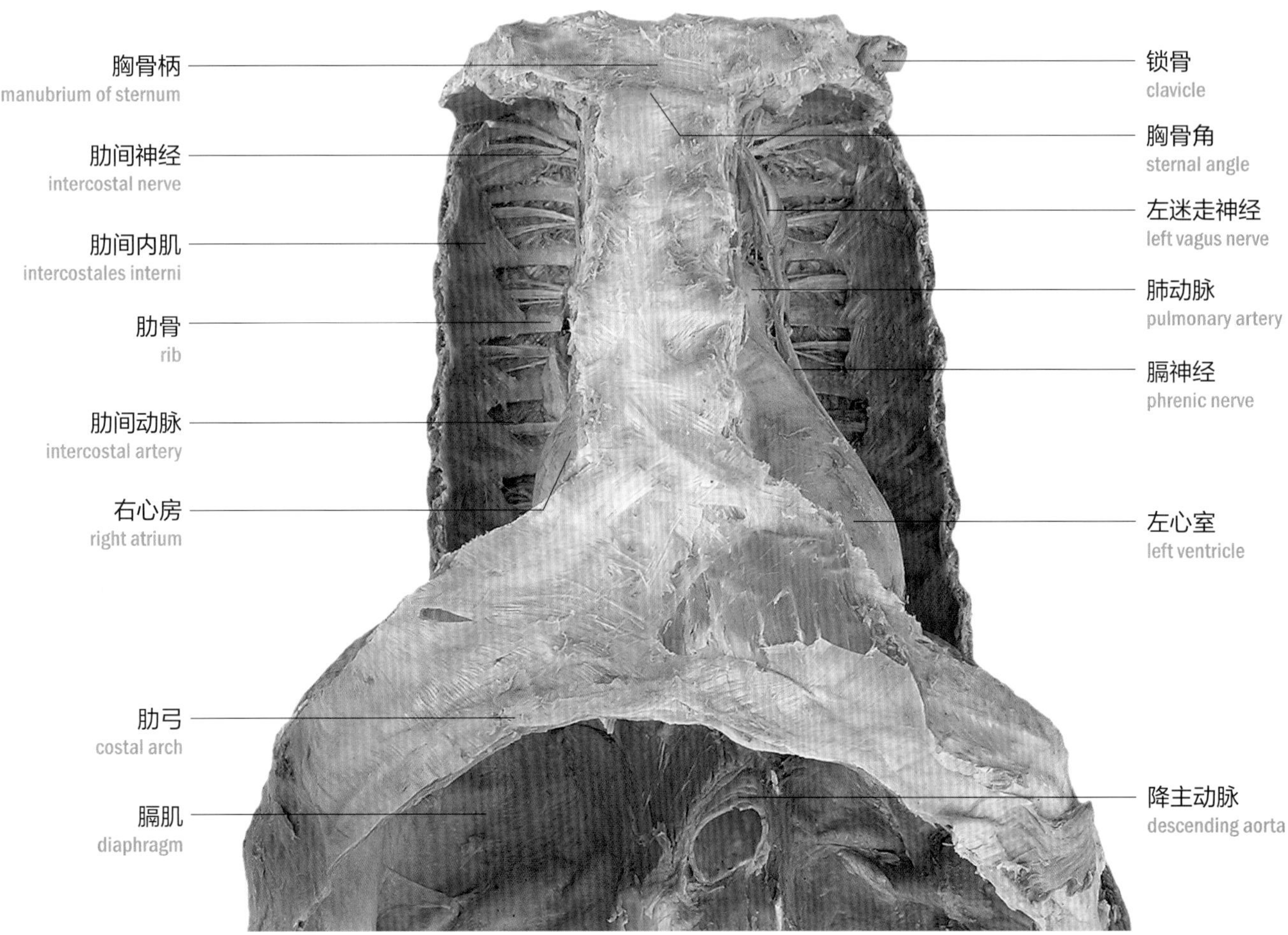
胸骨柄
manubrium of sternum
肋间神经
intercostal nerve
肋间内肌
intercostales interni
肋骨
rib
肋间动脉
intercostal artery
右心房
right atrium
肋弓
costal arch
膈肌
diaphragm
锁骨
clavicle
胸骨角
sternal angle
左迷走神经
left vagus nerve
肺动脉
pulmonary artery
膈神经
phrenic nerve
左心室
left ventricle
降主动脉
descending aorta

图6-3 纵隔前面观

Fig. 6-3 Anterior view of mediastinum

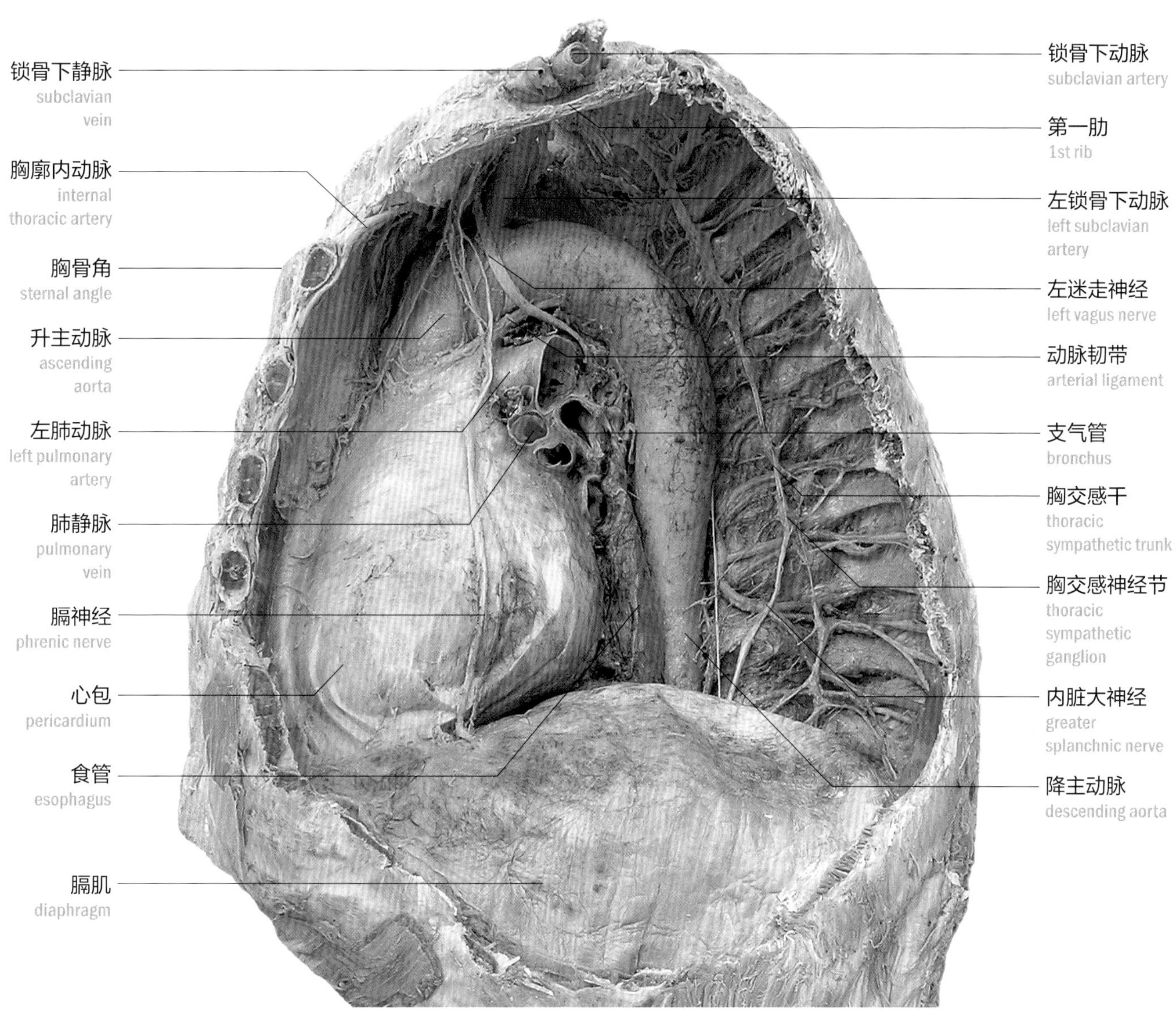

锁骨下静脉
subclavian vein
胸廓内动脉
internal thoracic artery
胸骨角
sternal angle
升主动脉
ascending aorta
左肺动脉
left pulmonary artery
肺静脉
pulmonary vein
膈神经
phrenic nerve
心包
pericardium
食管
esophagus
膈肌
diaphragm
锁骨下动脉
subclavian artery
第一肋
1st rib
左锁骨下动脉
left subclavian artery
左迷走神经
left vagus nerve
动脉韧带
arterial ligament
支气管
bronchus
胸交感干
thoracic sympathetic trunk
胸交感神经节
thoracic sympathetic ganglion
内脏大神经
greater splanchnic nerve
降主动脉
descending aorta

图 6-4　纵隔左侧面观（1）

Fig. 6-4　Left-side view of mediastinum (1)

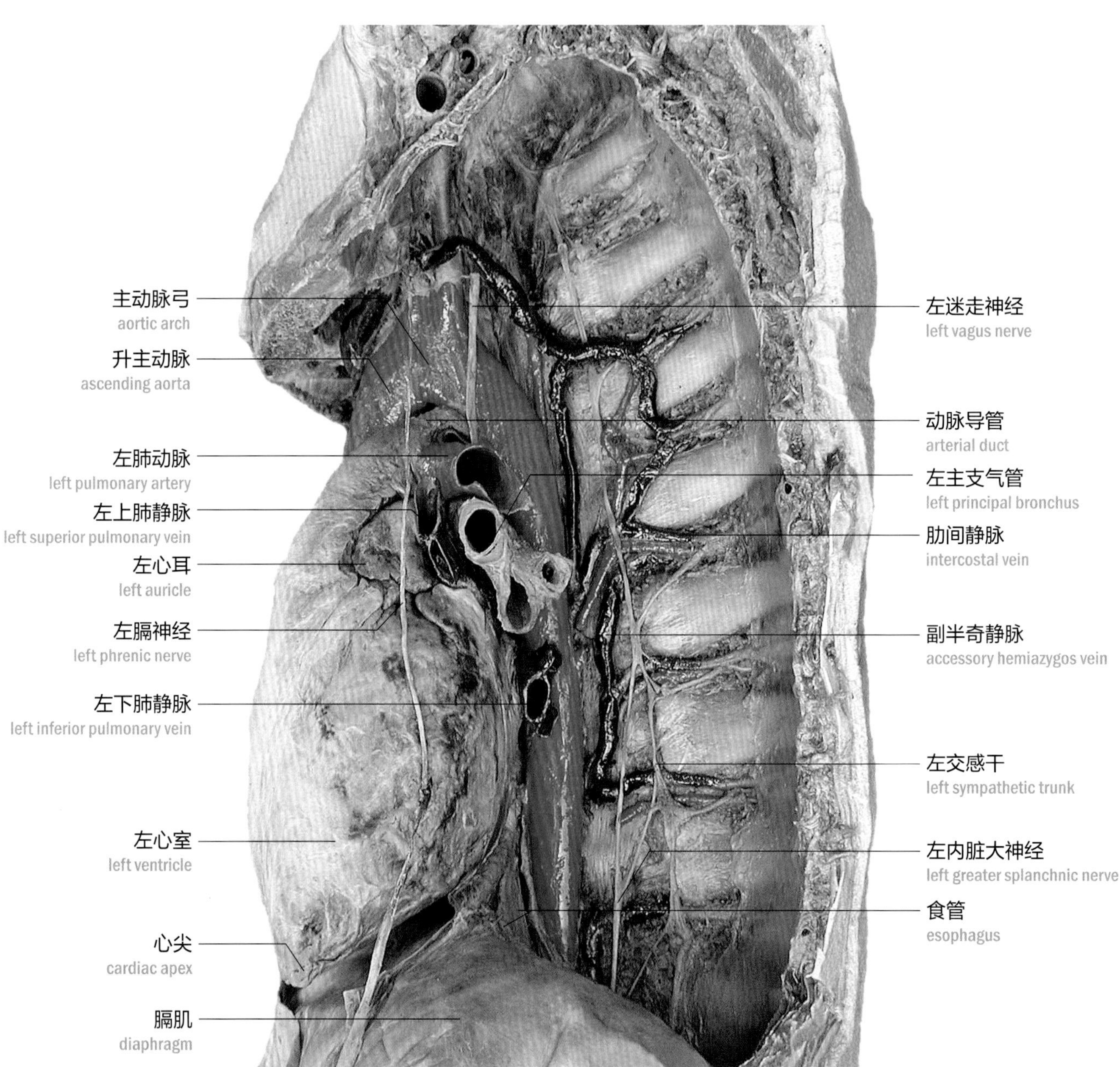
主动脉弓
aortic arch
升主动脉
ascending aorta
左肺动脉
left pulmonary artery
左上肺静脉
left superior pulmonary vein
左心耳
left auricle
左膈神经
left phrenic nerve
左下肺静脉
left inferior pulmonary vein
左心室
left ventricle
心尖
cardiac apex
膈肌
diaphragm
左迷走神经
left vagus nerve
动脉导管
arterial duct
左主支气管
left principal bronchus
肋间静脉
intercostal vein
副半奇静脉
accessory hemiazygos vein
左交感干
left sympathetic trunk
左内脏大神经
left greater splanchnic nerve
食管
esophagus

图 6-5　纵隔左侧面观（2）

Fig. 6-5　Left-side view of mediastinum (2)

胸外心按压术的应用解剖学要点

心位于胸腔的中纵隔内，前方对着胸骨和第 2~6 肋软骨，后方对着第 5~8 胸椎体，下方贴于膈之上，上方与出入心的大血管相连。心 2/3 居于正中线的左侧，1/3 居正中线右侧。心长轴的走向是从右后上向左前下，与身体的正中矢状面约呈 45°角，右半心在左半心的前方。

应用解剖：对心搏骤停的患者实行胸外心按压术是医生的一项基本技能，有节律地胸外按压将心挤压于胸骨与脊柱之间以便使血液从左、右心室排出，放松时静脉血向心回流，借此推动血液循环。胸外心按压的部位在胸骨的中、下 1/3 交界处，每次按压使胸骨下陷 3~4cm（成人），随即放松。每分钟按压约 80 次。老年人因骨有机质减少，弹性下降，易出现骨折。儿童可用单手按压，以免压力过大而发生骨折。

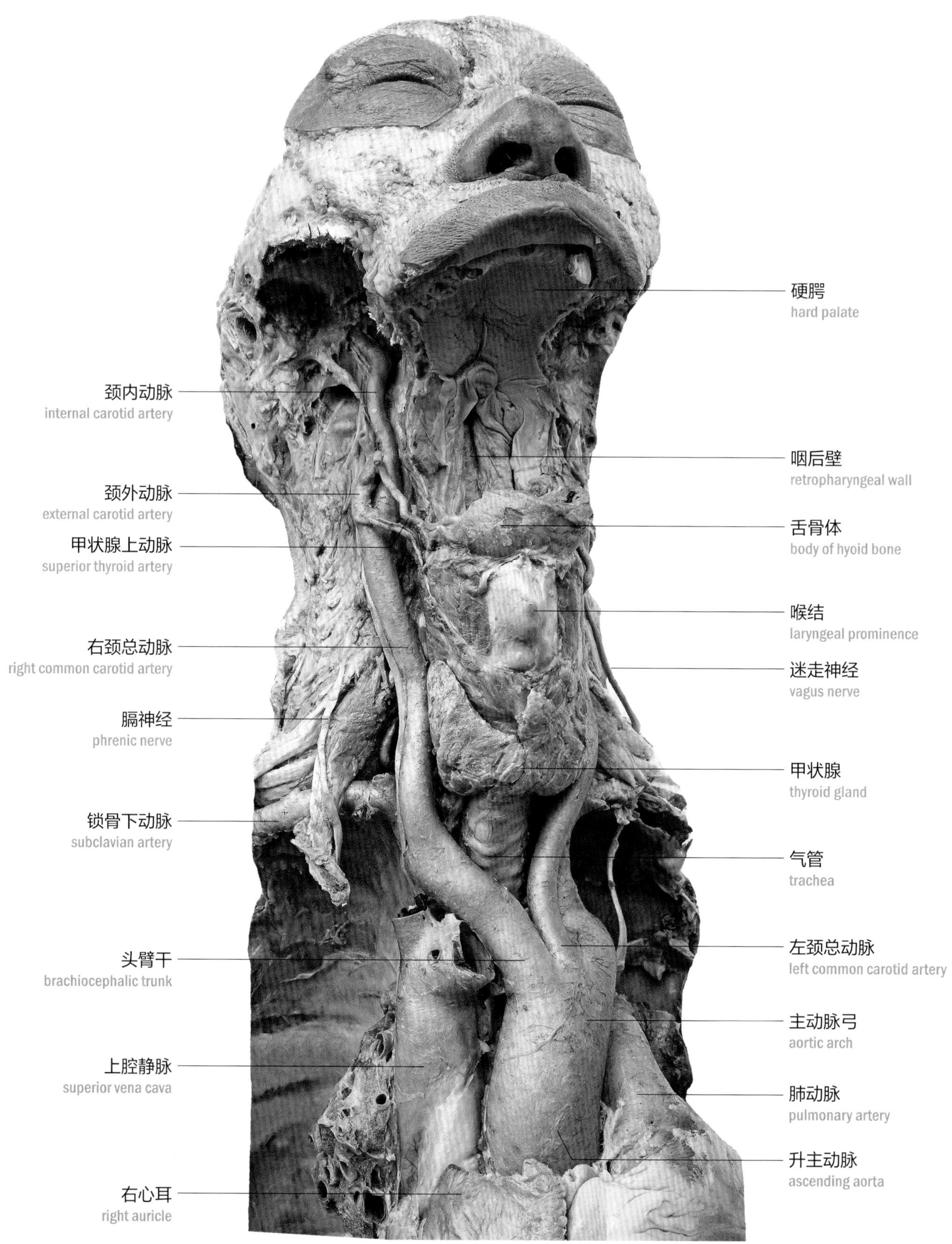
硬腭
hard palate
颈内动脉
internal carotid artery
咽后壁
retropharyngeal wall
颈外动脉
external carotid artery
舌骨体
body of hyoid bone
甲状腺上动脉
superior thyroid artery
喉结
laryngeal prominence
右颈总动脉
right common carotid artery
迷走神经
vagus nerve
膈神经
phrenic nerve
甲状腺
thyroid gland
锁骨下动脉
subclavian artery
气管
trachea
左颈总动脉
left common carotid artery
头臂干
brachiocephalic trunk
主动脉弓
aortic arch
上腔静脉
superior vena cava
肺动脉
pulmonary artery
升主动脉
ascending aorta
右心耳
right auricle

图 6-6　头臂干

Fig. 6-6　Brachiocephalic trunk

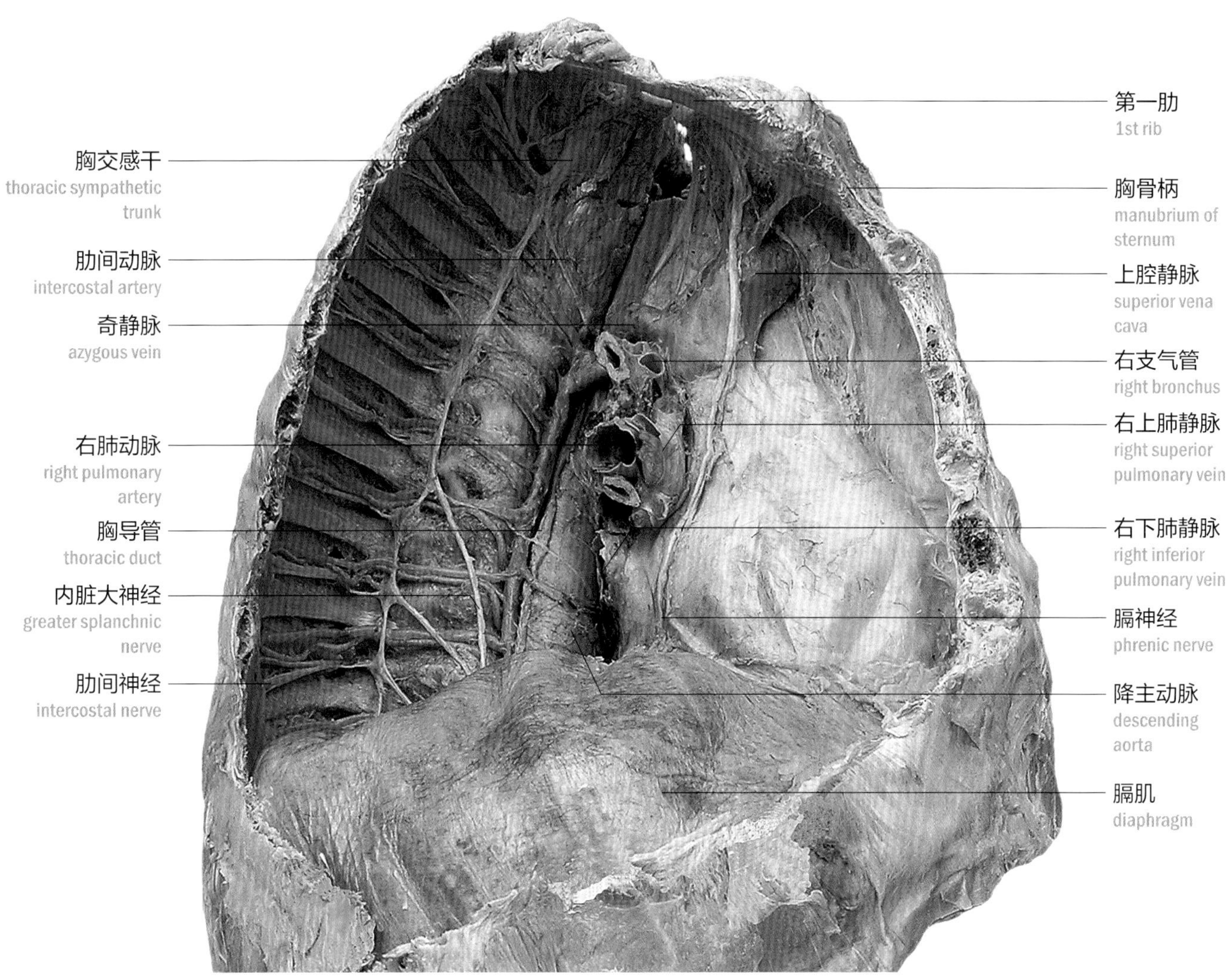

胸交感干
thoracic sympathetic trunk
肋间动脉
intercostal artery
奇静脉
azygous vein
右肺动脉
right pulmonary artery
胸导管
thoracic duct
内脏大神经
greater splanchnic nerve
肋间神经
intercostal nerve
第一肋
1st rib
胸骨柄
manubrium of sternum
上腔静脉
superior vena cava
右支气管
right bronchus
右上肺静脉
right superior pulmonary vein
右下肺静脉
right inferior pulmonary vein
膈神经
phrenic nerve
降主动脉
descending aorta
膈肌
diaphragm

图 6-7　纵隔右侧面观（1）

Fig. 6-7　Right-side view of mediastinum (1)

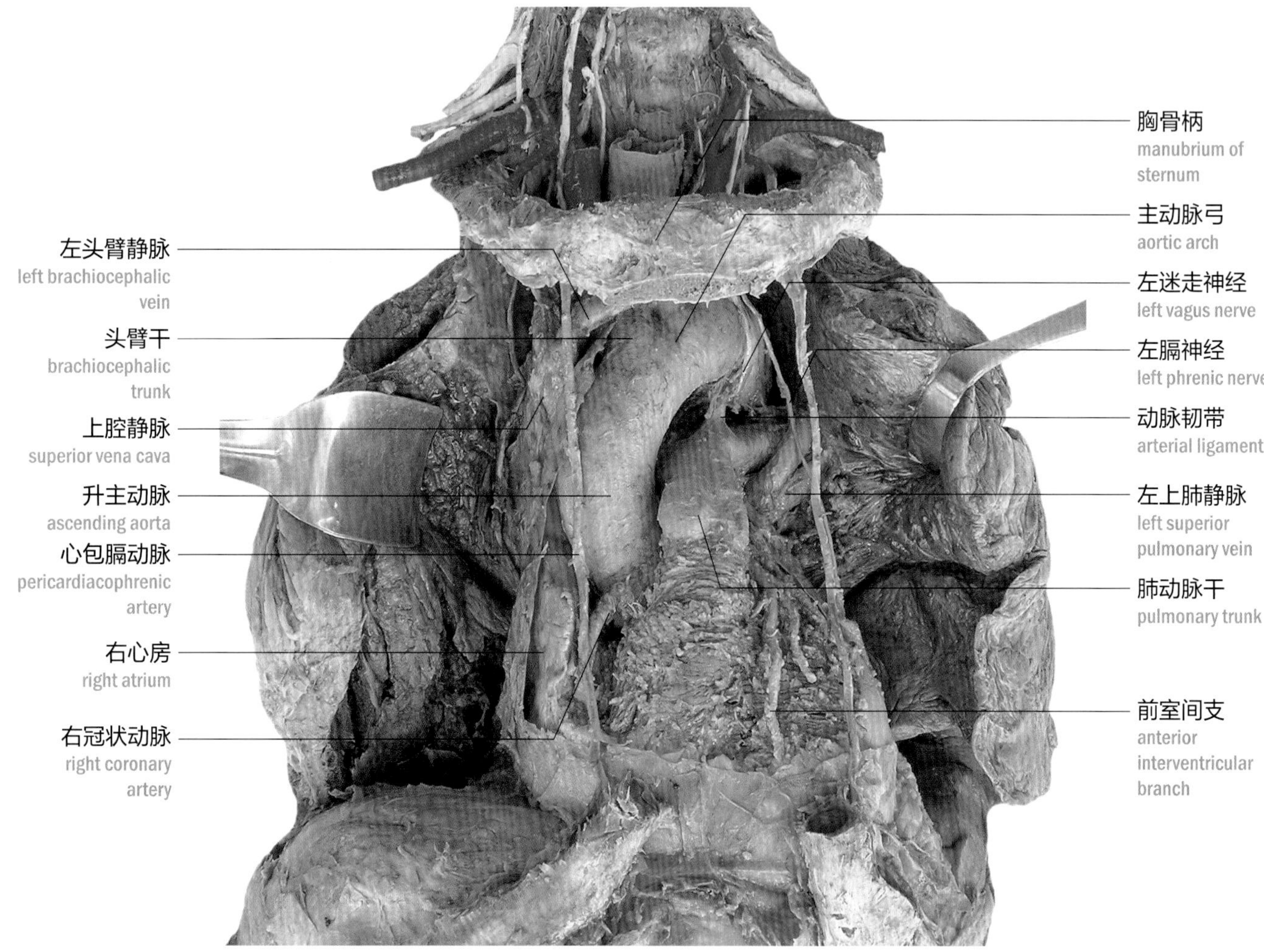
胸骨柄
manubrium of sternum
主动脉弓
aortic arch
左迷走神经
left vagus nerve
左膈神经
left phrenic nerve
动脉韧带
arterial ligament
左上肺静脉
left superior pulmonary vein
肺动脉干
pulmonary trunk
前室间支
anterior interventricular branch
左头臂静脉
left brachiocephalic vein
头臂干
brachiocephalic trunk
上腔静脉
superior vena cava
升主动脉
ascending aorta
心包膈动脉
pericardiacophrenic artery
右心房
right atrium
右冠状动脉
right coronary artery

图 6-8　心底大血管

Fig. 6-8　Great vessels on cardiac base

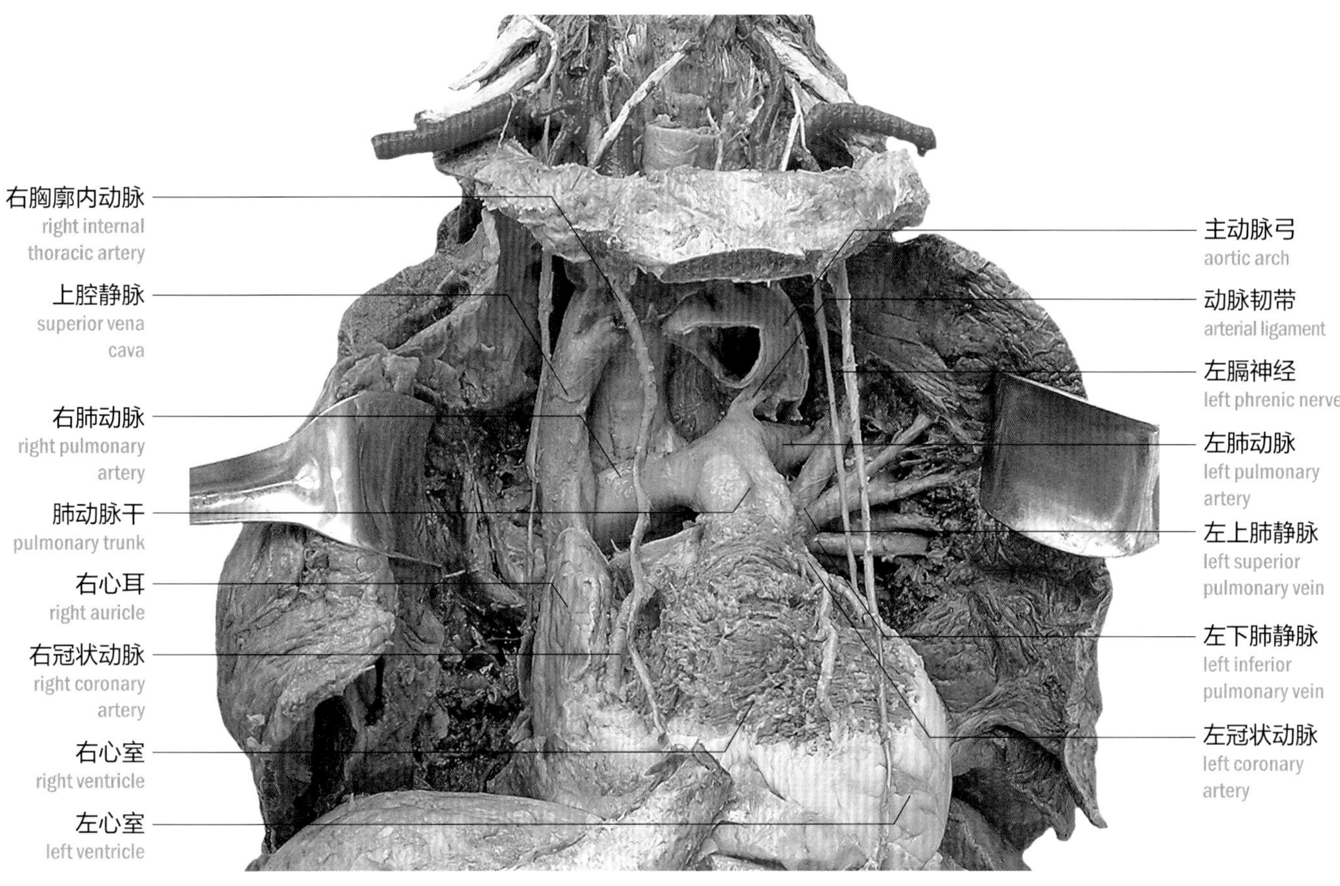

右胸廓内动脉
right internal thoracic artery
上腔静脉
superior vena cava
右肺动脉
right pulmonary artery
肺动脉干
pulmonary trunk
右心耳
right auricle
右冠状动脉
right coronary artery
右心室
right ventricle
左心室
left ventricle
主动脉弓
aortic arch
动脉韧带
arterial ligament
左膈神经
left phrenic nerve
左肺动脉
left pulmonary artery
左上肺静脉
left superior pulmonary vein
左下肺静脉
left inferior pulmonary vein
左冠状动脉
left coronary artery

图 6-9　肺循环的血管（升主动脉已切除）

Fig. 6-9　Blood vessels of the pulmonary circulation (ascending aorta was cut off)

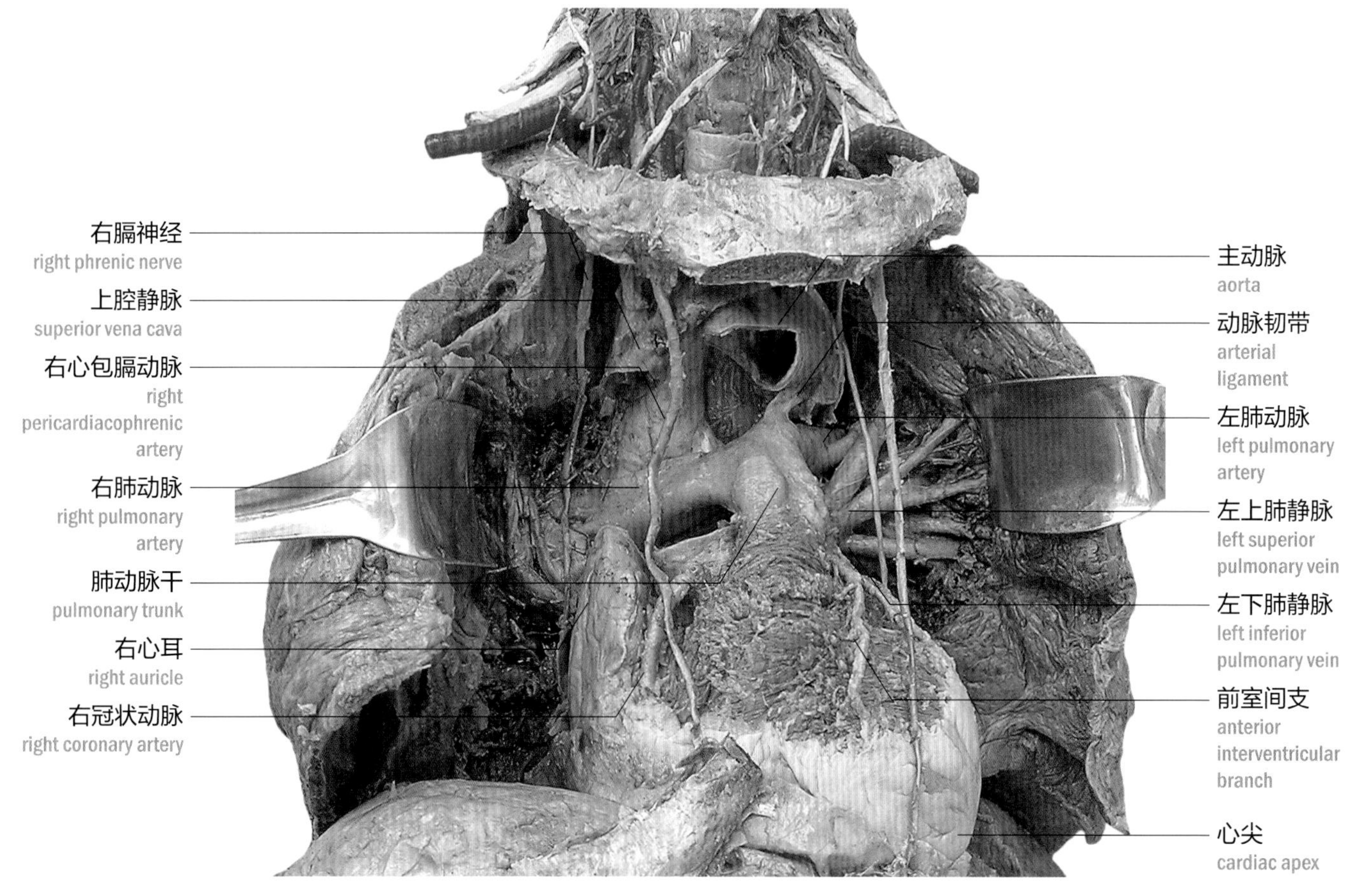
右膈神经
right phrenic nerve
上腔静脉
superior vena cava
右心包膈动脉
right pericardiacophrenic artery
右肺动脉
right pulmonary artery
肺动脉干
pulmonary trunk
右心耳
right auricle
右冠状动脉
right coronary artery
主动脉
aorta
动脉韧带
arterial ligament
左肺动脉
left pulmonary artery
左上肺静脉
left superior pulmonary vein
左下肺静脉
left inferior pulmonary vein
前室间支
anterior interventricular branch
心尖
cardiac apex

图 6-10 肺循环的血管（上腔静脉已切除）

Fig. 6-10 Blood vessels of the pulmonary circulation (superior vena cava was cut off)

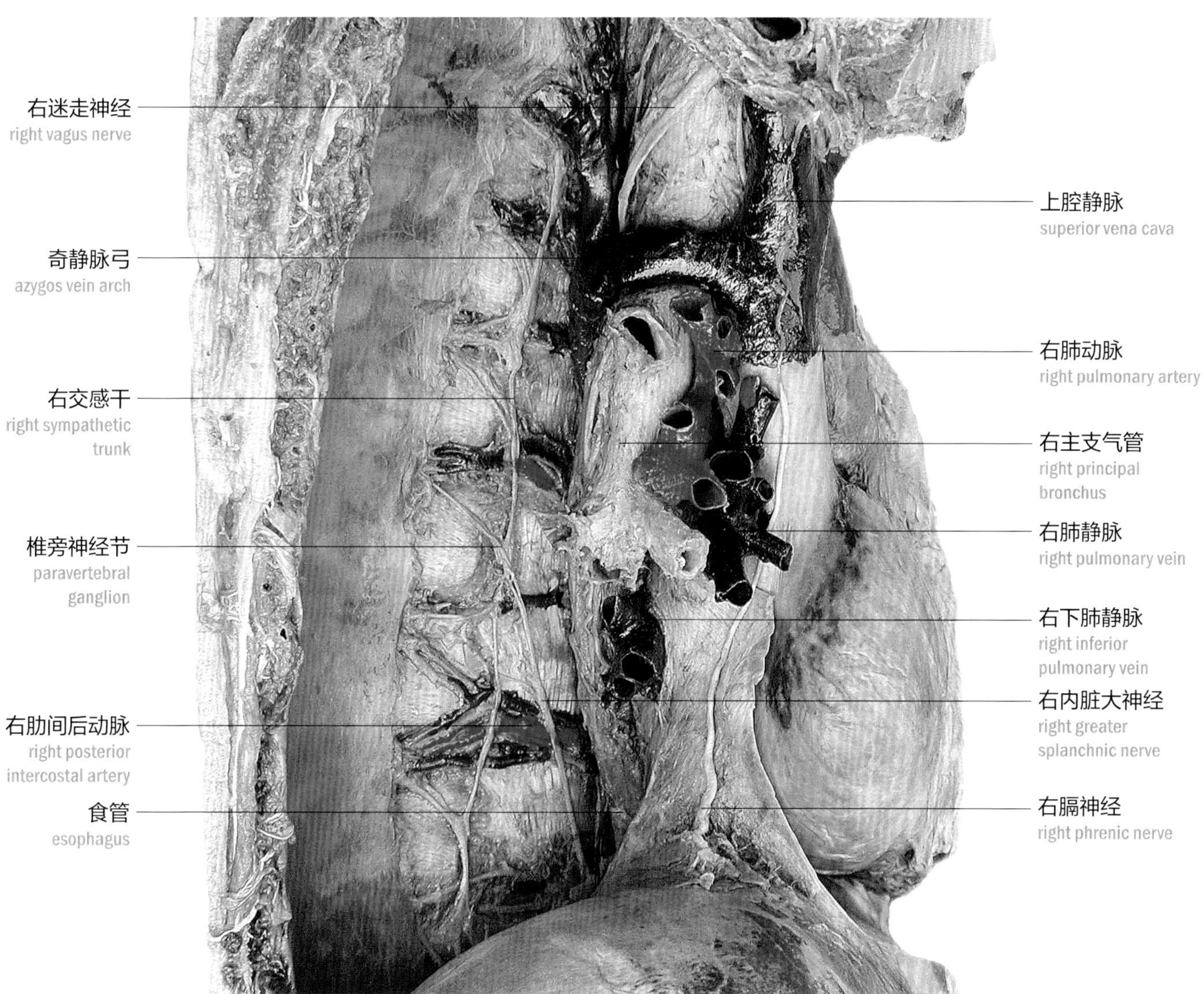

右迷走神经
right vagus nerve
奇静脉弓
azygos vein arch
右交感干
right sympathetic trunk
椎旁神经节
paravertebral ganglion
右肋间后动脉
right posterior intercostal artery
食管
esophagus
上腔静脉
superior vena cava
右肺动脉
right pulmonary artery
右主支气管
right principal bronchus
右肺静脉
right pulmonary vein
右下肺静脉
right inferior pulmonary vein
右内脏大神经
right greater splanchnic nerve
右膈神经
right phrenic nerve

图 6-11　纵隔右侧面观（2）

Fig. 6-11　Right-side view of mediastinum (2)

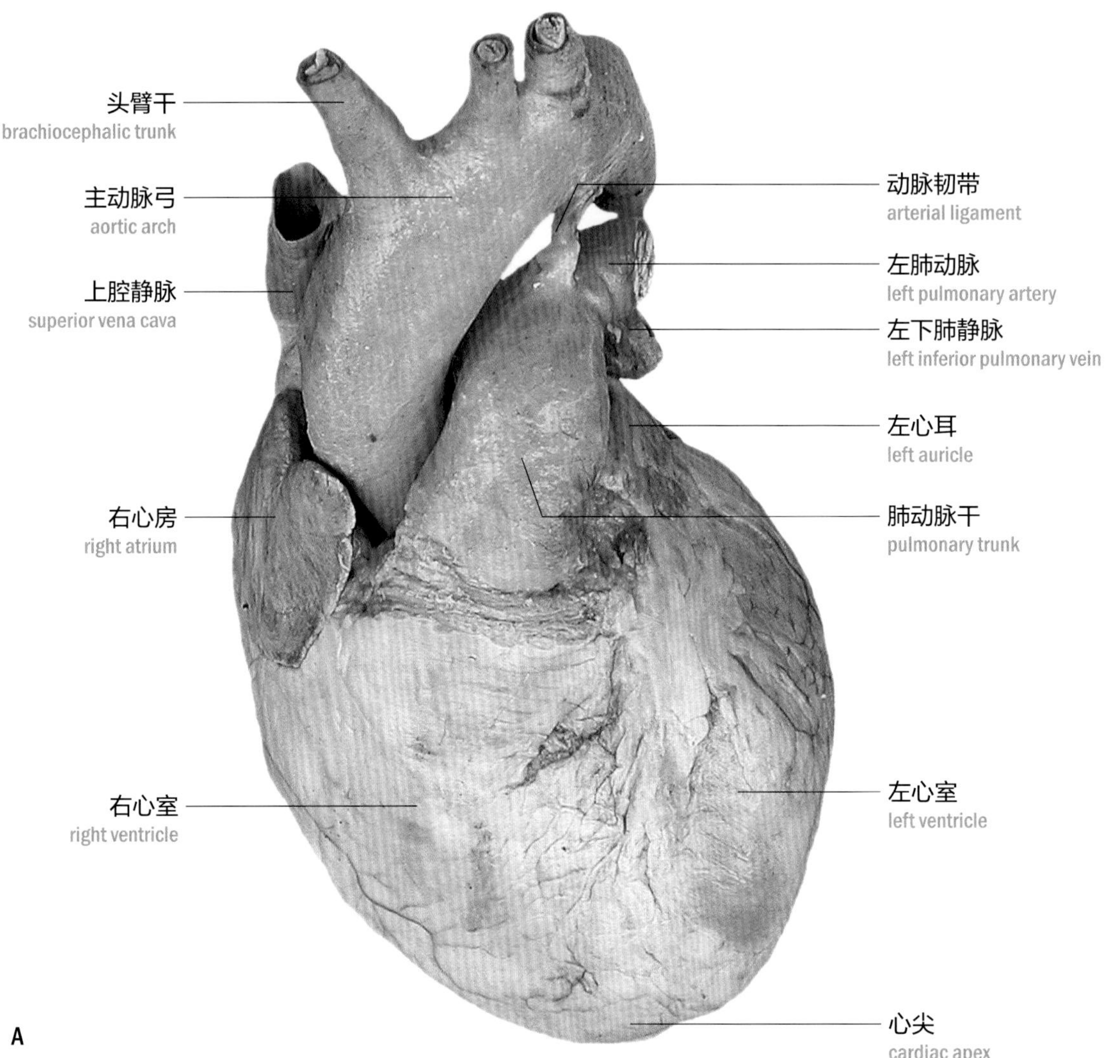
头臂干
brachiocephalic trunk
主动脉弓
aortic arch
上腔静脉
superior vena cava
右心房
right atrium
右心室
right ventricle
动脉韧带
arterial ligament
左肺动脉
left pulmonary artery
左下肺静脉
left inferior pulmonary vein
左心耳
left auricle
肺动脉干
pulmonary trunk
左心室
left ventricle
心尖
cardiac apex
A

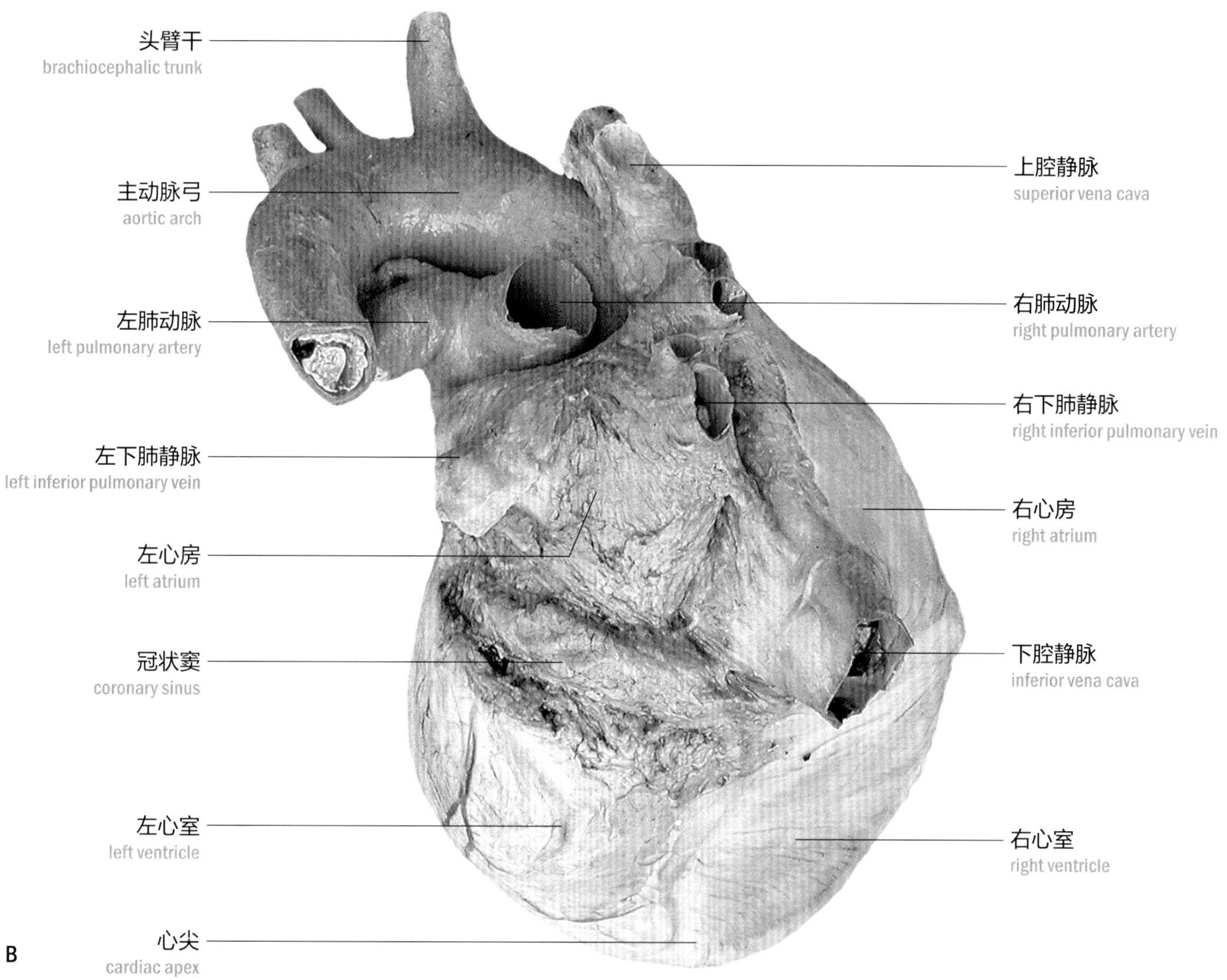
头臂干
brachiocephalic trunk
主动脉弓
aortic arch
左肺动脉
left pulmonary artery
左下肺静脉
left inferior pulmonary vein
左心房
left atrium
冠状窦
coronary sinus
左心室
left ventricle
心尖
cardiac apex
B
上腔静脉
superior vena cava
右肺动脉
right pulmonary artery
右下肺静脉
right inferior pulmonary vein
右心房
right atrium
下腔静脉
inferior vena cava
右心室
right ventricle

图 6-12　心的外形

Fig. 6-12　External feature of heart

A：前面观；B：后面观

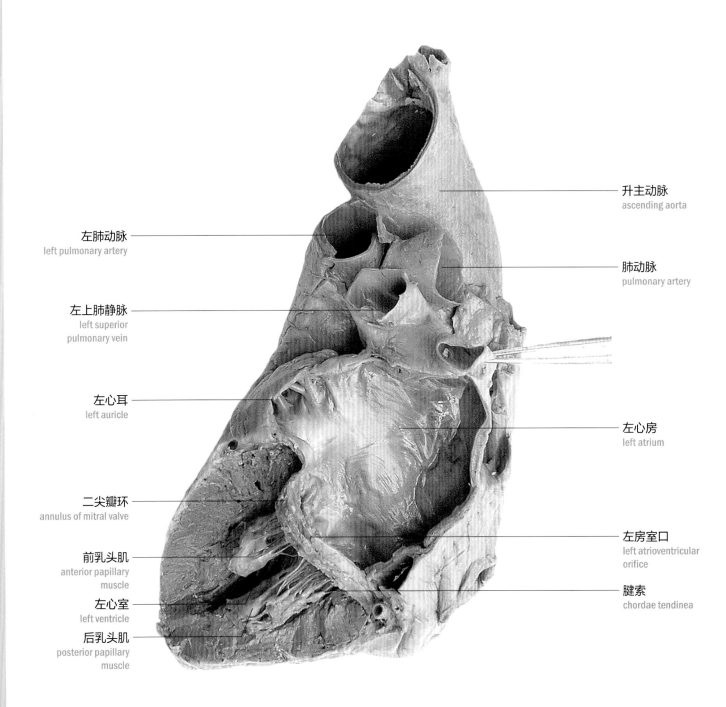

升主动脉
ascending aorta

左肺动脉
left pulmonary artery

肺动脉
pulmonary artery

左上肺静脉
left superior
pulmonary vein

左心耳
left auricle

左心房
left atrium

二尖瓣环
annulus of mitral valve

左房室口
left atrioventricular
orifice

前乳头肌
anterior papillary
muscle

腱索
chordae tendinea

左心室
left ventricle

后乳头肌
posterior papillary
muscle

图 6-13　左心房、左心室

Fig. 6-13　Left atrium and left ventricley

卵圆窝的应用解剖学要点

卵圆窝位于房间隔右侧面的中下部，窝长、宽为 20.9mm 和 14.3mm。窝中点距冠状窦口中点、膜性房间隔、三尖瓣隔侧瓣中点、主动脉隆凸底部中点和二尖瓣前瓣中点的距离分别为 19.7mm、22.6mm、25.1mm、24.7mm 和 19.9mm。卵圆窝缘的厚度在 12、3、6 和 9 点钟处分别为 4.1mm、3.2mm、2.3mm 和 3.3mm。

应用解剖

1. 卵圆窝是房间隔缺损的好发部位，介入治疗时也是从右心房进入左心房导管穿刺的理想部位。

2. 房间隔切口（通过卵圆窝）是常用的二尖瓣手术入路，切开时上端不应切破右心房顶部，下方应与冠状窦口和房室环保持一定距离。

3. 卵圆窝中点的厚度为 1.0mm 左右，成人面积为 234mm^2，儿童为 137mm^2。这些形态为房间隔封堵术提供了解剖学依据。

4. 卵圆窝有 20%~25% 的概率出现发育缺陷，其中有 10%者为窦道裂隙，临床上遇见此种情况，无须经卵圆窝穿刺导管即可入左心房，此时，卵圆窝穿刺的手感消失，若再行穿刺，就有刺破左心房的危险。

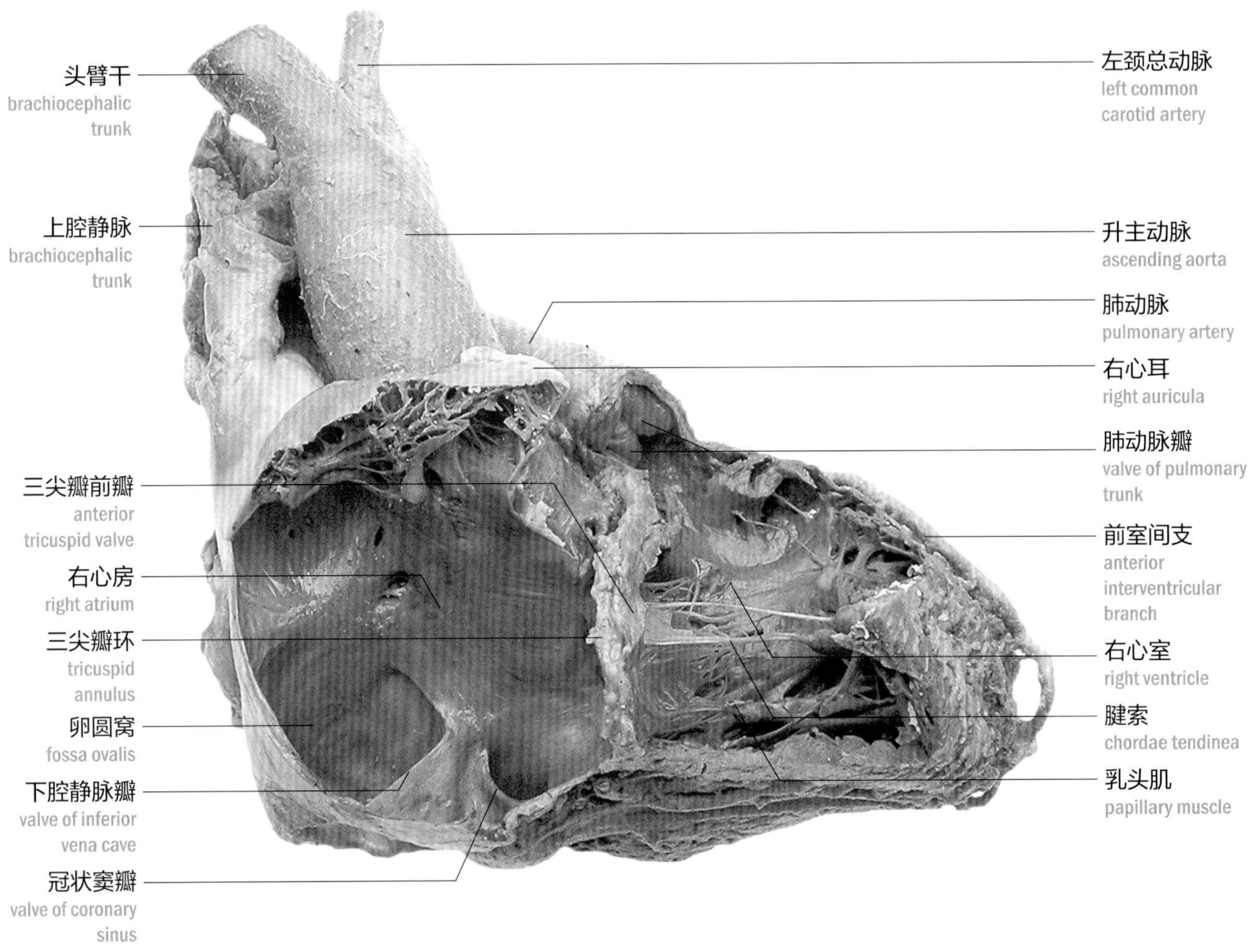
头臂干
brachiocephalic trunk
上腔静脉
brachiocephalic trunk
三尖瓣前瓣
anterior tricuspid valve
右心房
right atrium
三尖瓣环
tricuspid annulus
卵圆窝
fossa ovalis
下腔静脉瓣
valve of inferior vena cave
冠状窦瓣
valve of coronary sinus
左颈总动脉
left common carotid artery
升主动脉
ascending aorta
肺动脉
pulmonary artery
右心耳
right auricula
肺动脉瓣
valve of pulmonary trunk
前室间支
anterior interventricular branch
右心室
right ventricle
腱索
chordae tendinea
乳头肌
papillary muscle

图 6-14　右心房、右心室

Fig. 6-14　Right atrium and right ventricle

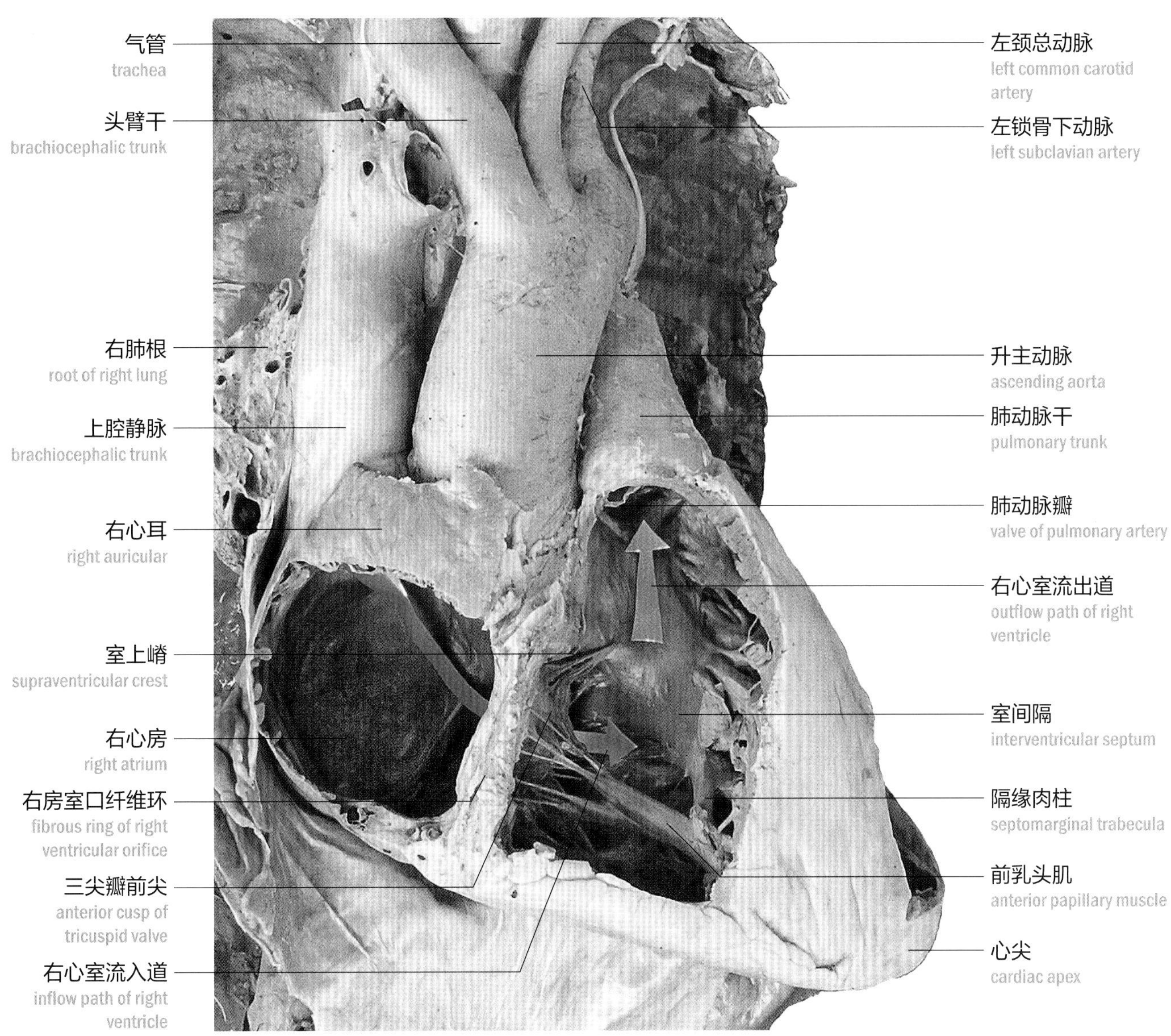
气管
trachea
头臂干
brachiocephalic trunk
右肺根
root of right lung
上腔静脉
brachiocephalic trunk
右心耳
right auricular
室上嵴
supraventricular crest
右心房
right atrium
右房室口纤维环
fibrous ring of right ventricular orifice
三尖瓣前尖
anterior cusp of tricuspid valve
右心室流入道
inflow path of right ventricle
左颈总动脉
left common carotid artery
左锁骨下动脉
left subclavian artery
升主动脉
ascending aorta
肺动脉干
pulmonary trunk
肺动脉瓣
valve of pulmonary artery
右心室流出道
outflow path of right ventricle
室间隔
interventricular septum
隔缘肉柱
septomarginal trabecula
前乳头肌
anterior papillary muscle
心尖
cardiac apex

图 6-15 右心室流入道和流出道

Fig. 6-15 Inflow and outflow path of right ventricle

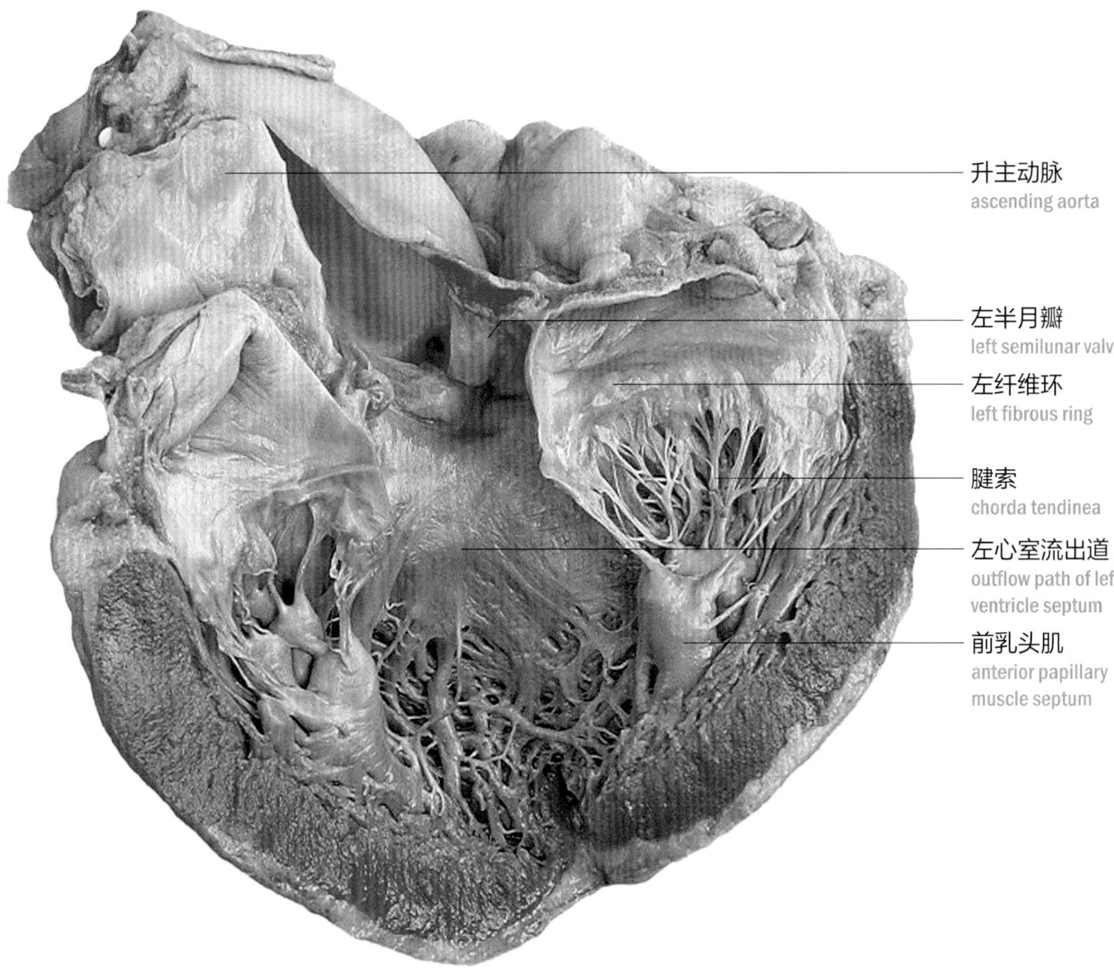
升主动脉
ascending aorta
左半月瓣
left semilunar valve
左纤维环
left fibrous ring
腱索
chorda tendinea
左心室流出道
outflow path of left ventricle septum
前乳头肌
anterior papillary muscle septum

图 6-16　左心室流出道结构（1）

Fig. 6-16　Structures of the outflow path of left ventricle (1)

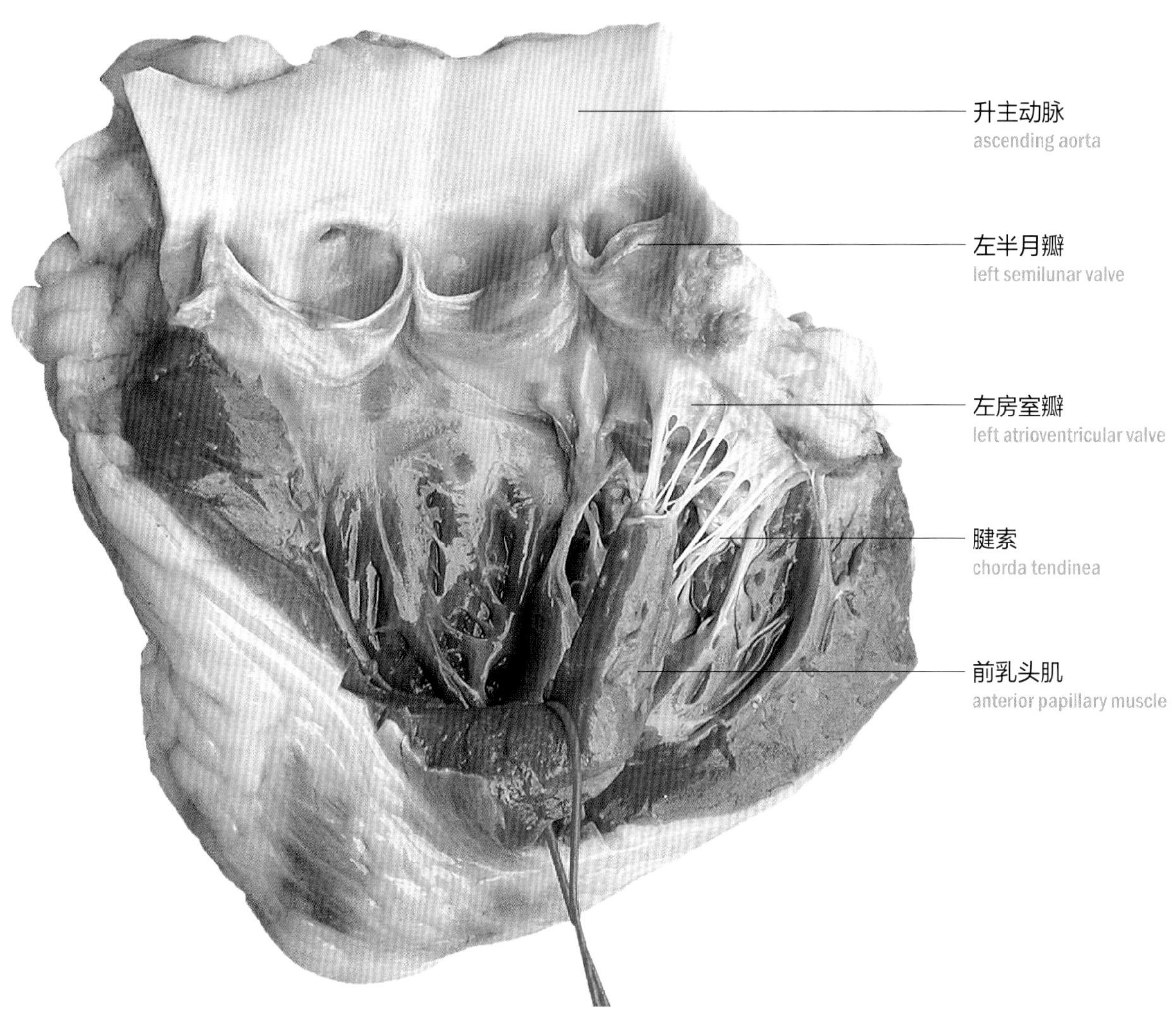
升主动脉
ascending aorta
左半月瓣
left semilunar valve
左房室瓣
left atrioventricular valve
腱索
chorda tendinea
前乳头肌
anterior papillary muscle

图 6-17　左心室流出道结构（2）

Fig. 6-17　Structures of the outflow path of left ventricle (2)

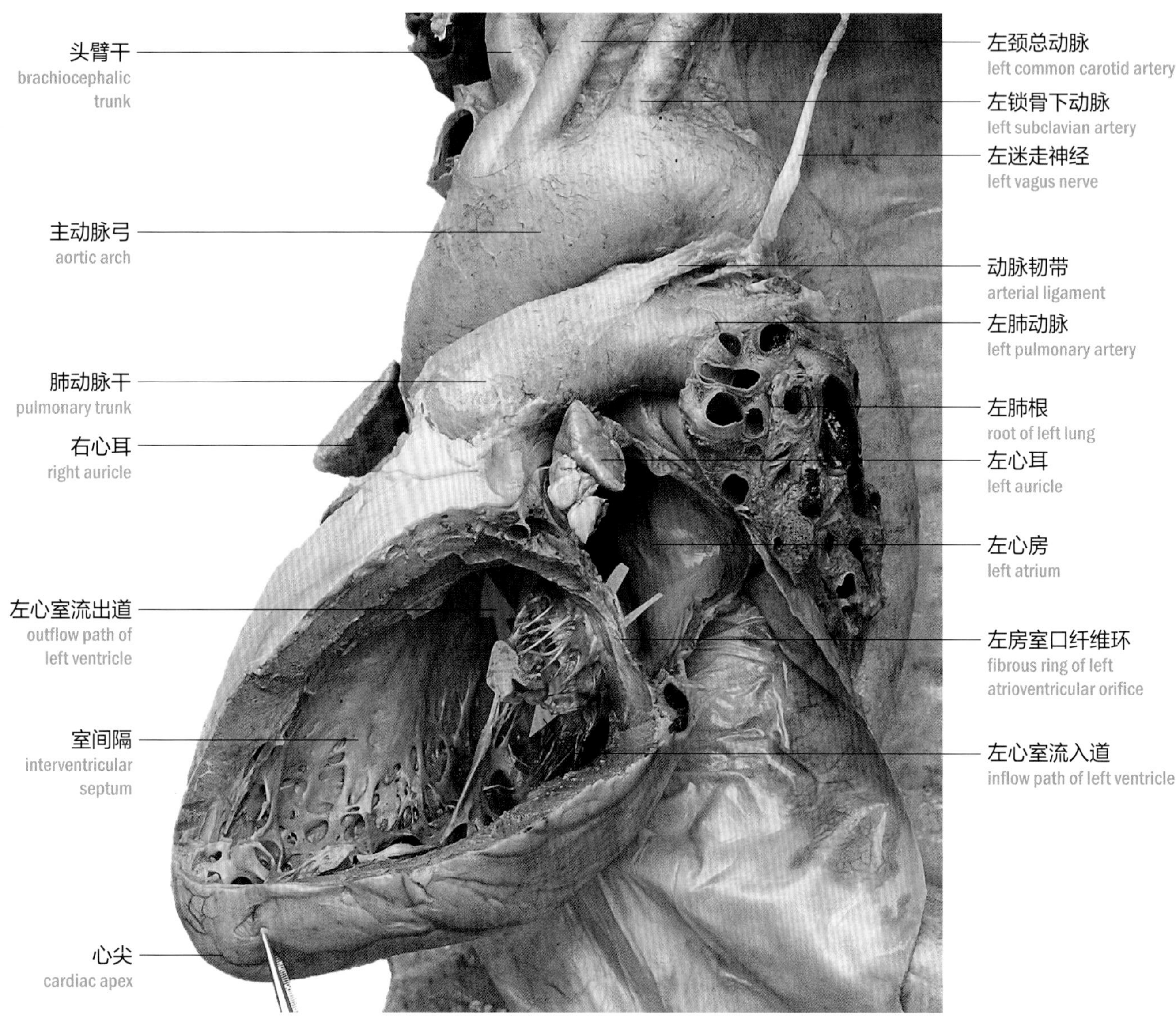
头臂干
brachiocephalic trunk
主动脉弓
aortic arch
肺动脉干
pulmonary trunk
右心耳
right auricle
左心室流出道
outflow path of left ventricle
室间隔
interventricular septum
心尖
cardiac apex
左颈总动脉
left common carotid artery
左锁骨下动脉
left subclavian artery
左迷走神经
left vagus nerve
动脉韧带
arterial ligament
左肺动脉
left pulmonary artery
左肺根
root of left lung
左心耳
left auricle
左心房
left atrium
左房室口纤维环
fibrous ring of left atrioventricular orifice
左心室流入道
inflow path of left ventricle

图 6-18　左心室流入道和流出道

Fig. 6-18　Inflow and outflow path of left ventricle

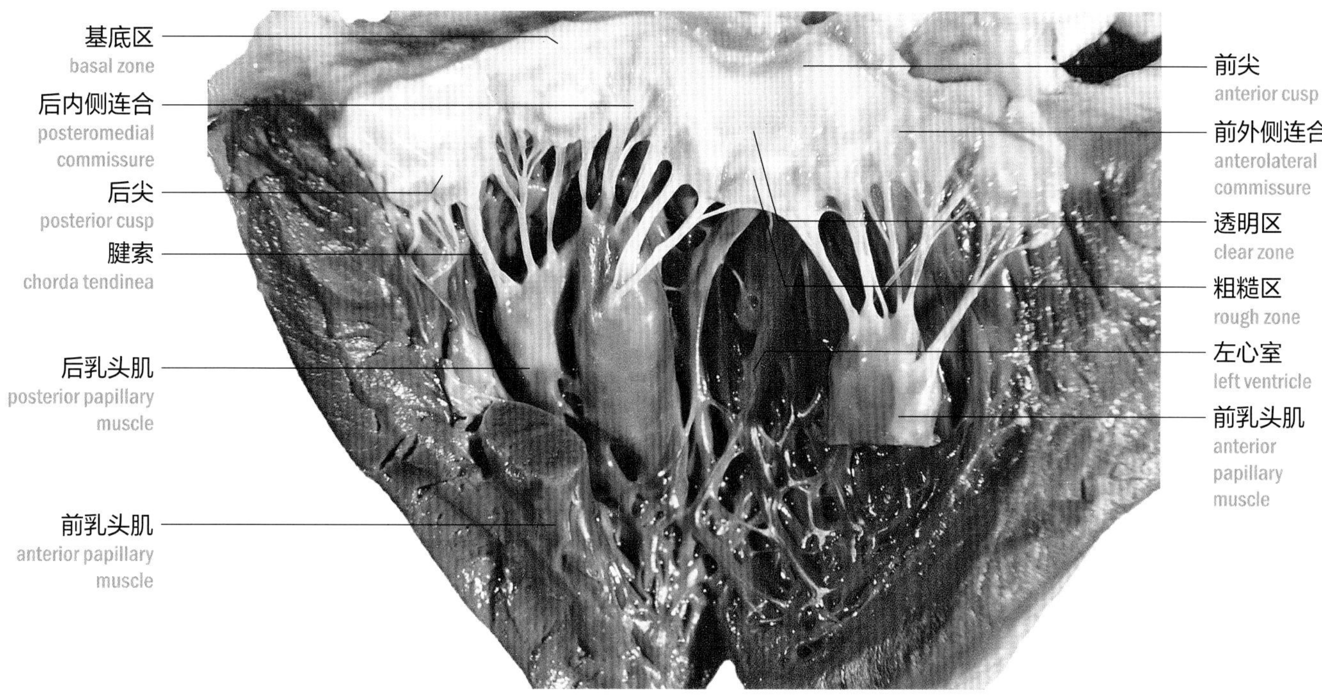
基底区
basal zone
后内侧连合
posteromedial commissure
后尖
posterior cusp
腱索
chorda tendinea
后乳头肌
posterior papillary muscle
前乳头肌
anterior papillary muscle
前尖
anterior cusp
前外侧连合
anterolateral commissure
透明区
clear zone
粗糙区
rough zone
左心室
left ventricle
前乳头肌
anterior papillary muscle

图 6-19　二尖瓣

Fig. 6-19　Mitral valve

腱索的应用解剖学要点

腱索是介于瓣膜和乳头肌之间的纤维组织索，内含大量胶原纤维和少量弹性纤维。根据附着瓣膜的位置，腱索可分为三型：Ⅰ型腱索为乳头肌尖端至瓣膜的游离缘；Ⅱ型腱索为乳头肌尖端至瓣膜的结节部；Ⅲ型腱索为室壁至瓣膜的基底部。Ⅱ型腱索的直径较Ⅰ型腱索和Ⅲ型腱索粗大；Ⅱ型腱索呈对称性附着于瓣膜。Ⅰ、Ⅱ和Ⅲ型腱索的数量分别为 11.2 支、4.48 支和 1.88 支，它们之比为 1:0.4:0.2。

应用解剖

1. Ⅱ型腱索在瓣膜关闭时所受的张力最为重要，因此在瓣膜手术时应该注意保护Ⅱ型腱索。

2. Ⅲ型腱索既细又短而且数量少，在行瓣膜整形术时，可切断它们以增加瓣膜活动度而不影响瓣膜功能。

3. 腱索呈树根插入乳头肌肌束之间，腱索内的纤维与乳头肌纤维均呈纵行。在乳头肌切开术时，只能作纵行切开乳头肌，以防止过多地伤及乳头肌内纵行的腱索。

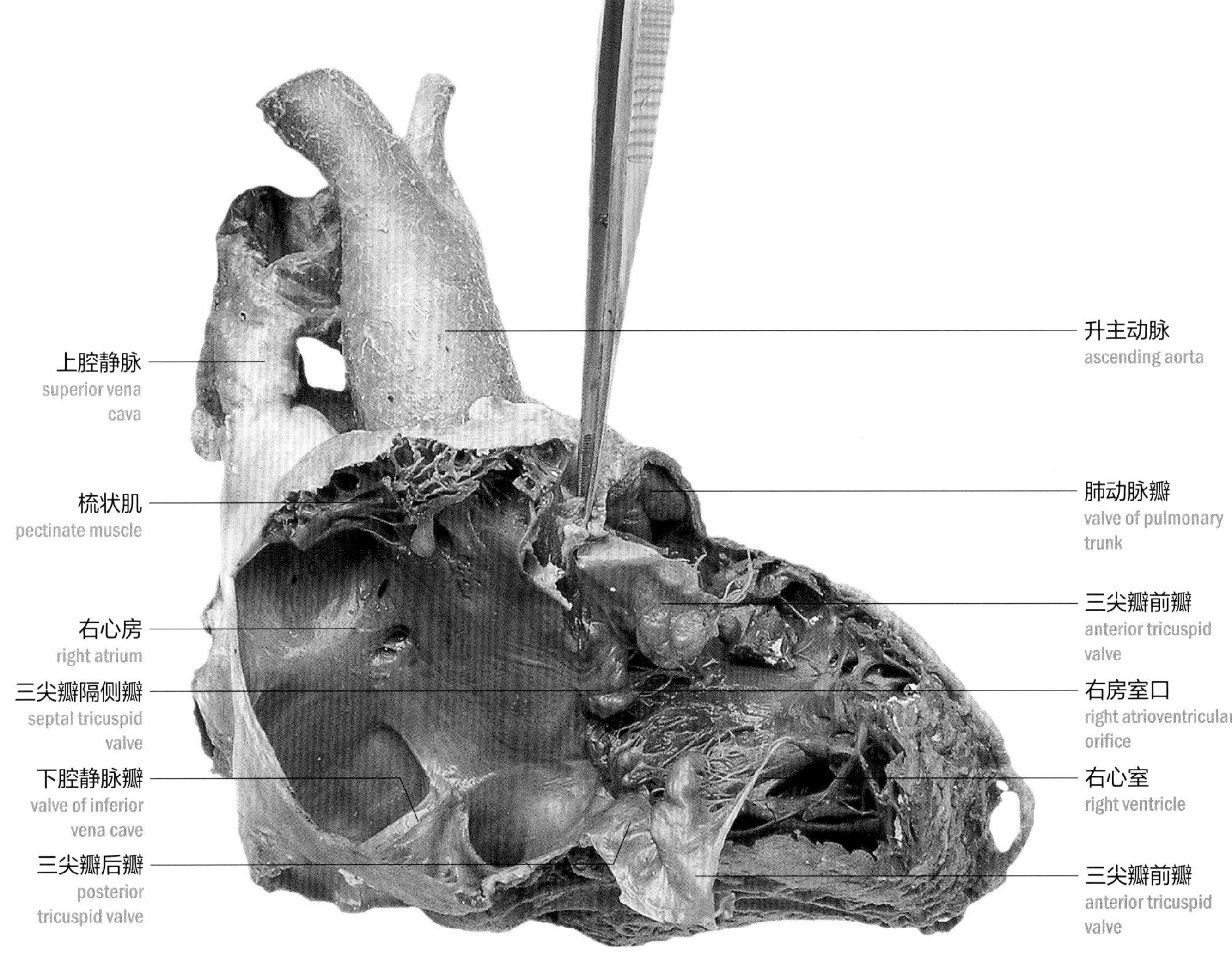
上腔静脉
superior vena cava
梳状肌
pectinate muscle
右心房
right atrium
三尖瓣隔侧瓣
septal tricuspid valve
下腔静脉瓣
valve of inferior vena cave
三尖瓣后瓣
posterior tricuspid valve
升主动脉
ascending aorta
肺动脉瓣
valve of pulmonary trunk
三尖瓣前瓣
anterior tricuspid valve
右房室口
right atrioventricular orifice
右心室
right ventricle
三尖瓣前瓣
anterior tricuspid valve

图 6-20 三尖瓣

Fig. 6-20 Tricuspid valve

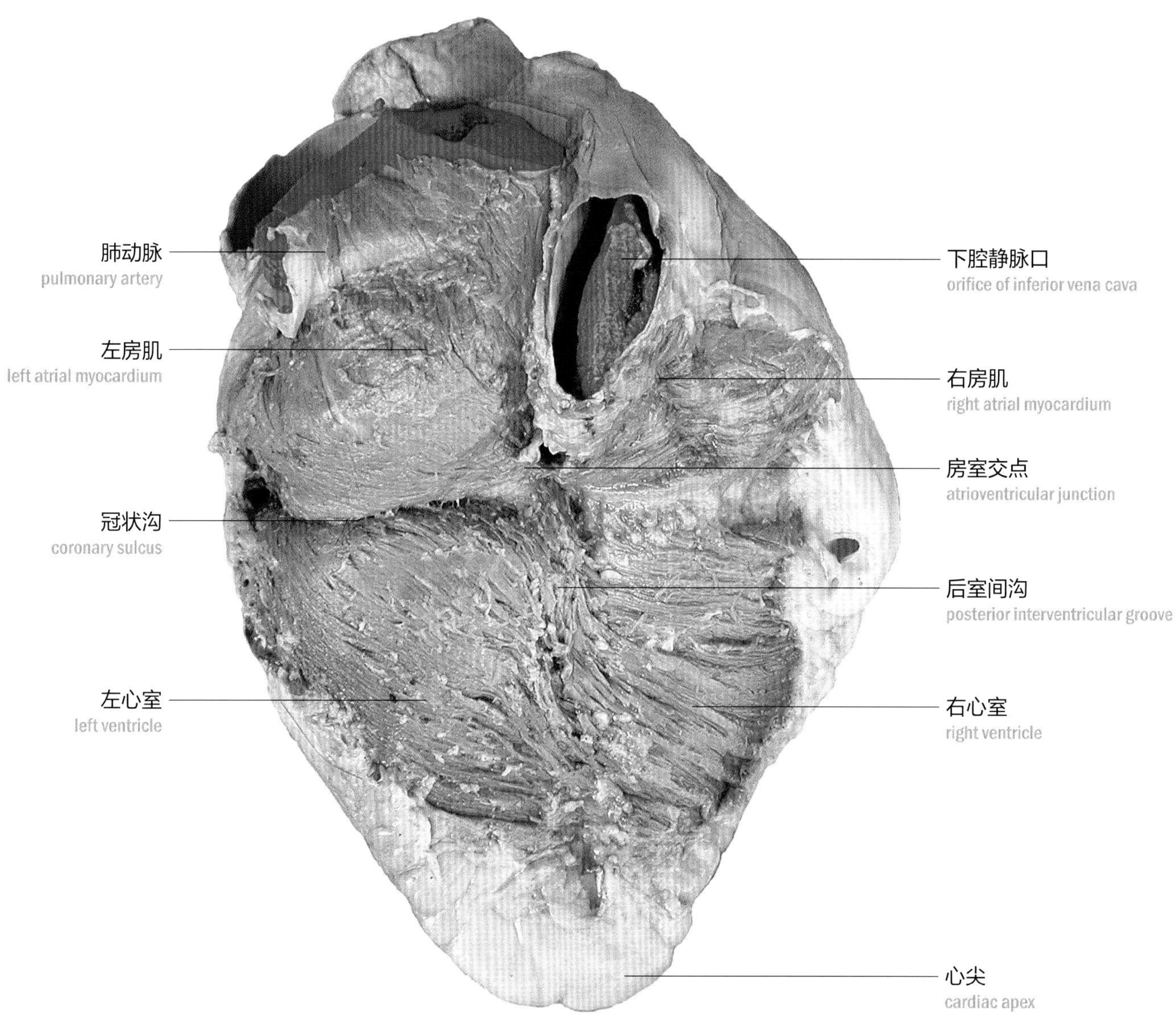
肺动脉
pulmonary artery
左房肌
left atrial myocardium
冠状沟
coronary sulcus
左心室
left ventricle
下腔静脉口
orifice of inferior vena cava
右房肌
right atrial myocardium
房室交点
atrioventricular junction
后室间沟
posterior interventricular groove
右心室
right ventricle
心尖
cardiac apex

图 6-21　心房肌

Fig. 6-21　Atrial myocardium

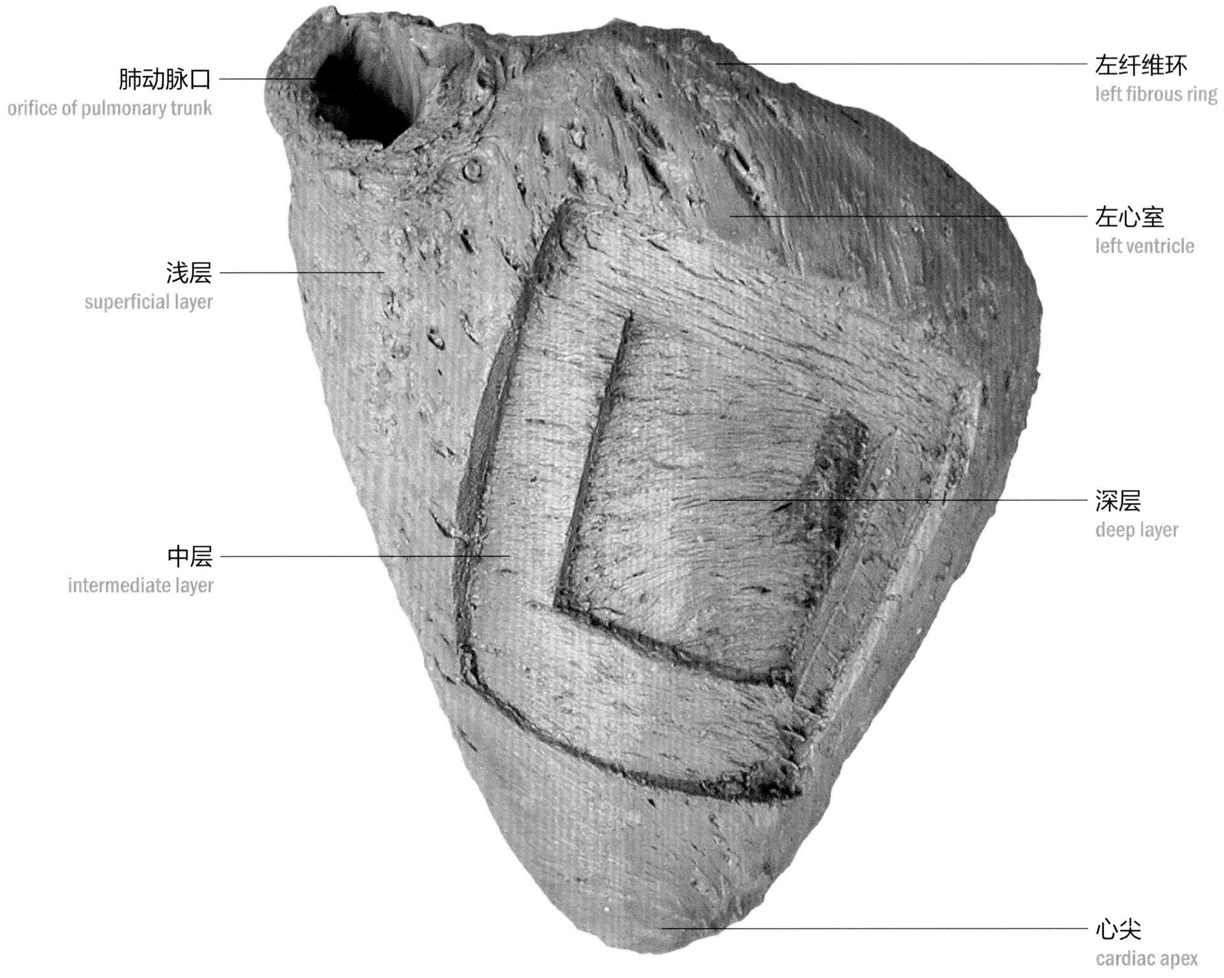
肺动脉口
orifice of pulmonary trunk
左纤维环
left fibrous ring
左心室
left ventricle
浅层
superficial layer
深层
deep layer
中层
intermediate layer
心尖
cardiac apex

图 6-22　心室肌

Fig. 6-22　Ventricle myocardium

心肌的应用解剖学要点

心肌可分为心房肌与心室肌，两者分别附着于心的纤维支架上，互不相连，因此心房肌和心室肌可分别单独收缩和舒张。

心房肌薄，由浅、深两层，浅层肌束横行，包绕左右心房，并有一部分延伸为房间隔的肌纤维。深层肌纤维分别包绕左右心房，呈袢状或环状。

心室肌强厚，左室肌比右室肌更为发达。心室肌分为三层。浅层起自纤维环，向左下斜行，在心尖捻转形成心涡，并转入深层移行为纵行的深层肌。深层肌形成肉柱和乳头肌，向上止于纤维环。中层为环形，分别环绕左右心室的纤维，左心室的环形肌特别发达。

应用解剖

1. 心肌病的病理改变主要以心肌肥厚为主，心肌纤维特别粗大，走行方向紊乱，心室腔狭窄，造成舒张期心肌顺应性降低，舒张期末压力升高，致使左心房压力升高，最终导致左心室功能衰竭。

2. 心房肌浅层可缠绕肺静脉延伸 10~20mm，以左上肺静脉壁缠绕心房肌最长。缠绕肺静脉壁的心房肌，称为心肌袖；具有括约肌样功能，心肌袖内含有心传导组织细胞。故临床上房颤的异常搏动点可位于肺静脉口周围，可以用射频消融方法处理肺静脉口周围、左心耳基底部的左房壁治疗房颤。应掌握合适的能量和时间，以达到透壁效果。

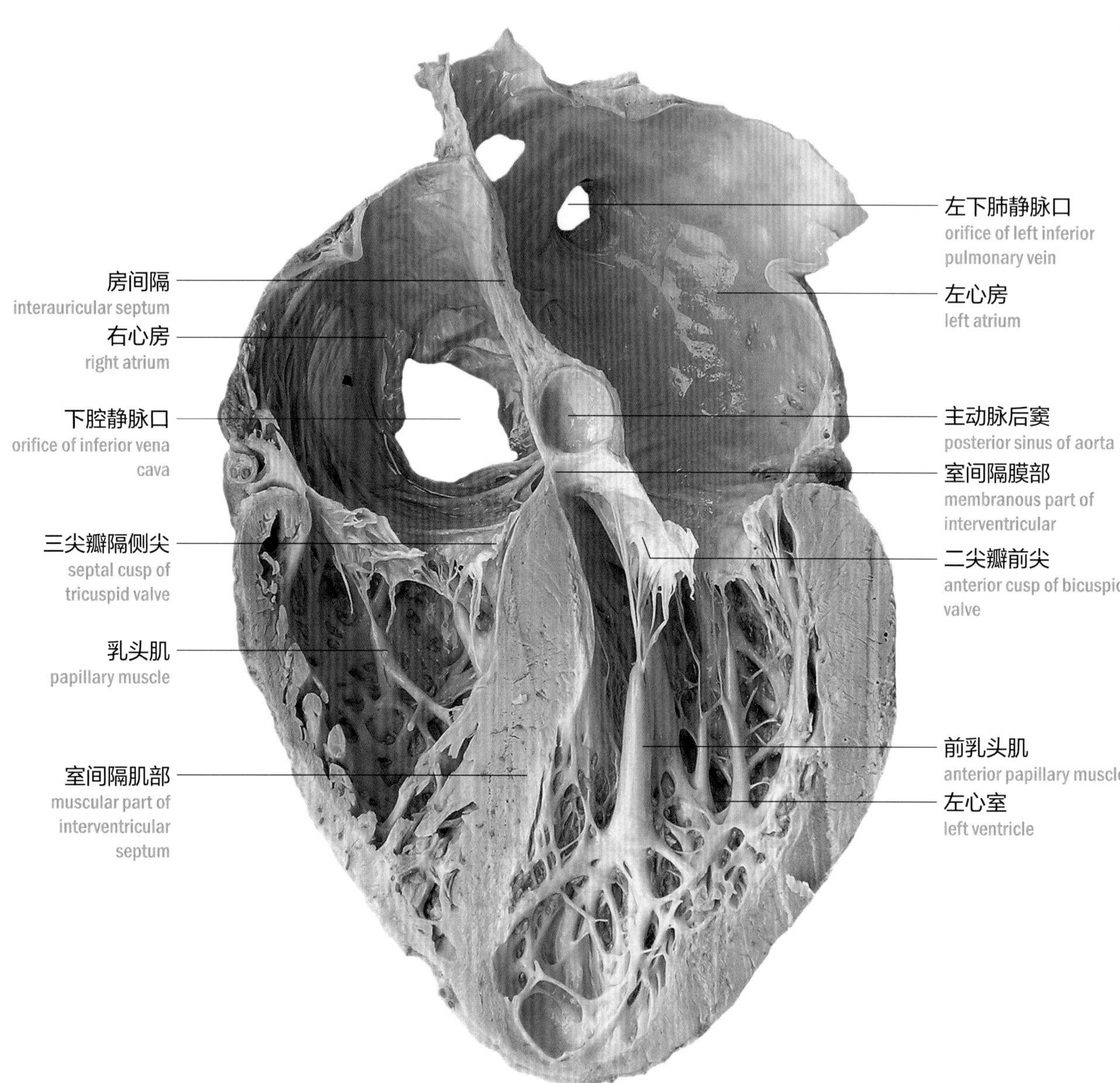
左下肺静脉口
orifice of left inferior pulmonary vein
房间隔
interauricular septum
左心房
left atrium
右心房
right atrium
下腔静脉口
orifice of inferior vena cava
主动脉后窦
posterior sinus of aorta
室间隔膜部
membranous part of interventricular
三尖瓣隔侧尖
septal cusp of tricuspid valve
二尖瓣前尖
anterior cusp of bicuspid valve
乳头肌
papillary muscle
前乳头肌
anterior papillary muscle
室间隔肌部
muscular part of interventricular septum
左心室
left ventricle

图 6-23　心的冠状切面

Fig. 6-23　Coronary section of heart

室间隔膜部的应用解剖学要点

室间隔位于左、右心室之间，呈 45°斜位。室间隔中部向右侧隆凸，因此前上部向左侧倾斜。室间隔呈三角形，有前、后、上三缘，前缘和后缘相当于前、后室间沟，上缘较复杂。室间隔大部分由肌性组成，厚约 1~2cm。室间隔膜部是上缘较小的一个区域，无肌性成分，由致密的结缔组织膜构成。其形态有三角形（58%）、圆形（23.7%）和椭圆形（18.3%）。室间隔膜在左室面的高度为 8.79mm，右室面的高度为 6.43mm。室间隔膜部的长度为 9.37mm。室间隔膜部中点距室上嵴后缘、冠状窦口前缘、主动脉后窦底部和三尖瓣隔侧瓣与前瓣连合部位的距离分别为 9.55mm、2.54mm、6.73mm、9.77mm 和 6.79mm。

应用解剖

1. 先天性心脏病中有 15.5% 是室间隔膜缺损，现在临床上采用经心导管闭合术来治疗。因室间隔膜部的解剖位置比房间隔要复杂，因此要求手术医生应掌握室间隔膜部的解剖位置。

2. 因三尖瓣的隔侧瓣附着点在右心室面横过室间隔膜部，将室间隔分为上、下二部分，因此，膜部缺损可分为上部缺损和下部缺损。上部缺损的缺损通道连于左心室与右心房间；下部缺损为左右心室间相通。

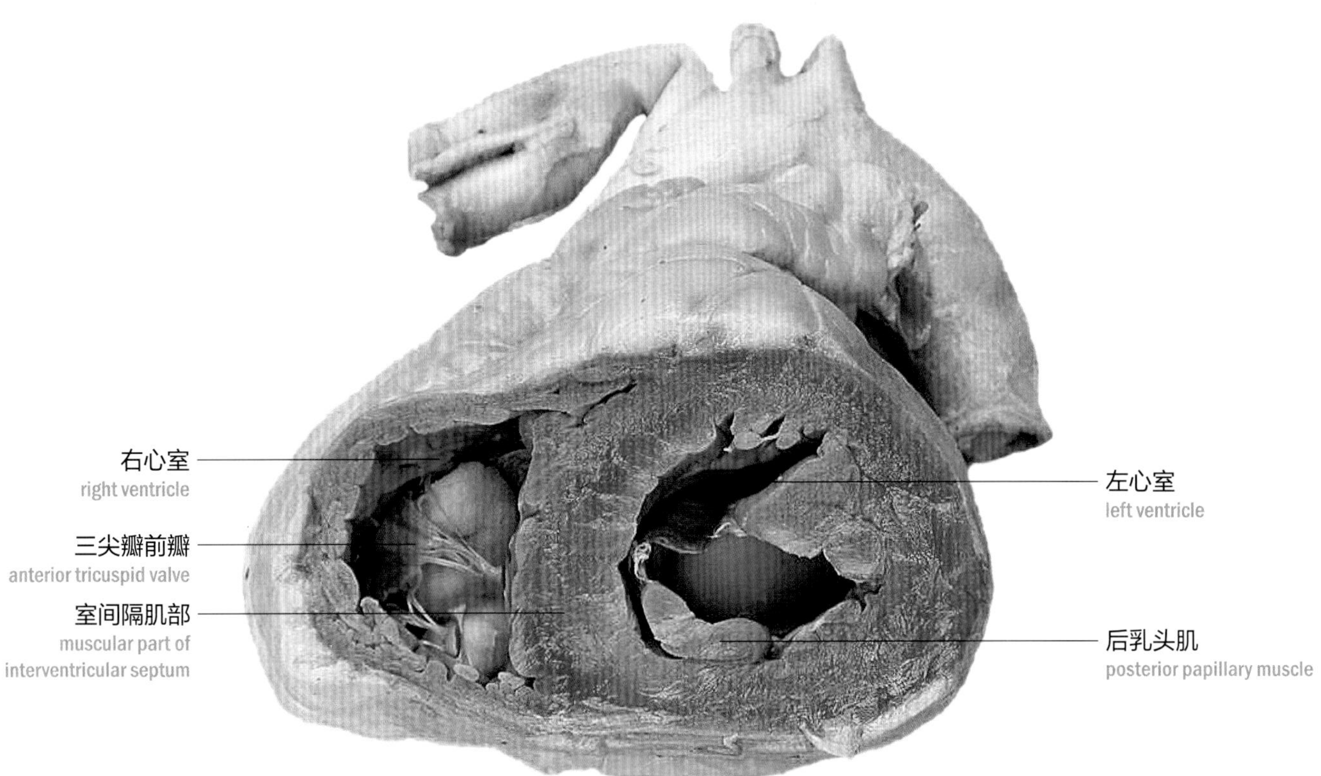
右心室
right ventricle
三尖瓣前瓣
anterior tricuspid valve
室间隔肌部
muscular part of
interventricular septum
左心室
left ventricle
后乳头肌
posterior papillary muscle

图 6-24　心的横切面

Fig. 6-24　Cross section of heart

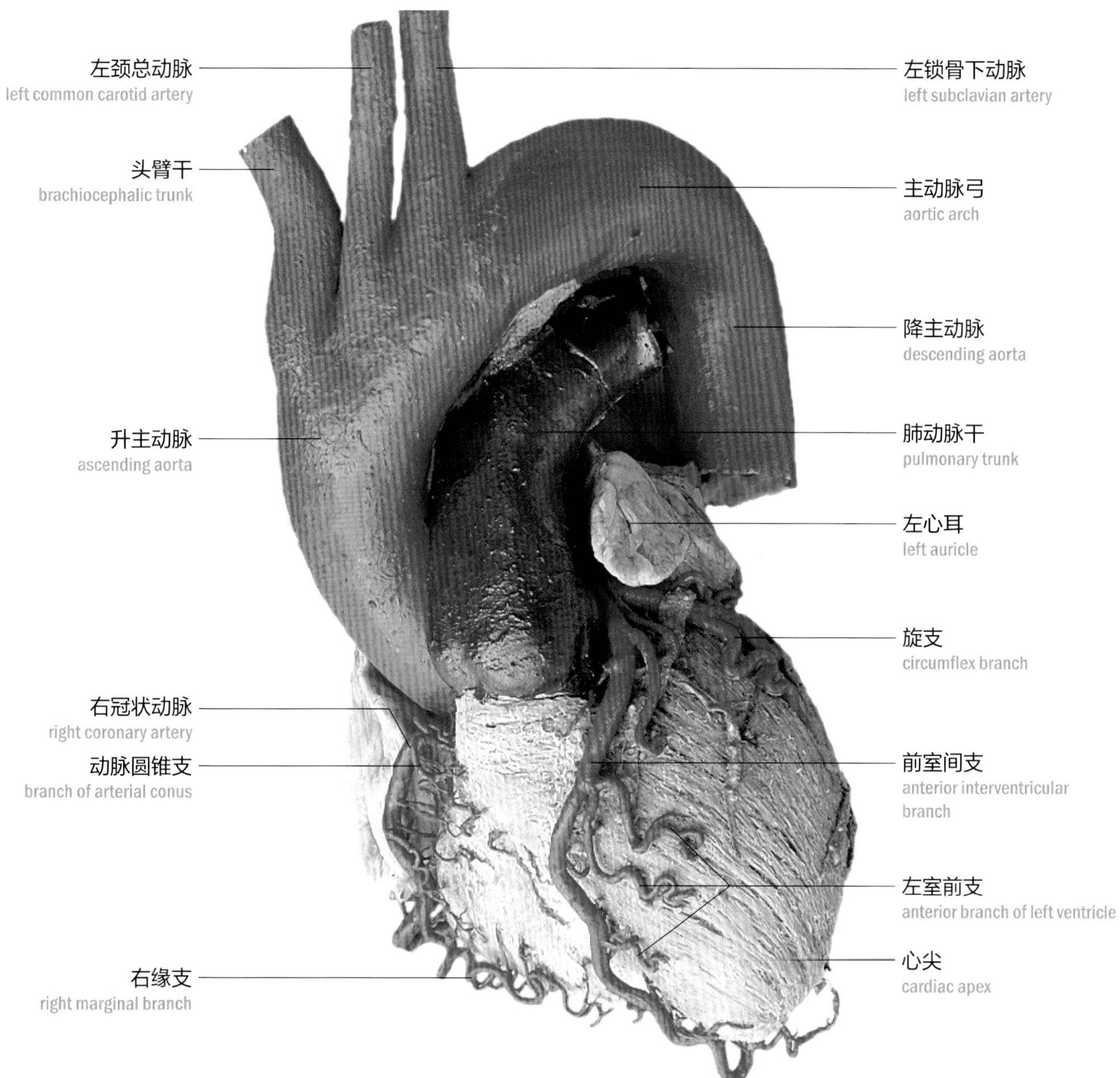
左颈总动脉
left common carotid artery
左锁骨下动脉
left subclavian artery
头臂干
brachiocephalic trunk
主动脉弓
aortic arch
降主动脉
descending aorta
升主动脉
ascending aorta
肺动脉干
pulmonary trunk
左心耳
left auricle
旋支
circumflex branch
右冠状动脉
right coronary artery
动脉圆锥支
branch of arterial conus
前室间支
anterior interventricular branch
左室前支
anterior branch of left ventricle
心尖
cardiac apex
右缘支
right marginal branch

图 6-25　心的动脉（前面观）

Fig. 6-25　Arteries of heart (Anterior view)

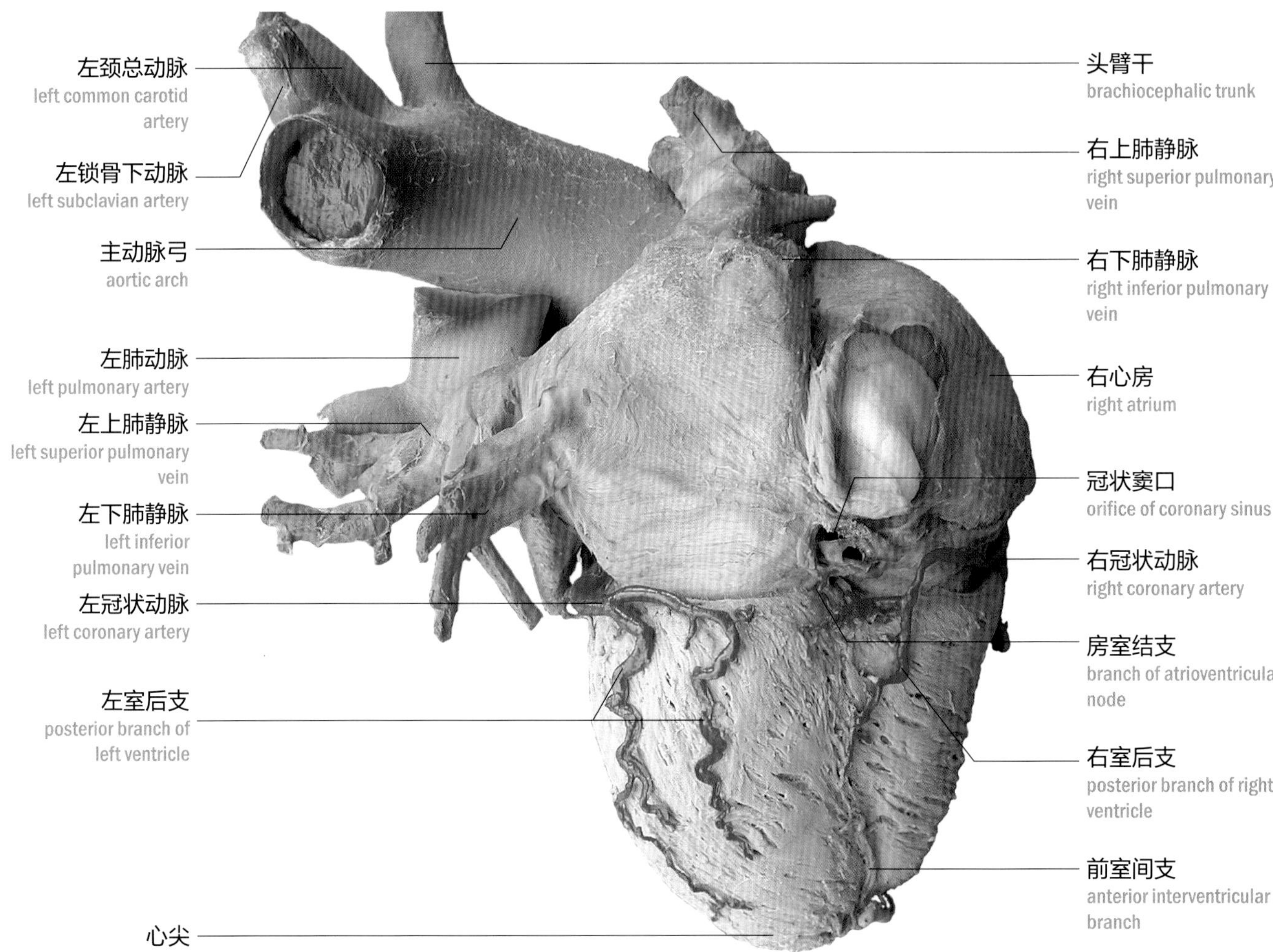
左颈总动脉
left common carotid artery
左锁骨下动脉
left subclavian artery
主动脉弓
aortic arch
左肺动脉
left pulmonary artery
左上肺静脉
left superior pulmonary vein
左下肺静脉
left inferior pulmonary vein
左冠状动脉
left coronary artery
左室后支
posterior branch of left ventricle
心尖
cardiac apex
头臂干
brachiocephalic trunk
右上肺静脉
right superior pulmonary vein
右下肺静脉
right inferior pulmonary vein
右心房
right atrium
冠状窦口
orifice of coronary sinus
右冠状动脉
right coronary artery
房室结支
branch of atrioventricular node
右室后支
posterior branch of right ventricle
前室间支
anterior interventricular branch

图 6-26 心的动脉（后面观）

Fig. 6-26 Arteries of heart (Posterior view)

冠状动脉分布类型的应用解剖学要点

左右冠状动脉在心的胸肋面的分布区域差异不大，而在心的膈面的分布范围有较大的差异，通常分三种类型。

1. 右优势型（65.7%） 右冠状动脉越过房室交点和后室间沟，分布于左室膈面的一部或全部。后室间支发自右冠状动脉。

2. 均衡型（28.7%） 左右心室的膈面各由本侧的冠状动脉供应，互不越过房室交点。后室间支为左或右冠状动脉的末支，或同时来自左、右冠状动脉。

3. 左优势型（5.6%） 左冠状动脉越过房室交点和后室间沟，分布于右心室膈面的一部分，后室间支和房室结动脉均发自左冠状动脉。

应用解剖

1. 人心的冠状动脉以右优势型为主，掌握前降支、旋支和右冠状动脉的正常分布区域以及与心传导系血供的关系，对心肌梗死时进行诊断及症状解释十分有益。如旋支闭塞，心肌梗死多发于左室侧壁或后壁，一般无房室传导阻滞和束支阻滞症状，窦房结功能受累者也较少。

2. 左优势型的病人左主干发生阻塞，或旋支与前降支同时受累，则症状相当严重，预后也不佳。可发生广泛性左室心肌梗塞，且窦房结、房室结、左右束支均可受累，发生严重的心律失常。

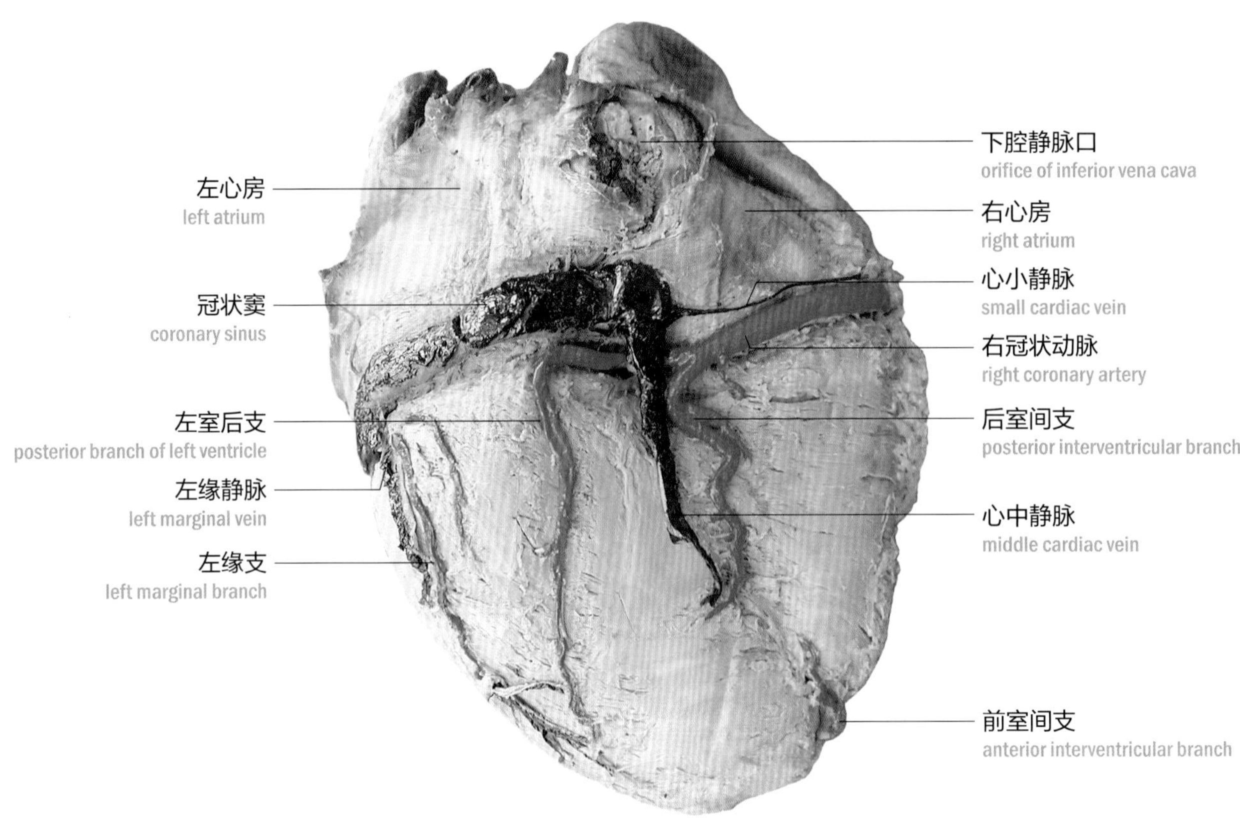
左心房
left atrium
冠状窦
coronary sinus
左室后支
posterior branch of left ventricle
左缘静脉
left marginal vein
左缘支
left marginal branch
下腔静脉口
orifice of inferior vena cava
右心房
right atrium
心小静脉
small cardiac vein
右冠状动脉
right coronary artery
后室间支
posterior interventricular branch
心中静脉
middle cardiac vein
前室间支
anterior interventricular branch

图 6-27　心的静脉

Fig. 6-27　Veins of heart

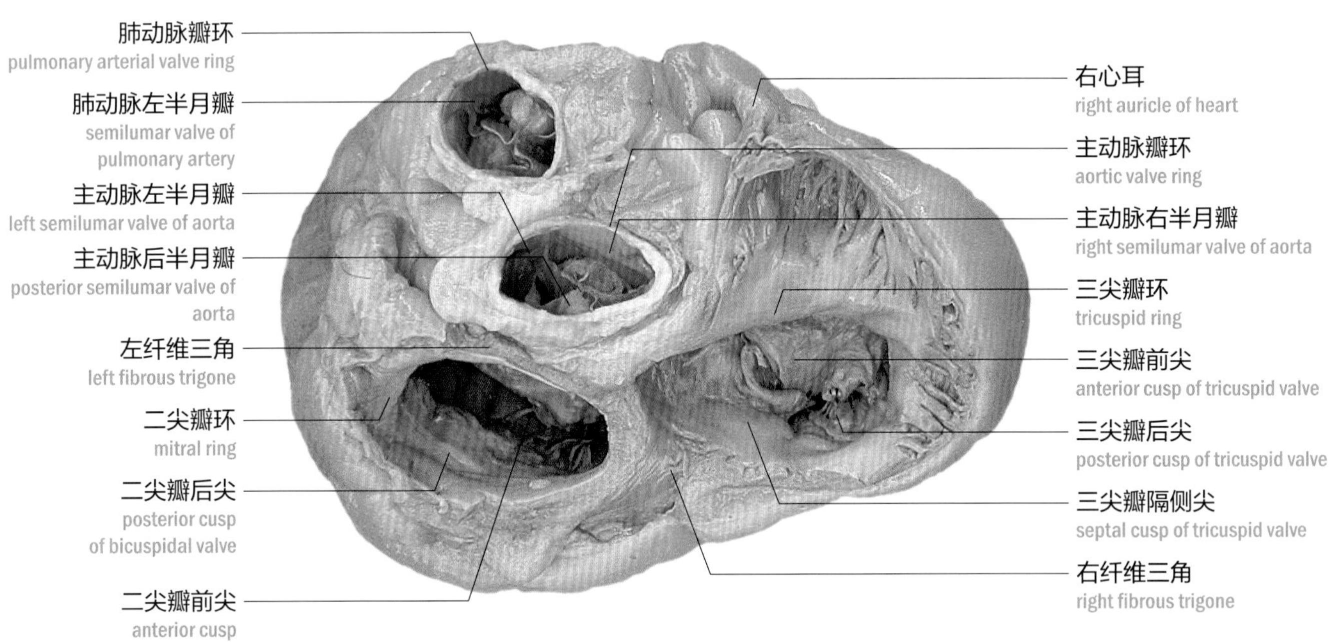
肺动脉瓣环
pulmonary arterial valve ring
肺动脉左半月瓣
semilumar valve of
pulmonary artery
主动脉左半月瓣
left semilumar valve of aorta
主动脉后半月瓣
posterior semilumar valve of
aorta
左纤维三角
left fibrous trigone
二尖瓣环
mitral ring
二尖瓣后尖
posterior cusp
of bicuspidal valve
二尖瓣前尖
anterior cusp
of bicuspidal valve
右心耳
right auricle of heart
主动脉瓣环
aortic valve ring
主动脉右半月瓣
right semilumar valve of aorta
三尖瓣环
tricuspid ring
三尖瓣前尖
anterior cusp of tricuspid valve
三尖瓣后尖
posterior cusp of tricuspid valve
三尖瓣隔侧尖
septal cusp of tricuspid valve
右纤维三角
right fibrous trigone

图 6-28　心纤维环

Fig. 6-28　Annular fibrosus of heart

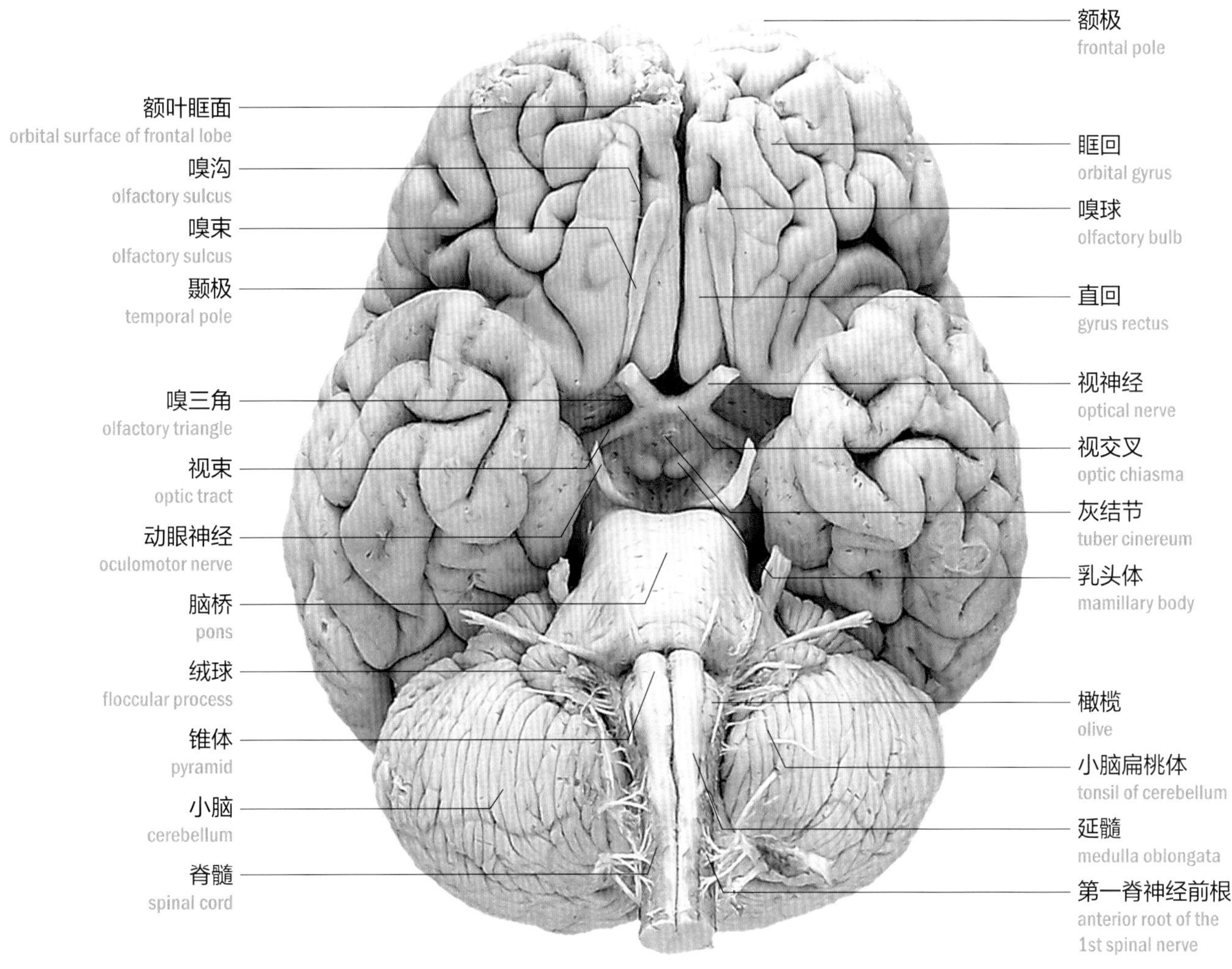
额极
frontal pole
额叶眶面
orbital surface of frontal lobe
眶回
orbital gyrus
嗅沟
olfactory sulcus
嗅球
olfactory bulb
嗅束
olfactory sulcus
颞极
temporal pole
直回
gyrus rectus
视神经
optical nerve
嗅三角
olfactory triangle
视交叉
optic chiasma
视束
optic tract
灰结节
tuber cinereum
动眼神经
oculomotor nerve
乳头体
mamillary body
脑桥
pons
绒球
floccular process
橄榄
olive
锥体
pyramid
小脑扁桃体
tonsil of cerebellum
小脑
cerebellum
延髓
medulla oblongata
脊髓
spinal cord
第一脊神经前根
anterior root of the 1st spinal nerve

图 6-29 脑的底面观

Fig. 6-29 Antapical aspect of the brain

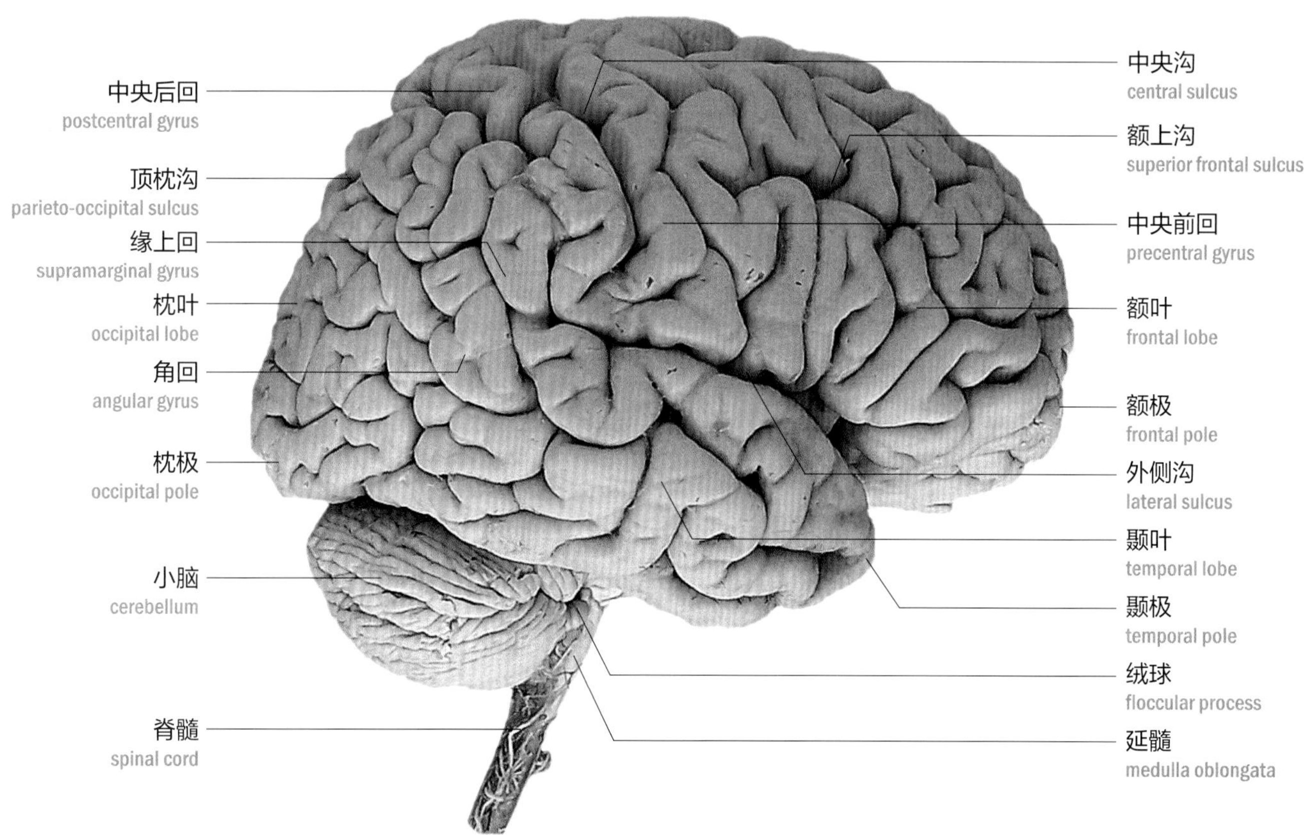
中央后回
postcentral gyrus
顶枕沟
parieto-occipital sulcus
缘上回
supramarginal gyrus
枕叶
occipital lobe
角回
angular gyrus
枕极
occipital pole
小脑
cerebellum
脊髓
spinal cord
中央沟
central sulcus
额上沟
superior frontal sulcus
中央前回
precentral gyrus
额叶
frontal lobe
额极
frontal pole
外侧沟
lateral sulcus
颞叶
temporal lobe
颞极
temporal pole
绒球
floccular process
延髓
medulla oblongata

图 6-30 脑的背外侧面观

Fig. 6-30 Dorsal lateral aspect of the brain

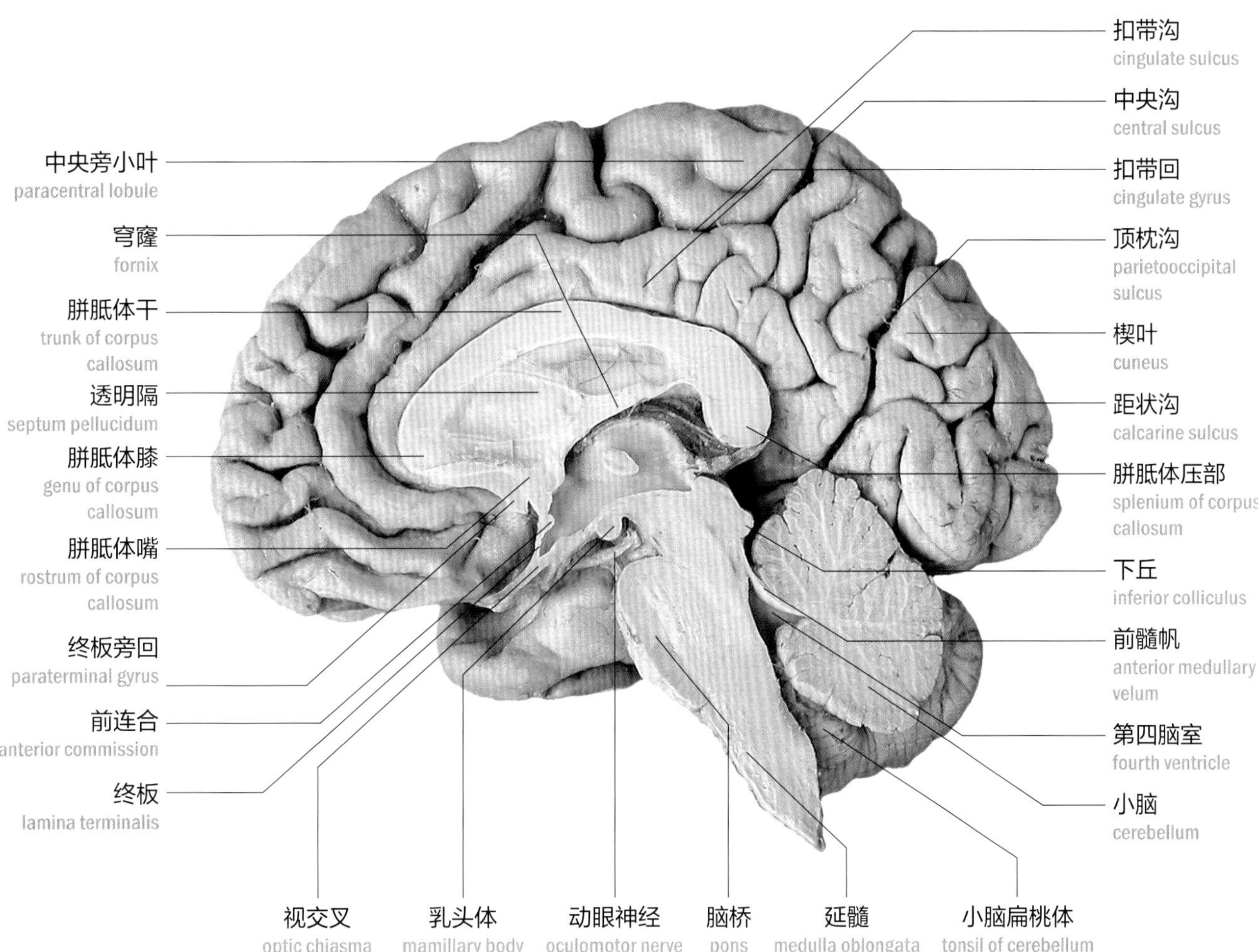
中央旁小叶
paracentral lobule
穹窿
fornix
胼胝体干
trunk of corpus callosum
透明隔
septum pellucidum
胼胝体膝
genu of corpus callosum
胼胝体嘴
rostrum of corpus callosum
终板旁回
paraterminal gyrus
前连合
anterior commission
终板
lamina terminalis
视交叉
optic chiasma
乳头体
mamillary body
动眼神经
oculomotor nerve
脑桥
pons
延髓
medulla oblongata
小脑扁桃体
tonsil of cerebellum
扣带沟
cingulate sulcus
中央沟
central sulcus
扣带回
cingulate gyrus
顶枕沟
parietooccipital sulcus
楔叶
cuneus
距状沟
calcarine sulcus
胼胝体压部
splenium of corpus callosum
下丘
inferior colliculus
前髓帆
anterior medullary velum
第四脑室
fourth ventricle
小脑
cerebellum

图 6-31 脑的矢状切

Fig. 6-31 Sagittal section of the brain

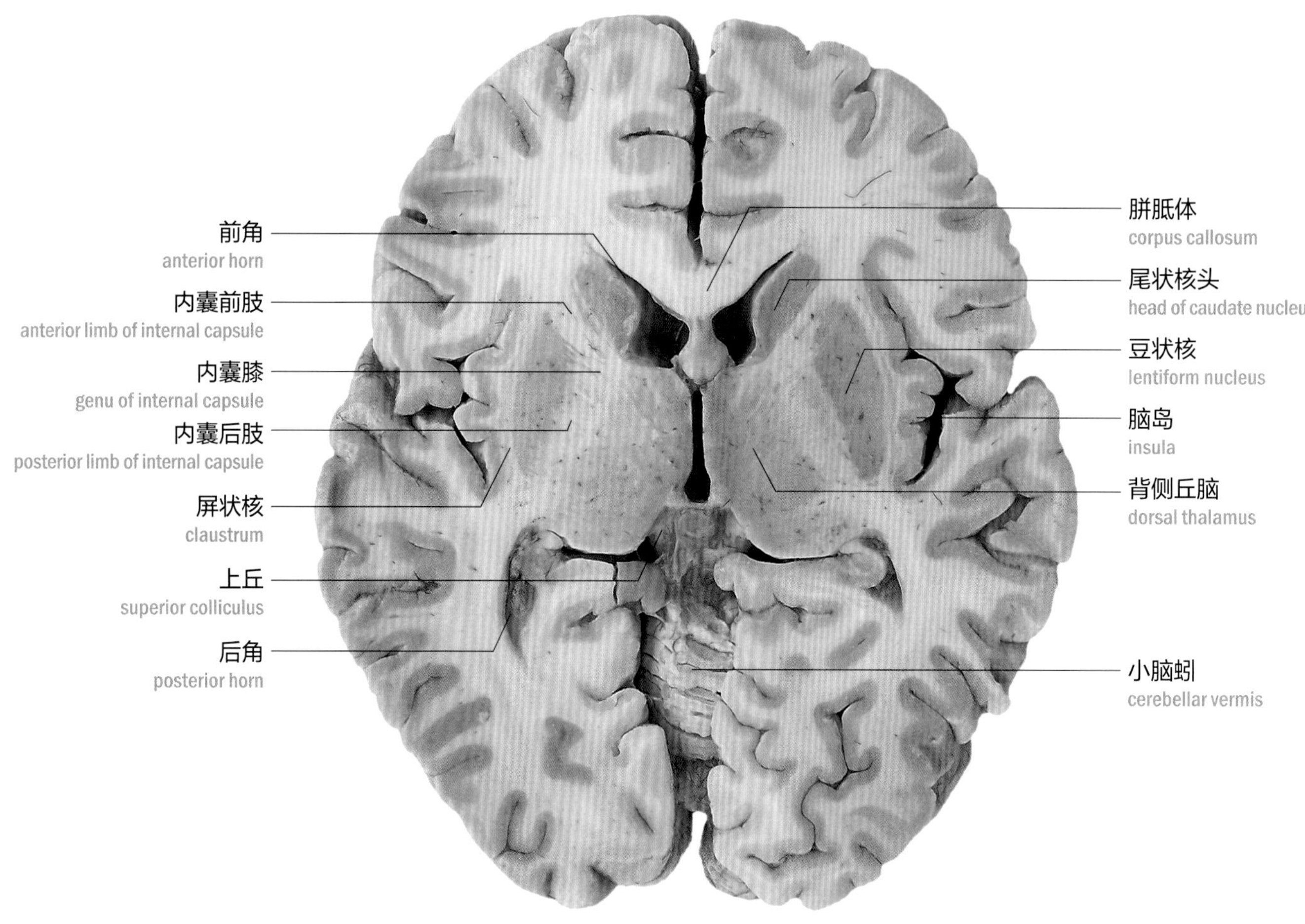
前角
anterior horn
内囊前肢
anterior limb of internal capsule
内囊膝
genu of internal capsule
内囊后肢
posterior limb of internal capsule
屏状核
claustrum
上丘
superior colliculus
后角
posterior horn
胼胝体
corpus callosum
尾状核头
head of caudate nucleus
豆状核
lentiform nucleus
脑岛
insula
背侧丘脑
dorsal thalamus
小脑蚓
cerebellar vermis

图 6-32 脑的水平切

Fig. 6-32 Horizontal section of the brain

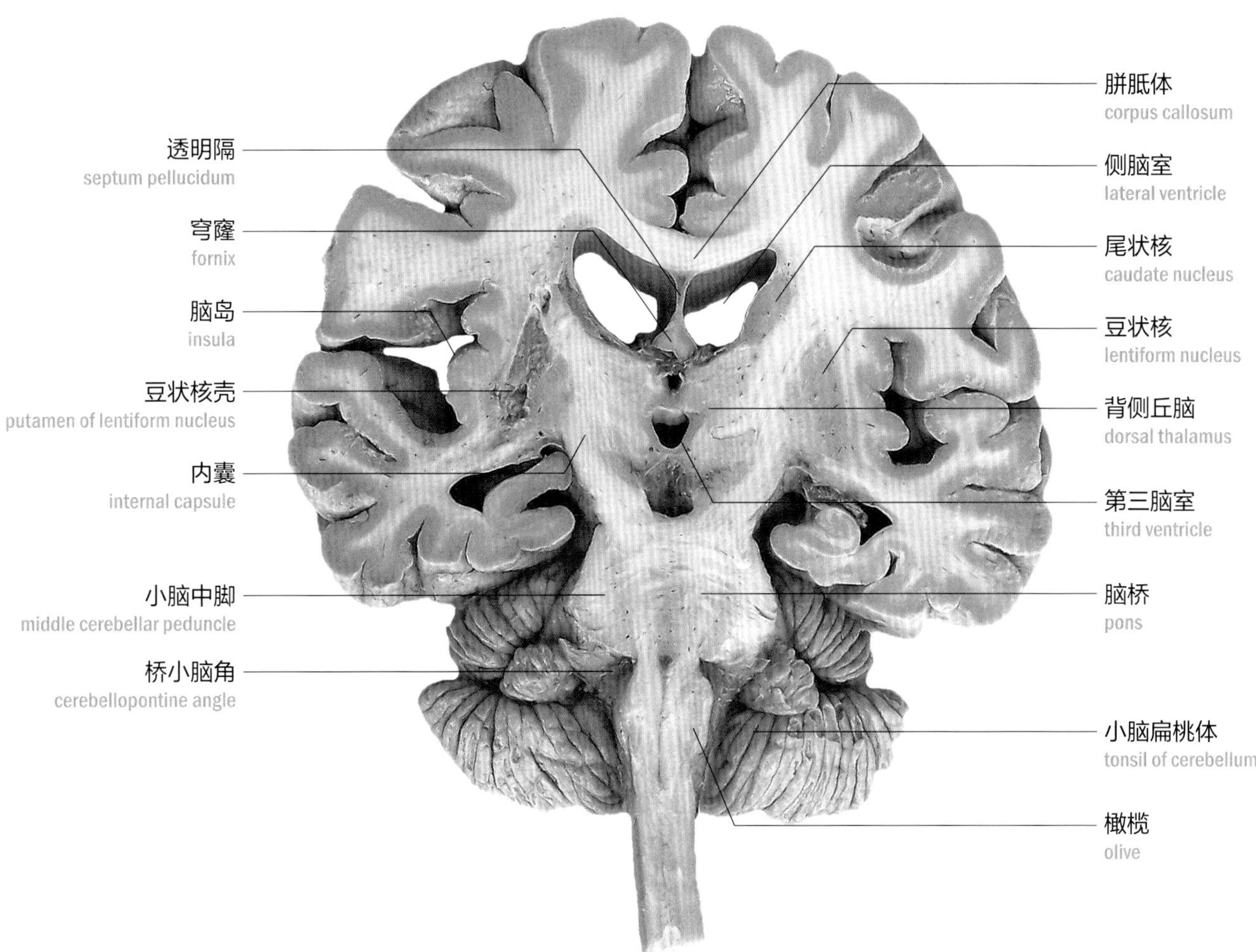
胼胝体
corpus callosum
透明隔
septum pellucidum
侧脑室
lateral ventricle
穹窿
fornix
尾状核
caudate nucleus
脑岛
insula
豆状核
lentiform nucleus
豆状核壳
putamen of lentiform nucleus
背侧丘脑
dorsal thalamus
内囊
internal capsule
第三脑室
third ventricle
小脑中脚
middle cerebellar peduncle
脑桥
pons
桥小脑角
cerebellopontine angle
小脑扁桃体
tonsil of cerebellum
橄榄
olive

图 6-33　脑的冠状切

Fig. 6-33　Coronary section of the brain

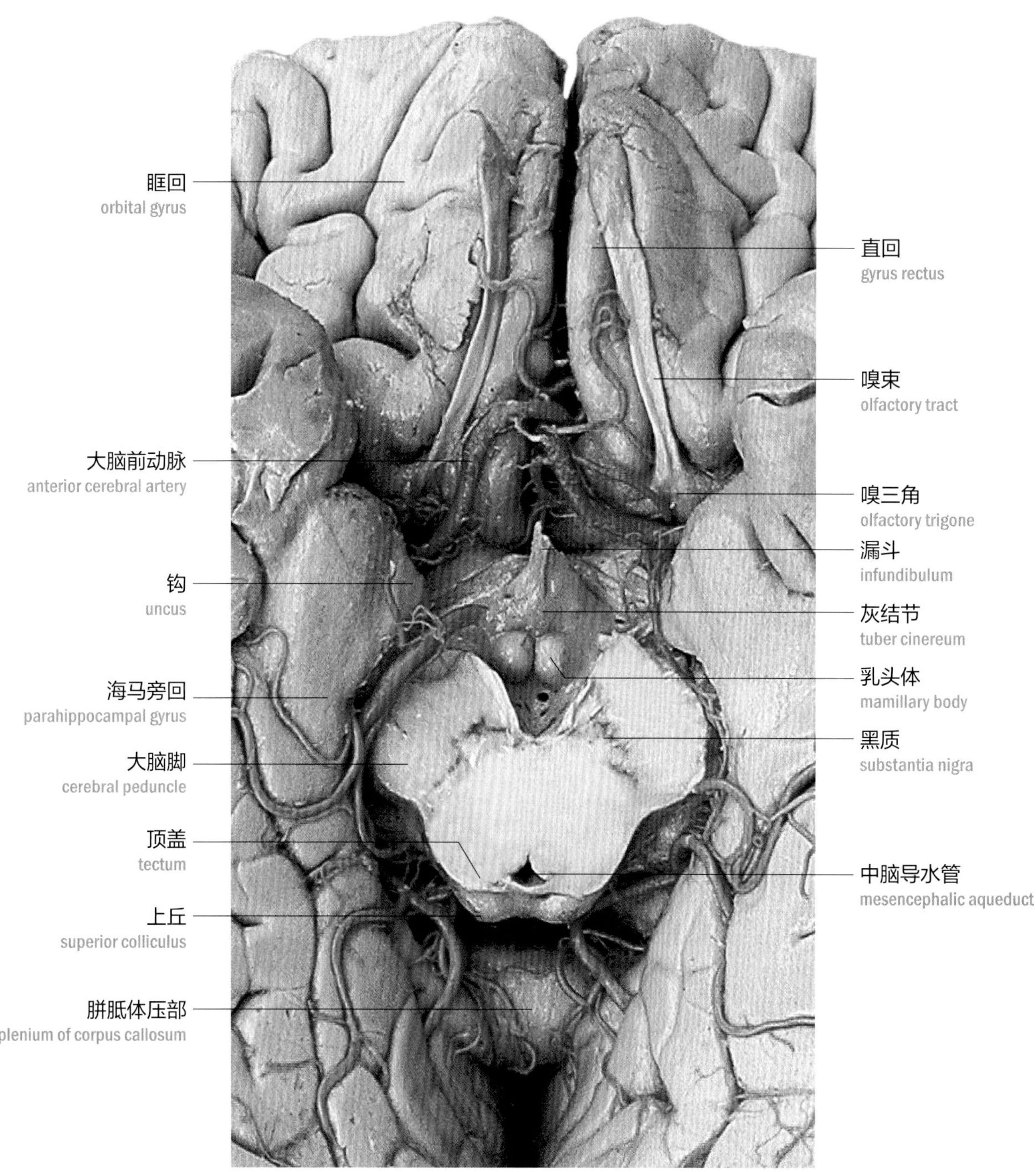
眶回
orbital gyrus
直回
gyrus rectus
嗅束
olfactory tract
大脑前动脉
anterior cerebral artery
嗅三角
olfactory trigone
漏斗
infundibulum
钩
uncus
灰结节
tuber cinereum
乳头体
mamillary body
海马旁回
parahippocampal gyrus
黑质
substantia nigra
大脑脚
cerebral peduncle
顶盖
tectum
中脑导水管
mesencephalic aqueduct
上丘
superior colliculus
胼胝体压部
splenium of corpus callosum

图 6-34　中脑水平切

Fig. 6-34　Horizontal section of the midbrain

瞳孔对光反射的应用解剖学要点

瞳孔对光反射是医生在抢救、检查病人，特别是对病人实施全身麻醉时常用的一种检查术。瞳孔位于虹膜中央，虹膜内有两种平滑肌，围绕瞳孔呈现环形排列的为瞳孔括约肌，受副交感神经支配，使瞳孔缩小。另一种呈现辐射状排列的为瞳孔开大肌，受交感神经支配，使瞳孔开大。

瞳孔对光反射是用强光照射一侧瞳孔，两眼的瞳孔缩小，光线移开，瞳孔立即散大。瞳孔对光反射的传入途径：光线→角膜→房水→晶状体→玻璃体→视锥细胞/视杆细胞→双极细胞→神经节细胞→视神经→视交叉→视束→上丘臂→顶盖前区→双侧动眼神经副核→动眼神经→睫状神经节→睫状短神经→瞳孔括约肌→瞳孔缩小。由于视神经在视交叉处有部分纤维交叉，顶盖前区发出的纤维终止于两侧的动眼神经副核，所以光线照射一侧瞳孔时能引起两侧瞳孔缩小，直接被光照射瞳孔的缩小现象称直接对光反射，而对侧瞳孔的缩小现象称为间接对光反射。

应用解剖

瞳孔对光反射障碍时有以下几种因素：

1. 传入神经损伤，当一侧视神经完全损伤时，传入信息中断，光照患侧眼时，两侧瞳孔均不能缩小，但光照健侧眼时，两侧瞳孔均能缩小，即两眼对光反射均存在（此时患侧直接反射消失，间接反射存在）。

2. 瞳孔对照反射中枢性病变（中脑的顶盖区） 两侧对光反射均消失，特别是在实施全身麻醉时，对病人瞳孔的观察是了解病人麻醉深度的重要指标。如瞳孔对光反射迟缓或消失，说明麻醉平面已达中脑，是一个很危险的信号。

3. 传出神经病变　一侧动眼神经损伤时，由于反射弧的传出部分中断，无论光照哪一侧，患侧眼的瞳孔都没有反应，直接及间接对光反射均消失。

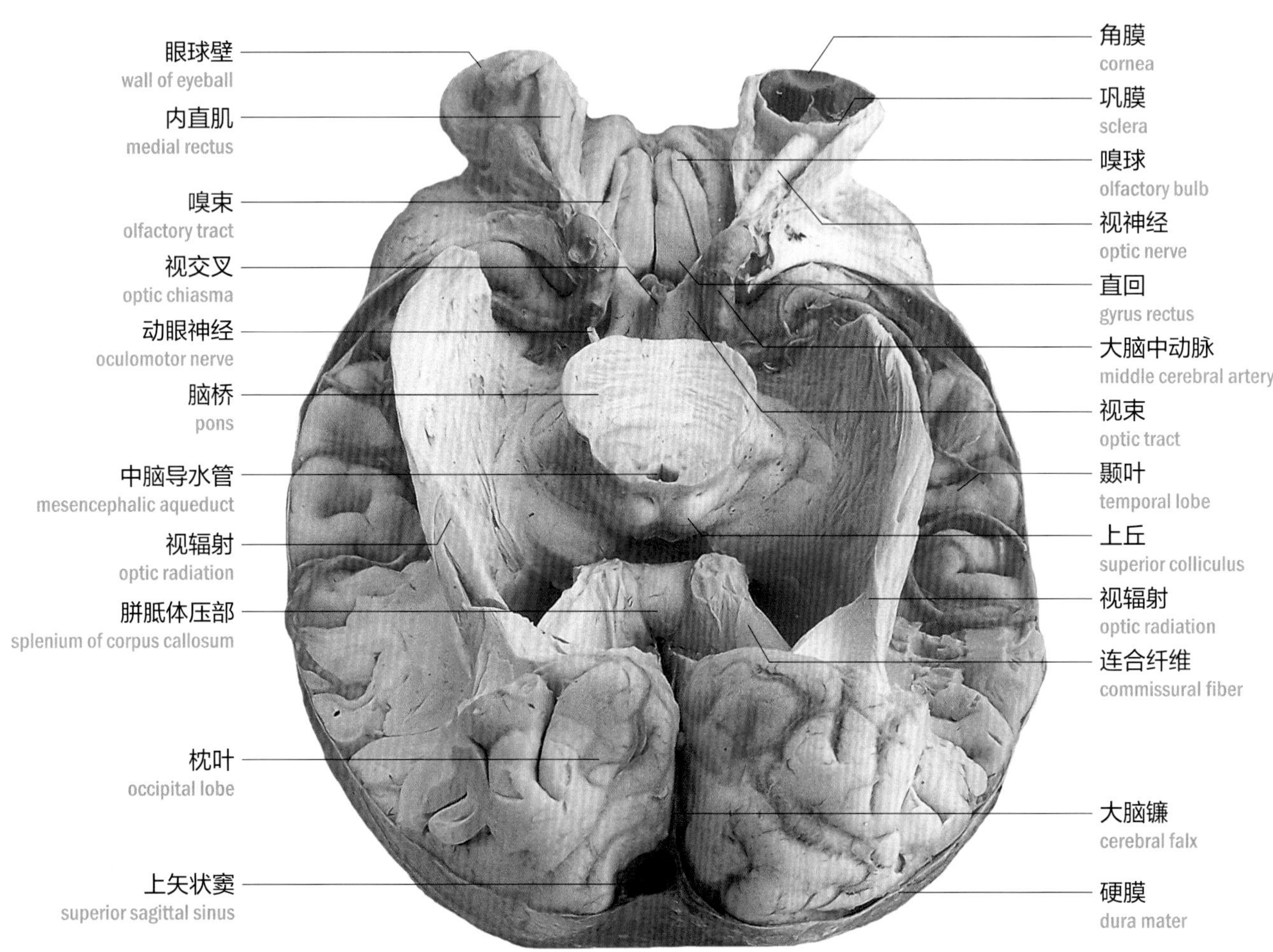
眼球壁
wall of eyeball
内直肌
medial rectus
嗅束
olfactory tract
视交叉
optic chiasma
动眼神经
oculomotor nerve
脑桥
pons
中脑导水管
mesencephalic aqueduct
视辐射
optic radiation
胼胝体压部
splenium of corpus callosum
枕叶
occipital lobe
上矢状窦
superior sagittal sinus
角膜
cornea
巩膜
sclera
嗅球
olfactory bulb
视神经
optic nerve
直回
gyrus rectus
大脑中动脉
middle cerebral artery
视束
optic tract
颞叶
temporal lobe
上丘
superior colliculus
视辐射
optic radiation
连合纤维
commissural fiber
大脑镰
cerebral falx
硬膜
dura mater

图 6-35　视神经、视交叉、视辐射

Fig. 6-35　Optic nerve, optic chiasma, optic radiation

角膜反射的应用解剖学要点

当一侧角膜受刺激时，双侧眼轮匝肌收缩而出现的急速闭眼现象叫做角膜反射。受刺激角膜的角膜反射叫做直接角膜反射，另一侧的角膜反射叫做间接角膜反射。角膜反射为防御性反射的一种，通过反射保护角膜以免受到伤害。临床上检查角膜反射是判断意识障碍程度的重要标志之一。

角膜反射的反射弧：角膜受到刺激→眼神经→三叉神经节→三叉神经→三叉神经感觉主核和三叉神经脊束核→脑桥网状结构→两侧面神经核→面神经颞支和面神经颧支→眼轮匝肌→双侧闭眼。

应用解剖

角膜反射是一种比较恒定可靠的反射，其减弱或消失可能有以下几种因素造成。

1. 麻醉过深或醉酒　此种情况可出现角膜反射减弱或消失。在麻醉中出现症状说明麻醉水平已深达脑桥，应及时调整药量。否则可出现严重后果。

2. 反射弧受到损伤

（1）传入神经病变：如角膜病变，眼神经及三叉神经损伤，颈动脉瘤及颞叶肿瘤压迫三叉神经节等，均可出现病变侧直接角膜反射减弱或消失，健侧间接角膜反射叶减弱或消失。

（2）传出神经：如面神经颞支、颧支的损伤，面神经麻痹及脑桥小脑角肿瘤等均可以出现病侧角膜反射减弱或消失，而健侧间接角膜反射依然存在。

（3）脑桥病变：如脑桥肿瘤、脑疝等致使反射中枢受损而两侧角膜的直接和间接反射均消失。

（4）高级中枢病变：如内囊出血、脑水肿等造成意识障碍时，两侧的直接和间接角膜反射均消失。

3. 意识障碍　造成意识障碍的任何中枢神经疾病均可出现角膜反射减弱或消失。角膜反射存在说明病人意识基本正常或为轻度昏迷。角膜反射减弱者为中度昏迷。角膜反射消失并伴有瞳孔对光反射消失，肌肉松弛等症状时，可定为重度昏迷。

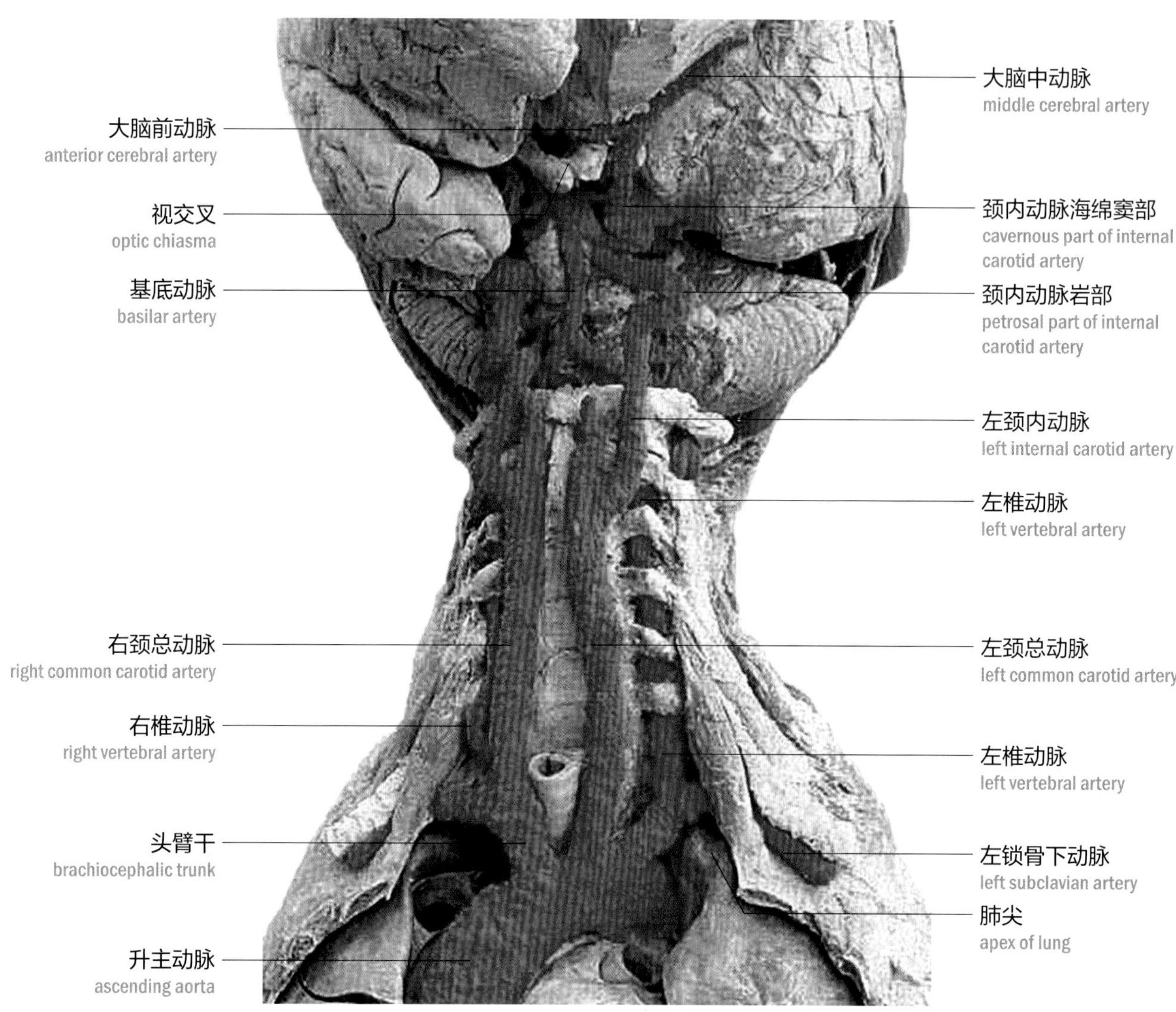
大脑中动脉
middle cerebral artery
大脑前动脉
anterior cerebral artery
视交叉
optic chiasma
颈内动脉海绵窦部
cavernous part of internal carotid artery
基底动脉
basilar artery
颈内动脉岩部
petrosal part of internal carotid artery
左颈内动脉
left internal carotid artery
左椎动脉
left vertebral artery
右颈总动脉
right common carotid artery
左颈总动脉
left common carotid artery
右椎动脉
right vertebral artery
左椎动脉
left vertebral artery
头臂干
brachiocephalic trunk
左锁骨下动脉
left subclavian artery
肺尖
apex of lung
升主动脉
ascending aorta

图 6-36 脑动脉的来源

Fig. 6-36 Source of cerebral arteries

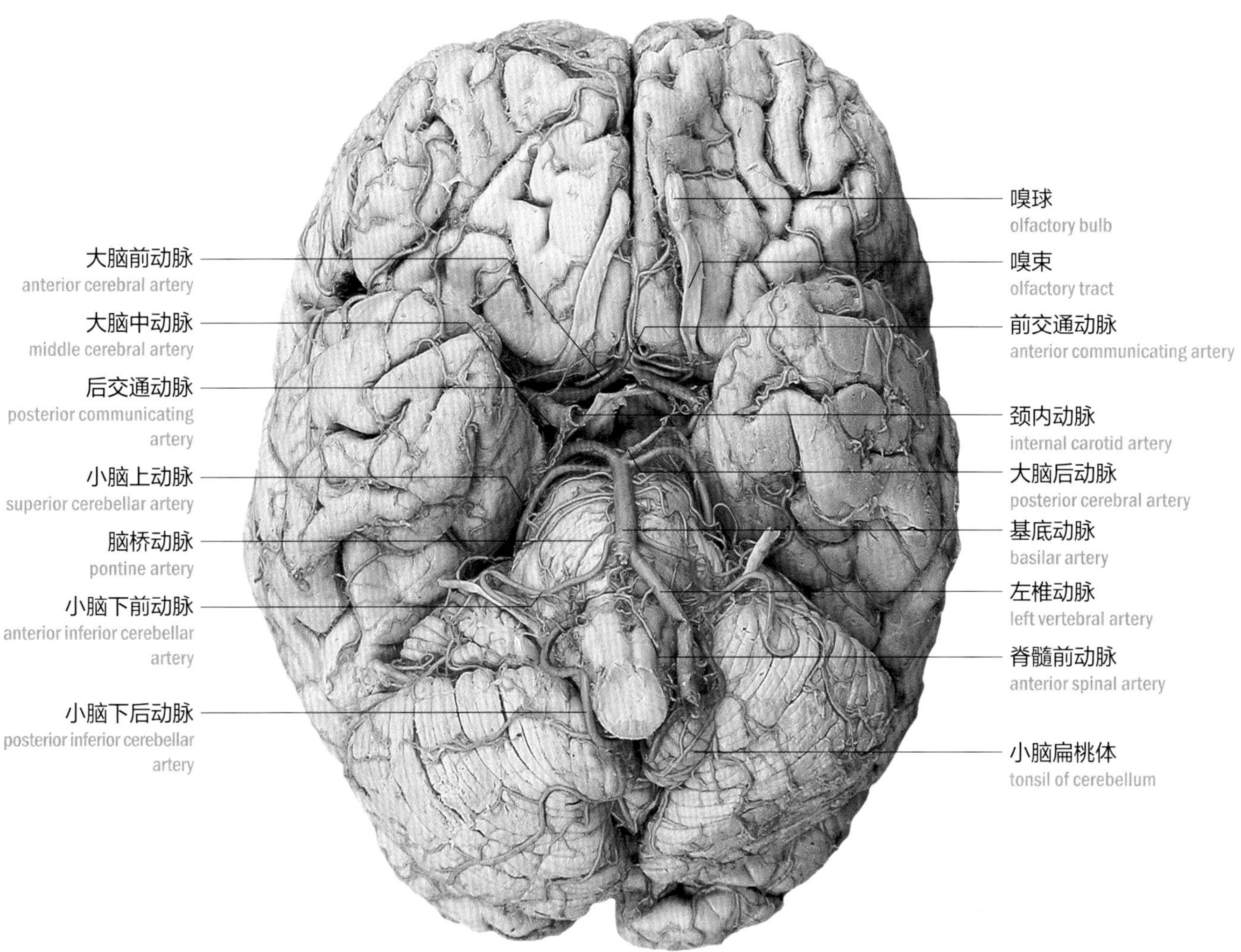

大脑前动脉
anterior cerebral artery
大脑中动脉
middle cerebral artery
后交通动脉
posterior communicating artery
小脑上动脉
superior cerebellar artery
脑桥动脉
pontine artery
小脑下前动脉
anterior inferior cerebellar artery
小脑下后动脉
posterior inferior cerebellar artery
嗅球
olfactory bulb
嗅束
olfactory tract
前交通动脉
anterior communicating artery
颈内动脉
internal carotid artery
大脑后动脉
posterior cerebral artery
基底动脉
basilar artery
左椎动脉
left vertebral artery
脊髓前动脉
anterior spinal artery
小脑扁桃体
tonsil of cerebellum

图 6-37　大脑动脉环（1）

Fig. 6-37　Cerebral arterial circle (1)

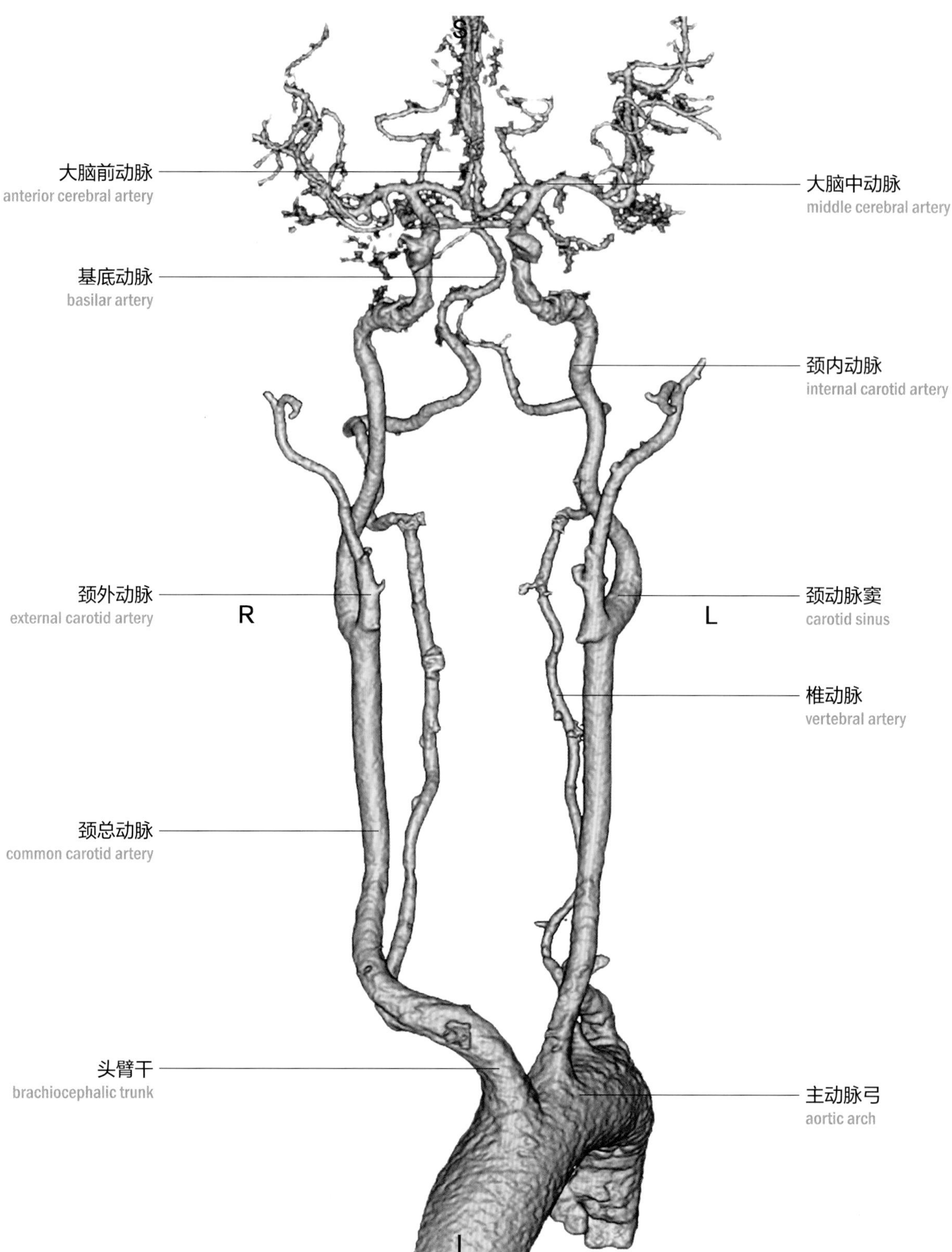
S
大脑前动脉
anterior cerebral artery
大脑中动脉
middle cerebral artery
基底动脉
basilar artery
颈内动脉
internal carotid artery
颈外动脉
external carotid artery
R
L
颈动脉窦
carotid sinus
椎动脉
vertebral artery
颈总动脉
common carotid artery
头臂干
brachiocephalic trunk
主动脉弓
aortic arch
I

图 6-38　脑血管起源

Fig. 6-38　Origin of the cerebral vessels

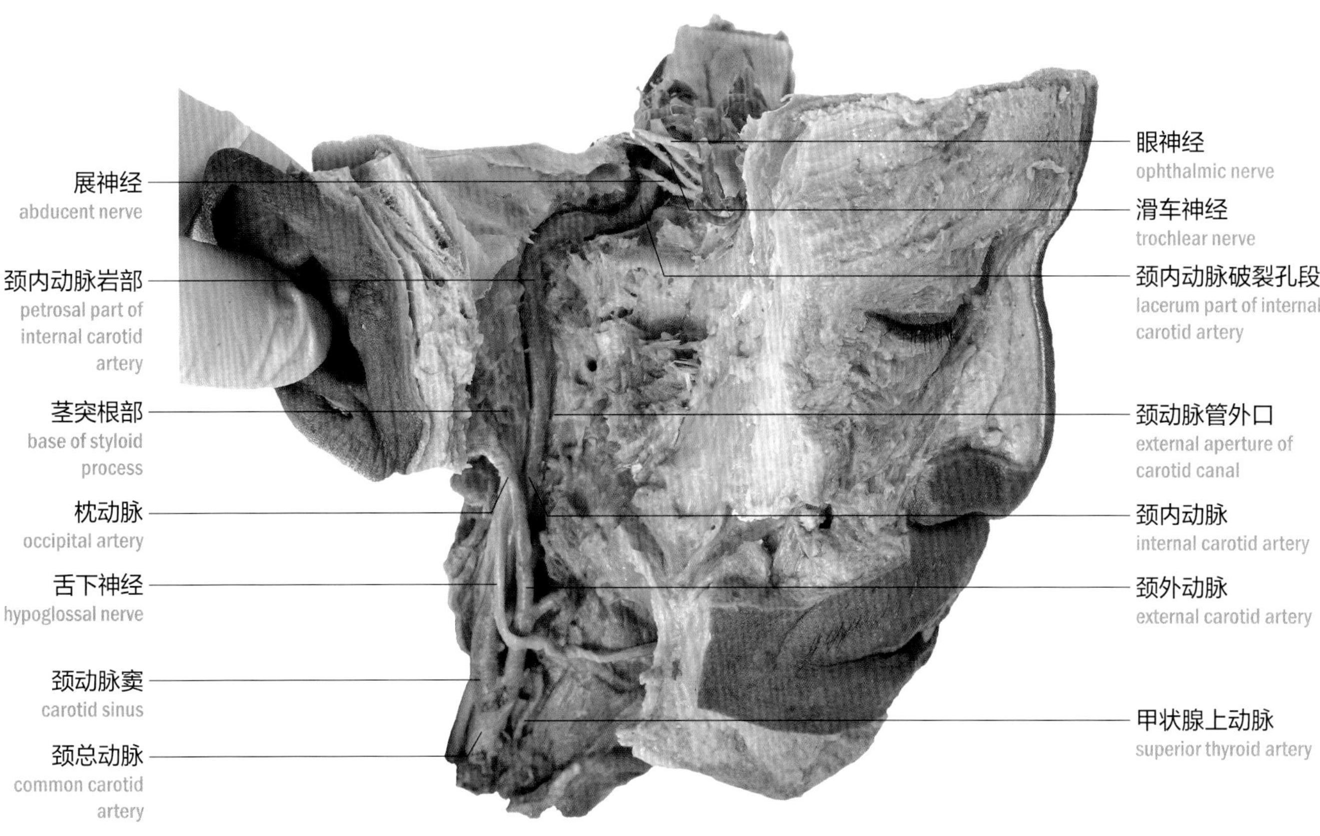
展神经
abducent nerve
颈内动脉岩部
petrosal part of internal carotid artery
茎突根部
base of styloid process
枕动脉
occipital artery
舌下神经
hypoglossal nerve
颈动脉窦
carotid sinus
颈总动脉
common carotid artery
眼神经
ophthalmic nerve
滑车神经
trochlear nerve
颈内动脉破裂孔段
lacerum part of internal carotid artery
颈动脉管外口
external aperture of carotid canal
颈内动脉
internal carotid artery
颈外动脉
external carotid artery
甲状腺上动脉
superior thyroid artery

图 6-39 颈内动脉岩部右侧面观

Fig. 6-39 Right lateral aspect of the petrosal part of internal carotid artery

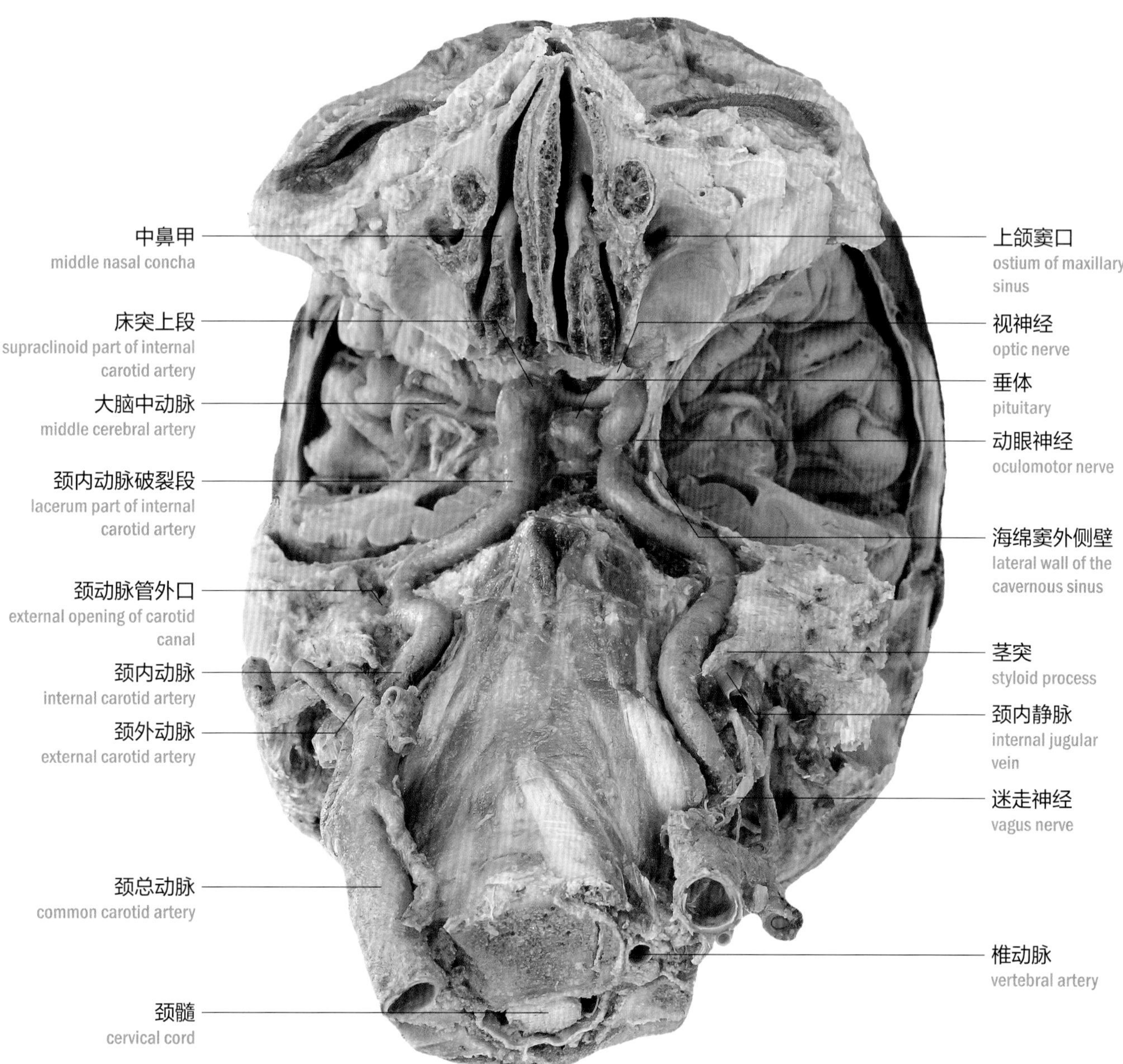

中鼻甲
middle nasal concha
床突上段
supraclinoid part of internal carotid artery
大脑中动脉
middle cerebral artery
颈内动脉破裂段
lacerum part of internal carotid artery
颈动脉管外口
external opening of carotid canal
颈内动脉
internal carotid artery
颈外动脉
external carotid artery
颈总动脉
common carotid artery
颈髓
cervical cord
上颌窦口
ostium of maxillary sinus
视神经
optic nerve
垂体
pituitary
动眼神经
oculomotor nerve
海绵窦外侧壁
lateral wall of the cavernous sinus
茎突
styloid process
颈内静脉
internal jugular vein
迷走神经
vagus nerve
椎动脉
vertebral artery

图 6-40　颈内动脉岩部下面观

Fig. 6-40　Inferior aspect of the petrosal part of internal carotid artery

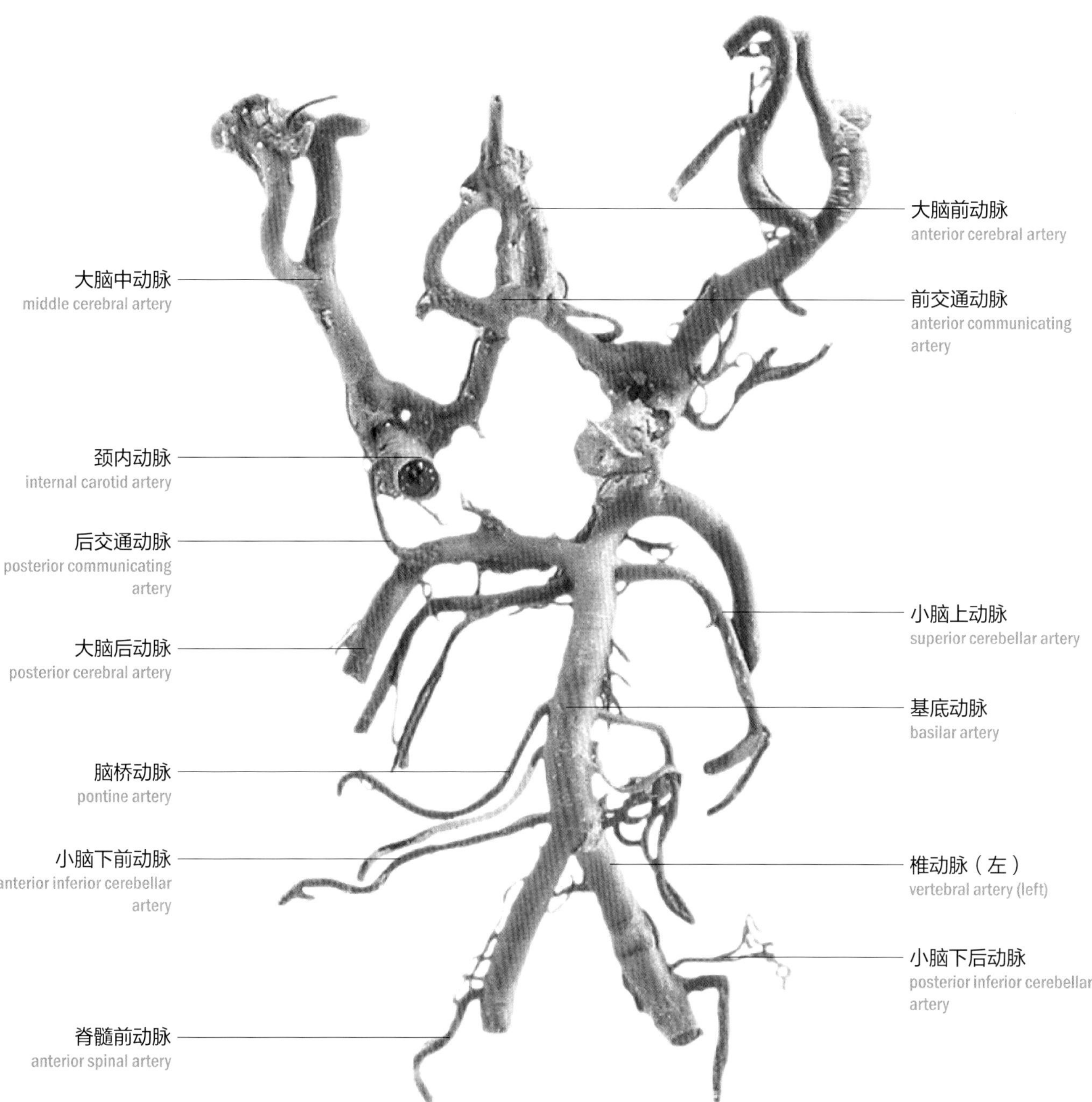
大脑前动脉
anterior cerebral artery
大脑中动脉
middle cerebral artery
前交通动脉
anterior communicating artery
颈内动脉
internal carotid artery
后交通动脉
posterior communicating artery
小脑上动脉
superior cerebellar artery
大脑后动脉
posterior cerebral artery
基底动脉
basilar artery
脑桥动脉
pontine artery
小脑下前动脉
anterior inferior cerebellar artery
椎动脉（左）
vertebral artery (left)
小脑下后动脉
posterior inferior cerebellar artery
脊髓前动脉
anterior spinal artery

图 6-41　大脑动脉环（2）

Fig. 6-41　Cerebral arterial circle (2)

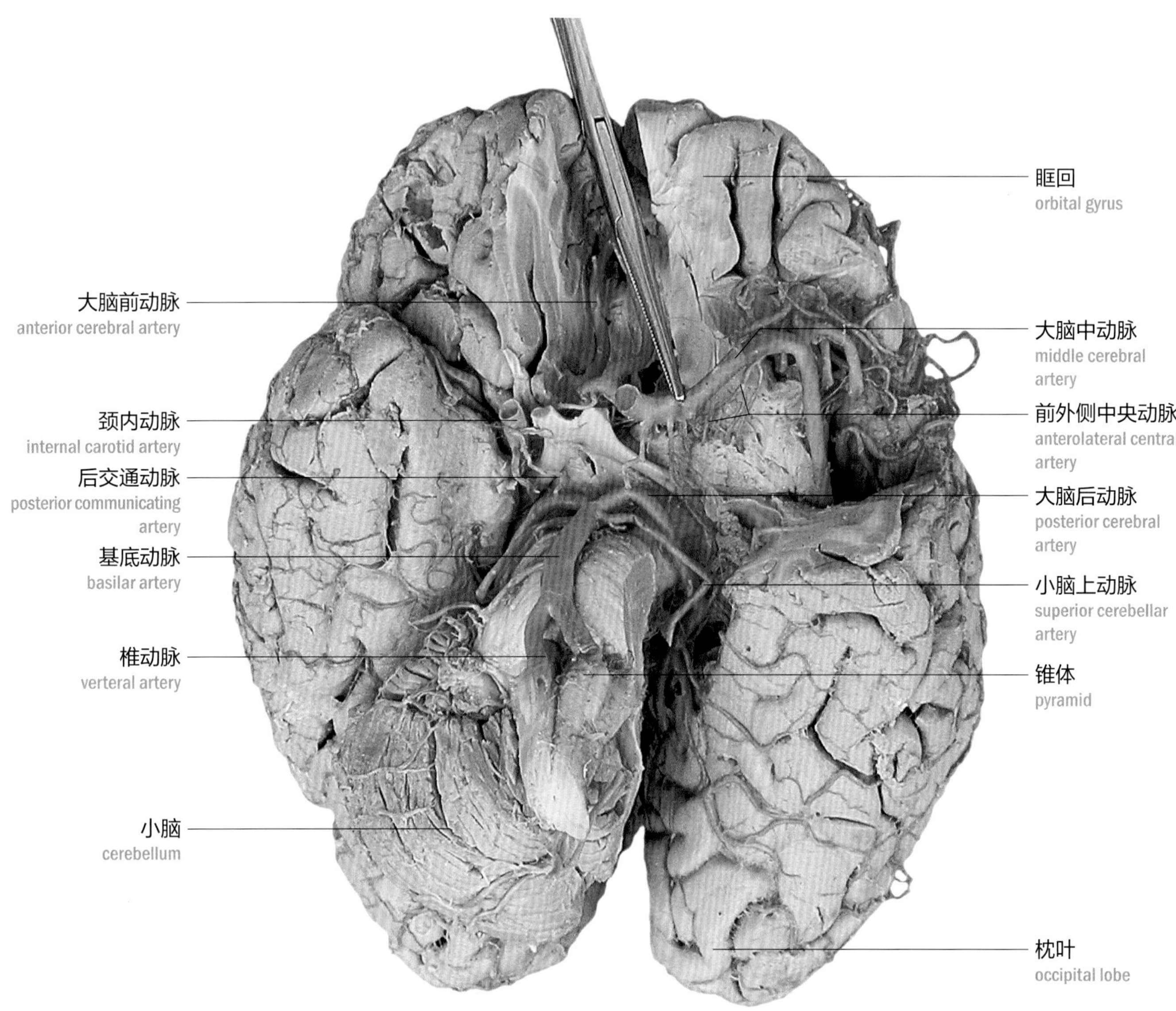
眶回
orbital gyrus
大脑前动脉
anterior cerebral artery
大脑中动脉
middle cerebral artery
颈内动脉
internal carotid artery
前外侧中央动脉
anterolateral central artery
后交通动脉
posterior communicating artery
大脑后动脉
posterior cerebral artery
基底动脉
basilar artery
小脑上动脉
superior cerebellar artery
椎动脉
verteral artery
锥体
pyramid
小脑
cerebellum
枕叶
occipital lobe

图 6-42 脑底的动脉

Fig. 6-42 Arteries at the base of the brain

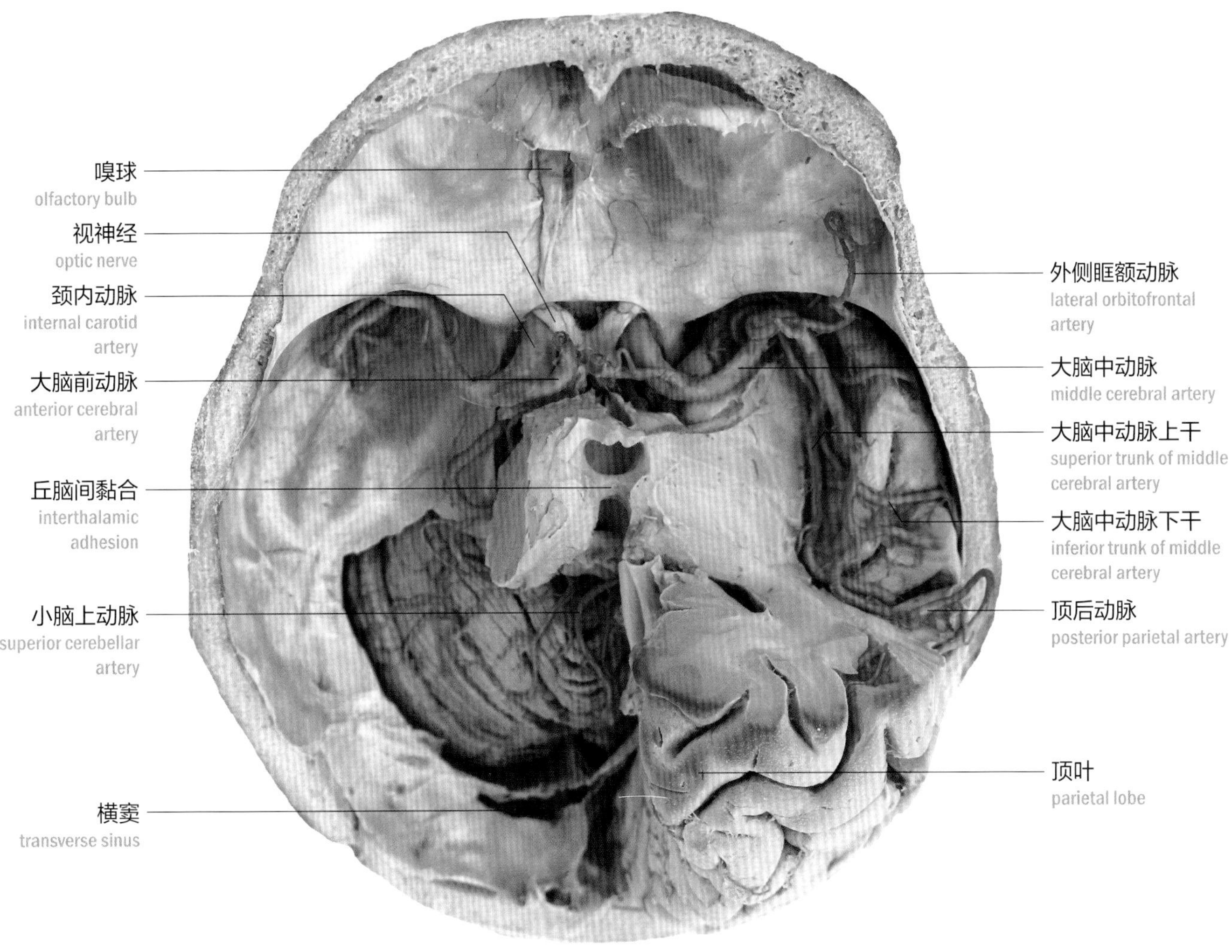
嗅球
olfactory bulb
视神经
optic nerve
颈内动脉
internal carotid artery
大脑前动脉
anterior cerebral artery
丘脑间黏合
interthalamic adhesion
小脑上动脉
superior cerebellar artery
横窦
transverse sinus
外侧眶额动脉
lateral orbitofrontal artery
大脑中动脉
middle cerebral artery
大脑中动脉上干
superior trunk of middle cerebral artery
大脑中动脉下干
inferior trunk of middle cerebral artery
顶后动脉
posterior parietal artery
顶叶
parietal lobe

图 6-43　大脑中动脉（1）

Fig. 6-43　Middle cerebral artery (1)

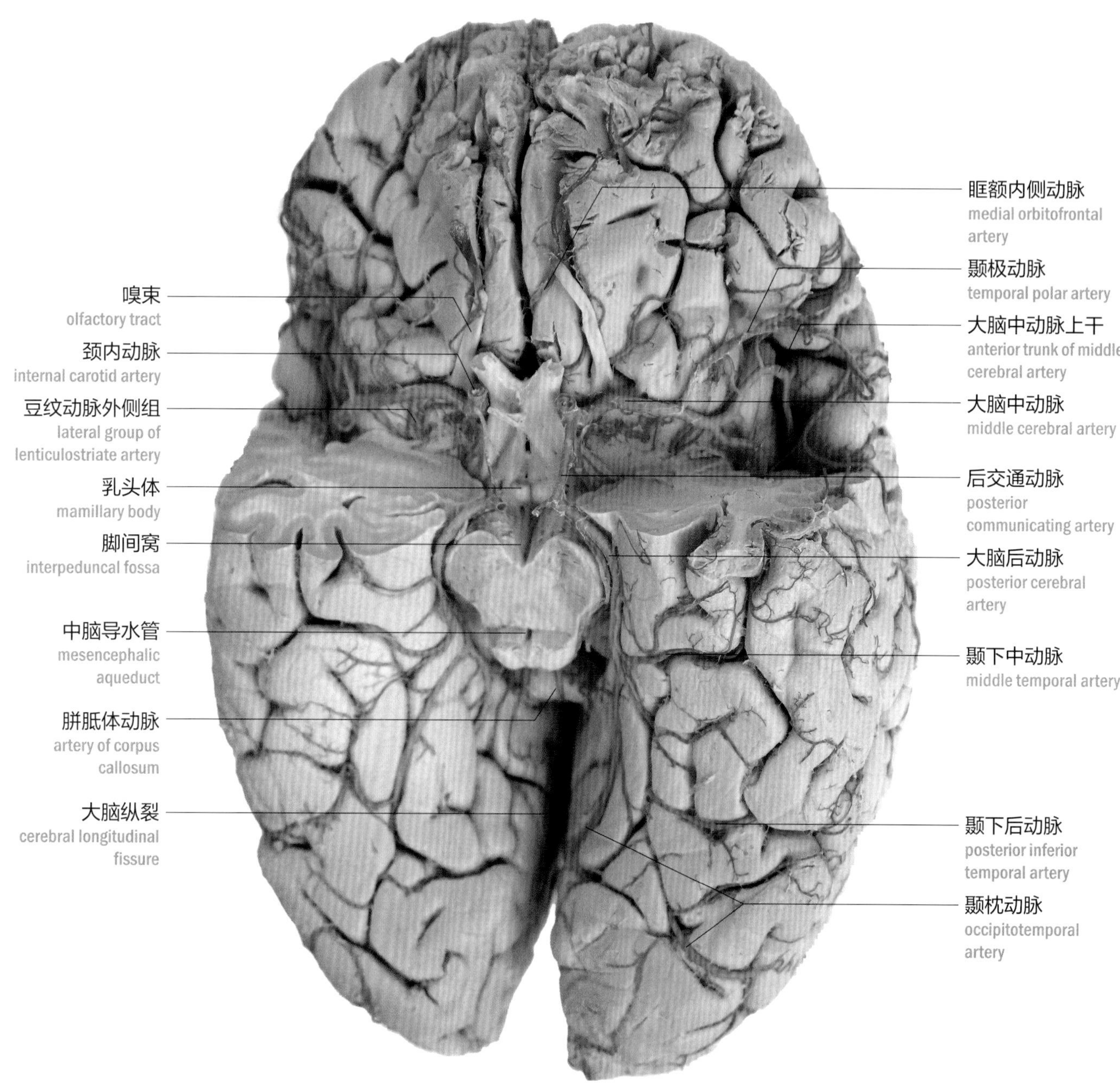
眶额内侧动脉
medial orbitofrontal artery
颞极动脉
temporal polar artery
大脑中动脉上干
anterior trunk of middle cerebral artery
大脑中动脉
middle cerebral artery
后交通动脉
posterior communicating artery
大脑后动脉
posterior cerebral artery
颞下中动脉
middle temporal artery
颞下后动脉
posterior inferior temporal artery
颞枕动脉
occipitotemporal artery
嗅束
olfactory tract
颈内动脉
internal carotid artery
豆纹动脉外侧组
lateral group of lenticulostriate artery
乳头体
mamillary body
脚间窝
interpeduncal fossa
中脑导水管
mesencephalic aqueduct
胼胝体动脉
artery of corpus callosum
大脑纵裂
cerebral longitudinal fissure

图 6-44　大脑中动脉（2）

Fig. 6-44　Middle cerebral artery (2)

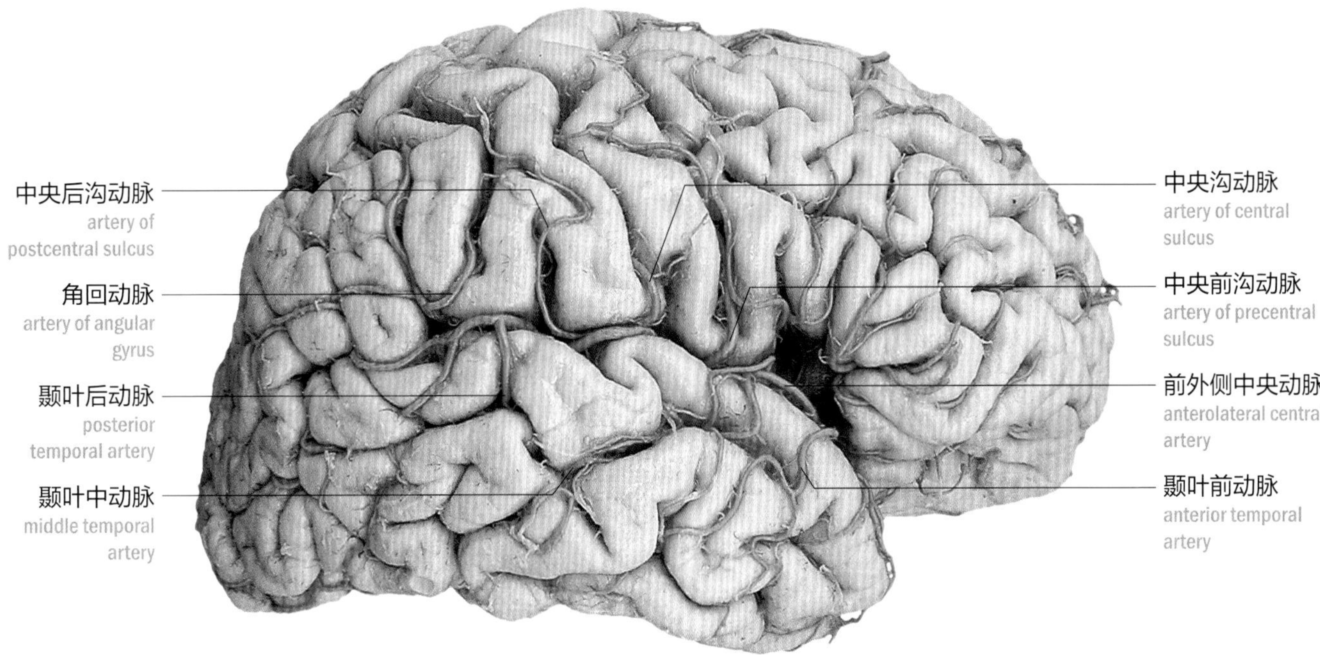
中央后沟动脉
artery of postcentral sulcus
角回动脉
artery of angular gyrus
颞叶后动脉
posterior temporal artery
颞叶中动脉
middle temporal artery
中央沟动脉
artery of central sulcus
中央前沟动脉
artery of precentral sulcus
前外侧中央动脉
anterolateral central artery
颞叶前动脉
anterior temporal artery

图 6-45　大脑半球外侧面动脉

Fig. 6-45　Arteries on the lateral surface of the cerebral hemisphere

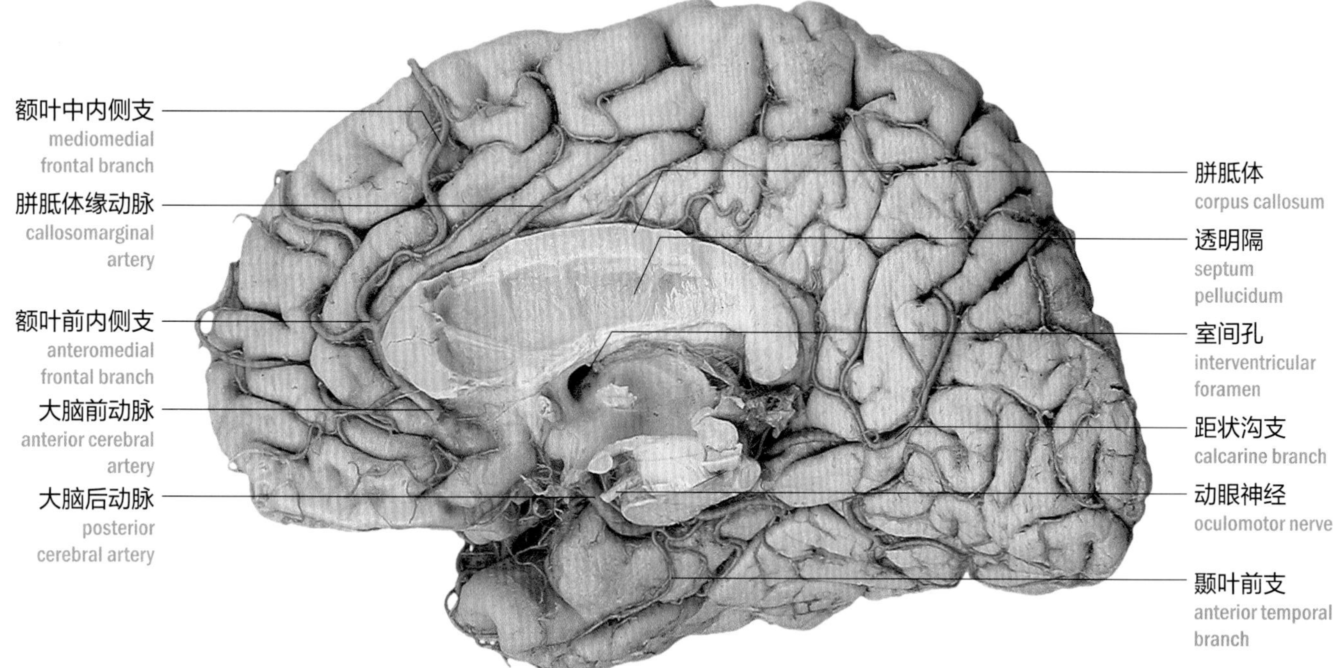
额叶中内侧支
mediomedial frontal branch
胼胝体缘动脉
callosomarginal artery
额叶前内侧支
anteromedial frontal branch
大脑前动脉
anterior cerebral artery
大脑后动脉
posterior cerebral artery
胼胝体
corpus callosum
透明隔
septum pellucidum
室间孔
interventricular foramen
距状沟支
calcarine branch
动眼神经
oculomotor nerve
颞叶前支
anterior temporal branch

图 6-46　大脑半球内侧面动脉

Fig. 6-46　Arteries on the medial surface of the cerebral hemisphere

脑复苏的应用解剖学要点

在心肺复苏后，应及时对病人脑缺血的缺氧性损害程度作出初步估计，对昏迷深度和脑功能结果作出判断。

心肺复苏后，自主循环一旦恢复，其瞳孔对光反应和自主呼吸相继出现是大脑获得供血供氧的有力指征。

对于脑的复苏，医生应熟悉脑组织血供的来源、走行和特点。脑的血液供给均起于胸上部经颈部至颅底。包括①颈动脉管外口→颈动脉管→颈动脉管内口→海绵窦→颅内。②椎动脉起自锁骨下动脉→经 C_6~C_1 颈椎横突孔→寰椎上面的椎动脉沟→枕骨大孔→两侧椎动脉在延髓上端汇合成基底动脉→基底动脉末端分为两条大脑后动脉。

颈内动脉发出的前交通动脉、两侧大脑前动脉的起始段、两条后交通动脉和大脑后动脉在脑底下方、蝶鞍上方，环绕视交叉、灰结节及乳头体构成大脑动脉环。该环是颈内动脉与椎基底动脉间的相互交通。当构成此环的某一动脉血流减少或被阻塞时，可通过大脑动脉环在一定程度上使血液重新分配和代偿，以维持脑的营养供应和机能活动。

由于供应脑组织的血管均经颈部至颅底后入脑，从解剖角度讲，在抢救患者时，一定要将颈部置于正常的位置，即颈处于正中，不宜过度后伸或头屈向一侧，以保证供应脑组织的血管在颈段不受挤压或扭曲。

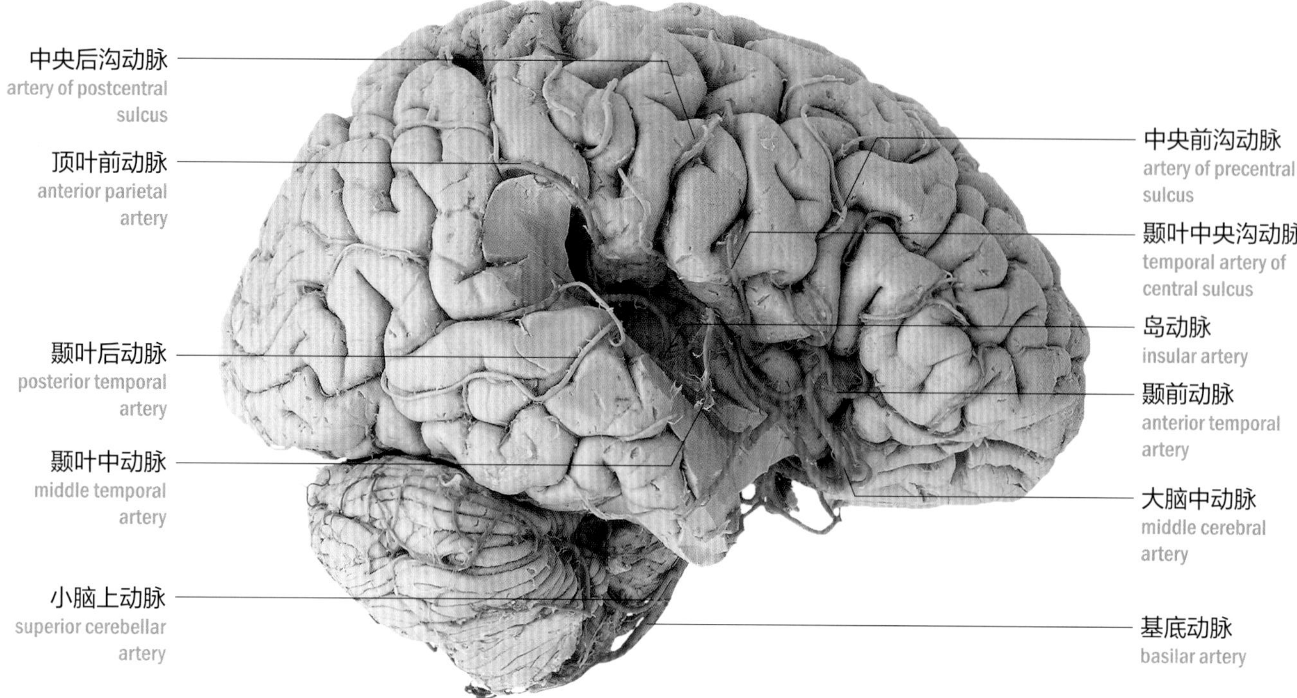
中央后沟动脉
artery of postcentral sulcus
顶叶前动脉
anterior parietal artery
颞叶后动脉
posterior temporal artery
颞叶中动脉
middle temporal artery
小脑上动脉
superior cerebellar artery
中央前沟动脉
artery of precentral sulcus
颞叶中央沟动脉
temporal artery of central sulcus
岛动脉
insular artery
颞前动脉
anterior temporal artery
大脑中动脉
middle cerebral artery
基底动脉
basilar artery

图 6-47　右大脑中动脉

Fig. 6-47　Right middle cerebral artery

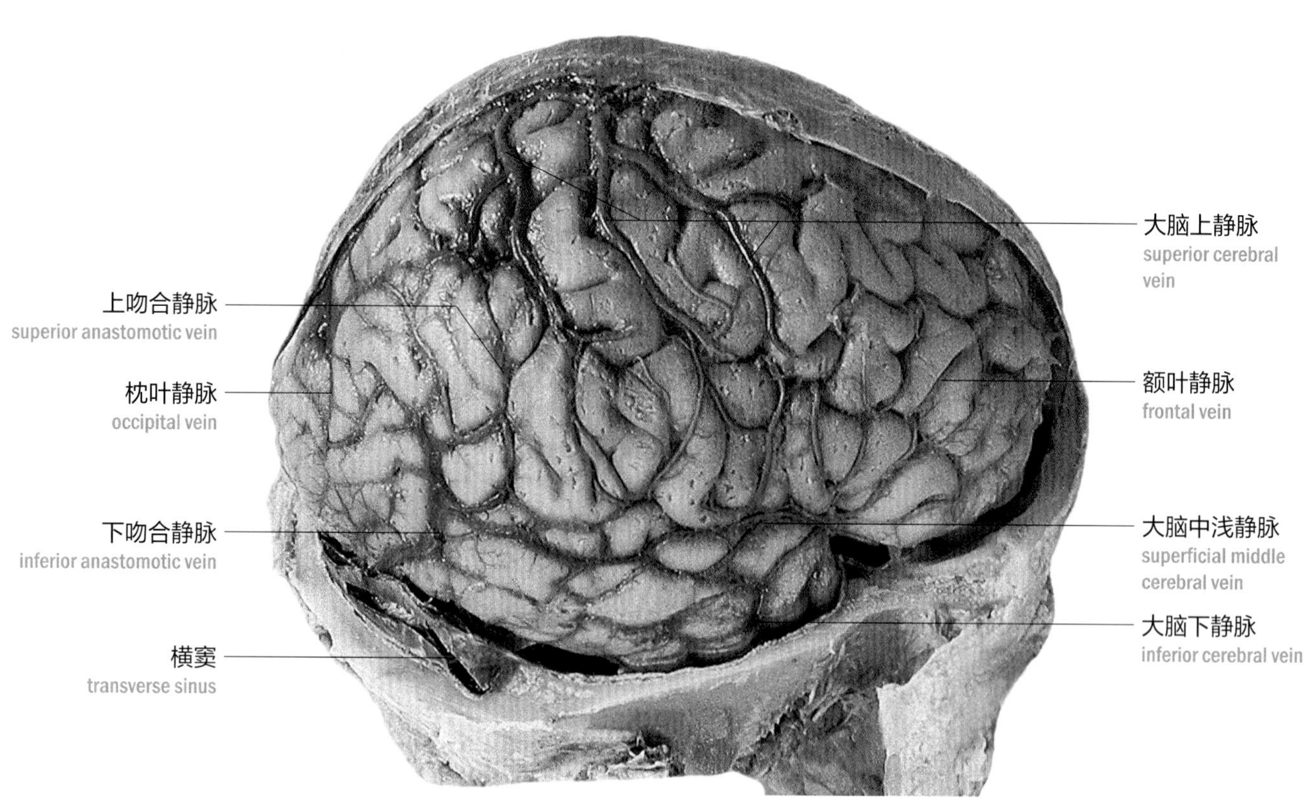
大脑上静脉
superior cerebral vein
上吻合静脉
superior anastomotic vein
枕叶静脉
occipital vein
额叶静脉
frontal vein
下吻合静脉
inferior anastomotic vein
大脑中浅静脉
superficial middle cerebral vein
大脑下静脉
inferior cerebral vein
横窦
transverse sinus

图 6-48　大脑浅静脉

Fig. 6-48　Superficial cerebral veins

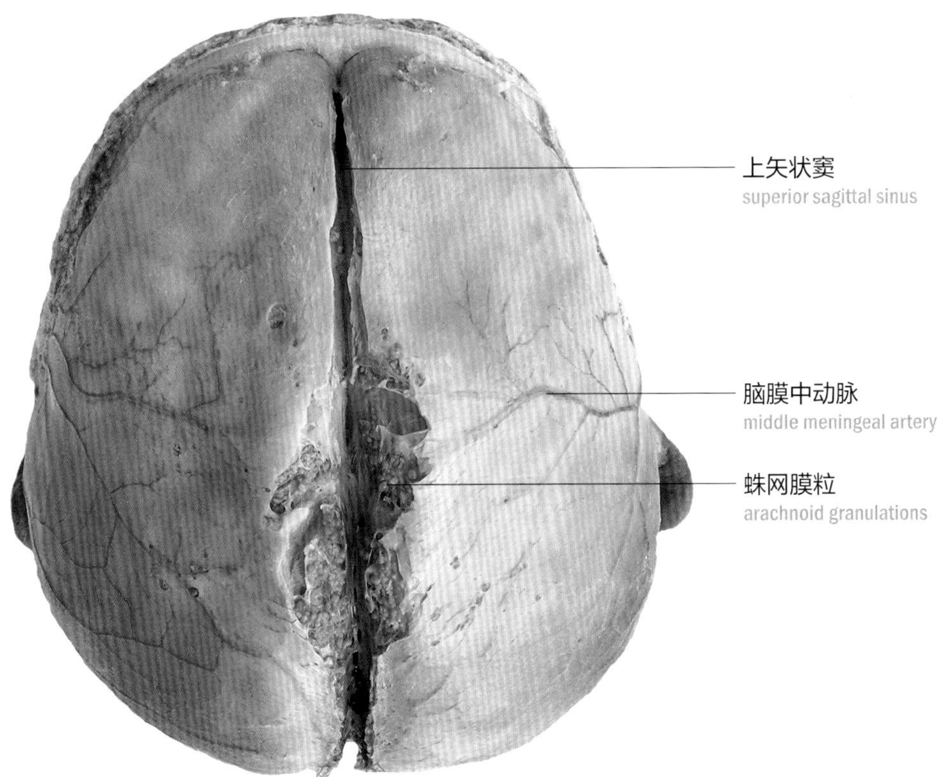
上矢状窦
superior sagittal sinus
脑膜中动脉
middle meningeal artery
蛛网膜粒
arachnoid granulations

图 6-49　上矢状窦上面观

Fig. 6-49　Superior aspect of the superior sagittal sinus

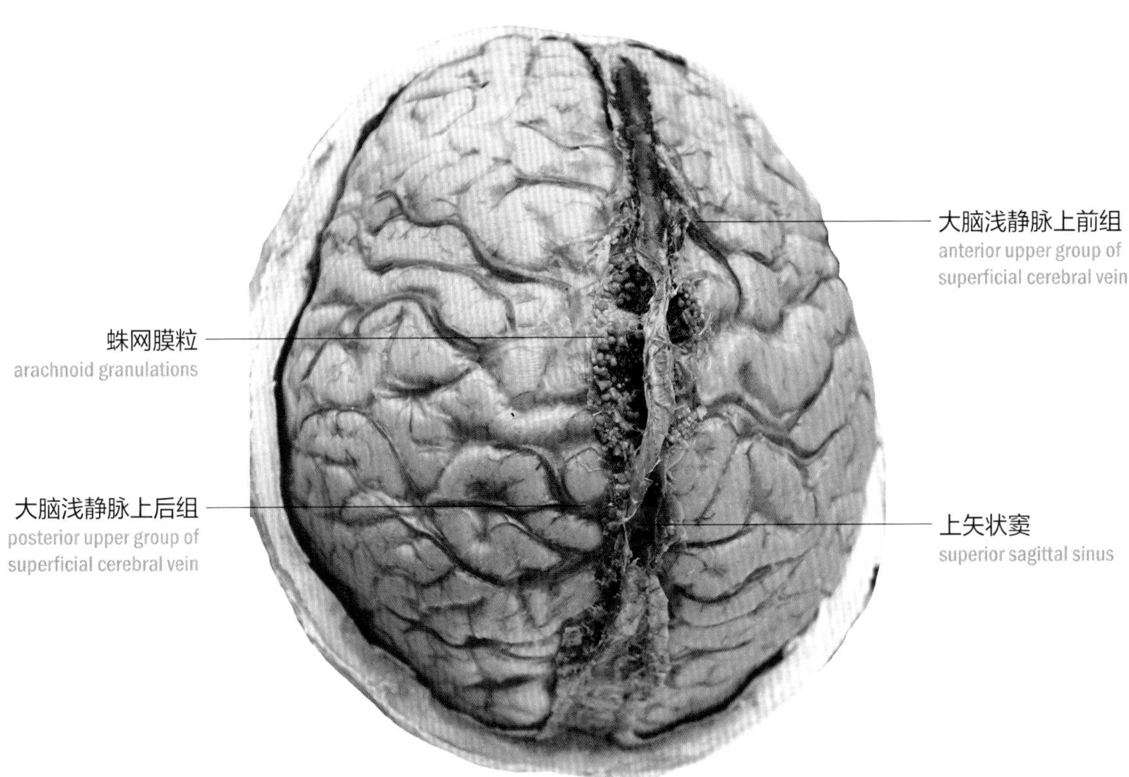
大脑浅静脉上前组
anterior upper group of
superficial cerebral vein
蛛网膜粒
arachnoid granulations
大脑浅静脉上后组
posterior upper group of
superficial cerebral vein
上矢状窦
superior sagittal sinus

图 6-50　蛛网膜粒上面观

Fig. 6-50　Superior aspect of the arachnoid granulations

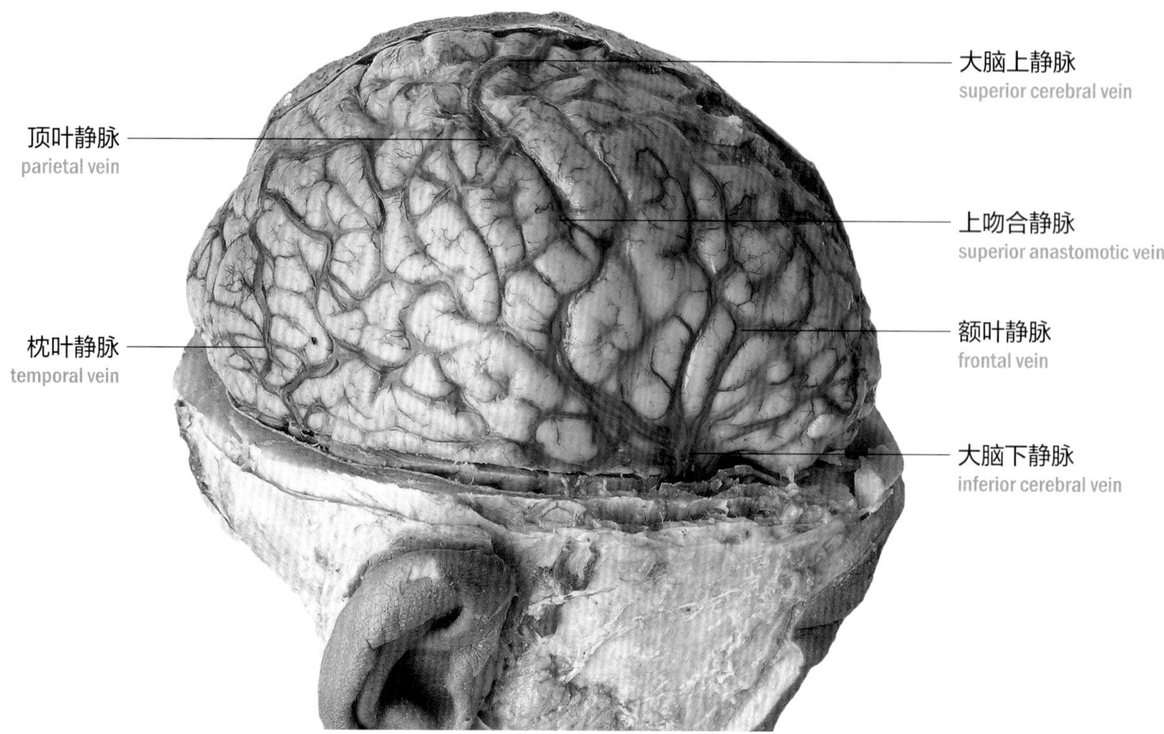
大脑上静脉
superior cerebral vein
顶叶静脉
parietal vein
上吻合静脉
superior anastomotic vein
枕叶静脉
temporal vein
额叶静脉
frontal vein
大脑下静脉
inferior cerebral vein

图 6-51　大脑浅静脉右侧面观

Fig. 6-51　Right aspect of the superficial cerebral vein

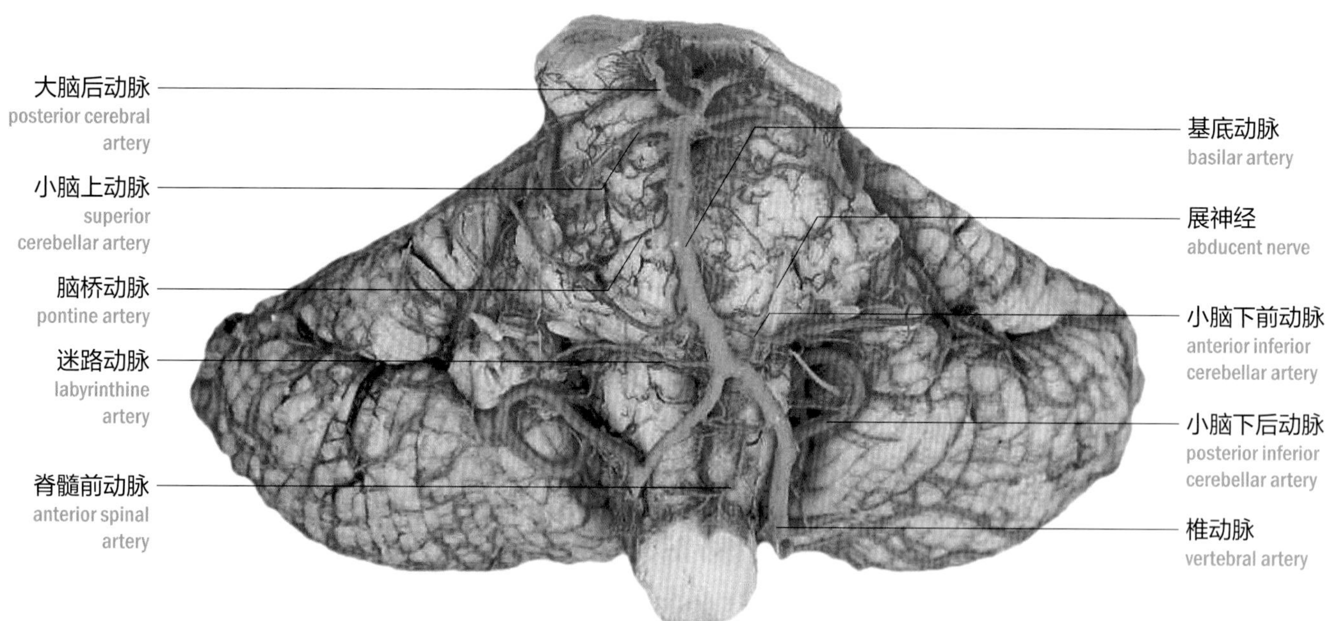
大脑后动脉
posterior cerebral artery
基底动脉
basilar artery
小脑上动脉
superior cerebellar artery
展神经
abducent nerve
脑桥动脉
pontine artery
小脑下前动脉
anterior inferior cerebellar artery
迷路动脉
labyrinthine artery
小脑下后动脉
posterior inferior cerebellar artery
脊髓前动脉
anterior spinal artery
椎动脉
vertebral artery

图 6-52　小脑的动脉前面观

Fig. 6-52　Anterior aspect of the arteries of cerebellum

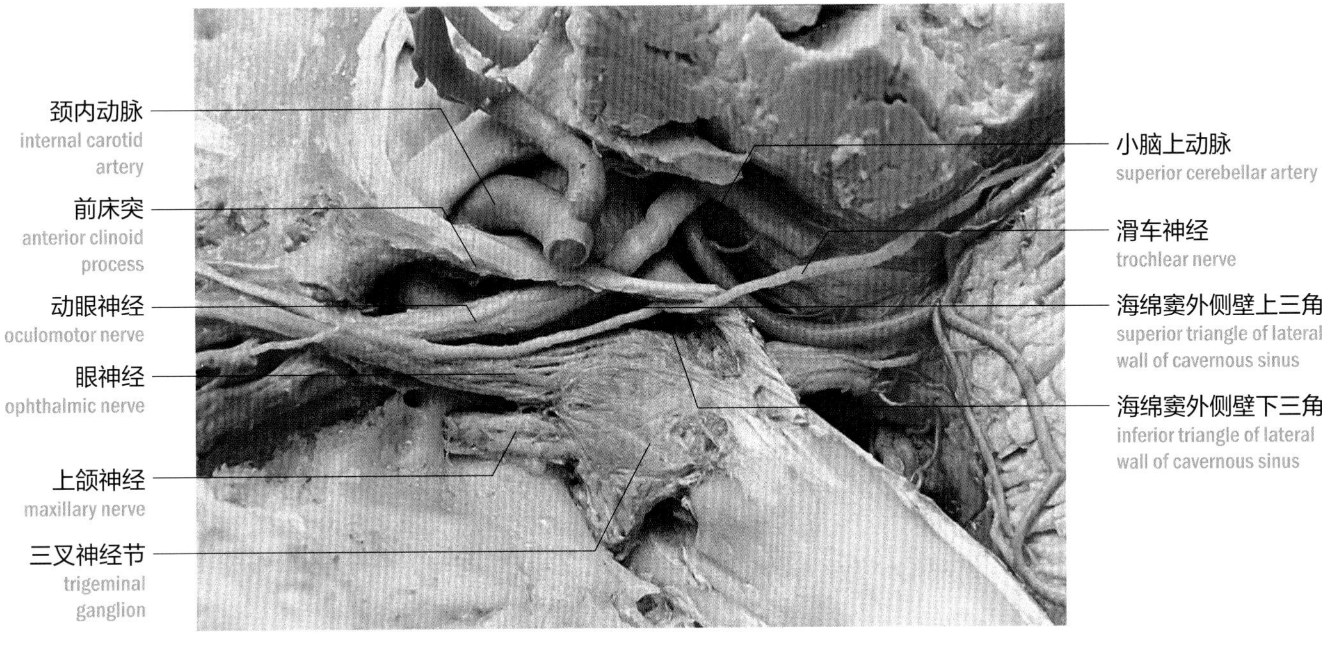
颈内动脉
internal carotid artery
前床突
anterior clinoid process
动眼神经
oculomotor nerve
眼神经
ophthalmic nerve
上颌神经
maxillary nerve
三叉神经节
trigeminal ganglion
小脑上动脉
superior cerebellar artery
滑车神经
trochlear nerve
海绵窦外侧壁上三角
superior triangle of lateral wall of cavernous sinus
海绵窦外侧壁下三角
inferior triangle of lateral wall of cavernous sinus

图 6-53　小脑上动脉

Fig. 6-53　Superior cerebellar artery

小脑上动脉的应用解剖学要点

小脑上动脉约相当于脑桥上缘（水平自基底动脉近终点处）发出，行向外侧。小脑上动脉与大脑后动脉相距仅 5mm 左右。动眼神经从小脑上动脉和基底动脉间穿出行向前外。小脑上动脉行至中脑外侧围绕大脑脚转向后内，转至中脑背侧，行于结合臂上方，小脑幕游离缘下方，经小脑前上缘至四叠体后部发出蚓支和半球支。

应用解剖：小脑上动脉外径左侧平均为 1.41mm，右侧为 1.33mm，此动脉经颞骨岩部位于三叉神经上方，两者相距约 1.0mm。有 30%的三叉神经痛患者经手术证实其小脑上动脉在三叉神经根上有压痕。因此认为小脑上动脉行程中压于三叉神经上方是引起三叉神经痛的病因。经临床手术结扎小脑上动脉或在小脑上动脉与三叉神经间隔以海绵垫可使神经痛症状缓解。

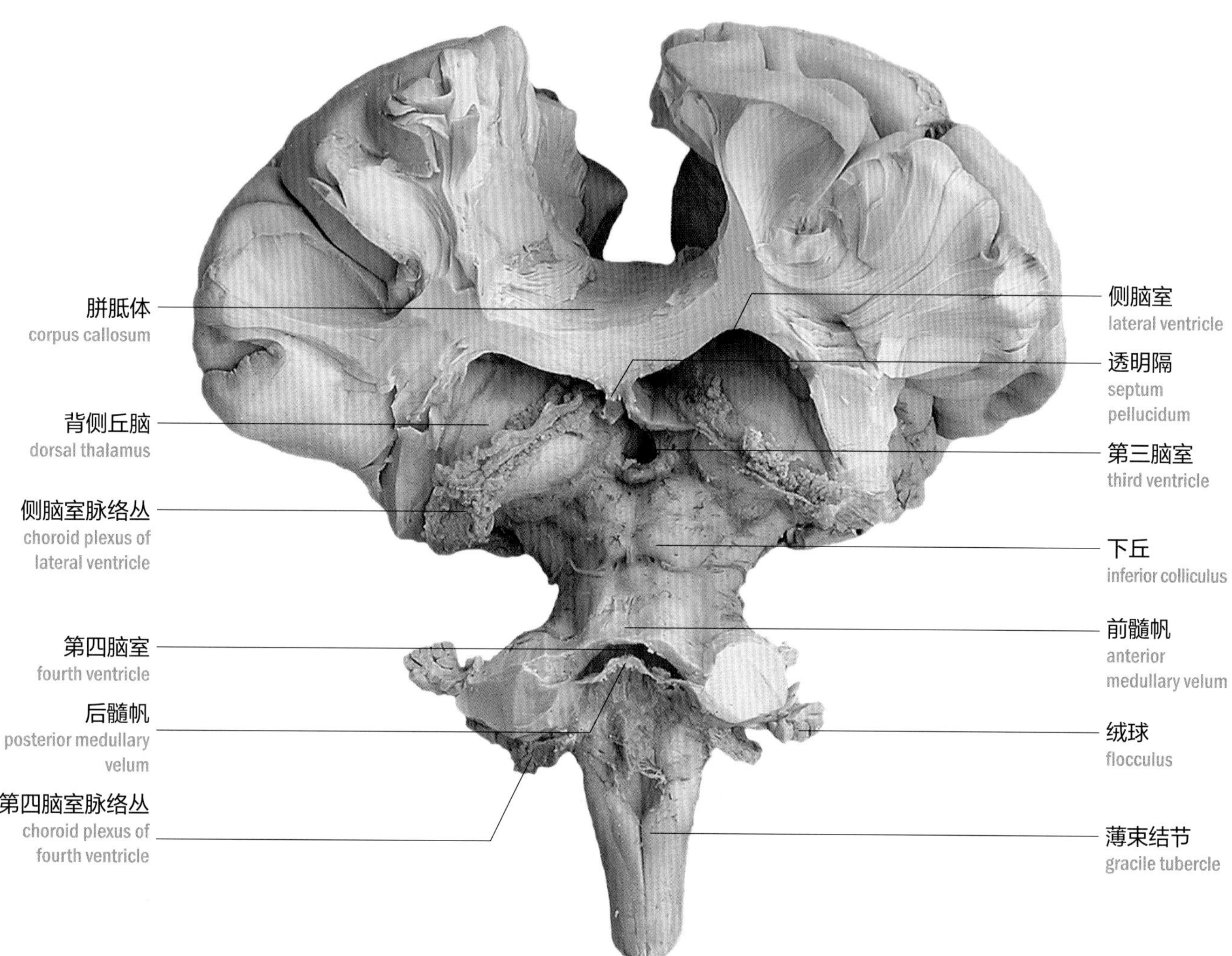
胼胝体
corpus callosum
背侧丘脑
dorsal thalamus
侧脑室脉络丛
choroid plexus of lateral ventricle
第四脑室
fourth ventricle
后髓帆
posterior medullary velum
第四脑室脉络丛
choroid plexus of fourth ventricle
侧脑室
lateral ventricle
透明隔
septum pellucidum
第三脑室
third ventricle
下丘
inferior colliculus
前髓帆
anterior medullary velum
绒球
flocculus
薄束结节
gracile tubercle

图 6-54　脑室系统后面观

Fig. 6-54　Posterior aspect of ventricular system

脑脊液及其循环的应用解剖学要点

脑脊液是充满于脑室、脊髓中央管和蛛网膜下隙内的无色透明液体。其功能是对中枢神经系统起缓冲保护、营养、运输代谢产物和维持正常颅内压力的作用。

成人脑脊液约为150ml，处于不断产生、循环和回流的平衡状态。

脑脊液产生于脑室系统内的脉络丛。

脑脊液的循环：左、右侧脑室→室间孔→第三脑室→中脑导水管→第四脑室→正中孔（1个）/外侧孔（2个）→蛛网膜下隙→蛛网膜粒→上矢状窦→窦汇→横窦→乙状窦→颈内静脉→头臂静脉→上腔静脉→右心房。脑和脊髓的蛛网膜下隙彼此相通，从而使脑、脊髓、脑神经根和脊神经根均浸泡在脑脊液之中。

应用解剖

1. 脑脊液经室间孔、中脑导水管至第四脑室间的循环称脑脊液脑内循环，其中任何一通道阻塞（如室间孔、中脑导水管、正中孔或外侧孔）所引的脑脊液循环障碍称脑内积水、而脑脊液经第四脑室的正中孔、外侧孔入蛛网膜下隙至上矢状窦内的蛛网膜粒，经蛛网膜粒渗入静脉。如蛛网膜粒发生阻塞，引起脑脊液存于蛛网膜下隙内则称为脑积水。

2. 脊髓蛛网膜衬于硬脊膜内面，并延伸至脊神经，此处的蛛网膜向硬膜下隙或硬膜外隙的绒毛状突出称蛛网膜绒毛。蛛网膜绒毛可与硬膜外隙内的静脉丛相通。因此，脊神经根的蛛网膜绒毛也属脑脊液的回流装置。

在椎间孔处行脊神经阻滞术时应避免刺入神经根，以防止药物注入蛛网膜下隙，这是脑脊液流出的可能原因以及引起脊髓麻醉的解剖学依据。

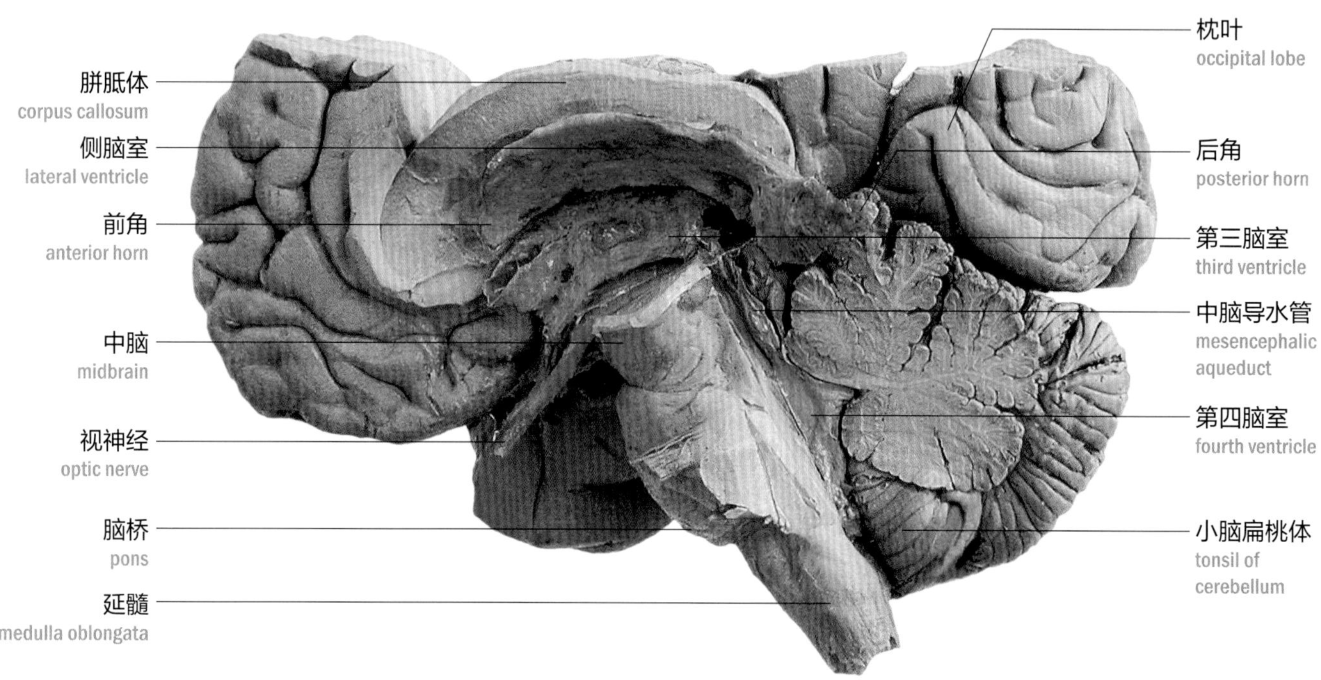
胼胝体
corpus callosum
侧脑室
lateral ventricle
前角
anterior horn
中脑
midbrain
视神经
optic nerve
脑桥
pons
延髓
medulla oblongata
枕叶
occipital lobe
后角
posterior horn
第三脑室
third ventricle
中脑导水管
mesencephalic aqueduct
第四脑室
fourth ventricle
小脑扁桃体
tonsil of cerebellum

图 6-55 脑室铸型

Fig. 6-55 Cast of the ventricles